U0237245

实用
儿童原发性免疫缺陷病

主　编　江载芳　贺建新　桂晋刚

人民卫生出版社
·北京·

图书在版编目（CIP）数据

实用儿童原发性免疫缺陷病 / 江载芳，贺建新，桂
晋刚主编 . —北京：人民卫生出版社，2021.10
ISBN 978-7-117-32242-3

I.①实… II.①江…②贺…③桂… III.①小儿疾
病—自身免疫病—诊疗 IV.①R725.9

中国版本图书馆 CIP 数据核字（2021）第 206608 号

人卫智网	www.ipmph.com	医学教育、学术、考试、健康，购书智慧智能综合服务平台
人卫官网	www.pmph.com	人卫官方资讯发布平台

实用儿童原发性免疫缺陷病
Shiyong Ertong Yuanfaxingmianyiquexianbing

主　　编：江载芳　　贺建新　　桂晋刚
出版发行：人民卫生出版社（中继线 010-59780011）
地　　址：北京市朝阳区潘家园南里 19 号
邮　　编：100021
E - mail：pmph @ pmph.com
购书热线：010-59787592　010-59787584　010-65264830
印　　刷：廊坊一二〇六印刷厂
经　　销：新华书店
开　　本：787 × 1092　1/16　　印张：20
字　　数：487 千字
版　　次：2021 年 10 月第 1 版
印　　次：2021 年 11 月第 1 次印刷
标准书号：ISBN 978-7-117-32242-3
定　　价：159.00 元

打击盗版举报电话：**010-59787491**　**E-mail：WQ @ pmph.com**
质量问题联系电话：**010-59787234**　**E-mail：zhiliang @ pmph.com**

主编简介

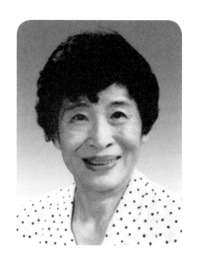

江载芳 教授,特级专家,博士研究生及博士后导师。

历任首都医科大学附属北京儿童医院主任,首都儿科研究所所长,北京结核病控制研究所儿科研究室主任。1989~1997 年曾任中华医学会儿科学分会主任委员,《中华儿科杂志》总编辑。1992~2001 年任国际儿科学会常务委员会委员,1998~2001 年任国际儿科学会执行委员。毕业后一直从事小儿内科医疗、教学和科研工作,重点是小儿呼吸系统疾病、结核和感染免疫专业。20 年来应邀参加会诊、讲学、学术会议交流,出访过 30 多个国家和地区。

曾被评为北京市一等模范工作者、北京市及全国"三八红旗手"、首都"五一"劳动奖章获得者、北京市有突出贡献科技人员。曾获原卫生部和北京市科学技术进步奖多项。曾任原卫生部全国小儿呼吸道感染防治领导小组成员、国家消灭脊髓灰质炎证实委员会委员。2001 年作为第 23 届国际儿科大会主席,在北京成功举办了大会。2000 年获亚洲突出贡献医师奖,2001 年获国际儿科学会道格拉马奇奖。还先后获得了中国医师协会呼吸医师分会、中华医学会儿科学分会授予的"终身成就奖"。

1995 年获诸福棠奖,作为三主编之一编写的《诸福棠实用儿科学》(第 6 版)获 1996 年卫生部科学技术进步奖一等奖和国家科学技术进步奖二等奖。还主编了《诸福棠实用儿科学》(第 8 版)、《实用小儿结核病学》《实用儿童间质性肺疾病学》《实用小儿呼吸病学》(第 2 版)等权威书籍。在国内外杂志发表论文 200 余篇。

主编简介

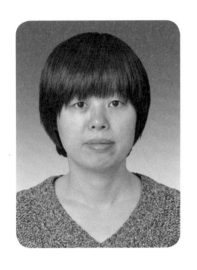

贺建新 主任医师。

北京市自然科学基金委员会专家评审库成员,中华医学会儿科学分会呼吸学组呼吸免疫协作组副组长。自2002年至今工作于首都医科大学附属北京儿童医院,专业为儿童呼吸系统疾病。自2007年始致力于儿童原发性免疫缺陷病的诊疗工作。2011年9~11月于中国香港大学玛丽医院儿童与青少年科学系学习原发性免疫缺陷病的实验室诊断。2014年8月于法国巴黎笛卡尔大学Necker-Enfants Malades医院免疫缺陷研究中心学习原发性免疫缺陷病的免疫和分子诊断。熟练掌握儿童常见原发性免疫缺陷病的分子和基因诊断、治疗和遗传咨询。在核心期刊发表文献20余篇。

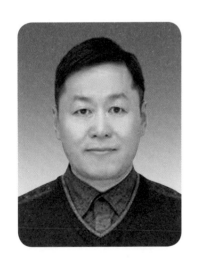

桂晋刚 研究员,教授,博士生导师。

2006年新加坡国立大学博士毕业,先后在美国达特茅斯学院医学院及哈佛医学院从事T细胞发育、凋亡、胸腺T细胞选择及免疫老化的基础研究。2014年由哈佛医学院丹纳法伯癌症研究所归国加入北京儿童医院,现任北京市儿科研究所肿瘤与免疫研究室主任。全国儿童EB病毒感染协作组委员,中华医学会儿科学分会免疫学组委员,中华医学会变态反应学分会过敏性疾病基础研究与转化医学学组委员,中国研究型医院协会肿瘤病毒专业委员会委员。主要专注于儿童肿瘤及原发性免疫缺陷病的免疫学机制研究。主持国家自然科学基金面上项目多项,已发表多篇与肿瘤及原发性免疫缺陷病相关的SCI文章。

前　言

在人类历史长河中，与自然界微生物的斗争是亘古不变的主旋律。不管是古老的病原，如结核菌，还是新病原如人类免疫缺陷病毒（human immunodeficiency virus，HIV）、严重急性呼吸综合征病毒（severe acute respiratory syndrome virus，SARS virus）、埃博拉病毒（Ebola virus）、2019 新型冠状病毒（2019 novel coronavirus，2019-nCoV）等，仍然在严重威胁人类的健康。人类能够生存并进化至今，有赖于一套完善的免疫系统。免疫系统是机体对抗微生物病原的重要防线，原发性免疫缺陷病是一组重要的疾病，严重影响儿童的生命和健康。

自 20 世纪 50 年代先天性无丙种球蛋白血症被首次报道以来，影响免疫系统发生和功能的原发性免疫缺陷病的分子和细胞机制得以逐渐阐明。原发性免疫缺陷病的分类也在不断更新。而且每一次分类更新的同时，会增加数十种新的基因缺陷病。新的基因缺陷病每年也在呈递增式增长。原发性免疫缺陷病不仅引起感染，而且和肿瘤、免疫失调节、自身炎症、自身免疫、过敏存在重叠。针对特异病原高敏感的遗传缺陷病也在逐渐增加。同一个基因的不同突变可以导致不同的表型，与不同的遗传方式相关。这些爆发性的知识点在既往的教科书中很难获得，我们把这些新的知识汇总呈现给大家，这是写作本书的初衷。

本书在遵循最新原发性免疫缺陷病分类的基础上，根据多年的临床经验，着重介绍最常见的疾病类型，从每个疾病的简史、发病机制、分子特征、临床表现、实验室检查、鉴别诊断及治疗和预后等方面进行详细阐述。本书更关注对临床医师的指导作用，尽最大努力呈现出比较清晰明确的发病机制，因此更倾向于临床相关问题的解读。每个疾病的发病机制都很复杂，仍有广阔的前景供有志者来探究。随着对疾病的认识程度的加深，每种疾病的病例数量会逐年增加，分子特征也会越来越丰富。国内广泛开展的二代测序对一部分患者会有帮助，但坚实的实验室基础会有助于明确诊断和新疾病的发现，因此尽可能对疾病的确诊实验室方法进行详细描述。

本书最大的特点在于大量精彩病例的呈现，每个病例都经过精挑细选，并附有简明扼要的病情介绍。这些病例基本都是我们在临床诊治的患儿，读者读起来会有身临其境的感觉，而不仅仅是知识的遥不可及。临床医疗工作的难点在于非经典患儿的识别，故对非经典患儿的临床表现、确诊依据、治疗及预后在病例里均有体现，相信对临床诊疗会大有裨益。

医学是实践科学,疾病总是存在,又有不断出现的疑难和罕见病例需要我们认识并攻克,这些促使我们不断努力和进步。感谢我院呼吸科及其他兄弟科室同道在治疗此类患儿中的辛苦付出。感谢我院免疫室在实验技术上的大力支持。感谢中国香港刘宇隆教授、荷兰 Dirk Roos 教授及美国 Michael Hershfield 教授对我们的专业指导和对患儿的无私帮助。本书内容所涉及新知识、新进展较多,本书出版之际,恳切希望广大读者在阅读过程中不吝赐教,欢迎发送邮件至邮箱 renweifuer@pmph.com,或扫描封底二维码,关注"人卫儿科学",对我们的工作予以批评指正,以期再版修订时进一步完善,更好地为大家服务。

主　编
2021 年 10 月

目　录

1

第一章

基础免疫

第一节 获得性免疫

一、T 淋巴细胞的发育

（一）TCR/CD3 复合体

T 细胞受体（T cell receptor，TCR）可识别外界和自身的抗原，对 T 细胞发育和特异免疫反应过程起决定作用。TCR 与主要组织相容性分子（major histocompatibility molecule，MHC）呈递的肽链结合，启动复杂的细胞内信号级联反应，导致细胞核内转录因子的活化，转录因子驱动基因表达程序来决定这些 T 淋巴细胞的命运和功能。

TCR 是由 α 和 β 或 γ 和 δ 链组成的异源二聚体蛋白。TCRαβ 识别肽链，抗原识别依赖于结合位点的形成。然而 TCR 表面表达、抗原特异的 T 细胞信号和活化依赖于 TCR 与 CD3 复合体的相互作用。CD3 复合体包括至少 5 个不同的膜蛋白（CD3γ、δ、ε、ζ、η）相互及与 TCR 异源二聚体共价结合。TCR/CD3 复合体中为 γε 和 δε 亚单位，ζ 作为同源二聚体（占 90% 的 TCR）或异源二聚体（占 <10% 的 TCR）。CD3ζ 和 η 是来自同一基因的剪接变异。最常见的 αβTCR 的最小计量单位是 TCRαβ∶CD3γεCD3δεCD3ζζ。所有 CD3 链都拥有至少一个富含酪氨酸的免疫受体酪氨酸活化模体（immunoreceptor tyrosine-based activation motif，ITAM）。

（二）T 细胞受体基因

αβTCR 通过异源二聚体的细胞外的氨基端（N）可变区（variable，V）与肽链 - 主要组织相容性分子（peptide-MHC，pMHC）结合。可变区连接于细胞外恒定区（constant，C）、跨膜区和短的羧基端（C）的胞内区，后者由 TCR 位点的恒定区外显子编码，可变区由可变区外显子编码。TCRα 和 γ 链 V 区外显子包括一个可变区（V）和一个链接区（joining，J）基因片段，TCRβ 和 δ 链 V 区外显子包括一个可变区、一个多样区（diversity，D）、一个链接区基因片段。在每个发育中的胸腺细胞，可变区和链接区或可变区、多样区和链接区基因片段从浩瀚的 TCR 位点被随机选择。在体细胞基因重组过程中，重组活化基因 1/2（recombination-activating gene 1/2，RAG1/RAG2）作为主要参与者启动该过程。其他的多变性还源于 VDJ

的连接过程,在此过程中由于引入模板非依赖的核苷酸造成多样性,核苷酸添加由末端脱氧核苷酸转移酶(terminal deoxynucleotidyl transferase,TdT)介导。

(三) 共受体

成熟 T 细胞在功能上和 CD4、CD8 表达上具有异质性。能够杀死病毒感染细胞或同种异体细胞的 T 细胞被称为细胞毒 T 细胞(cytotoxic T cell,Tc)。辅助 T 细胞(helper T cell,Th)可帮助其他细胞进行免疫反应,如刺激 B 细胞抗体产生,促进 Tc 细胞效应功能和记忆 Tc 的发生与维持,增加巨噬细胞的吞噬活性。大部分 Th 细胞表达 CD4,Tc 主要为 $CD8^+$。大部分 T 细胞具有 TCR,表达 CD8 或 CD4,分别识别结合于 MHC Ⅰ 或 Ⅱ 分子上的抗原肽。CD8 和 CD4 作为共受体结合于 MHC Ⅰ,Ⅱ 分子的非多态区域。CD8 表达于 MHC Ⅰ 限制性的 T 细胞。与 CD8 结合的 MHC Ⅰ 是异源二聚体,由 MHC Ⅰ α 链和共价结合的 β_2 微球蛋白(β_2-microglobulin,β_2-M)组成。与 MHC Ⅰ 相关的肽通常来自内源性的蛋白,在细胞质内被蛋白酶体降解,被肽链处理相关的跨膜转运复合体 1/2(transporter associated with antigen processing-1/2,TAP1/2)转运至内质网。在内质网,肽链负载于新合成的 MHC Ⅰ 的结合槽。CD4 和 CD8 在胸腺细胞的发生和选择中起重要作用。CD4 最初被描述为一种黏附分子,促进 T 细胞和抗原呈递细胞(antigen presenting cell,APC)间的接触。CD4 表达于一部分 T 细胞、NK 细胞、单核细胞和巨噬细胞。在巨噬细胞和 NK 细胞,CD4 参与分化、移动和细胞因子的表达。CD4 与淋巴细胞特异的蛋白酪氨酸激酶(lymphocyte-specific protein tyrosine kinase,LCK)激酶形成相对稳定的单元。CD4 以抗原依赖的方式与 pMHC Ⅱ-TCR 相互作用,将 LCK 传递给复合体来增加 T 细胞敏感性。

CD4/CD8 细胞系形成的既往模型包括两种机制:指令机制和随机选择机制。前者指识别 MHC Ⅰ 的胸腺细胞分化为 CD8,识别 MHC Ⅱ 的胸腺细胞分化为 CD4。后者是指下调共受体,共受体逆转模型,后又被称为动态信号模型,具有随机和指令的因素。这个模型假定所有双阳性(double positive,DP)胸腺细胞先下调 CD8 表达,不考虑 MHC 限制性,所以所有胸腺细胞最开始均变为 $CD4^+$ 细胞。这些细胞上调 IL-7 受体表达,收到 IL-7 信号和 MHC Ⅰ 结合传来的弱信号的胸腺细胞开始 CD8 表达,下调 CD4 表达,有效地逆转 $CD4^+$ 表型为 $CD8^+$ 表型。

(四) 胸腺的结构及功能

小鼠胚胎在 10.5~11.5 天时,第三咽弓内皮与环绕的基质相互作用形成胸腺的叶间原基,此时主要由不成熟的或前体的胸腺上皮细胞组成,后者产生皮质或髓质胸腺上皮亚类,组成胸腺成熟皮髓质构架。定居于骨髓内的造血干细胞,分化为下游的前体细胞,包括多能前体细胞和系特异的前体细胞如淋巴样多能前体细胞,前者具有短时的重建能力。淋巴样前体细胞进入血流,成为淋巴前体细胞,表达趋化因子受体及黏附分子,进入及散布于胸腺,成为早期胸腺前体细胞,属于双阴性 1α(double negative 1α,DN1α)阶段细胞。胸腺上皮细胞产生趋化因子 CCL25,在其作用下,第一批早期胸腺前体细胞在胚胎第 12 天时进入胸腺原基。一旦进入胸腺,早期胸腺前体细胞与胸腺上皮细胞作用,接受存活、增殖和分化信号。相反,早期胸腺前体细胞提供胸腺上皮细胞信号来指导成熟胸腺的结构组织。在 T 细胞发育过程中,胸腺微环境对早期胸腺前体细胞的发育绝对至关重要。如裸鼠,由于 *FoxN1* 基因失功能,无胸腺及成熟的胸腺上皮,也缺乏所有的 T 细胞。胸腺特定区域有利于不同阶段胸腺细胞发育,胸腺细胞在胸腺内形成复杂的迁移方式。

（五）胸腺内移动

1. DN1 阶段 在成熟胸腺内散布的细胞,类似于淋巴样多能前体细胞,离开血流并到达胸腺皮髓质交界区,被认为是双阴性 1（DN1）/早期胸腺前体（early thymic progenitor, ETP）细胞。DN1 胸腺细胞表型为 $CD117^+CD44^+CD25^-CD24^{-/lo}$,占所有胸腺细胞的 2%~3%,注入宿主动物后,具有直接归巢胸腺的能力,主要位于髓质周围的皮质,持续大约 10 天。DN1 细胞具有分化为 αβ、γδT 细胞系及一定树突状细胞（dendritic cell, DC）和自然杀伤细胞（natural killer, NK）的潜能。

2. DN2 阶段 在皮质胸腺上皮细胞（cortical thymic epithelial cell, cTEC）的支持下,DN1 细胞成为 DN2 细胞,移入皮质中心,在此 T 细胞系发生（约需 2 周时间）。DN1 上调表达 CD25 成为 DN2 细胞。DN2 细胞表型为 $CD117^+CD44^+CD25^+CD24^{hi}$,具有高度增殖能力,但较 DN1 具有局限的分化潜能。DN2 细胞位于内层皮质,停留 2 天。在此阶段,αβ：γδT 细胞系多样性出现,为 β 选择做准备,开始表达 α 替代轻链（又称为 pre-Tα 链）。

3. DN3 阶段 在 DN3 时相,TCRβ、TCRγ、TCRδ（而不是 α）重组完成。TCRαβ 和 TCRγδ 细胞系从此分开发育。在注定变成成熟 αβT 细胞的细胞中,TCRβ 与恒定的胚系编码的 Pre-Tα 链配对形成一种 Pre-TCR 复合体,此阶段被称为 β 选择检查点。β 选择过的 DN3 细胞,TCRβ 进一步重组被关闭,此过程被称为位点删除。DN3 细胞表型为 $CD117^{-/lo}CD44^{-/lo}CD25^+$ 细胞,在皮质外周停留 2 天,然后移入被膜下再停留 1 天。αβ、γδT 细胞系形成。在 DN2 到 DN3 阶段,TCRβ、γ 和 δ 基因出现体细胞重组。

4. αβDN4 或者 pre-DP 细胞 DN4 或 Pre- 双阳性进一步分化为中间的单阳性细胞,再移回皮质中心区成为双阳性细胞。DN4 或 Pre-DP 细胞表型为 $CD44^-CD25^-$。不成熟的单阳性（single positive, SP）阶段细胞可瞬时表达 CD8,但成熟 TCR 仍然不存在。

5. DP 阶段 在注定成为成熟的 αβT 细胞的 DP 细胞,TCRα 重组出现,Pre-Tα 表达被清除,最终形成完全的 TCRαβ 异源二聚体表达于细胞表面,降低增殖能力,进行阳性选择。双阳性胸腺细胞进入内层皮质,与 cTEC 相遇,后者提供载有自身决定簇肽链的 MHC。双阳性细胞的 TCR 与 pMHC 中度亲和力结合,会收到存活信号。TCR 未识别自身 MHC 的双阳性细胞则由于忽略而死亡。

6. SP 阶段 经过阳性选择的 CD4 或 CD8 单阳性细胞移入胸腺外周的髓质,停留 5~7 天。髓质胸腺上皮细胞（medullary thymic epithelial cell, mTEC）可瞬时表达大量的管家和非胸腺的组织特异的蛋白,可导致该蛋白的耐受。mTEC 合成的这些组织限制的自身蛋白被胸腺树突状细胞摄取,将肽链呈递给单阳性胸腺细胞自身 MHC 来诱导阴性选择,使自身反应的 T 细胞克隆在进入循环前被清除掉。mTEC 参与调节 T 细胞的分化,调节性 T 细胞可抑制自身反应性。

二、B 淋巴细胞发育

B 淋巴细胞起源于多能造血干细胞,首先出现于胚胎的主动脉旁脏壁层,7 周时出现于肝,孕中期中间段出现于骨髓。多能造血干细胞经过几个分化步骤的级联,发育为不同的细胞系。基质细胞提供的特异细胞因子、环境刺激和基因表达谱共同决定多能祖细胞的发育方向。早期的 B 细胞发育需要不同的转录因子。B 细胞的最终分化需要特殊的微环境。

(一) 骨髓内的发育

淋巴样髓样早期祖细胞(early progenitor of lymphoid-myeloid cell,EPLM)占所有有核骨髓细胞的 0.2%,特征为 B220、CD43、CD135(FLT3-R)、CD127(IL7R)和 CD117(c-Kit)表达。

Pre-B-I 细胞,也被称为祖 B 细胞(pro-B),特征为 CD117、CD43 和 CD19 表达。RAG1/2 介导的 D_H-J_H 位点重组开始,D_H-J_H 连接后续是 $V_H \rightarrow DJ_H$ 重组。末端脱氧核苷转移酶催化随机的 N 核苷酸在这些重组的基因片段间的添加。在此阶段,CD135 表达消失。Igα、Igβ、VpreB 和 λ14.1(λ5)共同形成替代轻链(surrogate light chain,SLC),被 pro-B 细胞持续表达。

Pre-B-II 细胞特征为细胞质 μ 链表达,CD117 表达消失,大部分细胞获得 CD25 表达,又分为大和小 pre-B-II 细胞。大 pre-B-II 细胞表达 pre-B- 细胞受体,由重组的 μ 链和替代轻链组成。重组机制被关闭,这些细胞不表达 Rag1 和 Rag2,替代轻链仍处于胚系状态,不具有转录活性。在大 pre-B-II 细胞阶段,成功行 VH 链 V(D)J 重组的细胞被选择。在 pre-BCR 检查点缺失情况下,自身反应 B 细胞可逃逸阴性选择。下一步大的循环的 pre-B-II 细胞替代轻链表达消失,在 mRNA 水平重新活化 Rag1 和 Rag2 的表达。当大的循环的 pre-B-II 细胞变静止和变小,重组机制被重新启动,轻链被重组。轻链重组开始于 κ 座位,如果最开始 κ 重组是非产物的或自身反应性的,额外的再次的多轮重组开始出现,被称为受体编辑。若在第二条染色体上不能产生一个产物的自身耐受的重组,则紧跟 λ 座位的重组。

在脾内的不成熟 B 细胞被称为过渡 B 细胞(transitional B cell),与成熟 B 细胞的区别在于表达 CD93。根据 CD21、CD23、IgM 和 IgD 表达又分为 T1、T2、T3。过渡 B 细胞的特征为 B 细胞桥连后具有高的更新率和对凋亡的高敏感性。脾内不成熟 B 细胞到成熟 B 细胞的转化受 B 细胞活化因子(B-cell activating factor,BAFF)和其受体(BAFF-R)的调节。过渡 B 细胞仍然进行阴性选择,只有一小部分新生成的细胞成功完成转化。BCR 与自身抗原相互作用促发的死亡信号可能被 BAFF-R 的刺激所抵消,BAFF-R 主要表达于 B 细胞,BAFF-R 活化促进存活因子表达,如 B 细胞淋巴瘤 2 蛋白(B-cell lymphoma 2 protein,BCL-2),同时下调促凋亡因子。成功产生可接受的 IgM BCR 的未成熟 B 细胞扩大重链(heavy chain,H 链)位点的转录,包括恒定区(constant,C)μ 下游的 δ 外显子,替代允许 IgM 和 IgD 的共同产生,这些新成熟的 IgM⁺IgD⁺B 细胞入血并移入外周。在脾内和其他次级淋巴器官形成 B 细胞池的大部分。

成熟 B 细胞分为 3 个不同的亚群:B-1、B-2 和边缘带 B 细胞,特征为 CD93 表达消失,可长期存活,抗原或丝裂原刺激后出现增殖反应,成熟为分泌免疫球蛋白(immunoglobulin,Ig)的细胞。B-1 细胞主要位于腹膜腔。B-2 细胞主要位于血液循环和次级淋巴器官的初级滤泡。边缘带 B 细胞局限于脾的边缘带,环绕初级滤泡。B-1 细胞具有自我更新潜能,主要源于胚胎肝干细胞,不需要 BAFF-BAFF-R 信号来发育,负责天然抗体的产生,参与 T 细胞非依赖的抗体反应,BCR 池对自身抗原具有低亲和力。边缘带 B 细胞具有活化表型,Toll 样受体(toll-like receptor,TLR)促发后反应更快且更明显,负责产生针对血流来源病原的第一波的低亲和力的 IgM 抗体,也参与 T 细胞依赖的抗原反应。大部分成熟 B 细胞属于 B-2 细胞亚群。B-2 细胞或滤泡 B 细胞是小的静止细胞,主要负责 T 细胞依赖的抗体反应,抗原刺激后分化为抗体分泌的浆细胞和记忆 B 细胞。

(二) 脾

在次级淋巴器官,T 和 B 细胞处于不同的区域。白髓是抗原依赖的 B 细胞活化发生区域,在此处细胞进一步分化。边缘窦是淋巴细胞、巨噬细胞、树突状细胞进入的位置,其将白髓和红髓分隔开。滤泡(follicular)树突状细胞是高度特异的细胞,将抗原呈递给 B 细胞,但不处理抗原,具有补体受体和免疫球蛋白的可结晶片段(crystalline fragment,Fc)受体,允许抗原以免疫复合物的形式在 B 滤泡区聚集。成熟 B 细胞是非均一的,滤泡 B 细胞在获得性免疫反应中起重要作用。边缘带 B 细胞在最初的天然免疫反应和延迟的获得性免疫反应的衔接中起作用。2 岁时边缘带遍布 B 细胞。无脾患儿不能产生足够的边缘带 B 细胞。只要抗原能桥连 B 细胞表面的抗体,B 细胞能直接对抗原起反应。这些抗原可不依赖 T 细胞帮助诱导 B 细胞反应。不被 T 细胞识别的抗原包括 DNA 或多糖。单独被抗原活化的 B 细胞不参与生发中心的反应。T 细胞非依赖的反应可诱导类别转换,依赖于细胞因子微环境。

(三) 生发中心

只有在 T 细胞依赖的 B 细胞活化后生发中心(germinal center,GC)才产生。在原发免疫反应中,大约需要 1 周的时间才出现复杂的 GC 结构。在抗原特异的 T、B 细胞活化后,小的增殖的 B 细胞聚集在 T 细胞区的边界和初级的 B 细胞滤泡。原始的 B 细胞在新形成的 GC 的周围形成帽状带,初级滤泡变为次级滤泡,其中包括滤泡树突状细胞(FDC)的网格和滤泡 T 细胞。免疫后大约 2 周,GC 成熟为经典结构,包括一个暗区和一个亮区。在完全发育的 GC,分化的细胞被称为生发中心母细胞(centroblast),FDC 网中的分化细胞被称为生发中心细胞(centrocyte)。在暗区,增殖的 B 细胞诱导免疫球蛋白可变区的体细胞高频突变,包括单碱基的变化或微缺失。在亮区,B 细胞出现类别转换重组,环绕以 FDC 网格,B 细胞能分化为浆细胞或记忆细胞。

(四) 体细胞高频突变和类别转换重组

免疫球蛋白体细胞高频突变(somatic hypermutation,SHM)和类别转换重组(class switching recombination,CSR)是产生高亲和力的获得性体液免疫反应的重要机制,允许分泌高亲和力 IgG、IgA、IgE 抗体的效应浆细胞产生。体细胞高频突变在暗区的 B 细胞增殖过程中被诱导。单碱基的交换以逐步的方式被引入到重组的 V 区及 3′ 和 5′ 邻近序列。互补决定区序列,形成抗原结合位点的环,是形成突变的热点。B 细胞从表达 V_HDJ_H 外显子伴 Cμ 转换为表达 V_HDJ_H 外显子伴任何下游的 C_H 基因(如 $C\alpha_{1,2}$,$C\gamma_{1,2,3,4}$,或 $C\varepsilon$),此过程被称为类别转换重组。类别转换重组像体细胞高频突变一样,是 B 细胞活化的标志。CSR 和 SHM 的分子机制依赖于活化诱导的胞嘧啶核苷脱氨酶(activation-induced cytidine deaminase,AID)和尿嘧啶 DNA 糖基化酶(uracil DNA glycosylase,UNG)。AID 在单链 DNA 上将胞嘧啶核苷脱氨转变为尿嘧啶核苷。UNG 移除尿嘧啶核苷,被其他 4 个核苷酸中的任何一个所代替,促进 SHM。CSR 和 SHM 主要出现于生发中心 B 细胞,参与 T 细胞依赖的抗体反应,但也出现于滤泡外 B 细胞,参与 T 细胞非依赖的抗体反应。脱氨倾向于靶向特异热点,包括 RGYW/WRCY,R 代表 G 或 A,Y 代表 C 或 T,W 代表 A 或 T。通过该过程,AID 在 IgV 区产生尿嘧啶:鸟嘌呤错配(uracile:guanine,U:G),通过特异修复途径产生点突变。

(五) 浆细胞和记忆 B 细胞

浆细胞来源于活化后的小 B 淋巴细胞,完全成熟的浆细胞缺乏表面免疫球蛋白表达。浆细胞为圆形,更常见为卵圆形的细胞,具有强嗜碱性的细胞质,经常含有一个核间的亮区,含有一个位置偏心的核,核染色质物质聚集在一起。短时产生的浆母细胞在分裂过程中分泌抗体。短期存活的滤泡外的浆细胞分泌抗原特异的胚系编码的抗体。浆细胞的特征为共表达 CD138 和 CD38。这些终末分化的 B 细胞丢失 CD19 和 CD20 表达,但保留 CD27 表达。浆细胞被发现于静止淋巴结的髓质索带,静止脾的边缘带和索带,分散于全身的结缔组织。在肠黏膜的固有层大量存在。大于 80% 的浆细胞定位于肠道。持续的抗原特异的抗体滴度主要源自于长期存活的浆细胞。脾内原发和继发的免疫反应产生不同的长期存活的浆细胞池。

表面表达 IgM 和 IgD 的成熟 B 细胞的寿命完全依赖于抗原的暴露,成熟的非刺激的 B 细胞仅存活数天或数周。通过对合适的抗原反应,B 细胞被从凋亡中挽救回来,对抗原的反应导致活化及后续的抗体多样化。原发 B 细胞反应延迟 1~2 天形成低亲和力的 IgM 抗体,仅逐渐出现其他类别的高亲和力的抗体。继发反应开始迅速,产生高亲和力 IgM 或其他类别抗体。CD27 是记忆 B 细胞的标志。$IgM^+IgD^-CD27^+$B 细胞是产生 IgM 的记忆 B 细胞。$IgM^-IgD^-CD27^+$细胞是类别转换的记忆 B 细胞。$IgM^+IgD^+CD27^+$B 细胞是边缘带样的(marginal zone-like)记忆 B 细胞。

三、T 和 B 淋巴细胞抗原受体的信号转导

(一) T 和 B 淋巴细胞上的抗原受体

在 TCR,αβ 或 γδ 异源二聚体与不变的 CD3εγ 或 CD3εδ 链和一个同源 ζ 二聚体组装于内质网。CD3 和 ζ 链二聚体除了被细胞表面表达所需,也参与受体的信号转导功能。Pre-TCR 包含 TCRβ 链和一个 α 替代轻链,被称为 pre-Tα,这个复合物与 CD3 和 ζ 链有关。膜 Ig 也与参与信号转导的不变链组装,被称为 Igα、Igβ。Igα 和 Igβ 形成异源二聚体。骨髓内 pre-B 细胞和不成熟的双阴性的胸腺细胞的抗原受体仅含有 2 条抗原结合链的 1 条,另一条抗原结合链被替代链所代替。在 B 细胞,pre-BCR 含有 Igμ 重链与 λ5 和 VpreB 蛋白,后两者分别类似于 BCR 的 Ig 轻链的 1/2。Pre-BCR 也包含 Igα/Igβ 异源二聚体。

TCR 的 CD3 及 ζ 链、BCR 的 Igα 和 Igβ 链具有众多的细胞质内结构域,其中的序列模体参与转导功能,被称为免疫受体酪氨酸活化模体(ITAM),所有 CD3 链、Igα 和 Igβ 具有一个 ITAM 拷贝,ζ 链具有 3 个 ITAM 拷贝。B 细胞抗原受体的 ITAM 与蛋白酪氨酸激酶(protein tyrosine kinase,PTK)的不同家族相互作用。TCR 和 BCR 的刺激导致 PTK 的活化,后者对淋巴细胞及抗原的反应至关重要。TCR 和 BCR 的 ITAM 与 PTK 的 2 个家族 Src 和 Syk/ZAP-70 以先后和协同的方式相互作用。T 细胞表达的 Src 家族激酶包括 Lck 和 Fyn。B 细胞表达的 Src 家族激酶包括 Lyn、Fyn 和 Blk。

(二) 抗原受体信号转导的调节

CD4 和 CD8 分子是 T 细胞上的共受体,是完整的膜蛋白。细胞外结构域分别与抗原呈递细胞上的 MHC Ⅱ 的 β2 结构域或 MHC Ⅰ 的 α3 结构域结合。补体的 C3d 成分是 B 细胞上的补体受体 2(complement receptor 2,CR2)的配体。CR2 也被称为 CD21,与 CD19、CD81(tapa-1)形成分子复合体。B 细胞上的 IgG Fc 受体 ⅡB(IgG Fc receptor ⅡB,FcγR ⅡB)和 CD22 是 2 个抑制性受体。T 细胞的抑制性受体包括细胞毒 T 淋巴细胞相关蛋白 4(Cytotoxic T-lymphocyte-associated protein 4,CTLA-4)和程序性细胞死亡蛋白 1(programmed cell death protein 1,PD-1)。NK 细胞表达大量的抑制性受体。

（三）通过 CD45 和 CSK 的调节

SrcPTK 的功能被酪氨酸磷酸化严格调节,是 PTK 和磷酸酶(protein-tyrosine phosphatase, PTP)相反作用的动态平衡的结果。PTK 激酶结构域催化位点附近的一个酪氨酸的磷酸化与这个激酶的活化状态有关。此外,Src 激酶 C 端调节区域包含酪氨酸残基,其磷酸化负调节激酶活性。在 T 和 B 细胞,SrcPTK 的负调节位点的磷酸化被具有相反作用的跨膜的 PTP CD45 和细胞质的 PTK Csk 所调节。

（四）由抗原受体诱导的酪氨酸磷酸化活化的信号通路

1. **适配子蛋白的作用** 适配子蛋白缺乏酶活性或转录活性,但可以将其他信号成分组合在一起或将之带到浆膜促进功能。适配子蛋白经常具有模块化(modular)结构域如 SH2、SH3、PTB、PDZ 或 PH 结构域,或仅仅为多个酪氨酸或富脯氨酸模体,可作为上述模块化结构域的锚位。

2. **磷脂酰肌醇(phosphatidylinositol,PI)为基础的信号通路** 抗原受体促发的 2 个关键的信号反应利用酶作用于浆膜上的磷脂酰肌醇二磷酸(phosphatidylinositol 4, 5-bisphosphate,PIP$_2$),产生第二信使,活化一系列信号反应。PIP$_2$ 被磷脂酰肌醇 3 激酶(phosphatidylinositide 3 kinase,PI3K)活化,增加一个磷酸盐到肌醇的头组产生磷脂酰肌醇三磷酸(phosphatidylinositol 3,4,5-trisphosphate,PIP$_3$),或被 T 细胞上的磷脂酶 Cγ1(PLC-γ1)或 B 细胞上的 PLC-γ2 水解产生第二信使肌醇三磷酸(inositol 1,4,5-trisphosphate,IP$_3$)和二酰甘油(diacylglycerol,DAG)。抗原受体活化的 PI3K 异构体是 Ⅰ A 类 PI3K,含有一个 110kDa 的催化亚单位(大部分为 P110δ 异构体)和 / 或 85kDa(P85α 或 P85β),或 50kDa 或者 55kDa(P50α,P55α 或 P55γ)含有 SH2 结构域的调节亚单位。PIP$_3$ 除了促进独一无二的信号事件,对 PLC-γ 活化至关重要,在 B 细胞更明显。

PIP$_3$ 起 2 个重要信号的功能。PIP$_3$ 作为含有 PH 结构域的几个信号分子的结合位点,包括 Tec 家族酪氨酸激酶 Itk(T 细胞)、Btk(B 细胞)和 PLC-γ,指导其细胞内定位。此外,PIP$_3$ 促进蛋白激酶 PDK1 和 Akt 的活化。Akt 具有一个 PH 结构域与 PIP$_3$ 结合,随着 PIP$_3$ 浓度升高,Akt 被募集至细胞膜。在细胞膜,Akt 被第二个激酶 PDK1 活化。活化的 Akt 促进存活、糖的摄取和代谢、抑制 FOXO 亚家族的静息促进转录因子,均有助于抗原诱导的成熟淋巴细胞活化。

IP$_3$ 与细胞质的钙浓度升高有关。DAG 促进蛋白激酶 C(protein kinase C,PKC)活化和活化 Ras 活化子(Ras guanyl nucleotide-releasing protein,RasGRP)。IP$_3$ 作用于内质网上的 IP$_3$ 受体导致细胞内贮存的钙释放。钙的持续增加需要一个通过浆膜钙通道内向的跨膜的细胞外钙的流动(贮存促发的钙进入),其中包括 ORAI1 钙通道。含有 ORAI1 的"钙释放活化的钙"(Ca^{2+} release activated Ca^{2+},CRAC)通道被跨膜的内质网蛋白 STIM1 调节。TCR 或 BCR 促发的钙增加对几个下游事件产生影响,包括钙 / 钙调蛋白依赖的激酶Ⅱ和钙调磷酸酶活化,后者是一种钙 / 钙调蛋白调节的丝氨酸 / 苏氨酸磷酸酶。

3. **导致 NF-κB 活化的信号通路** 淋巴细胞的存活和活化高度依赖于活化的 B 细胞 κ 轻链增强子的核因子(nuclear factor kappa-light-chain enhancer of activated B cell,NF-κB)功能。抗原受体配置后,对 BCR 和 TCR 诱导活化重要的三个蛋白含有 Caspase 募集结构域膜相关鸟苷酸激酶蛋白 1(Caspase recruitment domain-containing membrane-associated guanylate kinase protein-1,CARMA1),B 细胞淋巴瘤 10(B cell lymphoma 10,Bcl10)和黏膜相关组织淋

巴瘤转位蛋白 1(mucosa-associated-tissue lymphoma-translocation gene 1，MALT1)形成复合体(CBM)。CARMA1 是一种大的脚手架蛋白，PKC 可磷酸化 CARMA1，活化的 CARMA1 可募集 Bcl10，后者募集 MALT1、肿瘤坏死因子受体相关因子 2(TNF receptor-associated factor 2，TRAF2)和 / 或 TRAF6。TRAF 与 IKK 复合体相互作用，TRAF 也与转化生长因子 β 活化激酶 1(TGF-β-activated kinase 1，TAK1)相互作用，TAK1 可直接活化 TRAF。由 TAK1 结合蛋白(TAK1 binding protein，TAB)促发的这些相互作用将 Bcl10 和 MALT1 寡聚化信息转化为 IKK 活化。

4. T 和 B 细胞的 Ras 活化　抗原受体刺激后 Ras 蛋白活化是淋巴细胞发育和活化的关键事件。Ras 蛋白是 21kDa 结合 GTP 的蛋白，具有 GTPase 活性。GTP- 结合的 Ras 是具有活性的，GDP- 结合的 Ras 是具有非活性的。GDP-Ras 与鸟嘌呤核苷酸交换蛋白(guanine nucleotide exchange protein，GEF)相互作用变为活性的 GTP-Ras。GTPase 活化蛋白(GTPase-activating protein，GAP)水解 GTP 为 GDP 和 PO_4，使 GTP- 结合的 Ras 失活。Ras 活化可导致广泛的下游事件：如 Erk/MAPK 通路活化；PI3K 活化；其他小分子量的 GTP 结合蛋白活化，如 Rac 和 CDC42。

第二节　天　然　免　疫

一、天然免疫的识别

天然免疫的中心功能是快速识别潜在的有害物质，来自环境的如致病性细菌，或来自宿主的如肿瘤细胞。天然免疫也能感知组织损伤和感染的一些常见生化产物。

(一) 模式识别

病原体相关分子模式(pathogen-associated molecular pattern，PAMP)是致病微生物的特征性标志，免疫系统迅速使其与自身组织相区别。PAMP 不是宿主 DNA 产物。微生物相关分子模式(microbe-associated molecular pattern，MAMP)与 PAMP 的区别是有意义的，不是所有的被识别的相关模式都是与病原微生物相关的。危险相关分子模式(danger-associated molecular pattern，DAMP)不是病原内在的，而是宿主 DNA 的产物。识别模式特异方式的存在是天然免疫刺激的一个关键组成。一定数量的宿主编码的受体系统来识别模式分子，被称为模式识别受体(pattern recognition receptor，PRR)，认识最深入的为 Toll 样受体(Toll-like receptor，TLR)。

人类有 10 种 TLR，可识别 45 种外源分子和 17 种内生分子作为配体。所有的 TLR 为跨膜蛋白。不同的 TLR 被细胞外或细胞内环境的特异模式识别。TLR 的微生物配体包括：脂阿拉伯甘露聚糖(lipoarabinomannan，LAM)(TLR1/2)，真菌酵母聚糖(TLR2 ± 6)，双链 RNA(TLR3)，细菌脂多糖(lipopolysaccharide，LPS)和呼吸道合胞病毒融合蛋白(TLR4)，细菌鞭毛蛋白(TLR5)，支原体二酰脂肽(TLR6/2)，病毒单链 RNA(TLR7 和 TLR8)，病毒或细菌 DNA 内的非甲基化的 CpG 岛(TLR9)。TLR 配置导致的信号复杂，可诱导转录活化。核苷酸结合寡聚化结构域(nucleotide-binding oligomerization domain，NOD)家族也是重要的 PRR。NOD2 最广为人知，其突变见于克罗恩病（Crohn's disease）和 Blau 综合征患儿。NOD2 与细菌肽聚糖的胞壁酰二肽结合，识别细胞内细菌成分后可启动放大反应。

甲酰化肽受体结合甲酰化肽如 N- 甲酰甲硫氨酰 - 亮氨酰 - 苯丙氨酸（N-formylmethionyl-leucyl-phenyl-alanine，fMLP）。fMLP 是可识别的细菌代谢产物。fMLP 的识别可作为表达这些受体的天然免疫细胞的趋化子，如中性粒细胞。自然细胞毒受体，Nkp44 和 Nkp46，可作为 PRR 与病毒血凝素结合。这些受体表达于 NK 细胞。可溶性蛋白也可作为 PRR，如凝集素或胶原凝集素，经典例子为甘露聚糖结合凝集素（mannan-binding lectin，MBL），与微生物上的含有甘露聚糖的碳水化合物结合。MBL 利用 MBL 相关丝氨酸蛋白酶（MBL-associated serine protease，MASP）活化补体。抗微生物肽类可与微生物病原结合，包括防御素、抗菌肽和富组蛋白。

（二）危险感知

生理性配体的表达可提示危险环境的存在。足够的配体被受体系统识别，超过一定的放大阈值可引起反应。有 2 种危险感知分类：可溶性免疫介质和危险配体 / 受体。可溶性免疫介质由生殖 DNA 编码，在特定应激环境下被诱导，经典例证是 I 型干扰素。在危险情况下可表达一定数量的生殖编码的受体 - 配体配对，代表一种内在的应激预警，如 B 细胞感染 EBV 后表达 CD48，是 CD244（2B4）配体，后者是 NK 细胞持续表达的活化受体。感染的或肿瘤细胞应激下可表达 MHC I 链相关蛋白（MHC class-I-chain-related protein，MICA），被 NK 和 T 细胞上持续表达的 NK 细胞 2D 组（NK group 2D，NKG2D）受体识别，诱导天然免疫。

二、天然免疫的放大效应

（一）细胞内放大效应

放大效应经常包含一系列适配子分子和信号效应子如激酶、磷酸酶和泛素连接酶。用 TLR 系统来举例，所有 TLR 具有诱导转录机制导致新的蛋白产生，这些新合成的蛋白可放大天然免疫反应或作为天然免疫效应子。除了 TLR3 和 TLR4，所有 TLR 需要信号适配子髓系分化因子 88（myeloid differentiation factor 88，MyD88）来诱导转录。TLR3 和 TLR4 利用含有 Toll/ 白介素 1 受体结构域的诱导干扰素 β 的适配子（Toll/IL-1 receptor domain-containing adaptor-inducing IFN-b，TRIF）和 TRIF 相关适配子分子（TRIF-related adaptor molecule，TRAM），这个 MyD88 非依赖的通路利用 TANK 结合激酶（TANK-binding kinase，TBK），诱导进一步下游事件。最后所有的放大通路导致激酶或激酶复合体的活化，或者诱导转录因子的活化 / 磷酸化。

对 TLR 来讲，最重要的转录因子是 NF-κB。在细胞质内，NF-κB 被抑制性的 NF-κB 抑制子（inhibitor of NF-κB，IκB）释放，移入细胞核，促进转录。IκB 被 IκB 激酶（IκB kinase，IKK）磷酸化后，通过泛素化被蛋白酶体降解。IKK 由 IKKα、β 和 NF-κB 重要调节子（NF-κB essential modulator，NEMO/IKKγ）组成。大部分 TLR 以白介素 1 受体相关激酶 4（interleukin-1 receptor-associated kinase 4，IRAK4）和 TRAF-6 依赖的方式活化 NF-κB。TLR3 利用受体相互作用蛋白 1（receptor interacting protein 1，RIP1）活化 NF-κB。

（二）细胞外放大效应

可溶性介质介导的细胞外放大效应的经典例证是补体的固定和活化。另一个例子是 TLR 配置后 NF-κB 活化导致的可溶性介质的转录、翻译和释放。细胞外放大效应也可通过

细胞 - 细胞接触的方式实现,如树突状细胞针对 TLR 配置反应诱导 IL-15 细胞表面表达,导致 NK 细胞内放大和 NK 细胞活化。树突状细胞分泌 IL-12 到 NK 细胞,NK 细胞放大信号分泌 IFN-γ 到树突状细胞。

三、天然免疫的效应阶段

天然免疫反应的特征为效应功能,包括对生理和局部组织的作用、直接的天然效应机制、与获得性免疫沟通。

(一) 局部效应

大量的天然免疫介质的释放如前列腺素、白三烯、TNF、IL-1、IL-6 和 IL-12,导致炎症反应出现。

(二) 直接的天然效应子

可溶性效应蛋白具有直接的效应功能如抗微生物肽和补体。与获得性免疫共享的效应机制包括穿孔素依赖的细胞毒、接触依赖的细胞毒。特定天然免疫细胞固有的效应机制包括吞噬和反应性氧中间代谢物的产生和反应性氮中间代谢物的产生。当有机物被补体或抗体调理或配置一个特异的 PRR,导致吞噬出现。

(三) 与获得性免疫相关

天然免疫细胞产生的细胞因子可促进获得性免疫细胞的发生,进一步使获得性免疫细胞功能上特化为特异细胞亚群。IL-12 产生可促进 Th1 细胞的发生。抗原呈递细胞处理蛋白并将肽链通过 MHC 呈递给 T 细胞。天然免疫是趋化因子和趋化活性分子的重要来源。当抗原存在时,天然免疫可促进获得性免疫细胞的黏附和募集,如 NK 细胞产生的 CCL22 可募集 T 细胞到肿瘤微环境。天然免疫也以接触依赖的方式与获得性免疫相关,如树突状细胞通过 TLR 识别模式诱导 CD86 表达,CD86 又被 T 细胞表达的 CD28 识别。

四、天然免疫细胞

(一) 中性粒细胞

中性粒细胞也被称为多形核白细胞,是免疫系统的主要吞噬细胞。在 IL-3、粒细胞 - 巨噬细胞集落刺激因子(granulocyte-macrophage colony-stimulating factor,GM-CSF)、粒细胞集落刺激因子(granulocyte colony-stimulating factor,G-CSF)作用下,发生自骨髓内 CD34$^+$ 造血干细胞。血液循环内半衰期约 6 小时,组织内半衰期约 24 小时。可依据细胞表面表达的 CD67(CD66b)来区分。CD67 参与中性粒细胞的聚集。中性粒细胞也表达受体促进吞噬,包括 Fc 受体和补体受体 CR1 和 CR3,通过与调理的抗体和补体结合促进吞噬。中性粒细胞在宿主防御中的重要功能是吞入和破坏病原。中性粒细胞通过趋化的机制被吸引到危险部位。通过细胞表面表达的选择素和整合素进行滚动和紧密黏附至靶位置。吞入的病原以氧依赖的和氧非依赖的方式被破坏。中性粒细胞颗粒是用于宿主防御特异分布的效应单元,具有 4 种形式:嗜天青颗粒(嗜苯胺蓝颗粒)、特异颗粒、明胶酶颗粒和分泌颗粒。

(二) 单核 / 巨噬细胞

单核 / 巨噬细胞与中性粒细胞的重叠功能为吞噬和分泌,与树突状细胞的重叠功能为抗原呈递。单核细胞在血液循环中的半衰期为 70 小时。当移入组织,单核细胞转变为巨噬细胞并存在数年。GATA2 突变所致的 MonoMAC 综合征：除了单核细胞减少和分枝杆菌感染，也具有明显的 NK 和 B 淋巴细胞减少，以及循环内树突状细胞缺陷。

（三）树突状细胞

树突状细胞是天然免疫与获得性免疫间的关键桥梁。作为专业的抗原呈递细胞，通过 MHC Ⅱ 将肽链呈递给 T 细胞，促进 T 细胞活化或诱导无能。树突状细胞分化或微环境特异情况可驱动 T 细胞向极化的功能表型发展。在淋巴滤泡的生发中心，树突状细胞与获得性免疫相互作用参与抗体反应的产生。

树突状细胞在组织内静止时是不成熟的，具有高的抗原摄取能力。活化后变成熟，抗原摄取能力下降，MHC 表达升高，移入淋巴器官促进与获得性免疫反应的相互作用。

有 4 种树突状细胞亚群：髓样、浆细胞样（淋巴样）、朗格汉斯和间质的树突状细胞。

（四）嗜酸性粒细胞、肥大细胞和嗜碱性粒细胞

这些细胞的主要进化目的是对抗大的细胞外的寄生虫，如蠕虫。所有这些细胞可对 IgE 反应。IgE 是抗蠕虫反应的一个特征性部分。这些细胞可释放大量可溶性介质，直接参与天然免疫反应，具有抗微生物功能。

（五）自然杀伤细胞

自然杀伤（natural killer，NK）细胞被一定数量的识别危险配体的受体活化，如 NKG2D 识别 MICA，也被自身的模式识别受体所诱导，如 NK 细胞受体 1（NK cell receptor 1，NCR1，在人类被称为 NKp46）识别病毒血凝素。NK 细胞也通过免疫球蛋白的可结晶片段（Fc）受体被 IgG 的 Fc 活化，因此可识别调理的颗粒。

NK 细胞被一定数量的识别自身的受体所抑制，如杀伤细胞免疫球蛋白样受体（killer immunoglobulin-like receptors，KIR）识别 MHC I。活化的 NK 细胞具有细胞毒功能、细胞因子产生和共刺激作用。细胞毒功能在清除病毒感染细胞和造血的肿瘤细胞中起重要作用。NK 细胞分泌 IFN-γ 可促进巨噬细胞和树突状细胞的功能，并能提高天然免疫功能。NK 细胞分泌 IFN-γ 可直接扩大获得性免疫功能。

参考文献

1. CUMANO A, BERTHAULT C, RAMOND C, et al. New molecular insights into immune cell development. Annu Rev Immunol, 2019, 37: 497-519.

2. GLATZOVÁ D, CEBECAUER M. Dual role of CD4 in peripheral T lymphocyte. Front Immunol, 2019, 10: 618.

3. THAPA P, FARBER DL. The role of the thymus in the immune response. Thorac Surg Clin, 2019, 29 (2): 123-131.

4. YAM-PUC JC, ZHANG L, ZHANG Y, et al. Role of B-cell receptor for B cell development and antigen-induced differentiation. F1000Res, 2018, 7: 429.

5. LEÓN B, LUND FE. Compartmentalization of dendritic cell and T-cell interactions in the lymph node: anatomy of T-cell fate decisions. Immunol Rev, 2019, 289 (1): 84-100.

6. MA CS, PHAN TG. Here, there and everywhere: T follicullar helper cells on the move. Immunology, 2017, 152 (3): 382-387.

7. WINKLER TH, MÅRTENSSON IL. The role of the Pre-B cell receptor in B cell development, repertoire selection, and tolerance. Front Immunol, 2018, 9: 2423.

8. SMULSKI CR, EIBEL H. BAFF and BAFF-receptor in B cell selection and survival. Front Immunol, 2018, 9: 2285.

9. ALMEJUN MB, BORGE M. Somatic hypermutation defects in common variable immune deficiency. Curr Allergy Asthma Rep, 2017, 17 (11): 76.

10. RIBATTI D. The discovery of plasma cells: an historical note. Immunol Lett, 2017, 188: 64-67.

11. CHOUAKIBENMANSOUR N, RUMINSKI K, SARTRE AM, et al. Phosphoinositides regulate the TCR/CD3 complex membrane dynamics and activation. Sci Rep, 2018, 8 (1): 4966.

12. REIS ES, MASTELLOS DC, HAJISHENGALLIS G, et al. New insights into the immune functions of complement. Nat Rev Immunol, 2019, 19 (8): 503-516.

13. DESAI JV, LIONAKIS MS. The role of neutrophils in host defense against invasive fungal infections. Curr Clin Microbiol Rep, 2018, 5 (3): 181-189.

14. KLION AD, ACKERMAN SJ, BOCHNER BS. Contributions of eosinophils to human health and disease. Annu Rev Pathol, 2020, 15: 179-209.

15. LIM KPH, MILNE P, POIDINGER M, et al. Circulating CD1c$^+$ myeloid dendritic cells are potential precursors to LCH lesion CD1a$^+$CD207$^+$ cells. Blood Adv, 2020, 4 (1): 87-99.

16. DOGRA P, RANCAN C, MA W, et al. Tissue determinants of human NK cell development, function, and residence. Cell, 2020, 180 (4): 749-763.

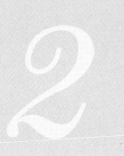

第二章

影响细胞和体液免疫的免疫缺陷病

第一节　重症联合免疫缺陷病

一、X 连锁重症联合免疫缺陷病

【概述】

自 1950 年重症联合免疫缺陷病(severe combined immunodeficiency disease,SCID)被描述以来,已经认识到这组疾病包括不同遗传缺陷,累及 T、B 细胞发育。最近分子遗传学的进展使大部分 SCID 患儿的特异基因突变获得鉴定。很久以来认识到 T⁻B⁺SCID 患儿大部分为男孩,提示很多家族为 X 连锁遗传。然而女性患儿的存在及一小部分患儿父母为近亲提示常染色体隐性变异存在。1993 年 IL-2 受体 γ(interleukin-2 receptor gamma,IL2RG)基因被克隆,定位于 X 染色体,与 SCID-Xl 定位区域一致,最终在 SCID-Xl 患儿中鉴定到 *IL2RG* 突变。由于突变的严重程度超过预期的明确的 IL-2 通路缺陷,推测该受体具有其他功能。后来发现细胞因子亚家族包括 IL-2,IL-4,IL-7,IL-9,IL-15,IL-21 共享这个共同受体亚单位,故被重新命名为通用 γ 链(common γ,γc)。

【发病机制】

最初认为 IL2RG 缺陷源自 IL-2 信号通路受损,但鼠和人的实验观察提示发病机制复杂。基因标靶鼠的 IL2 导致外周 T 细胞稳态破坏和自身免疫,IL-2 受体 α(IL-2 receptor α,IL2RA)缺陷患儿有免疫缺陷和淋巴增殖,均提示 IL-2R 通路对外周 T 细胞稳态至关重要,但对胸腺内分化影响不大。这些数据提示 IL-2RG 链具有其他的功能。事实上不久即发现 IL-2RG 是其他细胞因子受体的组成成分。因此 SCID-Xl 被认为是多个细胞因子介导通路的缺陷。T 细胞发育缺陷主要源于 IL-7 通路受损,证据源自于 IL-7 和 IL-7R 缺陷鼠的经验和 IL7RA 缺陷患儿导致 T⁻B⁺SCID 的发现。SCID-Xl 与 IL7RA 缺陷表型略不同,前者循环 NK 细胞缺陷,后者 NK 细胞分化不受影响。SCID-Xl 中 NK 发育缺陷可能源自于 IL-15R 通路缺陷,因为 *IL15RA* 基因敲除鼠 NK 细胞发育明显受阻。γc 与 IL7RA 缺陷的鼠和人表型有不同,在鼠模型中 B 细胞发育受阻,但在人中 B 细胞发育不受影响,提示 IL-7 对鼠的 B 淋巴细胞发生至关重要,而在人并非如此。

细胞因子受体本身无激酶活性,募集和利用细胞内激酶介导靶蛋白的磷酸化。在这些所有受体中,γc 与 Janus 家族激酶 3(Janus family kinase 3,JAK3)结合,而大部分细胞因子受体转导亚单位与 JAK1 结合。JAK3 表达于造血细胞,一些 SCID-Xl 患儿 *IL2RG* 突变影响与 JAK3 相互作用,推测 *JAK3* 突变可能导致 T⁻B⁺SCID。于 1995 年首次鉴定人类 JAK3 缺陷,是常染色体隐性 T⁻B⁺SCID 的最常见原因。

细胞因子与受体结合后,受体链二聚体化,将 JAK1,JAK3 带至附近,允许 JAK 反式(trans)磷酸化和受体亚单位的酪氨酸磷酸化,产生锚位募集含有 SH2 的信号转导和转录激活蛋白(signal transducer and activator of transcription,STAT)。STAT 被募集至受体复合体,被自身磷酸化。STAT 通过磷酸化的酪氨酸残基和 SH2 的相互作用二聚体化,运转入细胞核,与细胞因子反应基因的调节单元结合,促进转录。

【分子特征】

IL2RG 基因位于 Xq^{11.3},基因组跨度 4.5kb,1 124 位核苷酸分为 8 个外显子。γc 是 Ⅰ 型跨膜蛋白,删除 22 位氨基酸信号肽后被运转至细胞膜。与其他细胞因子受体相似,细胞外结构域包含 4 个半胱氨酸残基和近膜的 WSXWS 模体。外显子 6 编码细胞质尾部的信号元素(box1/box2)。1/4 突变位于外显子 5,编码细胞外结构域包括 WSXWS 模体,可能与 WSXWS 的 5′ 端的 6 个 CpG 有关。错义突变的影响不好预测,因为对蛋白折叠、细胞内转运、表达有不同影响。有时细胞内截断蛋白也导致表达正常。

IL2RG 基因 R222C 位点突变患儿具有正常的胸腺和多克隆的 T 细胞谱,提示淋巴细胞生成存在和 IL-7 介导的信号完整性。然而 IL-2 介导的 JAK3 和 STAT5 磷酸化缺陷。R222、R224、R226 位于细胞因子结合区域,这些残基的突变可能影响不同细胞因子的结合。一例 R226S 位点突变患儿具有一定数量的自体的 T 细胞,一例 R226H 位点突变患儿 NK 细胞发育未受损。

即使 γc 表达缺陷,患儿也可表现不典型的临床和免疫表型。一例 L162R 位点突变患儿,由于细胞内降解导致细胞表面不表达 γc。患儿未行干细胞移植存活至 15 岁,循环自主T 细胞逐渐增加,呈寡克隆性,对丝裂原无反应,易于凋亡。因此推测人类可能存在 γc/JAK3 非依赖的 T 细胞发育途径。

【临床表现】

患儿通常 3~6 月龄出现临床症状。最初为一般感染如鹅口疮,中耳炎,呼吸道病毒感染(呼吸道合胞病毒、副流感 3 病毒、腺病毒、流感病毒),胃肠道疾病导致腹泻,当对常规治疗无反应时应引起重视。1 岁内一致性特征为不生长、口腔 / 尿布区念珠菌病,无扁桃体和淋巴结肿大,反复感染,机会性病原感染如肺孢子虫病,持续感染。其他常见特征包括皮疹、腹泻、发热、肺炎、败血症和其他严重细菌感染。少见特征包括播散性感染(沙门菌、水痘、巨细胞病毒、EB 病毒、单纯疱疹病毒、卡介苗和活的脊髓灰质炎疫苗株)。可见反复细菌性脑膜炎。母体 T 淋巴细胞经胎盘输注可引起移植物抗宿主病(graft versus host disease,GVHD),特征为红皮病、肝大和淋巴结肿大。

少数患儿可有不典型表型,免疫表型可为 T⁺B⁺NK⁻,临床表现为免疫失调节和自身免疫,如皮疹、脾大、胃肠道吸收不良,以及其他自身免疫情况和身材矮小。也有 B-SCID 报道。一些病例表现为一定量的自身 NK 细胞,尽管缺乏 T 淋巴细胞。与经典表型差异的原因目前仅能部分被解释。IL-2 结合和 / 或内吞作用降低、降低的但非取消的 γc 受体的信号、对细胞因子结合和信号的不同作用、基因逆转等均为不典型表型的可能原因。

【实验室检查】

T 细胞数目通常非常低，B 细胞通常存在但无功能，NK 细胞数目低或缺如，典型 SCID-Xl 表型为 T$^-$B$^+$NK$^-$SCID（T$^+$<300/µl，B$^+$>400/µl，NK$^-$<40/µl）。对疫苗（破伤风）和感染病原（念珠菌抗原）的抗体反应缺陷。对丝裂原（植物血凝素、刀豆蛋白 A，美洲商陆）的 T 细胞反应缺陷。血清 IgA、IgM 浓度低。胸片示胸腺影缺如。胸腺病理特征为胸腺细胞耗竭，上皮细胞呈胚胎管样，胸腺小体消失，纤维化和脂肪浸润。

用患儿来源的 EB 病毒转染的永生化的 B 淋巴系研究提示 IL-2 诱导的 JAK3 磷酸化缺陷，而 JAK3 表达正常。用流式检测 γc 表达用于诊断可能导致错误，需仔细分析。由于母体来源的 T 细胞很常见，因此必须基于 B 淋巴细胞的表达，即使如此，表达方式变化也很大。

若测序分析未找到突变，需要做 Southern blot 检测大的缺失或复杂突变。IL2RG 突变继发的偏移的 X 染色体灭活仅出现于淋巴细胞，而中性粒细胞或其他组织细胞的 X 染色体灭活仍呈随机性。一些正常女性偶然有偏移的 X 染色体灭活，因此为判断 SCID-Xl 女性是携带者，一定是淋巴细胞 X 染色体偏移灭活，同时中性粒细胞或其他组织细胞 X 染色体随机灭活。直接测序分析不能检测女性的大的缺失或复杂突变。有作者建议用流式细胞分析检测单核细胞 γc 表达发现两群细胞协助诊断携带者，但由于正常人单核细胞 γc 表达变异大，两群细胞表达会有重叠，需要慎重分析。

【鉴别诊断】

1. 其他 T$^-$B$^+$SCID　JAK3-SCID 临床与免疫表型同 SCID-Xl 无法区别。前者为常染色体隐性异常。后者为 X 连锁隐性遗传，携带者母亲 X 染色体可有偏移灭活。EB 病毒转染的永生化的 B 淋巴系 IL-2 刺激下 STAT5 磷酸化均缺陷，但前者 JAK3 表达缺陷，后者表达正常。IL7RA-SCID 为常染色体隐性遗传，通常 NK 细胞发育不受影响，为 NK$^+$SCID（NK$^+$>100/µl）。

2. Wiskott-Aldrich 综合征　X 连锁隐性遗传，伴湿疹和血小板减少的免疫缺陷病。若患儿在血小板减少的同时伴有明显淋巴细胞减少，需要鉴别。WASp 蛋白表达分析及 WAS 基因突变分析有助于诊断。

3. HIV 感染　与 SCID 不同，T 淋巴细胞通常存在，主要 CD4$^+$T 细胞受累，免疫表型为 CD4$^+$T 淋巴细胞减少。血 P24 抗原及核酸检测有助于诊断。

【治疗及预后】

SCID 患儿需要立即免疫重建，最佳时机是出生后立即骨髓移植（bone marrow transplantation，BMT）。世界范围内目前很多国家已经开展新生儿足跟血 T 细胞受体删除环（T-cell receptor excision circle，TREC）检测来筛查 SCID（图 2-1-1），在感染出现前行造血干细胞移植（hematopoietic stem cell transplantation，HSCT）成功率高。来自人类白细胞抗原（human leukocyte antigen，HLA）相合同胞供者的 HSCT 存活率>90%，单倍型相合剔除 T 细胞的 HSCT 存活率为 50%~78%。但在早期无感染情况下，两种移植方式的存活率无差异。相合的无关供者骨髓或脐带血干细胞移植在一些中心也开展，但 GVHD 是严重问题。NK$^+$SCID 患儿 HSCT 后易出现移植物排斥。SCID 患儿 HSCT 的特殊之处在于无需清髓来促进供者细胞植入。HLA 相合的同胞供者 HSCT 后很少出现 GVHD。HLA 相合的 HSCT 包含所有骨髓细胞的输入，10~15 天可检测到成熟 T 细胞，具有记忆表型，1~2 个月 T 细胞计数可达正常。单倍型相合的父母供者需要剔除供者的成熟 T 细胞。单倍型相合的供者仅输入造血前体细胞,检测不到成熟 T 细胞,3~4 个月可检测到原始 T 细胞。小于 3 月龄行 HSCT 或基因治疗,原始 T 细胞出现于 15~30 天,细胞上升也快。

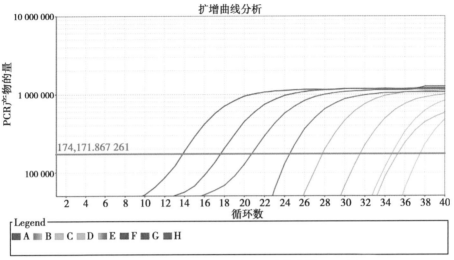

图 2-1-1　T 细胞受体删除环(TREC)的定量 PCR 图
(图片来自于笔者医院免疫室的友情支持)

SCID 患儿经单倍型 HSCT 后,供者来源的 T 细胞不能被不相同的宿主 HLA 抗原所活化,且供者来源的抗原特异性 T 细胞,在宿主 HLA Ⅱ背景下(与供者共享或不共享)及在与受者不共享的供者的 HLA Ⅱ背景下,能够识别抗原(破伤风毒素和流感病毒肽链),提示阳性选择可被人类上皮细胞驱动,但也可能被定植于宿主胸腺的供者抗原呈递细胞来驱动。DiGeorge 综合征患儿经 HLA 不相合胸腺移植后,宿主 T 细胞能识别宿主抗原呈递细胞呈递的抗原,提示定植于胸腺的宿主抗原呈递细胞可介导阳性选择,这些结果提示 SCID 患儿单倍型 HSCT 后在新的环境可导致完全功能正常的 T 细胞发生。

在非清髓预处理情况下,大部分 SCID 患儿(>80%)HSCT 后存在嵌合,伴 T 细胞和 NK 细胞为供者来源,其他白细胞亚群为宿主来源,不管是 HLA 相合同胞或单倍型相合父母为供者,经典 HSCT 这种嵌合方式很少见。由于骨髓中缺乏供者细胞,提示造血为宿主来源的,推测数年后淋巴生成会耗竭。NK 细胞重建较 T 细胞困难。NK⁻SCID 移植后易于出现慢性皮肤乳头瘤病毒感染。一小部分 SCID 患儿移植后具有与宿主 B 细胞相关的长期功能的 B 细胞免疫,多数是具有正常 B 细胞的 SCID(IL7RA 和 CD3 缺陷)。HSCT 后 10~12 年不能检测到 TREC,但并不能提示何时胸腺生成停止,因为原始 T 细胞会持续一段时间。TREC⁺T 的检测和供者骨髓嵌合强相关。16% HLA 相合,18% 单倍型相合 HSCT 的 SCID 患儿存在 T 细胞免疫缺陷。TREC⁺T 与 TCR 谱多样性强相关。同种异体移植前预处理可能利于供者干细胞植入,但在感染患儿有致命毒性风险。

IL2RG 基因表达于造血系统,表达不受精细调节,表达的重建使基因校正的前体细胞具有分化和增殖优势,上述因素使 *IL2RG* 基因成为基因治疗的合适靶标。在年长患儿,*IL2RG* 基因治疗不成功,可能由于缺乏功能性的 T 细胞前体细胞导致胸腺功能的早期丧失,提示基

因治疗或干细胞治疗窗口期比较窄。有 2 例基因治疗 SCID-Xl 患儿出现克隆 T 细胞增殖，是由于在 *LMO-2* 位点的原病毒插入，导致成熟 T 细胞 LMO-2 的异常表达和不受控制的增殖。这种严重副作用在 *IL2RG* 基因的背景下风险更高，幼年造血特性利于原病毒在该位点的插入，因此该治疗不建议应用于非常年幼的患儿。与单倍型 HSCT 比较，*IL2RG* 基因治疗的收益 / 风险评估提示至少 4~6 月龄以上是乐观的。潜在的更安全载体的应用，如自灭活的长末端重复、绝缘体和挽救自杀基因，会使更多患儿受益。

临时处置包括感染的治疗、免疫球蛋白的应用和抗生素的预防尤其针对卡氏肺孢菌感染的预防。如果 B 细胞植入失败需要长期静脉注射免疫球蛋白（intravenous immunoglobulin，IVIG）替代治疗。只有巨细胞病毒阴性，辐照（1 500~5 000RADS）的血制品才可以应用。避免接种活疫苗。

二、JAK3 缺陷

【概述】

SCID 是指一组少见的和遗传的原发免疫缺陷，导致宿主防御中免疫细胞发育和信号缺陷。*IL2RG* 突变导致 X-SCID，细胞因子亚家族（包括 IL-2、IL-4、IL-7、IL-9、IL-15、IL-21）共享这个共同受体亚单位，故被重新命名为 γc。细胞因子刺激诱导底物酪氨酸磷酸化，一组新的蛋白酪氨酸激酶被发现，被称为 Janus 家族激酶（JAK）。所有 I 型和 II 型细胞因子受体均与 JAK 有关。JAK3 的鉴定及其与 γc 的相关性提示 *JAK3* 是常染色体隐性 SCID 的候选基因，后续在 SCID 患儿中发现 *JAK3* 突变，JAK3-SCID 患儿具有与 X-SCID 相似的 $T^-B^+NK^-$ 表型。

【发病机制】

在 1994 年，4 个科研小组独立地完整克隆哺乳类的最后一个 JAK，JAK3。JAK3 的表达比较局限，主要表达于造血细胞、骨髓和淋巴细胞，伴随细胞发育和活化表达明显上调。*JAK3* 基因敲除鼠具有 SCID，与 γc 缺陷鼠类似，与人也一样，具有小胸腺，淋巴结缺如，α/β、γ/δT 细胞数目降低，胸腺前体细胞明显降低。γc 和 JAK3 缺陷影响多个细胞因子。淋巴细胞功能的明显缺陷可被 IL-7 信号缺陷所解释，很多证据提示 IL-7 对淋巴细胞发生、存活和分化至关重要。IL-7 通过允许正确的 T 细胞受体表达，在胸腺内促进 T 细胞存活。IL-7 对外周成熟 T 细胞的稳态也至关重要。IL-2 对控制外周自身耐受起重要作用，推测机制为 IL-2 影响活化诱导的凋亡和胸腺选择。IL-2 的主要功能是作为调节性 T 细胞（regulatory T cell，Treg）的原发生长因子。IL-2 和 STAT5 通路在 Th 细胞分化为 Th2 或产生 IL-4 的亚群中起重要作用，可能参与减弱一些免疫疾病。IL-15 对 NK 细胞的发生和存活至关重要，X-SCID 和 JAK3-SCID 中 NK 细胞缺陷源自于该细胞因子信号缺陷。X-SCID 和 JAK3-SCID 中 B 细胞功能不正常，B 细胞分化受损，类别转换不正常，机制被认为源自于 IL-4 和 IL-21 信号缺陷。

【分子特征】

JAK 激酶是非受体酪氨酸激酶。在哺乳动物，家族有 4 个成员：JAK1、JAK2、JAK3、TYK2。JAK 的三维结构尚不清楚。所有 JAK 家族成员特征为 7 个不同的 JAK 同源（JH）结构域的存在，从羧基端命名。JH1 是激酶结构域，缺乏 src 同源结构 2 或 3（SH2 或 SH3），激酶活性与结合 ATP 的 Lys855 残基有关，活性受推测的活性环上的酪氨酸残基磷酸化调节。紧跟着一个相似的，非催化的假激酶结构域（JH2），具有调节功能。这种串联结构域使人想起双面的罗马神 Janus,得以命名整个家族。JH2 与激酶结构域 JH1 相互作用,也与特殊的信号蛋白相互作用,如 STAT。JAK 氨基端包含一个 SH2 样结构域(JH3~JH4)和一个 Band-4.1,ezrin,radixim,moesin(FERM)同源结构域(JH6~JH7)。这个 300 位氨基酸长度的 FERM 结构域,参与介导跨膜蛋白如细胞因子受体的相互作用。FERM 与激酶结构域结合,正性调节催化活性。JH3、JH5 参与 JAK 的装配,JH4 具有一个 SH2 模体,意义不明。

受体被合适的配体配置后,受体亚单位或者重定向或寡聚化,使受体相关的 JAK 进入到合适的位置促进两个并列的 JAK 激酶反式磷酸化和活化酪氨酸残基,然后磷酸化受体亚单位细胞质尾部远端的多个酪氨酸残基,产生锚位来募集特殊的包含 SH2 结构域的 STAT。依据受体和锚位,6 个 STAT 家族成员之一通过 SH2 结构域被募集。一旦被募集到细胞因子受体复合体,STAT 在单一的 700 位酪氨酸处被磷酸化,通过磷酸酪氨酸 -SH2 结构域的相互作用而二聚体化,转入细胞核,调节基因转录。

JAK3 基因位于 19p[12-13.1],开放阅读框为 3 372bp,翻译为 1 124 位氨基酸的 125kDa 蛋白。*JAK3* 突变导致 7%~14% 的 SCID,表现为 T⁻B⁺NK⁻ 表型。至少 30 余种突变被描述,分布于所有蛋白亚单位,大部分突变对蛋白表达和稳定有影响。极少数突变可导致突变的无功能蛋白。错义突变和小的框内突变可允许蛋白表达,但影响激酶活性、γc 结合或细胞内转运。980 和 981 位残基具有不同的功能,980 位残基对正常催化活性是必要的,981 位残基突变增加催化活性。JAK3 的 FERM 结构域有 2 个关键功能:受体相互作用和激酶完整性的维持,突变抑制受体结合和消除激酶活性,提示 FERM 和激酶结构域间相互作用,如 N 端的 JH7 中 del58A、JH7 中 D169E 抑制受体结合和催化活性。JH2 中 G589S 消除激酶活性,但不影响与 γc 相关。尽管 JAK3 催化活性对受体结合可有可无,星孢菌素(staurosporine)可改变激酶结构域的结构,破坏受体结合。单核苷酸多态(single nucleotide polymorphism,SNP)位点包括 C759R 和 R582W。

【临床表现】

鹅口疮、难治性腹泻和严重反复呼吸道感染是最典型的临床表现。患儿一旦出现严重感染(尤其是肺部)(图 2-1-2),即使进行骨髓移植,存活的概率也明显下降。骨髓移植时年幼是存活的最主要预测指标。

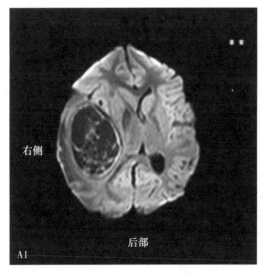
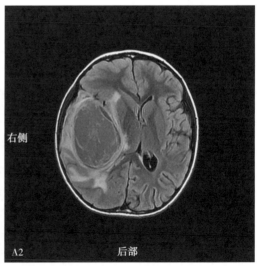

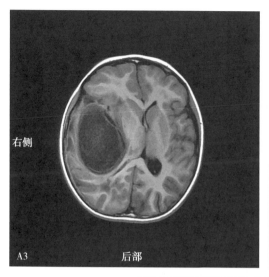 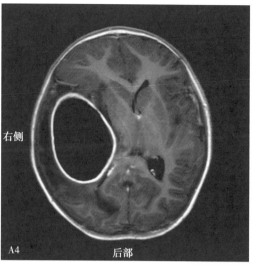

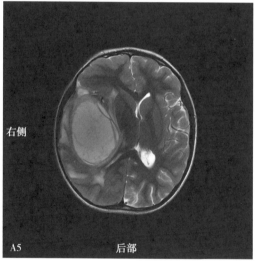

图 2-1-2　JAK3 缺陷患儿头颅核磁

A1~5：右侧颞叶 T_1WI 低信号，T_2WI 高信号，液体衰减反转恢复序列（FLAIR）呈低密度影，边缘高信号，增强扫描 T_1WI 显示为环形强化

患儿 7 岁 9 个月，女。7 岁 5 个月时因间断发热 1 个月余入院。皮肤软组织感染，皮肤脓液培养为诺卡菌。有脑脓肿，甲癣，重度营养不良。后因脑脓肿伴症状性癫痫再入院。最终病情恶化自动离院。患儿哥哥夭折于腹腔淋巴结结核？。WBC 2.93×10^9/L，N 2.38×10^9/L，L 0.14×10^9/L，Hb 114g/L，PLT 235×10^9/L。CD3 3.6%，CD4 2.9%，CD8 0.6%，B 74.7%，NK 1.4%。IgG 11.8g/L，IgA 0.762g/L，IgM 1.23g/L，IgE 6.11IU/ml。二代测序示 *JAK3* 基因杂合的 E717G/1915-2A>G 突变（复合？）

【实验室检查】

JAK3-SCID 患儿具有典型的 $T^-B^+NK^-$ 表型。一些患儿具有相对正常的或高的循环 T 细胞，经常无功能。大部分 JAK3 缺陷患儿，淋巴细胞或永生化 EBV 转染的 B 细胞中的 JAK3 蛋白表达缺陷或明显降低。突变 JAK3 蛋白残余表达的患儿，适当的细胞因子体外刺激不能诱导 JAK3 和 STAT5 蛋白的酪氨酸磷酸化。事实上，Western 检测 JAK3 蛋白表达正常也不能除外功能性 JAK3 缺陷。突变均导致 B 细胞的 JAK3 依赖的 IL-2 诱导的 STAT5 磷酸化缺陷。JAK3-SCID 患儿的 B 细胞活化、成熟和抗体类别转换缺陷。

【治疗及预后】

JAK3-SCID 患儿移植后非功能的宿主 B 细胞仍高,导致可变的宿主 B 细胞重建和经常无效的体液反应。移植后 NK 细胞也经常降低,伴 NK 细胞活性差或未重建。然而来自 HLA 相合供者的 T 细胞成功植入也可以获得好的体液免疫反应,由于供者 T 细胞和自主 B 细胞的相互作用。*JAK3* 基因校正的细胞具有优势生长,*JAK3* 基因治疗成功应用于动物模型。唯一一例 JAK3-SCID 患儿行基因治疗,2 次植入基因校正的 CD34$^+$ 细胞最终未能重建免疫功能,作者推测可能与长期病毒感染损伤胸腺结构有关。

三、IL7RA 缺陷

【概述】

IL-7 最初被鉴定为由骨髓基质细胞和胸腺分泌的可溶性因子,对胸腺内 T 细胞发育、维持和恢复成熟 T 细胞稳态是重要的,但不影响 B 和 NK 细胞发育。IL-7 受体 α(interleukin-7 receptor α,*IL7RA*)基因突变导致 T$^-$B$^+$NK$^+$SCID。除了经典 SCID 表型,*IL7RA* 突变患儿也表现晚发的轻症临床表现和极少情况下出现免疫失调节如自身免疫性血细胞减少或 Omenn 综合征。

【发病机制】

IL-7Rα 蛋白以膜结合形式或可溶性蛋白形式存在。在细胞膜,IL-7Rα 是两种明显不同的细胞因子受体的组成成分,一个是 IL-7,一个是胸腺基质淋巴细胞生成素(thymic stromal lymphopoietin,TSLP)。高亲和力的 IL-7R 由 IL-7Rα 和 γc 组成。TSLP 受体由 IL-7Rα 和一个 TSLP 特异的亚单位 TSLPR 组成。用嵌合受体系统结构和功能分析证实 IL-7Rα 和 γc 细胞质内异源二聚体结构域为活化 IL-7 特异信号事件所必需。

IL-7 与受体配置导致至少三个信号级联的始动:JAK/STAT 通路的活化、PI3K 的促发、Ras 和丝裂原活化蛋白激酶(mitogen-activated protein kinase,MAPK)/细胞外信号调节激酶(extracellular signal-regulated kinase,ERK)通路的诱导。IL-7 与 IL7R 结合后,主要事件之一是与 IL-7Rα 相关联的 JAK1 和与 γc 相关联的 JAK3 的活化,JAK 可磷酸化 IL-7Rα,允许 STAT5 和 PI3K 的募集。STAT5 被 JAK 磷酸化,形成二聚体转入细胞核,调节 IL-7 依赖的基因转录。PI3K 促发 Akt 活化,通过抑制 Bad 阻止细胞死亡。PI3K 也可调节 Tor 激酶活性,最后导致几个核标靶的诱导,如活化的 T 细胞的核因子、NF-κB 和 cyclin D1。Ras/MAPK/ERK 通路导致其他核标靶的诱导,如 c-myc、STAT1/3、Ets 转录因子。细胞因子活化抑制性负反馈对控制细胞因子介导的信号和避免持续细胞刺激至关重要。IL-7 和 STAT5 控制 CIS1、SCOS1、SCOS2 的表达,这些分子阻断 IL-7Rα 介导的 STAT5 活化。

IL-7 参与胸腺细胞存活和终末成熟,尤其在 CD8$^+$T 细胞阳性选择过程中。IL-7 也参与 T 细胞分化。PI3K 主要参与存活和增殖,STAT5 主要参与分化。在鼠而非人类中,早期 B 细胞发育需要 IL-7,IL-7 刺激前体 B 细胞增殖。IL-7 可调节免疫稳态。IL-7Rα 表达是记忆 T 细胞的标志。IL-7Rα 是 TSLPR 的组成成分,人类 TSLPR 主要表达于单核细胞、树突状细胞和一些 T 细胞克隆。在人类,B 细胞发育不需要 IL-7 介导的信号。IL-7 信号通路缺陷不影响 NK 细胞发育和功能,对此鼠和人类的结论一致。

【分子特征】

人类 IL7RA 基因位于 5p[13]，具有 8 个外显子，占据 18kb 基因组 DNA。cDNA 包括 1 379 个核苷酸，编码 440 个氨基酸组成的 80kDa 的 Ⅰ 型跨膜蛋白。由细胞内结构域、跨膜结构域、细胞外结构域组成。细胞外结构域与其他细胞因子受体 Ⅰ 型家族成员近似。尤其四个恒定的半胱氨酸残基位于细胞外结构域的氨基端，参与链间的二硫键形成。与跨膜结构域较近的细胞外结构域包含一个 Trp-Ser-X-Trp-Ser（WSXWS）模体，参与蛋白的正确折叠。细胞外结构域也包括 2 个纤维连接蛋白 Ⅲ 型样的结构域。虽然细胞质结构域缺乏内在激酶活性，尾部包含几个结构和功能模体参与募集信号转导分子：一个酸性区（acid，A）位于跨膜结构域的近端，接着是含有丝氨酸（serine，S）区，更远的是含有酪氨酸（tyrosine，T）区。S 区据推测与 JAK1 相互作用，T 区的磷酸酪氨酸残基作为 STAT5 的锚位。T 区 Tyr449 磷酸化对 IL-7 依赖的 PI3K 的活化至关重要。src 家族酪氨酸激酶 p56[lck] 和 p59[fyn] 被募集至细胞质结构域的 A 区。各种类型突变均可见：剪接区突变、无义突变、错义突变、缺失突变。通常无建立者效应。所有的错义突变均累及高度保守的氨基酸残基。累及 WSEWS 模体的错义突变，影响蛋白的正确折叠、有效的细胞内转运和细胞表面膜受体的结合。目前所有突变均位于前 5 个外显子。无突变出现于跨膜区和细胞质结构域。具有几个多态位点，一些可以导致氨基酸改变。

【临床表现】

大部分患儿表现典型 SCID 的特点，前 6 月龄内起病，包括发热，反复感染，卡氏肺孢子菌肺炎，迁延性腹泻和生长不良，若不行 HSCT，通常于 1 岁内夭折。散见部分型、不典型和延迟发病的患儿报道，甚至有自然逆转的情况出现。患儿可出现 Omenn 综合征表现。体细胞突变和母体嵌合共同存在有报道。

【实验室检查】

血清 IgG 水平变异大，IgA 经常检测不到或降低，IgM 水平变异大。患儿外周血淋巴细胞减少常见。B 细胞正常或升高，CD3[+]T 细胞明显降低，CD16[+]NK 细胞正常或升高。对丝裂原和同种异体细胞的增殖反应缺陷。针对 K562 靶细胞的 NK 杀伤正常。

【治疗及预后】

HSCT 是 SCID 治疗的基石。欧洲 B[+]SCID 患儿经 HSCT 后，HLA- 相合的存活率为 85%，HLA- 不相合的存活率为 64%，新生儿期行 HSCT 结果更好。干细胞主要来源于骨髓，也可来源于脐带血或外周血。所有 HLA- 相合的家庭成员供者，不用预处理。所有 HLA-不相合家庭成员供者，均用化疗。马里兰和环磷酰胺最常用。一些患儿加用抗胸腺球蛋白。GVHD 的预防或者用 T 细胞剔除，或者用环孢素 A。移植后 GVHD 见于 11%（2/19）患儿，比较轻。尽管所有患儿 T 细胞均重建，供者来源的 B 细胞仅在 11%（2/19）患儿中检测到。自体 B 细胞持续存在，Ig 水平正常，提示尽管遗传缺陷的 B 细胞存在，如果供者 T 细胞正常植入，正常抗体产生也可出现。

四、CD45 缺陷

【概述】

在 B[+]SCID 中，B[+]NK[-]SCID 由 X 连锁隐性的 γc 和常染色体隐性 JAK3 缺陷引起；B[+]NK[+]SCID 由常染色体隐性 IL-7RA、CD45、CD3D、CD3E、CD3Z 和 Coronin1A 缺陷引起。

CD45是白细胞共同抗原，为高度糖基化的跨膜糖蛋白，具有酪氨酸磷酸酶活性，在T、B细胞抗原受体信号转导中调节Src激酶活性。

【发病机制】

CD45分子在血细胞来源的所有有核细胞上都有表达，被称为白细胞共同抗原（leueokocyte common antigen，LCA），是大分子量的糖蛋白家族。缺乏白细胞共同抗原的T细胞克隆，TCRαβ、CD3、CD4、IL-2受体（p55）、LFA-1、Thy-1和Pgp-1（CD44）表达正常，针对抗原或CD3桥连的增殖反应缺陷，但对IL-2增殖正常，提示T细胞针对抗原反应的细胞循环需要白细胞共同抗原。

跨膜的酪氨酸磷酸酶CD45以多种异构体的形式表达于所有有核血细胞，异构体源自于可变外显子的替代剪接。用同源重组的方法建立CD45基因纯合的可变的外显子6的突变鼠，B细胞和大部分T细胞不表达CD45。尽管Igμ诱导的增殖完全缺失，B细胞发育正常。在从不成熟的双阳性阶段到单阳性的过渡阶段胸腺细胞发育阻断，仅有少量的T细胞可以在外周淋巴器官检测到。超抗原诱导的反应性T细胞的克隆删除仍出现。对淋巴细胞脉络丛脑膜炎病毒的细胞毒T细胞反应缺陷。这些数据提示CD45参与B和T淋巴细胞发育和功能的机制不同。CD45敲除鼠示CD45在调节受体阈值中具有正性和负性作用，作用不同与细胞系和发育阶段有关。

CD45是淋巴细胞信号转导机制的重要组成部分，在T淋巴细胞抗原刺激的增殖和胸腺发育中起关键作用。蛋白酪氨酸激酶Src家族的2个成员，p56lck和p59fyn是CD45的生理底物，提示白细胞特异的蛋白酪氨酸磷酸酶如何影响T细胞抗原受体信号。酶活性所需的催化亚单位的结构特征已获得鉴定，但CD45的活性如何受调节仍不清楚。细胞外结构域不被T细胞受体信号转导所必需。

CD45与TCR复合体的基本生化相关性部分受CD45异构体表达的影响。CD45/TCR相关性的维持被TCR肽链配置不同所调节：部分激动剂肽链诱导CD45/TCR解离，而激动剂肽链以CD4依赖的方式促进持续相关，提示TCR信号通路被T细胞活化过程中的CD45到TCR相关的底物变化所调节。

【分子特征】

CD45基因位于$1q^{31.3\text{-}32.1}$，占据118 508bp，共有33个外显子，第一个外显子不编码肽链，第二个外显子包含起始ATG密码子编码信号肽，外显子3和外显子5~15编码细胞外结构域。外显子4、5、6的不同利用产生5个不同的同源异构体，外显子16编码跨膜肽链，外显子17~24编码细胞质的第一个同源结构域，外显子25~32编码第二个结构域，外显子33编码羧基端和完整的3′非翻译序列。

启动子活性位于高度保守的内含子1，非组织限制性，在3′端活性最强，该序列与已知启动子和始动子缺乏相似性。外显子1有替代的1a，和1b类似，可剪接至外显子2，该结构在鼠中仍存在。

CD45糖蛋白包含一个严重糖基化的细胞外结构域，单一的跨膜结构域，一个大的具有酪氨酸磷酸酶活性细胞质结构域。细胞外结构域包括黏液素样区，一个新的含半胱氨酸的区和含有三个假定的纤维连接蛋白Ⅲ结构域的区，主要有β片层二级结构，而没有α螺旋。

CD45糖蛋白以多种异构体形式存在，依赖于外显子4、5和6的替代剪接。相应的蛋白结构域被结合的单克隆抗体的特异性所识别，如CD45RA（外显子4）、CD45RB（外显子

5)、CD45RC（外显子 6）和 CD45RO（外显子 4~6 被剪接）。在 T 细胞，CD45 的替代剪接被调节，原始或未接触过抗原的 T 细胞主要表达 CD45RA 阳性的异构体，活化后转换为表达 CD45RO。CD45RO 表达与记忆 T 细胞表型有关。

Tchilian 等于 2001 年证实 1997 年 Cale 报道病例 1 为 CD45 基因纯合的位于外显子 6 的 6bp（339glutamine-340tyrosine）缺失，位于细胞外结构域的纤维连接蛋白Ⅲ型模块。2000 年 Kung 报道病例 2 为 CD45 基因复合杂合的突变，位点 1 为母源的 3′ 端的缺失，位点 2 为 13 号外显子供体 +1G>A 突变，导致内含子 13 中 48bp 的插入。2012 年 Roberts 报道病例 3 为 CD45 基因含有 c.1618A>T（p.K540X）突变的整个 1 号染色体的母源的单亲同二体。

【临床表现】

Cale 等于 1997 年报道土耳其近亲父母的第一个男孩，2 月龄表现为发热，皮疹，肝脾肿大，淋巴结肿大，肺炎和全血细胞减少。在血细胞层、肝脏病理组织、鼻咽分泌物和尿中均检测到巨细胞病毒。Kung 等于 2000 年报道一例男孩，2 月龄表现为 SCID，最后 2 岁时死于 B 细胞淋巴瘤。Roberts 等于 2012 年报道一例 6 月龄男孩出现严重的胃食管反流，生长不良，10 月龄出现肺孢子虫病，其母亲在生产该患儿一年前，曾在怀孕 7 周时流产全三体胚胎。

【实验室检查】

病例 1（1997 年 Cale 报道）T 细胞和免疫球蛋白降低。B 细胞正常。所有有核的血细胞 CD45 表达明显降低，表达少量 CD45RA 和 CD45RB，表达一些 CD45RO。病例 2（2000 年 Kung 报道）淋巴结病理缺乏组织结构和生发中心，不表达 CD45，所有白细胞 CD45 表达均缺失。外周血单核细胞计数在正常范围，T 淋巴细胞明显降低。γδT 细胞比例正常，αβT 细胞比例明显降低。外周存在少量不活化的 T 细胞（CD25⁺ 细胞）。骨髓涂片示细胞形态正常，但白细胞不表达 CD45。患儿细胞不出现增殖反应（<1% 正常对照）。B 细胞升高，血清免疫球蛋白水平随年龄下降。患儿 EBV 转染的永生 B 淋巴细胞用流式细胞分析检测不到 CD45 表达，用 Northern blot 未检测到 mRNA 表达。病例 3（2012 年 Roberts 报道）有全血细胞减少，低丙种球蛋白血症，B、NK 细胞正常，基本无 T 细胞。对植物凝集素（phytohemagglutinin，PHA）无增殖反应。骨髓涂片示细胞形态正常，但白细胞不表达 CD45。

【鉴别诊断】

其他 T⁻B⁺SCID：γc，JAK3 缺陷所致者通常 NK 细胞缺失。CD3D、E、Z 缺陷所致者通常 γδT 细胞缺失。CD45 缺陷与 IL-7RA 缺陷免疫表型最接近。根据 CD45 表达及基因测序来鉴别。

【治疗及预后】

治疗原则同 SCID，尽早移植重建免疫。病例 1 于 8 月龄行骨髓移植，55 天后死于巨细胞病毒再活化。病例 2 于 2 岁时出现 B 细胞淋巴瘤。病例 3 行母亲单倍型剔除 T 细胞的骨髓干细胞移植，未行移植后 GVHD 预防，移植后 5 年 T 细胞功能正常，继续给予丙种球蛋白替代治疗。

五、CD3 缺陷

【概述】

SCID 是 T、B 淋巴细胞功能缺失的综合征，如果无成功的免疫重建，婴儿期为致死性。目前报道 4 种主要发病机制：不正常嘌呤代谢导致的不成熟的淋巴前体细胞死亡

（ADA）；细胞因子信号阻断（γc，JAK3，IL7-Rα）；TCR 和 BCR 的 VDJ 重组缺陷（RAG1，RAG2，Artemis）；Pre-TCR/TCR 信号缺陷（CD45，CD3）。T 细胞受体复合体包含 α 和 β，或 γ 和 δ 的可变链，与恒定的 CD3 的 γ、δ、ε、ζ 的异源二聚体配对。任何恒定的 CD3 异源二聚体链的缺乏在人类引起一组少见的 T 淋巴细胞免疫缺陷病。虽然 CD3 缺陷占 SCID 的一小部分 3%，表型分析提示 TCR/CD3 复合体相关的功能的复杂性。

【发病机制】

多聚的 TCR 复合体由克隆性的 TCRαβ 或 TCRγδ 异源二聚体组成，与恒定的 CD3 链相关（CD3γ，CD3δ，CD3ε 和 CD3ζ）。具有 α 和 β 链的 T 细胞，被称为 αβT 细胞，具有 γ 和 δ 的 T 细胞，被称为 γδT 细胞。在发育过程中，CD3 蛋白复合体在胸腺细胞从阴性不成熟前体，进展为双阳性阶段，最终发育为成熟的单阳性 CD4$^+$T 或 CD8$^+$T 细胞过程中起重要作用。TCR 表达对胸腺内 T 细胞发育至关重要。CD3 亚单位与胸腺细胞表达的 Pre-TCR 有关，后者由 TCRβ 和替代 pTα 链组成。Pre-TCR 信号被进展为双阳性阶段和 TCRα 基因重组所需要。胸腺内 T 淋巴细胞分化需要来自 Pre-TCR（PreTα/TCRβ）和 / 或 TCR（TCRαβ 或 TCRγδ）的合适信号。Pre-TCR、TCRαβ 和 TCRγδ 与 3 个信号转导复合体相关联，被命名为 CD3δε、CD3γε 异源二聚体和一个二硫键连接的 CD3ζζ。

成熟 T 细胞的 TCR 复合体在内质网中组装，最后的步骤是与同源二聚体 CD3ζζ 相关联，伴不完全的 TCRαβ-CD3γ-CD3δ-CD3ε 复合体。CD3ζ 亚单位的加入对 T 细胞存活和 TCR 复合体转运至浆膜至关重要，因为不完全 TCRαβ-CD3γ-CD3δ-CD3ε 复合体迅速在溶酶体内被降解。TCR 复合体配体结合的特异性由克隆性的 TCRαβ 或 TCRγδ 异源二聚体决定，CD3 链通过 ITAM 作为信号转导亚单位。CD3γ，CD3δ，CD3ε 链各具有一个 ITAM，CD3ζ 具有三个 ITAM。这些 ITAM 由被 9~12 个残基分隔的 2 个酪氨酸组成。在配体与 TCR 结合后，ITAM 在酪氨酸上被 src- 相关的激酶 lck 磷酸化。磷酸化的 ITAM 募集 ZAP-70，启动 TCR 介导信号的下游事件，包括 SLP-76 和 LAT 适配子的募集。完整的 αβTCR/CD3 复合体在化学计量上最可能为 αβ/γεδεζζ。每一个 CD3 链的细胞内基质可能不同，可引起不同的信号通路。

在鼠中，通过基因敲除使 CD3γ、δ、ε 或 ζ 选择性缺陷，引起不完全的轻度到重度 T 细胞发育阻断。CD3δ$^{-/-}$ 的鼠，胸腺细胞可发育到双阳性阶段，在外周可检测到一些成熟的正常表型的 T 细胞，具有 TCRγδ$^+$T 细胞。CD3ε$^{-/-}$ 的鼠具有明确的双阴性阶段（CD44$^-$CD25$^+$，DN3）阻滞，提示 pre-TCR 介导的信号缺陷。CD3ζ$^{-/-}$ 的鼠示双阳性，单阳性和外周 T 细胞明显降低，双阴性 T 细胞正常，外周 T 细胞表达低水平的 CD3ε 和无功能，在胸腺细胞和外周 T 细胞可检测到 TCRβ 基因重组。CD3γ$^{-/-}$ 的鼠，胸腺细胞分化阻断于双阴性阶段，无 TCRγδ T 细胞，类似于 CD3ε$^{-/-}$ 鼠模型。

【分子特征】

用连锁分析的方法进行基因绘图，发现与疾病共分离的 11q^{23} 上的标志覆盖 *CD3D*、*E*、*G* 基因。在另一家系，用胸腺微阵列基因表达分析发现 CD3D 表达降低。*CD3D* 基因外显子 2 纯合的 C202T（C68X）突变，产生细胞外结构域截断的蛋白影响膜相关和表达。另一家系 *CD3D* 基因外显子 3 的纯合 C279A（C93X）突变，位于细胞外结构域。受累婴儿的胸腺病理示 CD4、CD8 αβ mRNA、TCRα、β mRNA 和蛋白表达均减低，CD3 亚单位的 mRNA 可检测到，提示发育阻断处于双阴性向双阳性过渡阶段。胎儿胸腺细胞具有中间的单阳性表型特征,如表达 CD4$^+$CD8$^-$CD45RO$^-$,该类细胞数减少,具有增殖功能的细胞部分明显降低(Ki67$^+$)。上述数据提示 CD3δ 缺陷表型诱导的阻滞位于 pre-TCR 信号阶段,尽管胎儿细胞可进一步分化为中间的单阳性阶段(但不能增殖)。

在完全 CD3ε 缺陷家系,连锁分析提示疾病座位位于 11q^{23},外显子 5 的 128 位置的纯合 2bp 缺失,导致移码突变和截断的蛋白,由于缺乏跨膜结构域,推测蛋白不能表达于细胞膜,由于材料缺乏,不能进一步分析。部分 CD3ε 缺陷患儿免疫检查示 T 细胞表面 TCR/CD3 表达弱,CD3 介导的活化受损,针对抗原的增殖反应正常。复合杂合的 *CD3E* 突变,包括位于细胞外结构域外显子 6 的一个无义突变,内含子 7 受体的一个剪接区突变使外显子 8 被剪接,使 CD3ε 表达量为正常对照的 10%。

CD3ζ 缺陷的纯合 411insC 突变导致 T$^-$B$^+$NK$^+$-SCID 表型。患儿缺乏成熟 T 细胞,外周有大量的 CD3ε^{low}CD4$^-$CD8$^-$ 细胞,外周有不同寻常的 CD56$^-$CD16$^+$ 的 NK 细胞。CD3ζ 缺陷患儿由于体细胞突变使表型被部分纠正,患儿表现为反复感染和外周 T 细胞降低。90% T 细胞表面 TCRαβ 和 CD3ε 表达降低,CD3ζ 蛋白表达更低,只在细胞质内能检测到。剩余的 10%T 细胞 TCRαβ、CD3ε、CD3ζ 表达正常,但缺乏 CD3ε 介导的 ZAP-70 的磷酸化。患儿低 TCR 表达的 T 细胞检测到纯合的 Q70X 突变,患儿正常 TCR 表达的 T 细胞的 Q70X 突变被另一等位基因上的三个错义突变中的一个部分校正。

轻的 CD3γ 免疫缺陷与 TCR/CD3 复合体表达降低有关,TCR/CD3 复合体在细胞表面表达比例为正常的 1:4 到 1:5。CD8$^+$T 细胞计数降低。体外 T 细胞活化轻度降低。大部分细胞为记忆表型。复合杂合的 *CD3G* 突变,外显子 1 的第一密码子的 A>G,使转录起始受损,内含子 2 的受体 G>C,启动下游 17 个核苷酸后的隐藏的位点,使 5 个核苷酸后出现蛋白截断。

【临床表现】

完全性 CD3δ 缺陷患儿具有与 SCID 特征相关的表现,由于外周无成熟的 T 细胞,包括 TCRαβ$^+$ 和 TCRγδ$^+$T 细胞,患儿表现早发的严重感染。完全性 CD3ε 缺陷患儿临床表现同其他 SCID,为早发的严重感染:巨细胞病毒肺炎、腹泻和念珠菌病。部分性 CD3ε 缺陷的 2 岁患儿表现为反复流感嗜血杆菌所致的支气管肺炎,经过丙种球蛋白替代治疗后,目前已经 18 岁,除了严重的鼻窦炎外,其健康状况良好。一例完全性 CD3ζ 缺陷所致的 T$^-$B$^+$NK$^+$-SCID 婴儿于 4 月龄出现不明原因肺炎,后来出现慢性咳嗽,反复中耳炎,不生长,慢性轻度皮疹和沙门菌胃肠炎。10 月龄因血小板减少入院,发现有巨细胞病毒感染。循环 T 细胞明显降低,淋巴增殖缺陷。一例复杂的 CD3ζ 缺陷患儿由于体细胞突变使临床表型部分被纠正,患儿表现为反复感染。

CD3γ 缺陷患儿临床表现相对轻。一个 CD3γ 缺陷家系的一个同胞 32 月龄时死于自身免疫性溶血性贫血和肠病,另一同胞 19 岁基本正常,仅有轻微的自身免疫性疾病如白癜风和抗甲状腺抗体阳性。另一家系患儿 7 岁时仍健康,抗甲状腺抗体也能检测到。一例家系的 2 例健康者分别为 20 岁和 30 岁,仍存活,但另一例同胞死于 SCID 样症状。最近有报道 2 例完全性 CD3γ 缺陷患儿,具有致命的 SCID 样症状,但仅部分 T 淋巴细胞减少。

【实验室检查】

CD3δ、ε、ζ 缺陷所致 SCID 患儿外周血具有严重选择性 αβ T 和 γδ T 淋巴细胞减少,缺陷的 αβTCR/CD3 和 γδTCR/CD3 表面表达。CD3γ 缺陷患儿允许相当数量外周多克隆

T 淋巴细胞选择,表达相对高的功能性的 αβTCR/CD3 复合体,有不正常的化学计量(αβ/δεδεζζ),与 ζζ 二聚体的相关性受损。

【鉴别诊断】

1. 导致 T⁻B⁺NK⁺SCID 的其他基因突变 如 *IL-2RG*、*IL-7RA*、*JAK3*、*CD45* 突变。B 淋巴细胞 IL-2RG 表达协助诊断 *IL-2RG* 突变,携带者母亲淋巴细胞 X 染色体非随机灭活支持 *IL-2RG* 突变可能。流式细胞检测 IL-7RA 表达协助诊断 *IL-7RA* 突变。STAT5 磷酸化及 JAK3 表达协助诊断 *JAK3* 突变。二代基因测序有助于鉴别诊断。

2. 完全性 DiGeorge 综合征 患儿通常具有甲状旁腺功能减退、低钙、先天性心脏病及异常面容等。原位杂交、芯片、多重连接探针扩增技术(multiplex ligation-dependent probe amplification,MLPA)、二代测序均有助于检测 22q11.2 的杂合缺失。

【治疗及预后】

SCID 表型者需要立即行干细胞移植来恢复免疫功能。临床相对轻的 CD3γ 缺陷患儿给予对症治疗,但需注意 CD3γ 缺陷患儿也有预后不良者,需积极治疗。

六、RAG1/2 缺陷

【概述】

RAG1/2 突变引起 V(D)J 基因片段重组缺陷,导致 B 和 T 细胞发育阻断,临床上经典患儿表现为 T⁻B⁻NK⁺SCID。残留 V(D)J 重组活性与 Omenn 综合征(Omenn syndrome,OS)有关。

【发病机制】

所有的免疫球蛋白和 TCR 蛋白链包含 2 个结构域:恒定区和可变区,后者负责与抗原的特异结合。V(D)J 重组过程通过一套 V、J 和一些病例的 D 亚基因元素中的一个片段进行组合,产生可变区结构域。所有的 V、D、J 基因片段组成不同长度的编码序列,位于重组信号序列(recombination signal sequence,RSS)的一侧(V 和 J)或两侧(D)。RSS 是特异的非常保守的序列,包含一个七聚体(CACAGTG)和一个九聚体(ACAAAAACC)序列。七聚体序列直接与编码序列连接,九聚体序列由一个非保守的 12 或 23 位残基对长度的间隔与七聚体序列分开。有效的重组仅出现于一个伴 12bp- 间隔的 RSS 和另一个伴 23bp- 间隔的 RSS 间。在 V(D)J 重组的第一个步骤,2 个淋巴细胞特异蛋白,由 *RAG1* 和 *RAG2* 编码,共同识别和结合 RSS。Rag1 结合于九聚体元素和募集 Rag2,稳定的 Rag1、Rag2、RSS 复合体的形成指导与七聚体的相互作用。这个复合体在 DNA 靠上部的链引入一个缺口,在七聚体的 5′ 端,遗留一个编码侧的 3′ 羟基和一个信号侧的 5′ 磷酸盐。Rag 蛋白将缺口变为双链断裂,形成一个共价密封的发夹样编码端和一个 5′ 磷酸化的钝的信号端作为切割的中间代谢物。当发夹样编码端被打开,核苷酸被添加或删除,增加免疫球蛋白和 TCR 分子多样性。如果额外的核苷酸源自于一个非对称打开的互补的添加,一个回纹结构被插入,被称为回纹核苷酸(P 核苷酸插入)。一个不常见的 DNA 多聚酶 TdT,可不需要模板来添加高达 15 个核苷酸,导致一个 GC 丰富的 N 区。V(D)J 重组是 B 和 T 淋巴细胞发育的一个关键步骤,其缺陷导致 B 和 T 淋巴细胞发育阻断,表现为 T⁻B⁻NK⁺ SCID。T 细胞发育完全停止在 CD44⁻ᐟˡᵒʷCD25⁺ 阶段,B 细胞发育停止在 pro-B 细胞阶段。

Omenn 综合征(OS)是 SCID 的特殊表现形式,*RAG* 突变是其主要的发病原因。OS

的其他致病基因还包括 *Artemis*、*LIG4*、*IL2RG*、*IL7RA*、*ADA* 和 *RMRP*，也见于不典型完全性 DiGeorge 综合征。患儿的外周大量 T 淋巴细胞是宿主来源的，共同表达活化标志如 CD45RO、DR、CD25、CD95、CD30 和 CD7，但抵抗进一步活化，细胞死亡增加，表现为无能，产生 Th2 型细胞因子。TCR 多样性呈限制型，Vβ14 经常高频率出现。*RAG* 突变引起的 OS 患儿外周 B 淋巴细胞完全缺乏。RAG 缺陷患儿的基因型 - 表型分析结果提示 OS 与残留 V(D)J 重组活性相关。目前仍然不知道为什么同样的 *RAG* 突变在一个人引起经典 SCID，在另一个人引起 OS。修饰基因如表观遗传和医源性因素可能起作用，但确切机制需要进一步阐述。不同的克隆归巢到不同靶组织，推测 OS 患儿体内存在未知的抗原促进少数 T 细胞克隆扩张并在体内持续活化。但目前没有明确的证据提示 OS 中大量淋巴细胞增殖单独由感染诱发。在 OS 鼠模型中，微生态在维持炎症和自身免疫中起重要作用。黏膜的 B 细胞缺陷改变微生态组成，引起细菌经肠上皮的转运。由 Th1 和 Th17 细胞维持的对共生微生态的 T 细胞耐受的丢失导致肠道炎症。抗生素应用可逆转大部分异常和降低血清 IgE 水平。

RAG- 肉芽肿(granuloma,G)/ 自身免疫(autoimmunity,AI) 表型的存在提示免疫失调节，可能的机制包括 T 细胞耐受缺陷，如胸腺结构的不正常、皮髓质分界消失、自身免疫调节子(autoimmunue regulator,AIRE) 和 AIRE 依赖的组织限制性抗原(tissue-restricted antigen,TRA) 表达缺失见于 RAG 缺陷所致的 SCID、OS 和联合免疫缺陷病(combined immunodeficiency,CID-G/AI) 患儿。FOXP3+Treg 细胞产生降低见于减效 *RAG* 突变患儿和鼠。Treg 细胞抑制活性受损和表型不正常。不变自然杀伤 T 细胞(Invariant natural killer T cell, iNKT) 细胞缺陷。自身反应性 T 细胞(和 B 细胞) 稳态增殖。B 细胞耐受缺陷证据包括减效 *RAG* 突变患儿广泛的自身抗体存在，*RAG* 突变鼠模型自身抗体分泌细胞的增殖提示在这种情况下 B 细胞耐受也被破坏。OS 患儿骨髓 B 细胞受体编辑降低促进自身抗体产生。通过影响结合到不同 RSS 的 DNA 片段质量，*RAG* 突变也影响在免疫前谱系形成中抗体编码元素的选择，伴 V 区基因富集，与自身免疫相关，如 IGHV$_{4-34}$。外周 B 细胞耐受不正常也见于 RAG 缺陷患儿。RAG 缺陷患儿和鼠血清 B 细胞活化因子(BAFF) 明显升高，反映 B 淋巴细胞减少和炎症。升高的 BAFF 可挽救自身反应性 B 细胞的存活。通过体内感染鼠巨细胞病毒，除了 T 细胞和 B 细胞，Rag$^{-/-}$ 鼠的 NK 细胞具有更成熟表型和细胞毒活性增加，但不能增殖，持续作为长期记忆 NK 细胞的能力下降，修复 DNA 双链断裂(double-strand breakage,DSB) 能力下降。

【分子特征】

RAG1 和 *RAG2* 处于 11p^{13} 上同样的染色体座位区域，相隔 8kb，以尾对尾的方式相邻，编码区域的内含子缺乏提示转座因素。核心区域是指体外重组外源质粒物质和体内 DNA 切割的最小的区域。非核心的 Rag 部分在反应的很多方面产生重要作用，包括 RSS 识别 / 切割、末端处理连接和蛋白更新调节。除了启动子区域，2 个调节区域被认为增强子或座位控制区域(locus control region,LCR) 的一部分位于 Rag2 的两侧。抗沉默因素，对抗位于 *RAG1* 和 *RAG2* 基因间的沉默子。E3 连接酶活性归于 Rag1 的非核心区。磷酸化位点位于 Rag2 的 C 端。

Rag1 的 N 端(1-383) 是保守的。N 端也包括一个二聚体结构域，由一个 C$_2$H$_2$ 锌指(C$_2$H$_2$ zinc finger, ZFA) 和一个 C$_3$HC$_4$ 锌结合模体所定义。N 端也包括一个核定位信号，通过与温度敏感 RNA 多聚酶 1 突变抑制子(suppressors of a temprature-sensitive RNA polymerase

1 mutation，srp1）、rag 队列 1（rag cohort 1，rch1）和一个九聚体结合结构域相互作用促进 Rag1 转运。Rag1 的催化核心（387-1011）：一个九聚体结合结构域（nonamer-binding domain，NBD，394-460）；二聚体化和 DNA 结合结构域（dimerization and DNA-binding domain，DDBD，461-517）；pre-RNase H（PreR，518-590）；催化 RNase H（catalytic RNase H，RNH，591-721）；锌结合结构域（722-965），包含 2 个不同的区域伴经典的丝氨酸和组氨酸锌结合残基（ZnC2，ZnH2）；羧基端结构域（carboxy-terminal domain，CTD；966-1008）。在 Rag1 的核心区域，一个 DDE 基序（天冬氨酸 600 和 708，谷氨酸 962）是一个活性位置，重组特征类似于细菌的转座酶和反转录病毒的整合酶，在此协同一个或多个二价阳离子。二价阳离子活化一个水分子参与水解的 DNA 缺口反应或活化发夹形成中转酯化反应中的 3' 羟基。Rag1 活性核心也参与 Rag2 的相互作用。

大部分与 OS 相关的人类 *RAG1* 基因错义突变位于核心结构域，3 个突变位于 N-TR。Rag1 的 GGRPR 模体的 396 位氨基酸的不同替代突变见于几例 OS 患儿。一小部分与 CID-G/AI 相关的错义突变，主要位于 DDBD、PreR、CTD 结构域，尽管这些突变可保留一些重组活性，但影响 V（D）J 重组过程的质量。Rag1 的 NBD 错义突变损害 RSS 识别和切割。D600、D708、E962 突变取消体内重组，阻断切割，但允许 RSS 结合。p.R561H 突变降低 Rag1/Rag2 相互作用。催化结构域的突变（p.E722K，p.K830X，p.L885R，p.Y912C，p.R975Q）不能产生 DNA 缺口。

Rag2 结构为一个 6- 叶片 β- 螺旋桨分子，由 527 位氨基酸组成，一个核心结构域（1-383），一个非核心区域（384-527），后者包含一个植物同源结构域（plant homeodomain，PHD；414-487）。尽管 Rag2 不参与 RSS 九聚体的结合，通过与 DNA 编码序列侧面相互作用，稳定 Rag 复合体与九聚体元素的结合。位于 C 端 PHD 突变可不同的影响 Rag2 功能。Rag2 第二个 β 链的疏水和富甘氨酸区域对 Rag1-Rag2 相互作用、RSS 识别和 DNA 切割至关重要。可变的环区突变对 Rag1-Rag2 相互作用或介导重组的能力无影响或作用甚微。核心的组蛋白 H2A、H2B、H3 和 H4 形成染色质的重要单元核小体。Rag2 的 C 端在 V（D）J 重组中作为染色质和重组酶的直接桥梁。

有报道 T 细胞不同第二位点突变的存在（体细胞逆转嵌合），恢复 *RAG1* 阅读框，导致错义突变，位于 Rag2 相互作用结构域。甚至 *RAG1* 基因多个体细胞第二位点突变导致 OS 被报道。

【临床表现】

RAG 突变占所有 SCID 和 SCID 相关情况的 19%，是不典型 SCID 和 Omenn 综合征的主要原因。经典 SCID 患儿起病年龄通常在生后数周，机会性感染主要累及肺和肠道，真菌（卡氏肺孢菌、白色念珠菌、曲霉菌）、病毒（巨细胞病毒、副流感病毒、单纯疱疹病毒、水痘带状疱疹病毒、腺病毒）和细菌（卡介苗、铜绿假单胞菌）为主。由于患儿 T 细胞无能，有时由于母体 T 细胞输入或输注未辐照的血制品表现为 GVHD。活疫苗接种也引发疾病，如卡介苗播散感染导致危及生命。OS 患儿特征为 SCID 症状伴红皮病，嗜酸性粒细胞增多，肝脾肿大，淋巴结肿大和血清 IgE 升高。在一个家族内，患儿可表现不同的 T⁻B⁻NK⁺SCID 或 OS，提示基因外因素或其他不可知的因素在决定临床表现和结局中起重要作用。除了 T⁻B⁻NK⁺SCID 和 OS，*RAG* 突变相关的其他表型还包括轻的（leaky）或不典型的（atypical）SCID；SCID 伴 γδT 细胞扩张；迟发的 CID-G/AI；特发的 CD4⁺T 淋巴细胞减少；常见变异型免疫缺陷病；选择性 IgA

缺乏;特异抗体缺陷;高 IgM 综合征;无菌的慢性多灶骨髓炎等。残留 V(D)J 重组活性患儿易出现各种自身免疫特征,包括血细胞减少、白癜风、牛皮癣、重症肌无力及吉兰 - 巴雷综合征。

【实验室检查】

RAG 突变所致 $T^-B^-NK^+SCID$ 患儿外周血 T 和 B 淋巴细胞完全缺乏。RAG 突变引起的 OS 患儿外周血 B 淋巴细胞完全缺乏。OS 患儿外周血 T 淋巴细胞 $HLA-DR^+CD45RO^+$,提示活化和记忆表型共存,对进一步活化抵抗,TCR 谱呈寡克隆性限制。

经典 SCID 患儿脾的 T 细胞依赖区淋巴细胞耗竭,淋巴组织如淋巴结、扁桃体、腺体和集合淋巴小结(Peyer's patches)缺乏或发育不良。OS 患儿淋巴组织内存在大量活化记忆的 T 淋巴细胞增殖。

构建能在人类细胞自主复制的含有染色体外 V(D)J 重组基质的质粒,与 $RAG1$、$RAG2$ 共同转染人类细胞,检测体内 Rag 重组活性。或以流式为基础的基于绿色荧光蛋白表达的分析来评估 Rag 重组活性。用野生型或突变的人类 $RAG1$ 重建 $Rag1^{-/-}$ 鼠的 pro-B 细胞,通过细胞内绿色荧光蛋白的表达来评估 Rag 重组 Ighc 的能力。DSB 修复机制在 Rag 缺陷患儿不受影响。

【鉴别诊断】

Artemis 缺陷:是引起 $T^-B^-NK^+SCID$ 的常见原因,患儿皮肤成纤维细胞(或骨髓细胞)对引起 DNA 双链断裂的基因毒性试剂敏感性增强(离子辐射或博来霉素)。Artemis 缺陷患儿经预处理 HSCT 后较 Rag 缺陷患儿更易于出现严重的长期毒性(生长迟缓、内分泌缺陷、肾小管和牙齿异常)。大部分突变位于 N 端的 1/2,位于 metallo-β-lactamase/β-CASP 区域,代表完全失功能位点。几例减效的 $Artemis$ 突变见于 OS 或 B 细胞淋巴瘤患儿。

【治疗及预后】

$T^-B^-NK^+SCID$ 患儿根治方法为干细胞移植。Rag 缺陷 SCID 患儿非清髓单倍型 HSCT 后更易于排斥移植物。临床表型谱变异大会影响 Rag 疾病的及时识别,可能延迟治疗。早期 $RAG1$ 基因治疗鼠恢复免疫功能需要辐照和淋巴细胞内高拷贝数的载体。$RAG1$ 基因治疗鼠 B 淋巴细胞低于正常水平。上述数据均提示 $RAG1$ 基因校正的淋巴前体细胞在 $Rag^{-/-}$ 鼠的胸腺和骨髓内仅具有小的选择优势。$RAG2$ 缺陷基因治疗的临床前结果较乐观。由于减效 $RAG2$ 突变内源的非校正淋巴前体细胞的竞争,基因治疗是否有效有待观察。

七、放射敏感 - 重症联合免疫缺陷病

【概述】

DNA 双链断裂(DSB)是 DNA 损伤的致命形式,可导致基因组物质的丢失或重排,导致细胞死亡或肿瘤事件发生。DSB 可被电离辐射诱导或出现于细胞内的正常 DNA 复制、减数分裂和 V(D)J 重组过程中。DSB 的诱导产生一系列级联事件包括断裂感知、信号转导和效应功能。参与的细胞机制包括 DNA 修复、细胞周期检查点停滞和凋亡,这些机制共同来限制 DNA 突变的产生和损伤细胞的增殖。

非同源末端连接(non-homologous end-joining,NHEJ)是哺乳动物 DNA 双链断裂的主要修复机制。共 5 种蛋白发挥作用,其中 2 个 Ku 亚单位(DNA-dependent protein kinase

DNA-binding subunit,Ku70/80)和 DNA 依赖的蛋白激酶催化亚单位（DNA-dependent protein kinase catalytic subunit,DNA-PKcs）组成 DNA- 蛋白激酶（DNA-PK）复合体,另外 2 个成分是 X 射线修复交叉 - 互补蛋白 4（the X-ray repair cross-complementing protein 4,Xrcc4）和 DNA 连接酶 4（DNA ligase IV,LIG4）。由于射线明显诱导 DSB,NHEJ 蛋白缺陷使细胞系和动物模型具有明显放射敏感性。在免疫反应发生中,V(D)J 重组过程包括出现程序性 DSB 和重新连接以产生多样的 T、B 细胞谱系,NHEJ 重新连接这些程序性 DSB。NHEJ 缺陷由于不能有效产生 V(D)J 重组,导致(重症)联合免疫缺陷发生,这一亚类被称为放射敏感 -(重症)联合免疫缺陷病［RS-(S)CID］,目前发现的致病基因包括连接酶 4（*LIG4*）、非同源末端连接 1（*NHEJ1*）/XRCC4 样因子（*XLF*）/*Cernunnos*、*Artemis*（命名自辅助生育的希腊狩猎神）/*DCLRE1C*、*DNA-PKcs*。患儿经常具有其他特征,包括小头、面部异常、生长迟缓等。

【发病机制】

NHEJ 起始于 Ku 异源二聚体与双链 DNA 断裂的结合,募集 DNA-PK 催化亚单位（DNA-PKcs）产生 DNA-PK 复合体。DNA-PK 促进断端处理过程,包括删除形成和单链 DNA 区域的填入。连接需要产生于多核苷酸激酶 / 磷酸酶过程（polynucleotide kinase/phosphatase,PNKP）的 3′OH 和 5′P 末端。DNA-PK 通过磷酸化促进 PNKP 过程。末端处理可能也需要核酸酶活性。DNA-PK 与结构特异的核酸酶 Artemis 相互作用。至少在 V(D)J 重组中,DNA-PK 通过重塑 DNA 末端促进 Artemis 活性。DNA-PK 募集 NHEJ 连接复合体,包括 XRCC4、LIG4、XLF。LIG4 的 N 端有一保守的连接酶区,又被分为 DNA 结合结构域和腺苷化结构域。一个串联的 BRCA1C- 端（BRCT）结构域位于 LIG4 的 C 端。XRCC4 是同源二聚体,与单链 DNA 上的 LIG4 分子结合。LIG4 与 XRCC4 紧密相互作用,调节相互的稳定性。相反,XLF 是连接复合体的弱结合成分。在胚系细胞,每一 V、D 或 J 片段有一编码区和一侧的重组信号序列。VDJ 重组起始于 RAG1/RAG2 重组酶删除 2 个重组信号序列,形成突触复合体,包括 2 个发夹末端和 2 个黏性末端的 DSB。黏性末端形成于重组信号序列,通过核心 NHEJ 蛋白重连接形成环或倒置结构。编码序列起始于发夹结构,需 Artemis 剪接发夹结构,随之通过 TdT 和 polμ 或 λ 聚合酶的过程,核苷酸添加、填入或删除出现。这些末端修饰进一步增加免疫球蛋白和 T 细胞受体基因的多样性。

DSB 的存在也启动一个信号反应,其引起 DSB 邻近的染色质广泛改变和活化的细胞周期检查点停滞等过程。共济失调 - 毛细血管扩张症突变基因（ataxia-telangiectasia,mutated,ATM）激酶是 DSB 信号反应中心。此外,减数分裂重组 11 同源 1（meiotic recombination 11 homolog 1,MRE11）、结合 ATP 的盒子（ABC）-ATP 酶［ATP-binding cassette（ABC）-ATPase,RAD50］、Nijmegen 断裂综合征蛋白 1（Nijmegen breakage syndrome protein 1,NBS1）形成复合体（MRN）被 ATM 信号反应所需要,至少参与活化和募集 ATM。ATM、MRE11、RAD50、NSB1 缺陷患儿具有放射敏感和不同程度免疫缺陷。针对 DSB 信号反应对 DSB 整体修复仅有中度影响,ATM 和 MRN（MRE11/RAD50/NBS1）组成蛋白对 NHEJ 的 15% 起作用,也是通过慢动力学修复。

【分子特征】

LIG4 综合征是第一个遗传确认的 RS-CID 异常。小鼠 LIG4 破坏导致胎内致死性伴广泛神经元凋亡,因此,患儿所有突变都是减效突变。突变分布于整个基因。经常位于腺苷化结构域,结构分析预测影响腺苷酸复合体形成。用 cDNA 互补放射敏感表型,或鉴定与 LIG4/XRCC4 相互作用蛋白,导致 XLF 的发现(也被称为 Cernunnos,或 NHEJ1)。尽管很难证实患儿 *XLF* 突变使功能丧失,一些突变确实导致蛋白截断。目前的证据提示 XLF 缺失可明显影响 NHEJ,但对 NHEJ 不是至关重要。Artemis 缺陷是 RS-SCID 的最常见原因。在 V(D)J 重组过程中,Artemis 在打开发夹中间物中起重要作用,但不具有其他重要发育作用,基因敲除小鼠可以存活。在 NHEJ 中,Artemis 的作用与其他核心 NHEJ 成分明显不同,Artemis 可重连接 15% 放射诱导的 DSB。一大部分患儿具有 *Artemis* 基因组缺失,导致 Artemis 的 cDNA 起始转录点的缺失和蛋白表达缺失。减效突变可导致不典型(leaky)表型,其重要性逐渐获得认识。DNA-PKcs 缺陷的小鼠出现 SCID 表型,而无其他异常,与无效 *Artemis* 突变小鼠近似。*DNA-PKcs* 突变不影响 DNA-PK 激酶活性,而影响 Artemis 功能。

【临床表现】

尽管 RS-SCID 代表极端表型,可见到放射敏感伴不同免疫缺陷,从 Omenn 综合征(OS)到联合免疫缺陷(CID)或全血细胞减少或进展性免疫缺陷。

第 1 例 *LIG4* 突变患儿无明显表型如免疫缺陷,但 14 岁时出现急性淋巴细胞白血病。对头部放射治疗过度反应并死于放射损伤。后续诊断的患儿均具有明显免疫缺陷,大部分患儿因残留 T、B 细胞表现为 CID。一些患儿具有 SCID 表型,1 例患儿表现为 Omenn 综合征。另外,小头、生长迟缓和异常面容常见。小头出生后即出现,但呈非进展性。一些散发的发育异常见于骨异常患儿。淋巴肿瘤见于一小部分患儿(图 2-1-3),主要见于伴有轻度免疫缺陷患儿。尽管小头严重度与免疫缺陷严重度相关,1 例有 SCID 表型患儿无小头或生长迟缓,提示这些表型可以是分离的。

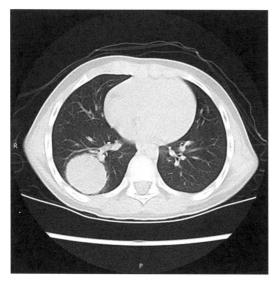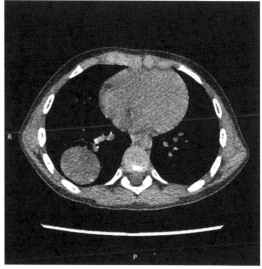

图 2-1-3　LIG4 缺陷患儿肺 CT 示右下圆形均匀致密影

患儿 7 岁,男。发现肺内病变 2 个月。既往反复肺炎,反复白细胞、血小板减少 2 年。肺组织病理活检示弥漫大 B 细胞淋巴瘤,EBER(+++)。淋巴细胞 500/μl。CD3 36.6%/49.9%,CD4 6.1%/6.6%,CD8 19.6%/31.3%,B 30.9%/0.1%,NK 44.9%/48.1%。二代测序示复合杂合 *LIG4* 基因 2671-2672delTC/I327S 突变

小头和生长迟缓是所有 XLF(Cernunnos/NHEJ1)缺陷患儿的一个特征。XLF 缺陷患儿

临床类似于较严重 LIG4 综合征患儿。

无效 *Artemis* 突变患儿具有 SCID 表型，T、B 细胞缺如，需要骨髓移植。小头、生长迟缓或异常面容不见于无效 *Artemis* 突变患儿。减效 *Artemis* 突变患儿经常表现进展性免疫缺陷病。1 例表现 Omenn 综合征。EBV 相关的淋巴瘤经常见于减效 *Artemis* 突变患儿。

2009 年 DNA-PKcs 缺陷患儿被报道，临床表现同无效 *Artemis* 突变患儿，即 SCID 不伴其他发育异常。另 1 例 DNA-PKcs 缺陷患儿具有明显神经元表型，如明显小头和发育迟缓，神经元退行性变呈生后进展性。

【实验室检查】

1. 减少或缺失的 T、B 细胞是 NHEJ 缺陷患儿的常见表型。胸腺新进输出功能明显降低（原始 CD4，TREC）、淋巴增殖功能缺陷或明显降低、母体嵌合的存在有助于诊断不典型患儿。基因测序分析可明确诊断。

2. 详细的放射敏感分析可协助区分基因型。

（1）所有 LIG4 综合征患儿皮肤成纤维细胞显示放射敏感和 DSB 修复能力降低。由于突变是减效的，残留的 DSB 以慢动力学方式出现重连接，通常暴露后 24~72 小时所有 DSB 都重连接。而 LIG 4 综合征细胞具有正常放射诱导细胞周期检查点反应。V（D）J 重组表型显示重连接频率稍增加伴信号连接不准确性升高。

（2）XLF 缺陷患儿皮肤成纤维细胞放射敏感水平和损伤的 DSB 修复程度和 LIG4 综合征患儿近似。

（3）将无效 *Artemis* 突变患儿的细胞暴露于 X 或 γ 射线导致一部分 DSB 长时间不修复（长至 21 天），与 LIG4 综合征和 XLF 缺陷患儿细胞明显不同。放射（3Gy）后 1~7 天，LIG4 综合征和 XLF 缺陷患儿细胞的所有 DSB 均被重连接。

（4）具有 SCID 表型不伴发育特征患儿的 *DNA-PKcs* 突变不影响 DNA-PK 激酶活性，而影响 *Artemis* 功能。具有明显神经元特征患的 *DNA-PKcs* 突变对蛋白水平和活性有明显影响。

【鉴别诊断】

1. 共济失调毛细血管扩张症（ataxia telangiectasia，AT）及 AT 样异常（AT like disorder，ATLD） 患儿表现为进展性共济失调和神经退行性变，但无出生时小头。但最近 1 例 MRE11 缺陷患儿具有小头而非进展性共济失调。AT 由 *ATM* 突变引起，ATLD 由 *Mre11* 突变引起。ATM 是一种丝氨酸 / 苏氨酸激酶，对 DSB 诱导的信号转导过程至关重要。电离辐射暴露后 ATM 被活化，然后磷酸化参与细胞周期检查点控制和 DNA 修复的蛋白。ATLD 家系具有 *Mre11* 突变，患儿表现为轻症 AT 临床特征。*ATM* 和 *Mre11* 突变患儿细胞系具有放射敏感，但能正常修复。AT 和 ATLD 细胞显示电离辐射暴露后检查点停滞缺陷。

2. Nijmegen 断裂综合征（Nijmegen breakage syndrome，NBS） 患儿具有小头、生长迟缓、轻到中度智力低下和异常面容。NBS 细胞系不能产生 nibrin 蛋白，其与其他 2 个蛋白形成复合体（hMre11 和 hRad50），参与核转运。这些复合体聚集于 DSB 附近的核位置。患儿细胞具有放射敏感，但 MRN（Mre11/Rad50/Nbs1）不是 NHEJ 的核心组成，大部分放射诱导的断裂可被正常修复。NBS 细胞显示电离辐射暴露后检查点停滞缺陷。

3. ATR-Seckel 综合征 患儿表现为严重胎儿生长受限、明显等比例身材矮小、明显小头、智力低下和特征面容。共济失调毛细管扩张症和 Rad3 相关蛋白 3（ataxia telangiectasia and Rad3-related protein，ATR）是与 ATM 相关的针对 DNA 损伤的信号反应的重要参与者。但与 ATM 不同，针对停止的复制叉和大量损伤中产生的单链 DNA 区域反应，不但对发育而且对体细胞生长至关重要。不具有放射敏感特征，无免疫缺陷，无肿瘤倾向。电离辐射的 ATM 依赖的反应正常，但紫外线暴露后 ATR 依赖的介质（H2AX、p53、Nbs1 和 Rad17）磷酸化受损。

【治疗及预后】

SCID 可通过骨髓移植治愈。但 RS-SCID 患儿，尤其是 LIG4 综合征患儿对防止移植物抗宿主病的预处理方案过度反应。避免应用诱导 DSB 药物的替代方案是必要的。Artemis 缺陷患儿移植后远期预后不乐观。尽管骨髓移植可治愈 RS-SCID 的免疫缺陷，但非免疫的体细胞仍保留 DSB 修复缺陷，因此需严密监测此类患儿以期早期发现可能的恶性肿瘤。尽管目前无证据显示此类患儿对常规 X 射线和 CT 的低剂量辐射反应异常，但仍存在恶性诱变的高度可能性。细胞放射敏感不伴有缺陷的 DSB 修复或伴有细胞周期特异的 DSB 修复缺陷已有报道，增强目前实验分析的有效性会协助诊断，如 γH2AX foci 计数方法等。

八、网状发育不全

【概述】

De Vaal 于 1959 年描述新生男性双胎，患儿具有正常红细胞和血小板但无白细胞，分别于 5 天和 8 天死于败血症。尸检提示骨髓缺乏粒系成分，胸腺和脾缺乏淋巴细胞。骨髓和淋巴组织中网状细胞丰富，因此该病的发病机制被认为是这些网状细胞不能发育为粒细胞的母细胞。网状发育不全（reticular dysgenesis，RD）是最少见和最严重的联合免疫缺陷病，特征为先天性无白细胞，淋巴细胞减少，淋巴组织发育不良和胸腺不生成，临床表现严重进展的新生儿期感染。2009 年两个独立的科研小组证实网状发育不全由常染色体隐性腺苷酸激酶 2（adenylate kinase 2，AK2）基因突变所致。

【发病机制】

核苷单磷酸激酶，包括腺苷酸激酶（AK），在核苷三磷酸和单磷酸间催化可逆的磷酸化。AK2 是一种线粒体酶，主要分布于线粒体膜间的空间，作为线粒体氧化磷酸化产生的高能磷酸组转运网络的一部分，催化 ATP+AMP=2ADP 反应。这些 ADP 可被腺苷酸核苷转位酶（adenine nucleotide translocator，ANT）转运到线粒体基质。在基质，ADP 沿着线粒体内膜通过氧化磷酸化建立起来的质子泵梯度被 ATP 合成酶磷酸化为 ATP。ATP 被 ANT 转运出基质，作为细胞能量消耗过程的中心能量来源。尽管在细胞培养和动物模型中已阐明一些重要的特征，但 AK2 在器官（骨髓和内耳）和血细胞系（粒细胞系和淋巴细胞系）中特异性仍知之甚少。Pannicke 等于 2009 年在斑马鱼中敲低 AK2 导致不正常白细胞发育，证实 AK2 在进化上的功能保守性，为白细胞分化的 AK2 选择性提供在体证据。Lagresle-Peyrou 等于 2009 年用表达野生型（A+B）的慢病毒（Lentiviral）载体转染 RD 患儿来源的 CD34⁺ 细胞，结果提示 AK2 的补充可纠正缺陷的粒细胞生成。用 Lentivirus 介导的短发卡 RNA 转染干扰患儿 CD34⁺ 细胞 AK2 表达，AK2 表达下调使粒细胞和粒细胞前体细胞下降，与中性粒细胞分化阻断有关。Burkart 等用干扰 RNA 转染脂肪细胞（3T3-L1）和 B 细胞白血病 1(B cell leukemia，BCL1)细胞来耗竭 AK2，导致前者 adipectin 分泌和后者 IgM 产生受损，在两者的分化过程中诱导非折叠蛋白反应。在 HL-60 细胞中敲低 AK2 可特异性抑制中性粒细胞分化。在斑马鱼中 AK2 缺陷影响造血干细胞和前体细胞发生伴氧化应激和凋亡增加。RD 患儿成纤维细胞来源的诱导的多能干细胞(induced pluripotent stem cell，iPSC)具有特征性的位于原幼粒细胞阶段的粒细胞系发育停滞，AMP/ADP 比例增加，提示能量耗竭的腺嘌呤核苷谱。通过 Lentivirus 介导的短发卡 *RNA* 基因转移至 RD 患儿造血前体细胞或 HL-60 细胞系敲低 AK2，导致前体细胞增殖和存活能力降低，分化阻断于淋巴样和粒细胞分化阶段。AK2 缺陷损伤全面的线粒体功能尤其氧化磷酸化。RD-iPSC 来源的血管生成干细胞的核内 ATP 分布降低，转录谱有明显变化，结果提示在血细胞分化过程中 AK2 维持细胞核的 ATP 供应具有阶段特异的作用，此过程可影响控制多能前体细胞命运的转录谱。

【分子特征】

人类 AK2 的 cDNA 具有 2 个转录本，一个为 AK2A，239 位氨基酸的蛋白，分子量 26.5kD；一个为 AK2B，232 位氨基酸的蛋白，分子量为 25.6kD。AK2A 具有 6 个外显子，AK2B 具有 7 个外显子，区别在于羧基端区域。AK2 的氨基端和羧基端，分别包括核苷和底物结合结构域，结合 Fas 相关的死亡结构域(Fas-associated death domain，FADD)的羧基端死亡结构域。蛋白主要表达于肝脏、心脏和肾，肺低表达，脑和骨骼肌无表达。三个结构域对酶活性是重要的：22~30 位氨基酸组成磷酸结合环(phosphate-binding loop，P-Loop)，45~74 位氨基酸组成 NMP 结合结构域(NMP binding domain)，141~178 位氨基酸组成 ATP 结合结构域(ATP binding domain，LID)。

AK2 位于 1p$^{35.1}$，占据 25 687bp 基因组，分为 7 个外显子。截至目前，38 例患儿 20 余种突变被报道，包括错义、无义、剪接区突变和大的、小的缺失突变，累及 7 个外显子。几乎所有突变均导致 AK2 蛋白表达缺失。Ala182Asp 突变患儿表现为轻的联合免疫缺陷，具有正常数量的中性粒细胞和淋巴细胞。

【临床表现】

1/3 患儿是早产儿，2/3 是小于胎龄儿。93% 患儿 1 个月内起病，74% 生后一周内起病。59% 患儿出现细菌性败血症，是最常见的感染并发症，17% 出现脐炎，其他诊断时的表现有腹泻、慢性乳突炎、肠梗阻、轻度呼吸窘迫、腹胀、间质肺炎、体重降低或不增、上呼吸道感染、腹水、肝脾肿大、胆汁淤积性肝病、贫血、血小板减少所致的出血点。败血症病原包括：白色念珠菌、表皮葡萄球菌、金黄色葡萄球菌、肺炎克雷伯菌、无乳链球菌、草绿色链球菌、大肠埃希菌、铜绿假单胞菌。侵袭性念珠菌病和先天性巨细胞病毒为非细菌病原，可引起严重和致命的感染。机会性感染如肺孢子虫病，获得性巨细胞病毒或呼吸道反复病毒感染在 RD 患儿中未见报道。1/2 具有其他血液异常如贫血和血小板减少。57% 具有母体 T 淋巴细胞，31% 具有皮疹。可见 Omenn 综合征报道。有 2 例患儿表现为轻的联合免疫缺陷病，中性粒细胞和淋巴细胞正常。几乎所有患儿均具有感觉神经性耳聋。有骨骼异常的报道。

【实验室检查】

无白细胞及中性粒细胞，淋巴细胞明显减少。8% NK 细胞数目正常，16% B 细胞数目正常。尽管一些患儿可见一些 T、B 或 NK 细胞，但这些细胞无功能。骨髓涂片 35% 发育不良,19% 过度增殖,85% 示粒细胞分化停滞于原幼粒细胞阶段。35% 可见异常形态的淋巴生成,在一些病例与恶性病不好区分。

胸腺非常小,组织检查示小叶数量减少,被相对厚的结缔组织分隔,组成小叶的细胞几乎均为网状细胞,皮髓质分界不清,淋巴细胞尽管在髓质区呈小灶样存在,数量明显降低。类似于初始的胸腺小体的小的嗜酸性的团块存在。尽管窦状隙结构可识别,淋巴结非常小,几乎缺乏淋巴细胞,淋巴滤泡不可见,少量组织细胞存在于窦道。脾大小正常,缺乏淋巴组织,存在少量髓外造血(由于巨核细胞存在),动脉周围的袖套不存在,间质结缔组织少许增多,吞噬细胞辅衬一些窦道。

【鉴别诊断】

1. **伴粒细胞减少的其他 SCID**　通常 2 月龄前不出现严重感染,机会性感染如肺孢子虫病导致的呼吸衰竭或巨细胞病毒系统性感染常见,而在 RD 患儿中未见报道。RD 患儿由于无白细胞,起病更早,表现严重的侵袭性细菌感染。RD 患儿由于需要粒系重建,对预处理的要求更高。而 SCID 患儿的 T 细胞植入较容易。

2. **新生儿先天性粒细胞减少**　如 Swachman-Diamond、Kostmann 综合征等。前者属于骨髓发育不良的致病原因之一,通常伴有骨骼异常,胰腺外分泌功能不全。后者为严重先天性中性粒细胞缺乏的致病原因之一,淋巴系统不受累及。

3. **伴有粒细胞减少的原发性免疫缺陷病**　如布鲁顿无丙种球蛋白血症［又称 X 连锁无丙种球蛋白血症(X-linked agammaglobulinemia,XLA)］、X 连锁高 IgM 综合征(X-linked hyper IgM syndrome,XHIGM)等。由于母体来源的免疫球蛋白保护作用,细菌性感染通常起病晚。XLA 患儿具有低的或无丙种球蛋白,外周血 B 细胞缺如。XHIGM 患儿 IgG、IgA、IgE 明显降低,IgM 正常或升高,肺孢子虫病高发。

【治疗及预后】

粒细胞集落刺激因子(granulocyte colony-stimulating factor,G-CSF)不能增加外周血中性粒细胞数量。有 2 例患儿 G-CSF 延长刺激导致骨髓发育不良综合征。RD 的持续治愈除了需要淋巴系重建,也需要粒系重建。在植入前无患儿感染病毒。HSCT 后由于粒系植入失败 6 个月后死亡者均具有持续或反复无粒细胞。不给予预处理,HSCT 不能克服无粒细胞。预处理方案需包括清髓的药物和 T 细胞剔除来达到稳定的淋巴粒系前体植入。成功骨髓移植后生长和发育不受影响。

九、ADA 缺陷

【概述】

腺苷脱氨酶(adenosine deaminase,ADA)是嘌呤补救通路的酶,分别催化腺苷(adenosine,Ado)和脱氧腺苷(deoxyadenosine,dAdo)脱氨为肌酐及脱氧肌酐。ADA 遗传缺陷可导致常染色体隐性不同严重程度的免疫缺陷异常。临床表型包括经典的新生儿起病的快速进展的致命的 SCID;延迟发病者病情进展比较缓慢;晚期发病者在青春期或成人期发病;部分型 ADA 缺陷者无明显免疫缺陷。ADA 缺陷是系统性代谢疾病,还导致神经发育、肝脏、骨和骨髓缺陷,也包括中性粒细胞和巨噬细胞失功能。

【发病机制】

红细胞内的 ADA 是可溶性的单聚体,与骨髓、胸腺细胞、活化的 T 细胞和几个组织的上皮细胞相关的 ADA 也以外酶的形式存在,与细胞膜糖蛋白 CD26/二肽基肽酶Ⅳ结合形成 >200kDa 的复合体。CD26 作用为胸腺细胞增殖和 T 细胞受体介导活化的膜共刺激子。ADA 作为外肽酶,参与调节一些细胞因子和荷尔蒙的活性。

Ado 和 dAdo 的脱氨作用出现于细胞内正常的嘌呤代谢过程中。腺苷一磷酸(adenosine monophosphate,AMP)通常在大部分组织被 AMP 脱氨酶脱氨,一小部分被 ADA 通路降解。dAMP,不像 AMP,不是 AMP 脱氨酶的底物,必须降解为 dAdo,dAdo 是 ADA 的底物。在纯合 ADA 缺陷患儿,dAdo 被 Ado 激酶或 dAdo 激酶再转化为 dATP,在细胞更新中很少积聚。

Ado 和 dAdo 是 ADA 缺陷发病机制的主要参与者。Ado 和 dAdo 大量产生于胸腺、骨髓和淋巴结内凋亡细胞,在 ADA 缺陷背景下被异常代谢,产生不同的生化活性。ADA 缺陷揭示 dAdo 和来源于非生理补救的过多 dATP 的病理作用,如抑制 DNA 合成和转甲基,触发淋巴细胞凋亡。dATP 促进细胞色素 C 从线粒体中释放,与凋亡蛋白酶活化因子 1(apoptotic protease activating factor1,Apaf-1)相互作用形成凋亡复合体始动凋亡的执行相。ADA 缺陷鼠的淋巴组织生化研究和用 ADA 抑制剂脱氧考福霉素(deoxycoformycin,dCF)处理淋巴细胞白血病患儿的淋巴母细胞研究提示 dAdo 和 dATP 可引起淋巴细胞耗竭。对 dAdo 的研究兴趣源自于 ADA-SCID 患儿红细胞内 dATP 大量升高和尿中 dAdo 升高。红细胞 dATP 水平与 ADA 基因型和免疫缺陷严重度相关。因此,dAdo- 相关的机制被一些学者认为是淋巴细胞减少的原发因素。由于 dAdo 竞争抑制,红细胞 S- 腺苷高半胱氨酸(S-adenosyl-homocysteine,AdoHcy)水解酶活性降低。AdoHcy 积聚对转甲基化反应的抑制可导致免疫缺陷和肝损伤。

最初的假说认为 Ado 诱导的淋巴细胞内 cAMP 形成是淋巴细胞减少的原因。最近研究显示 Ado 受体结合对 T、B 淋巴细胞抗原受体配置反应的下游效果可影响分化、存活或功能,如外源 Ado 可抑制 BCR 刺激的 B 细胞 NF-κB 的活化。Ado 可通过阻断 NF-κB 的活化驱使 BCR 刺激的 B 细胞至无能反应。Ado 较 dAdo 引起淋巴细胞凋亡效果不明显,主要作用于胸腺细胞的晚期阶段。Ado 通过其受体介导的对 TCR、BCR 活化的影响可能导致 ADA 缺陷的 SCID,但尚不清楚单独 Ado 是否影响淋巴细胞生成导致明显淋巴细胞减少。

推测结合于 CD26 的细胞外 ADA 调节细胞外 Ado 水平和通过 Ado 的 G 蛋白偶联的 Ado 受体来转导信号。Ado 通过 4 个 G 蛋白偶联受体产生很多生理作用。细胞外 Ado 浓度可升高 10~100 倍,保护心血管、神经元和其他组织免于低氧或损伤。淋巴或髓系细胞 Ado 受体可活化和调节炎症。

【分子特征】

鼠的 ADA 具有一个平行的 α/β 结构,8 个 β 带组成的桶环绕以 8 个 α 螺旋,活性位点包含一个重要的紧密结合的 Zn^{2+} 离子。人类 ADA 与鼠 ADA 具有 83% 的同源性,可能具有相似的结构。但鼠 ADA,不与鼠(或人)的 CD26 形成复合体。

ADA 基因位于 $20q^{13}$,占据 32kb 的基因组,包含 12 个外显子,编码一个 363 位氨基酸组成的 41kDa 蛋白。遗传异质性明显,包括错义突变 62%,剪接区突变 18%,缺失突变 13%,

无义突变 7%。大部分反复的错义突变源自于 CpG 二核苷酸的密码子序列。1/2 突变出现于单个家庭。大部分是复合杂合突变。纯合突变与近亲或来源于同一地域有关。R211H、G216R 各占 11% 和 13%,L107P、R156H、A329V、955del5 各占 5%~7%。基于鼠的 ADA 结构,只有几个突变影响保守活性位点残基或与基质直接接触(E217K)或与重要的 Zn 离子相互作用。大部分氨基酸替代远离活性位点。

特定突变出现于表型轻的多个患儿,而不出现于 SCID 患儿,结合红细胞 dAXP 水平与临床严重度相关,提示位点的组合使 ADA 功能水平高于一些关键阈值,使临床表型轻。红细胞 ADA 酶活性在大部分患儿均可检测到,但在所有表型均明显降低,反映红细胞内 ADA 低表达和蛋白更新缺乏,利于不稳定突变酶的丢失。部分缺陷患儿外周血淋巴细胞或细胞系 ADA 酶活性位于 5%~70% 之间,免疫缺陷患儿 ADA 酶活性 1%~2%。瞬时转染 Cos 细胞系体外 ADA 表达用于评价克隆突变位点的功能影响,但内源的 ADA 酶活性阻止低突变活性的准确定量,使这些评估不准确。

在缺失细菌 ADA 酶的大肠埃希菌 SØ3834 细胞株中表达 ADA 的 cDNA,可检测可溶性 ADA 活性水平和免疫活性的 ADA 蛋白。免疫缺陷患儿的可溶性 ADA 酶活性值位于 0.001%~0.6%,部分缺陷的健康人为 1%~28%。根据 ADA 酶活性可将基因型和位点进行等级化,缺失和无义突变处于 0 级,代表无活性;SØ3834 中 ADA 活性升高的氨基酸替代突变位于 I～Ⅳ级;剪接区突变单独分组。根据鼠的 ADA 结构,大部分 I 组位点位于活性位点附近,Ⅱ 组位点一般不位于此区域,Ⅲ 和 Ⅳ 组位点主要位于外周螺旋。在一些患儿,同一残基的不同氨基酸替代可位于同一组,在其他患儿可位于不同组。所有 10 例 0/0 和 0/Ⅰ 组,Ⅰ/Ⅰ 组中的 18/20 例患儿具有 SCID 表型,因此 90% SCID 患儿具有表达 <0.05% 的 ADA 活性的位点组合。仅有 1/31 SCID 患儿具有一个 Ⅱ～Ⅳ 组的位点。5/6 Ⅱ 组的位点来自迟发患儿。Ⅲ 组位点与迟发、晚发和部分型缺陷有关。所有 Ⅳ 组位点来自部分型缺陷患儿。两个 Ⅳ 位点在 E.coli 中表达 1%~1.5% 野生活性,目前被定义为维持免疫功能的 ADA 表达的低限值,<0.05% 野生型 ADA 活性与 SCID 有关,<0.06%~0.6% 与迟发或晚发表型有关,>1%~1.5% 与至少在 20 岁前的有效的免疫功能有关。部分型 ADA 缺陷者无明显免疫缺陷,虽然红细胞 ADA 缺乏,但其他细胞表达 5%~80% ADA 活性。尚不清楚部分型 ADA 缺陷患儿是否进展为免疫缺陷状态。

【临床表现】

ADA 缺陷程度、dATP 积聚和尿 dAdo 分泌与疾病严重度相关。ADA 缺陷具有临床和代谢异质性。通常用 SCID、延迟发病、晚期(或成人)发病和部分型 ADA 缺陷来区分临床严重度水平。大约 85% 的 ADA 缺陷患儿表现典型 SCID(图 2-1-4)。大约 15% 的 ADA 缺陷患儿在婴儿后期发病,有更明显延迟的病程,但在生命的头几年最终也会死于该病(图 2-1-5)。ADA-SCID 占所有 SCID 的 14%,表现为明显淋巴细胞减少和细胞、体液免疫丧失,导致婴儿期反复皮肤、呼吸道、胃肠道伴有机会性病原的感染和不生长,通常生后 1 岁内获得诊断。延迟发病患儿由于联合免疫缺陷表现为临床病情加重,通常 1~10 岁间获得诊断。晚期发病者表现明显的免疫和临床病情加重,通常 10 岁后发病而获得诊断。部分型缺陷患儿红细胞较 ADA-SCID 红细胞无更明显缺陷,但淋巴细胞及淋巴细胞系较 ADA-SCID 具有较高的酶活性,故不出现免疫缺陷。部分型 ADA 缺陷患儿淋巴细胞的 ADA 活性检测显示三种突变类型:一种为酸性的,低活性,热稳定的突变;一种为碱性的,某种程度略高活性的,热不稳定突变;一种为相对正常活性,热不稳定突变。通常受累的同胞表型相似,但也有不一致表型报道,与剪接区突变或体细胞嵌合有关。

肋软骨杯口样、肩胛骨下角呈直角及马刺样和轻度骨盆发育不良见于 1/2 ADA-SCID 患儿。常见转氨酶轻到中度升高。可见不同的神经异常(运动异常、眼球震颤、感音性耳聋)。

干血滤纸	取样日期	腺苷脱氨酶1	嘌呤核苷磷酸化酶	红细胞核苷酸		
姓名	取样日期 > 分析日期	nmol/(h·mg)	nmol/(h·mg)	总腺苷磷酸(一、二、三)	总脱氧腺苷磷酸(一、二、三)	总脱氧腺苷磷酸百分比 = dAXP/(AXP+dAXP) × 100
	6/27 > 7/11/18	0.0	811			52.1
ADA-重症联合免疫缺陷病		0.38 ± 0.5				50.3 ± 18
正常值		26.4 ± 10.0	1 354 ± 561			< 1

解释

该患儿具有ADA1或PNP活性缺陷。总脱氧腺苷磷酸百分比明显升高,与ADA1-重症联合免疫缺陷结果一致

A

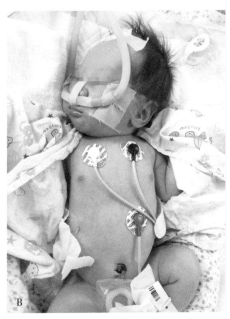
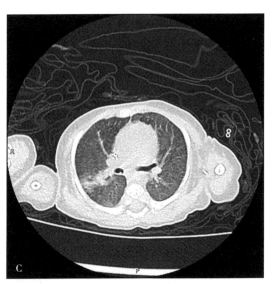

图2-1-4　经典 ADA-SCID 患儿酶活性检测结果、皮疹、肺 CT 表现

A:ADA 酶活性 0.0nmol/(h·mg),dAXP 百分比明显升高;B:皮肤呈红皮病样表现;C:肺 CT 示右上斑片影
(血斑 ADA 酶活性及 dAXP 检测由 Duke 大学 Michael Hershfield 教授实验室友情支持)
患儿 17 天,男。因喉咙呼噜 8 天入院。外周血淋巴细胞 380/μl,嗜酸性粒细胞 41.6%(720/μl)。CD3 35.1%,CD4 28.5%,CD8 5.1%,B 2.6%,NK 43.3%。原始 CD4 0.7%。短串联重复(STR)示无母体嵌合。该患儿行慢病毒为载体的基因治疗,植入后早期夭折于播散性巨细胞病毒感染。二代测序示复合杂合的 ADA 基因 970delA/Gly74Asp 突变

干血滤纸	取样日期	腺苷脱氨酶1	嘌呤核苷磷酸化酶	红细胞核苷酸		
姓名	取样日期 > 分析日期	nmol/(h·mg)	nmol/(h·mg)	总腺苷磷酸（一、二、三）	总脱氧腺苷磷酸（一、二、三）	总脱氧腺苷磷酸百分比 = dAXP/(AXP+dAXP)×100
	7/2 > 7/12/18	0.0	852			11.1
ADA-重症联合免疫缺陷病		0.38 ± 0.5				50.3 ± 18
正常值		26.4 ± 10.0	1 354 ± 561			< 1

解释

该患儿具有ADA1或PNP活性缺陷。总脱氧腺苷磷酸百分比升高，但未升高至早发的ADA1-重症联合免疫缺陷患儿水平。这些结果经常见于"迟发的或晚发的"表型

A

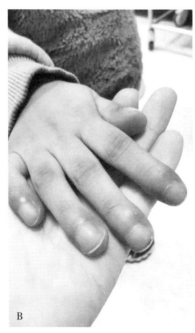

B

图 2-1-5　延迟发病 ADA-SCID 患儿酶活性检测结果、杵状指表现

A：ADA 酶活性 0.0nmol/（h·mg），dAXP 百分比略升高；B：患儿杵状指明显

（血斑 ADA 酶活性及 dAXP 检测由 Duke 大学 Michael Hershfield 教授实验室友情支持）

患儿 1 岁 8 个月，男。因发现颌下肿物 21 天伴间断发热咳嗽、嗜酸性粒细胞升高 18 天入院。淋巴细胞 762/μl。CD3 748/μl，CD4 103/μl，CD8 640/μl，B 5/μl，NK 5/μl。原始 CD4 1/μl。AFP 912.6ng/ml。静脉注射免疫球蛋白（IVIG）中，仍反复喘息。4 岁 1 个月随访重度营养不良，呼吸困难，肺内湿啰音明显，杵状指。4 岁 3 个月夭折。二代测序示复合杂合的 *ADA* 基因 R156H/T294K 突变

【实验室检查】

实验室异常包括淋巴细胞减少。血清各种免疫球蛋白降低，特异抗体缺乏，对丝裂原、回忆抗原和同种异体细胞的体外淋巴细胞增殖反应缺失。X 射线或核磁共振（nuclear magnetic resonance，NMR）示无胸腺。目前基于 TREC 分析的新生儿筛查会漏掉非经典 ADA 缺陷。有患儿仅表现为 κ 链删除重组删除环（K-deleting recombination excision circle，

KREC)降低而非 TREC 降低。

ADA 缺陷的诊断基于红细胞 ADA 酶活性 ≤ 2%。几乎所有的免疫缺陷患儿的错义突变导致不稳定蛋白,在患儿细胞或细胞系或将克隆的突变 cDNA 表达于大肠埃希菌,免疫检测的 ADA 活性降低或缺陷。杂合子 ADA 活性功能检测困难,因为很多绝对的杂合子的 ADA 活性处于正常参考值的低限。

ADA 缺陷患儿在血浆和红细胞聚集底物 Ado,在尿中分泌中度升高的 Ado 和明显升高的 dAdo。除此之外,dATP 是 dAdo 的代谢产物,在红细胞和淋巴细胞中明显升高。ADA 缺陷诊断的生化基础主要基于红细胞内 dATP 浓度。红细胞 dATP、dAXP 水平的代谢表型与临床严重度相关。红细胞内明显升高的 dAXP 是 ADA-SCID 的特征。血浆和尿里痕量的 dAdo 是严重受累婴儿特征。红细胞 dATP(dAXP)在 SCID 升高 300~1 500 倍,延迟发病/晚期发病者升高 30~300 倍,部分缺陷升高 0~30 倍。大约 5% 的正常活性可维持正常免疫功能。用质谱的方法提示新生儿期已经存在 dAdo 和 Ado 的升高。质谱的方法也可以筛查出部分型 ADA 缺陷患儿,该类患儿不出现免疫缺陷症状,也不需要治疗。

除了明显升高的 dATP(和总 dAXP),由于 dAdo 对 AdoHcy 水解酶(AdoHcyase)的灭活,ADA 缺陷患儿 AdoHcyase 活性 < 正常对照的 5%。

【鉴别诊断】

1. PNP 缺陷 嘌呤核苷磷酸化酶(purine nucleoside phosphorylase,PNP)是嘌呤补救途径的酶,可逆地将肌酐和尿苷转变为次黄嘌呤和鸟嘌呤。PNP 缺陷是少见的常染色体隐性的联合免疫缺陷。患儿具有明显的 T 细胞缺陷伴可变的 B 细胞功能。临床表现为反复细菌、真菌、病毒感染,不生长,各种神经系统异常,肿瘤和自身免疫疾病。临床表现多开始于 1 岁内,但也可于婴儿期后起病。诊断经常基于淋巴细胞减少伴低尿酸和红细胞 PNP 酶活性降低。预后不良。干细胞移植是根治方法。

2. 其他基因缺陷所致的 SCID 非系统性代谢性疾病,无 ADA 酶的缺陷,无需输辐照的红细胞,不需要 PEG-ADA 酶替代治疗。干细胞移植是根治方法。

【治疗及预后】

各种抗细菌、真菌、病毒药物治疗现症感染。预防卡氏肺孢菌感染。丙种球蛋白替代治疗。其他治疗原则同 SCID 治疗。

可用正常冷冻辐照的红细胞多次部分输血交换,可明显降低代谢物浓度,但代谢物浓度不会完全达到正常,免疫功能有改善。经此治疗一些患儿可以存活至 3 岁,但没有 1 例输红细胞的患儿免疫功能恢复正常。输红细胞 6 周后,尽管红细胞的 Ado 和 dAdo 仍高,但血浆内 dAdo 已经检测不到。

每周 1~2 次肌内注射聚乙二醇修饰的牛腺苷脱氨酶(polyethylene glycol-modified bovine adenosine deaminase,PEG-ADA),PEG-ADA 不进入细胞,在血浆内清除循环的 Ado 和 dAdo。每周 15~60U/kg 可使血浆总 ADA 活性大于输红细胞的 2~10 倍以上。在 6~8 周内可使红细胞内 dATP 和 AdoHcyase 水平恢复至正常。免疫功能恢复时间及程度可变。约 3~4 个月后针对丝裂原的淋巴增殖反应升高,胸腺影出现。有些患儿 B 细胞先于 T 细胞出现,在恢复的早期可引起免疫失调节。酶替代治疗较骨髓移植易于出现正常的特异抗体反应。特异体液免疫功能恢复的一个特征是在大部分经 PEG-ADA 治疗的患儿中抗 ADA 的 IgG 抗体出现,持续时间可长于一年,不引起副作用,但可增加 PEG-ADA 的清除。可每周 2

次 PEG-ADA 治疗,或短期应用高剂量的丙种球蛋白或激素。

PEG-ADA 治疗可恢复保护性免疫功能,但不是正常的免疫功能。大部分长期酶替代治疗的患儿仍具有 T 淋巴细胞减少,丝裂原刺激的增殖反应波动于正常对照的 30%~90%。约 1/5 的患儿尤其早发的 SCID 患儿,甚至在维持高循环 ADA 水平下,T 细胞计数和体外功能仅轻度改善。在预处理前,PEG-ADA 需停用数周至 3 个月。在酶替代治疗时评估血浆 ADA 酶活性很重要。免疫恢复紧跟代谢异常的纠正,维持剂量达到如下目的:血浆 ADA 活性位于 4 200~9 700nmol/(s·L);红细胞 dATP 降至 ≤5~15μmol/L 或 <1% 总红细胞(ATP+dATP)。

干细胞移植是 ADA-SCID 的根治方法。基因治疗已成功应用于 ADA-SCID 的治疗。

第二节　联合免疫缺陷病

一、重症联合免疫缺陷病患儿母体 T 淋巴细胞经胎盘植入

【发病机制】

重症联合免疫缺陷病(SCID)是异质性遗传异常,特征为淋巴细胞发育的明显失衡,通常导致 T 细胞成熟的完全失败及 T 和 B 细胞功能的丧失。在 SCID 患儿中反复描述的异常是循环内存在母体 T 淋巴细胞。正常新生儿在产前或围产期存在母血经胎盘输注,但由于 SCID 患儿的 T 细胞无能,不能识别及排斥异体细胞,使母体 T 细胞持续存在。

【临床表现】

国外文献报道 SCID 患儿母体嵌合出现率高达 40%,约 1/2 患儿无临床症状。与患儿 HLA 不一致的母体 T 细胞(单倍型相合)可诱发 GVHD,尽管很少引起致命的、系统的、多器官的 GVHD,但皮肤特征明显,有 2 个变异型:一种是慢性湿疹样皮疹,在 2 月龄或 3 月龄隐匿出现;另一种是生后 2~4 周出现弥漫剥脱性红皮病持续为弥漫脱屑样皮炎(图 2-2-1),后者多同时出现淋巴结肿大,肝脾肿大和完全脱发。一例患儿表现为出生时大疱样红皮病,而无 GVHD 的其他表现。另一个 GVHD 的特征是肝病,肝的 GVHD 一直与皮肤的 GVHD 相关。通常表现为轻到中度肝酶升高不伴黄疸,2 例患儿表现明显胆汁淤积,其中 1 例患儿仅有此 GVHD 表现。1 例具有皮肤 GVHD 患儿有肾炎,病理显示广泛肾小管周围 T 淋巴细胞浸润。严重 GVHD 均见于 B⁻SCID,轻微 GVHD 仅见于 B⁺SCID。母体嵌合的细胞数量多少与 GVHD 无关。患儿与母体 HLA 不相容性与 GVHD 无关。母亲怀孕次数,患儿巨细胞病毒和卡介苗感染状态与 GVHD 无关。与 GVHD 相关的其他异常包括嗜酸性粒细胞增多,中性粒细胞缺乏,其中 1/2 患儿中性粒细胞缺乏生后即出现,提示网状发育不全诊断。有母体 T 淋巴细胞经胎盘植入引起 GVHD 造成噬血表现报道。网状发育不全母体嵌合出现率最高,其次为 B⁻SCID,B⁺SCID。而 PNP 缺陷,MHC Ⅱ 缺陷,Omenn 综合征,ZAP-70 缺陷,其他 T⁺SCID 至目前未见母体嵌合报道。最近有 ADA-SCID 患儿出现母体 T 细胞经胎盘植入的报道。由于植入的 T 细胞功能是不健全的,大部分患儿母体细胞不能保护机体对抗机会性病原感染(图 2-2-2)。

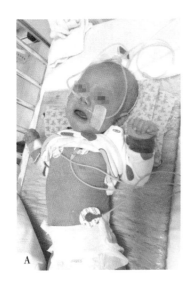

基因座（标本）	等位基因（患儿外周血）	等位基因（母亲外周血）
D3S1358	15,17	15,17
TH01	7,9	7,9
D21S11	29,30,33.2	29,33.2
D18S51	14,15	15
Penta E	12,16,19	16,19
D5S818	10,11,14	10,14
D13S317	8,10,11	10,11
D7S820	11,12	11,12
D16S539	12,13,14	13,14
CSF1PO	11,12	11,12
Penta D	9,11,13	11,13
AMEL	X,Y	X
vWA	15,16,19	16,19
D8S1179	10,13,15	10,13
TPOX	8,10	8
FGA	21,22,24	21,24

B　　　　　　　　　　　分化簇4（CD4）

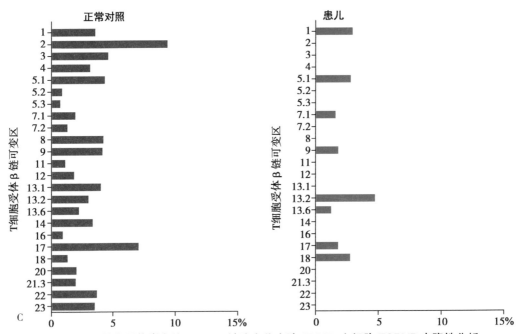

图 2-2-1　具有母体嵌合的 Artemis 缺陷患儿皮肤 GVHD、血细胞 TCRVB 克隆性分析

A：患儿皮肤呈红皮病样表现；B：短串联重复示有母体嵌合；C：患儿外周血 CD4⁺T 细胞 TCRVB 呈寡克隆性（外周血 CD4⁺T 细胞 TCRVB 的抗体方法检测来自于笔者医院免疫室的友情支持）

患儿 5.5 月龄，男。反复皮疹、间断发热 2 个月。淋巴细胞 9 841/μl。CD3 32.9%，CD4 28.2%，CD8 3.8%，B 0.4%，NK 64.9%。卡介苗已接种。血培养示分枝杆菌生长，经分子鉴定为卡介苗。离院后不久夭折。二代测序示复合杂合 *Artemis* 基因 G118X/exon 1-2del 突变（经 realPCR 验证）。

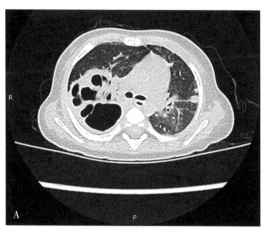

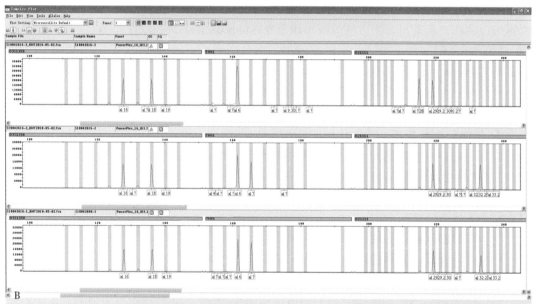

图 2-2-2　具有母体嵌合的 JAK3 缺陷患儿肺 CT、短串联重复毛细管电泳峰示意图

A：肺 CT 示右上肺脓肿；B：短串联重复毛细管电泳峰示意图

患儿 7 月龄，男。发热 13 天，咳嗽 8 天。淋巴细胞 1 240/μl。CD3 15.3%，CD4 2.0%，CD8 11.6%，B 67.1%，NK 14.4%。短串联重复示有母体嵌合。二代测序示复合杂合的 *JAK3* 基因 3097-1G>A/946-950GCGGA>ACinsGGT 突变。在外院行骨髓移植，植入失败

【实验室检查】

由于母体嵌合的 T 细胞数目变化较大,患儿外周血淋巴细胞绝对计数,$CD3^+T$,$CD4^+T$,$CD8^+T$ 细胞的绝对计数变化亦较大。但代表胸腺新近输出的原始 $CD4^+T$ 细胞绝对计数及 TREC 定量是明显降低的。母体淋巴细胞嵌合仅存在于 T 细胞富集成分,仅有一例 NK 细胞是母体来源的。最近有母体 T 和 B 淋巴细胞经胎盘同时植入的报道。大部分时候母体和自主来源 T 细胞不同时存在,也有同时存在的个别报道。不出现 GVHD 和轻度皮肤 GVHD 患儿,母体嵌合细胞为 $CD8^+T$ 细胞,对丝裂原刺激的增殖反应严重受抑制。具有严重皮肤 GVHD 患儿,母体嵌合细胞为 $CD4^+T$ 细胞,对丝裂原刺激有部分增殖反应。用抗 CD3 刺激,结果与用丝裂原刺激类似。除了一例患儿,对回忆抗原或同种异体抗原的增殖反应缺失。细胞因子谱提示为 Th1/Tc1 表型。母体 T 细胞的克隆谱为限制性的。牛皮癣样 - 苔藓样 - 海绵样伴坏死性角化细胞的皮肤病理提示 SCID 患儿的母体植入可能。

母体嵌合的检测方法包括用标准的补体介导的细胞毒分析行 HLA 分型或用抗人 HLA-I 特异的鼠来源的单克隆抗体行流式细胞分析。如果患儿是男孩,可用细胞遗传学的方法来判断是否有母体嵌合,若发现有 XX 核型,提示为母体来源,但 SCID 患儿淋巴细胞增殖缺陷,在丝裂原刺激下,诱导细胞分裂至中期可能会失败。用分子生物学的 HLA 配型方法可予以判断。目前最常用方法为短串联重复(short tandem repeat,STR)方法。

【鉴别诊断】

1. **Omenn 综合征**　发病机制为 SCID 基因减效突变导致自体 T 淋巴细胞单克隆或寡克隆扩增导致的器官浸润。患儿嗜酸性粒细胞增多的程度、淋巴结肿大、肝脾肿大更明显。淋巴细胞为活化和记忆表型,细胞因子谱为 Th2 表型。母体嵌合阴性。

2. **其他新生儿皮疹**　包括鱼鳞病样红皮病(非综合征性、综合征性)、皮脂溢样皮炎、变态反应性皮炎、牛皮癣、毛发红糠疹、朗格汉斯细胞组织细胞增生症,锌、生物素、多种羧化酶和必需脂肪酸的营养缺陷,泛发先天性伤寒,以及皮肤肥大细胞病。

3. **感　染**　金黄色葡萄球菌烫伤样皮肤综合征(staphylococcal scalded skin syndrome,SSSS),先天性皮肤念珠菌病。

【治疗及预后】

虽然经胎盘植入的 SCID 患儿母体 T 细胞可使发病延迟(图 2-2-3),使存活期延长,但这部分 T 细胞功能不健全,另外外周性 T 细胞会逐渐耗竭,最终患儿会出现严重细胞免疫缺陷的临床表现。因此需密切监测细胞免疫功能,在严重感染出现前行干细胞移植使存活率增加。但由于母体 T 细胞存在,会影响 HLA 配型的判断,也会影响患儿基因型的判断,因此建议用颊黏膜拭子作为标本来检测(图 2-2-4)。此外,此类患儿行干细胞移植后易于出现 GVHD,可能需要更强的预处理方案。

二、不典型重症联合免疫缺陷病

【概述】

随着医学的进步,越来越多的 SCID 婴儿能获得及时诊断和治疗。但也逐渐认识到,减效(hypomorphic)的 SCID 基因突变可引起不典型临床和 / 或免疫表型。此类患儿起病晚,临床表现相对轻,免疫表型变异大,使诊断困难。

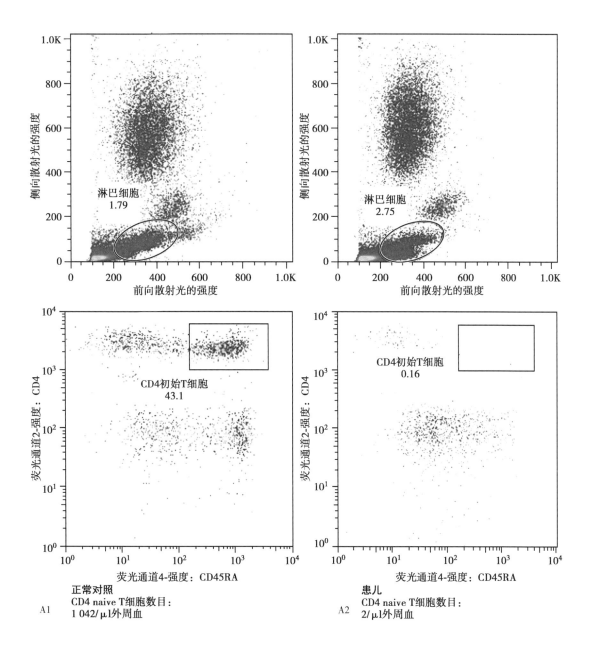

标本	患儿（口腔拭子）	患儿（外周血）	母亲（外周血）
基因座	等位基因	等位基因	等位基因
D3S1358	15	15	15
TH01	7,9	7,9	9
D21S11	29,30	29,30	29,30
D18S51	15	15,17	15,17
Penta E	5,10	5,10,14	5,14
D5S818	11	10,11	10,11
D13S317	8,11	8,9,11	9,11
D7S820	13,14	11,13,14	11,14
D16S539	9,11	9,11	9
CSF1PO	10,11	10,11	10,11
Penta D	9,12	8,9,12	8,12
AMEL	X,Y	X,Y	X
vWA	14,17	14,16,17	16,17
D8S1179	13,14	13,14	13,14
TPOX	8,11	8,11	8
FGA	23,24	23,24	23,24

图 2-2-3　SCID 患儿原始 CD4$^+$T 细胞、STR 示有母体嵌合

A1：正常对照原始 CD4$^+$T 细胞正常；A2：患儿原始 CD4$^+$T 细胞缺如；B：STR 示有母体嵌合
（原始 CD4$^+$T 流式检测来自于笔者医院免疫室的友情支持）

患儿 3 岁 6 个月，男。因尿色加深 9 天，间断发热 5 天，皮肤黄染 4 天入院。淋巴细胞 370/μl。CD3 66.3%，CD4 4.2%，CD8 43.6%，B 17.0%，NK 12.0%。IgG 5.98g/L，IgA 0.599g/L，IgM 0.155g/L，IgE 50.1IU/ml。STR 示母体嵌合率 7.14%。原始 CD4$^+$T 2/μl。有急性肝功能衰竭及胆汁淤积性肝病。家长不同意肝穿，是否存在肝的移植物抗宿主病（GVHD）不详。二代测序未找到致病突变。建议骨髓移植

【发病机制】

在重症联合免疫缺陷病中，T$^-$B$^+$-SCID 占 30%~50%，特征为循环 T 淋巴细胞缺如伴正常或升高的 B 淋巴细胞。X-SCID 是最常见的 T$^-$B$^+$-SCID，于 1993 年确定致病基因 *IL2RG*。IL-2Rγ 链是除 IL-2 外其他细胞因子受体的共同组成成分（IL-4、IL-7、IL-9、IL-15、IL-21），故又被称为 γc。T 细胞发育缺陷主要源自于 IL-7 受体通路受损。NK 缺陷可能源自于 IL-15 受体通路缺陷。虽然受体缺乏内在激酶活性，但可募集和利用细胞内激酶来介导目标蛋白磷酸化。蛋白酪氨酸激酶 3（JAK3）是细胞质内的一种酪氨酸激酶，与 γc 物理和功能上相关联，允许细胞因子依赖的信号转导。患儿表型与 γc 缺陷一致。重组活化基因（*RAG1/RAG2*）编码的蛋白参与 T 和 B 细胞抗原受体基因的体细胞重组。该蛋白识别重组信号序列，产生 DNA 双链断裂，允许 V（D）J 片段重组，其突变导致抗原受体产生缺陷。

【分子特征】

经常用的术语 "leaky" SCID 侧重于分子发现，指残留部分功能的 SCID 基因突变，该定义不仅包括 "atypical" SCID，也包括经典 SCID 和 Omenn 综合征。*IL2RG* 基因错义氨基酸替代（R222C）突变患儿具有不典型免疫表型，胸腺结构正常，循环 T 细胞数量正常且呈多克隆性，对丝裂原和抗原的增殖反应大多正常，但添加外源性 IL-2，不增强对抗 -CD3 的增殖反应，可能源自于与 IL-2 亲合力降低。*IL2RG* 剪接区突变产生 2 个转录本，一个转录本含有一个氨基酸替代，引起细胞表面高亲合力 IL-2 受体表达减少，患儿循环 T、B、NK 细胞数目正常，抗原特异的免疫反应缺陷。*IL2RG* 的 L271Q 突变导致 γc 依赖的 JAK3 结合的细胞

纯合/杂合	IL2RG基因	chrX-70330038*	c.562C>T	p.Q188X

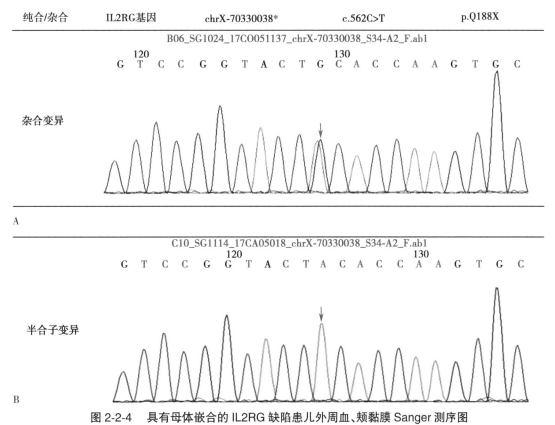

图 2-2-4　具有母体嵌合的 IL2RG 缺陷患儿外周血、颊黏膜 Sanger 测序图

A：外周血 Sanger 测序显示 *IL2RG* 杂合（正常＋突变）的峰；B：颊黏膜拭子 Sanger 测序显示 *IL2RG* 纯合的突变峰

（Sanger 测序由北京迈基诺公司检测）

患儿 4 个月 21 天，男。因间断血小板减少、淋巴细胞减少 3 个月余，发热 10 天入院。淋巴细胞 900/μl。CD3 93.5%，CD4 10.8%，CD8 79.2%，B 2.4%，NK 3.2%。脾大，腹部超声示脾内低密度。血培养分枝杆菌生长，经分子鉴定为卡介苗。STR 示有母体嵌合。姨家男孩 5 月龄出现发热呼吸困难，外院诊断免疫缺陷，二代测序示 *IL2RG* 基因 p.Q188X 突变，后夭折。患儿外祖母姐妹所生的 6 个男孩中有 3 个在婴儿期不明原因夭折。患儿 Sanger 测序示与表弟相同的突变。在等待基因治疗过程中夭折

内信号降低而不是缺失，患儿逐渐出现 T 细胞活化表型。一些 X-SCID 患儿循环 T 细胞数目逐渐增加。1 例单倍型相合的干细胞移植 X-SCID 患儿数月后出现保留部分功能的自主 T 淋巴细胞。

残留 JAK3 蛋白表达和功能的患儿出现自主的、活化的、寡克隆和功能低下的 T 淋巴细胞。1 个 *JAK3* 复合杂合的起始位点和剪接区突变的家族，其中多个受累患儿出现不一样的表型，临床特征包括从早发致命的机会感染，到严重淋巴增殖疾病，再到存活至成年伴传染性软疣。循环 T 细胞呈寡克隆性，体外活化后不能上调 Fas 配体表达。1 例患儿 4 岁未行干细胞移植，临床状态良好，其具有 *JAK3* 复合杂合的错义和剪接区突变，免疫表型为母体经胎盘输注 T 淋巴细胞和自主 T 淋巴细胞长时间共存，但自主 T 淋巴细胞最初为多克隆性，随时间变为限制克隆性，保留部分增殖功能。

Omenn 综合征仅仅是 SCID 相关基因减效突变表型特征的一种，大部分是由 *RAG* 突变

所致。*RAG* 减效突变患儿还表现迟发的肉芽肿和自身免疫性疾病。在数例患儿中可检测到循环 B 细胞和自身抗体。*RAG* 基因减效突变所致的其他表型还包括特发性 CD4$^+$T 淋巴细胞减少症和高 IgM 表型。

　　表型的异质性也可能反映由于第 2 位点突变或真正的体细胞逆转所致的体细胞嵌合，至少保留部分蛋白表达和功能。一些患儿可出现多个逆转事件。体细胞逆转对临床和免疫表型的影响不好预测。对于 SCID 患儿，体细胞逆转易出现于 T 淋巴系，提示选择不同和 / 或逆转的 T 细胞前体具有增殖优势。

【临床表现】

　　Felgentreff 等报告 10 例及世界范围内的 63 例不典型重症联合免疫缺陷病患儿，分为 3 组，1 组为 T^{low}B^{low}（*n*=28），2 组为 T^{low}B$^+$（*n*=16），3 组为 ADA（*n*=29）。起病年龄 1 组为 0~14 个月，2 组为 0~4 岁，3 组为 3 个月 ~17 岁。3 组具有相似的感染谱，仅有 6 例患儿在诊断时无重症感染，反复肺炎最常见，如肺孢子虫病。常见病毒感染如巨细胞病毒、EBV、VZV、HPV、JC 病毒和肠道病毒，更常见于 1 组（图 2-2-5）。持续的黏膜皮肤念珠菌病均见于 3 组，未见侵袭性真菌感染报道。败血症或脑膜炎、皮肤或器官脓肿、卡介苗感染均有报道。

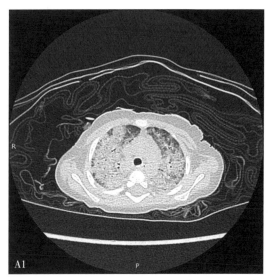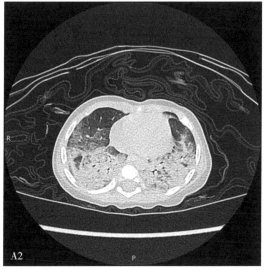

图 2-2-5　不典型 IL2RG 缺陷患儿肺 CT 示弥漫间实质病变
患儿 7 月龄，男。咳喘、间断发热 45 天。具有呼吸窘迫综合征（RDS），咽拭子甲型流感病毒及持续呼吸道合胞病毒抗原阳性，机械通气 1 个月顺利撤机。淋巴细胞 3 560/μl。CD3 11.1%，CD4 10.6%，CD8 0.2%，B 53.3%，NK 31.8%。二代测序示 *IL2RG* 基因 R222C 突变。待移植中

【实验室检查】

　　大部分患儿淋巴细胞减少，但 1/3 患儿淋巴细胞计数正常。大部分患儿 CD3$^+$T 细胞减少，尤其以 CD4$^+$T 细胞明显。在 B$^-$SCID 变异组，1/3 患儿 B 细胞>100/μl，在 NK$^-$SCID 变异组，1/3 患儿 NK 细胞>100/μl。约 1/2 患儿原始 CD4$^+$T 细胞<20%。一部分患儿具有>20% 的 γδT 细胞。TCRVB 谱偏移仅见于第 2 组。大部分患儿 PHA 刺激的淋巴增殖受损（图 2-2-6）。大部分患儿 IgG 水平正常。蛋白抗原阳性反应、肺炎双球菌抗体和同簇血凝素滴度见于少部分患儿。

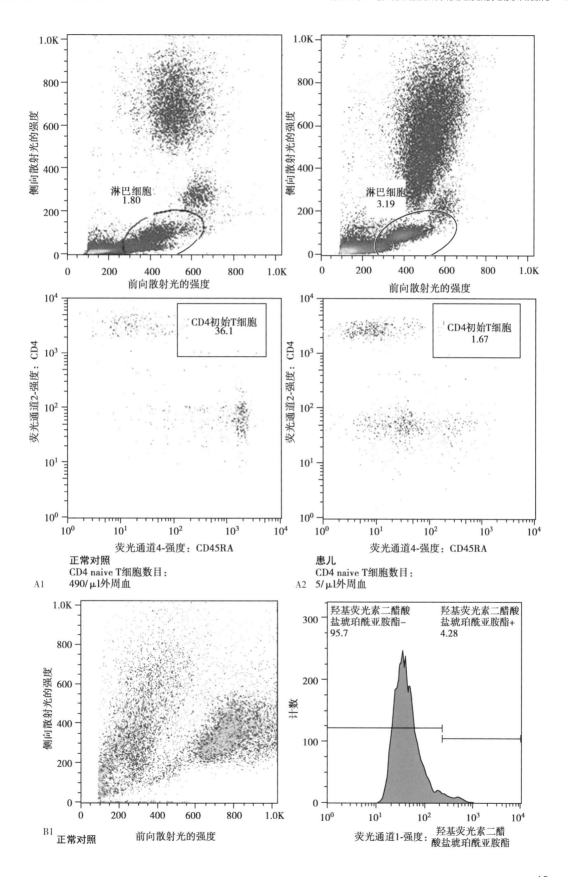

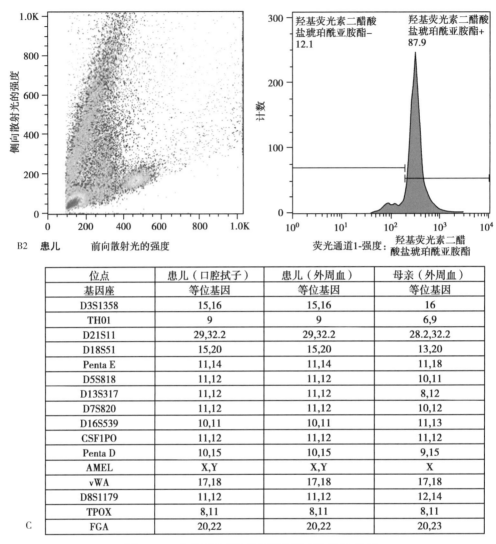

图 2-2-6　患儿原始 CD4⁺T、淋巴增殖及 STR 结果

A1：正常对照原始 CD4⁺T 细胞正常；A2：患儿原始 CD4⁺T 细胞缺如；B1：正常对照淋巴增殖正常；B2：患儿淋巴增殖缺陷；C：STR 示无母体嵌合

（原始 CD4⁺T 细胞流式检测及淋巴增殖检测来自于笔者医院免疫室的友情支持）

患儿 4.5 个月，男。发热 10 天，咳嗽、喘息 3 天。淋巴细胞 280/μl，CD3 47.7%（164/μl），CD4 29%（99/μl），CD8 19.4%（76/μl），B 0.4%（1/μl），NK 51.3%（176/μl）。原始 CD4⁺T 细胞缺如。淋巴增殖缺陷。STR 示无母体嵌合。患儿哥哥婴儿期夭折，在外院二代测序示 TACI 杂合 c.572dupA（p.D191fs）突变，父携带。患儿二代测序亦找到与哥哥相同的杂合 TACI 变异，但考虑与病情无关。随访中，建议移植

【治疗及预后】

　　个别患儿不经治疗呈健康状态。少部分患儿经丙种球蛋白替代治疗，或抗生素预防，或免疫抑制治疗呈健康状态。一部分 ADA 缺陷患儿行 PEG-ADA 酶替代治疗，1 例成功行 *ADA* 基因治疗。近 1/3 患儿行干细胞移植，14/24 死亡。11 例未行干细胞移植死亡，6 例源于感染，1 例源于肝硬化，1 例源于慢性肺病，1 例源于静脉阻塞病，2 例死亡原因不明。因此组患儿临床表型变异大，合适的治疗方案的选择对临床医师是严峻的挑战。

三、Omenn 综合征

【概述】

Omenn 综合征（OS）是 SCID 的特殊形式，临床感染表现同 SCID，如婴儿期出现病毒、真菌肺炎、慢性腹泻及生长不良。但与经典 SCID 不同，患儿具有明显增大的淋巴组织，严重红皮病，IgE 升高和嗜酸性粒细胞增多。

【发病机制】

Omenn 综合征发病机制为 SCID 基因减效突变使胸腺内有限数量 T 细胞成熟，一个或多个 T 细胞克隆在外周血和组织中不正常扩增。中枢耐受的打破，Treg 产生缺陷，T 淋巴细胞稳态扩张可能参与 Omenn 综合征的发病。该群细胞为 Th2 表型，由于缺乏免疫系统的其他成分的正确调节，分泌大量的细胞因子，促进自身免疫和过度炎症。大部分 Omenn 综合征患儿是由 *RAG1/RAG2* 的减效突变引起。其他致病基因还包括 *IL2RG*、*IL7RA*、*Artemis*，亦与其他综合征性异常有关，尤其是软骨毛发发育不良（RMRP）、腺苷脱氨酶（ADA）缺陷、DiGeorge 综合征、CHARGE 综合征、LIG4 缺陷，伴发的相关综合征特点有助于鉴别。

【分子特征】

RAG1/RAG2 基因位于 13 号染色体长臂 1 区 3 带。目前观点认为常染色体隐性 *RAG1/RAG2* 无效突变（<1% 野生型重组活性）引起经典 T$^-$B$^-$NK$^+$SCID，减效突变（> 1% 野生型重组活性）引起 Omenn 综合征和其他表型。已有越来越多证据表明，*RAG1/RAG2* 减效突变可引起除 Omenn 综合征外的明显不同的临床表型。实际上同一家系内相同突变可引起不同表型，提示除突变因素外，基因外及环境因素亦影响临床表型。

【临床表现】

Omenn 综合征患儿感染的临床表现与 SCID 患儿类似，生后头一年内出现慢性腹泻、肺炎和生长不良。肺炎主要由卡氏肺孢菌或病毒如腺病毒或副流感病毒引起。与经典 SCID 患儿缺乏淋巴结或淋巴结稀少不同，Omenn 综合征患儿均具有肿大的淋巴结，经常有肝脾肿大。此外，患儿有周身的红皮病（图 2-2-7 及图 2-2-8），经常引起脱发和眼睫毛、眉毛缺失。通过皮肤和肠道的严重蛋白丢失导致全身水肿和代谢失衡。重要的是，Omenn 综合征的症状随着时间演变，可在不同时间点出现。而且，一些患儿可能仅出现一些症状，而不是全部症状，则被称为不典型 Omenn 综合征（图 2-2-9）。

一些综合征特征有助于揭示潜在的分子基础。严重身材矮小和短肢提示软骨毛发发育不良，该综合征其他常见特征还包括毛发异常、贫血和先天性巨结肠，干骺端发育不良可出现于婴儿期或 1 岁后变明显，生长迟缓可变，一些患儿生长正常，而且典型的干骺端改变可延迟出现或不出现。低钙、先天性心脏病、小下颌提示 DiGoerge 综合征。神经异常提示 ADA 缺陷。小头畸形提示 LIG4 缺陷。

【实验室检查】

外周血嗜酸性粒细胞增多。胸腺新近输出受损（原始 CD4$^+$T 细胞和 TREC 明显降低）。T 细胞共同表达 CD45RO 和 HLA-DR，分别代表记忆和活化。淋巴细胞对抗原刺激的体外增殖严重受抑制，对丝裂原和抗 -CD3 刺激的体外增殖变异大，但通常是降低的。体液免疫一致性受抑制，IgE 水平经常升高。B 细胞降低或缺乏提示 *RAG1/2*、*Artemis*、*LIG4* 突变可能，其他形式 Omenn 综合征患儿 B 细胞正常。NK 细胞缺乏提示 *IL2RG*、*JAK3* 突变可能。

外周血一个或多个 T 细胞克隆扩张是 Omenn 综合征的一个标志，Vβ17、Vβ14、Vβ13、Vβ3 更易于过度扩张。

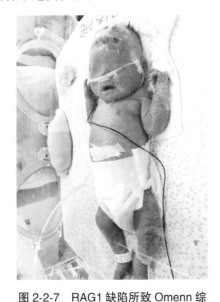

图 2-2-7　RAG1 缺陷所致 Omenn 综合征患儿皮肤呈弥漫红皮病样表现

患儿 27 天，女。皮疹 27 天，发热半天。WBC 20.32 × 10⁹/L，N 48.4%，L 10%，Eo 35.2%，IgE > 2 500IU/ml。CD3 90.1%，CD4 65.2%，CD8 24.6%，B 0.5%，NK 6.6%。STR 示无母体嵌合。二代测序示复合杂合 *RAG1* 基因 Arg396Cys/Arg404Trp 突变

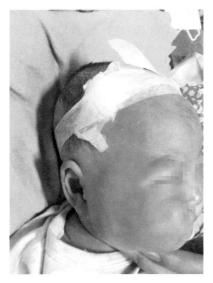

图 2-2-8　Artemis 缺陷所致 Omenn 综合征患儿皮肤明显发红

患儿 4 个月 22 天，女。皮疹 3 个月余，淋巴结肿大 1 个月余，腹泻 1 个月加重半月。淋巴细胞 2.36 × 10⁹/L。IgG 0.79g/L，IgA 0.208 6g/L，IgM 0.132g/L，IgE 8.59IU/ml。CD3 59.8%，CD4 28.5%，CD8 28.55%，B 0.2%，NK 39.1%。STR 示无母体嵌合。二代测序示复合杂合的 *ARTEMIS* 基因 E439Lfs*7/T167Yfs*4 突变

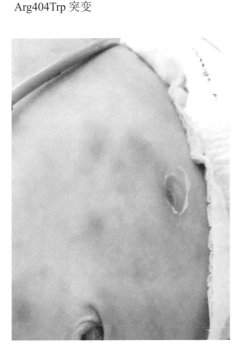

图 2-2-9　IL2RG 缺陷所致不典型 Omenn 综合征患儿皮肤散在红色斑块

患儿 5.5 月龄，男性。皮疹、间断发热 2 个月余。有败血症，肝脾明显肿大。淋巴细胞 290/μl。CD3 4.9%，CD4 4.4%，CD8 0.5%，B 48.2%，NK 1.8%。STR 示无母体嵌合。二代测序示 *IL2RG* 基因 R289X 突变。皮肤病理示表皮未见变化，真皮浅 - 深层血管周灶状密集的淋巴细胞、组织细胞及中性粒细胞浸润。有少许核尘。未见纤维素样坏死。免疫组化 Ki-67（40%+），CD68（+）

胸腺组织病理示胸腺发育不良伴少量残余淋巴细胞。HE 染色示胸腺细胞耗竭，皮髓质结构完全缺失，无哈索尔（Hassall）小体。胸腺上皮细胞排列为小巢样的紧密结合的纺锤样的细胞，被纤维血管分隔。免疫组化分析示残留的经常位于髓质区的表达 CD4 或 CD8 的 $CD3^+T$ 细胞。

皮肤病理 HE 染色示棘层肥厚和角化不全。角化不良和海绵层水肿见于表皮生发层，空泡经常见于基底层。炎症细胞可见于表皮层，但主要在真皮层明显，也可见于表皮真皮交界处。炎症浸润主要包括单核细胞和嗜酸性粒细胞，含有 $CD3^+T$ 细胞（主要 $CD4^+T$）和少量巨噬细胞。

【鉴别诊断】

SCID 患儿母体 T 淋巴细胞经胎盘植入：临床表型与 Omenn 综合征无法区别。细胞因子谱提示为 Th1/Tc1 表型。此现象存在提示患儿 T 细胞更无能。由于母体 T 细胞残留少许功能，会提供些许保护，但患儿最终结局不良。

【治疗及预后】

Omenn 综合征的治疗同 SCID。预后不良，干细胞移植为根治方法。

四、X- 连锁高 IgM 综合征

【概述】

高 IgM 综合征是一组原发免疫缺陷异常，由于免疫球蛋白类别转换重组（CSR）缺陷导致 IgG、IgA、IgE 缺陷伴正常或升高的 IgM。参与此过程的数种不同基因产物已获得鉴定。类别转换重组和相关的体细胞高频突变（SHM）过程已获得阐述。大部分，但不是所有具有类别转换重组缺陷的患儿也具有体细胞高频突变缺陷。根据发病机制，目前分为 2 类：一类为 CD40 信号缺陷，引起体液免疫缺陷和机会性病原感染；另一类为 B 细胞内在类别转换重组缺陷导致单纯的体液免疫缺陷。

【发病机制】

X 连锁隐性高 IgM 综合征（X-linked hyper IgM syndrome，XHIGM）是由 *CD154* 突变引起，CD154 为活化的 T 细胞表面瞬时表达的 CD40 配体（CD40 ligand，CD40L）。缺失的 CD40L 和 CD40 的相互作用影响 B 细胞增殖、生发中心形成、免疫球蛋白 CSR、SHM 和长寿命浆细胞形成。

普通淋巴前体细胞成熟为产生类别转换的免疫球蛋白的 B 细胞和终末分化的浆细胞过程通常包括抗原非依赖和依赖的步骤。抗原非依赖步骤出现于胚胎期的肝脏，然后是骨髓。胚系 DNA 的免疫球蛋白重链（immunoglobulin heavy chain，*IGH*）基因座位重组产生独一无二的抗体特异性开始于祖 B 细胞阶段，结束于前 B 细胞阶段。*IGH* 基因座位重组过程由 RAG1/RAG2 启动，后者与特异重组信号序列结合启动双链 DNA 断裂。相关 DNA 的删除使需要的基因处于毗邻位置，然后通过 NHEJ 的机制来修复 dsDNA。*RAG* 基因缺陷或参与 NHEJ dsDNA 修复过程基因（如 *Artemis*、*LIG4*）缺陷导致不能产生 T、B 细胞受体，临床特征为重症联合免疫缺陷病。共济失调毛细血管扩张症基因和 Nijmegen 断裂综合征基因均影响 NHEJ，有时导致高 IgM 免疫表型。*IGH* 基因座位重组一直导致 VDJ 序列与免疫球蛋白重链 μ 的恒定区基因（immunoglobulin heavy chain constant region μ，*IGHM*）相关。成熟的原始 B 细胞表达表面的 IgM 和 IgD。

B 细胞发育的抗原依赖的第二阶段出现于外周，在淋巴组织的生发中心（GC）中继续发育。该阶段依赖于一定数量的 B 细胞受体抗原配置信号、细胞因子效应和与 T 细胞直接相互作用的共刺激信号。B 细胞可继续发育为浆细胞或通过生发中心的成熟变为表达 CD27 的记忆 B 细胞。

CD40L/CD40 相互作用促进 GC 中 B 细胞的发育,被 CSR 和 SHM 的始动所必要。CD40 持续表达于 B 细胞表面,CD40L 瞬时表达于活化的 CD4$^+$T 淋巴细胞表面。CD40 的信号通过 TRAF 活化,然后通过 NF-κB 通路将信号传递入细胞核。

CSR 将之前建立的与 *IGHM* 恒定区基因相关的独一无二的 V(D)J 重组转变为与另外一个替代的恒定区基因相关,如 *IGHG*、*IGHA*、*IGHE*。该过程包括 dsDNA 断裂,相应序列的删除和后续的 dsDNA 修复。该过程不同于免疫球蛋白基因的 VDJ 重排。重组发生于恒定区边界的 5′ 端的 S 区域和 VDJ 和 *IGHM* 序列间的内含子之间。起始于 S 区域上游一个点的 DNA 转录,产生单链的 DNA 基质,受活化诱导的胞苷脱氨酶(AID)作用,将胞苷变为尿苷。尿苷的 N 糖基化酶(UNG)删除尿苷残基利于内核苷酸酶作用产生 DNA 链的单链断裂。错配修复蛋白复合体包括增加的减数分裂后分离 2(postmeiotic segregation increased 2,PMS2) 和 MRN(MRE11-RAD50-NBS1)复合体可能利于单链变为双链断裂。通过相应 DNA 删除,dsDNA 修复开始启动,共济失调毛细血管扩张症基因(ATM)参与此过程,DNA 修复利用 NHEJ 机制。

SHM 使 *IGHV* 基因产生非常频繁的突变,表达这些突变 *IGHV* 基因的 B 细胞具有高的抗体亲和力。在负载抗原的滤泡树突状细胞和滤泡 B 辅助 T 细胞存在下,利于 B 细胞在 GC 增殖来获得抗体反应的亲和力成熟。SHM 过程较 CSR 过程欠清楚。AID 功能至关重要,dsDNA 断裂出现与 CSR 近似。错配修复酶和错误倾向的 DNA 聚合酶用来参与修复伴高出现率的碱基替代,但是 NHEJ 机制并未被利用。

【分子特征】

CD154(CD40L) 基因位于 Xq^{26},5 个外显子编码 39kD 的糖蛋白,属于肿瘤坏死因子家族一员。蛋白以三聚体的形式表达于细胞表面,包括细胞表面的 CD40 结合结构域,一个短的跨膜结构域和细胞质内的尾部。瞬时表达于活化的 CD4$^+$T 细胞表面,受到严密的调节。

大部分为无义突变导致的终止密码子。内含子突变,插入 / 缺失所致的移码突变导致蛋白被截断。内含子突变导致框内缺失。插入突变导致氨基酸插入。累及 2 个外显子以上的缺失导致蛋白不稳定。一小部分为错义突变。近一半突变位于外显子 5。错义突变主要集中于外显子 5。突变主要位于细胞外结构域,最多见于细胞外结构域中的 TNF 结构域。一部分突变位于跨膜结构域。个别突变位于细胞质结构域。用 CD40L 抗体检测提示少部分患儿 CD40L 正常表达。用 CD40 抗原检测显示患儿 CD40L 表达正常或者表达减弱或者明显降低。

【临床表现】

男性发病。女性携带者偶可发病。患儿多在 1 岁内起病,出现反复鼻窦呼吸系统感染。患儿机会性感染敏感性增加,肺孢子虫病可以是 40% 患儿的首发表现(图 2-2-10)。慢性症状性小肠隐孢子虫病可导致持续腹泻、生长迟缓和体重不增。硬化性胆管炎是临床和亚临床感染的常见并发症,导致肝功能异常甚至肝硬化,胆管癌的风险增加。在早期未移植的病例中,50% 患儿有慢性肝病,导致很多病例早期死亡。播散性巨细胞病毒感染,微小病毒引起的纯红细胞性再生障碍性贫血,弓形虫、隐球菌、组织胞浆菌和分枝杆菌感染亦见报道。50% 患儿有中性粒细胞缺乏。自身免疫性疾病可表现为关节炎、炎性肠病、血小板减少、自身免疫性溶血性贫血。累及胆管和小肠的恶性肿瘤危险性增加。淋巴恶性肿瘤的危险性增加未见报道。

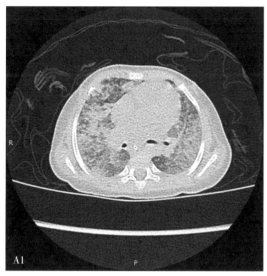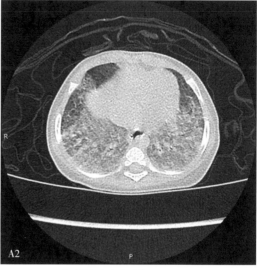

图 2-2-10　XHIGM 患儿肺 CT(A1~2)示双肺弥漫透过度减低

患儿 7 月龄,男。间断发热伴腋下淋巴结肿大 4 个月、气促 2 个月、咳嗽 1 个月。淋巴细胞 $5.68 \times 10^9/L$。CD3 58.9%,CD4 33.2%,CD8 24.7%,B 35.1%,NK 2.7%。IgG <0.33g/L,IgA 测不出,IgM 1.77g/L,IgE 0.09IU/ml。支气管肺泡灌洗液(BALF)卡氏肺孢菌聚合酶链式反应(PCR)检测阳性。经复方新诺明治疗后临床痊愈出院。Sanger 测序示 *CD154* 基因 IVS1+1G>A 突变

【实验室检查】

血 IgG、IgA、IgE 明显降低,伴正常或升高的 IgM。近一半患儿起病时 IgM 是正常的,尤其在幼儿中 IgM 正常的患儿比例更高。有 IgA、IgE 升高的报道。可产生一些抗多糖的 IgM 抗体,包括同簇血凝素,但对蛋白抗原无反应。外周总 B 细胞数正常,但缺乏转换的记忆 B 细胞(IgM⁻IgD⁻CD27⁺),唯一的记忆亚群为 IgM⁺IgD⁺CD27⁺B 细胞。部分患儿可有颈淋巴结和扁桃体缺如。淋巴结病理检查示滤泡和生发中心少见,浆细胞也少见。大部分突变使蛋白表达缺失。寻找其他 T 细胞活化标志很重要,如 CD25 和 CD69 表达,作为活化过程的参照。一小部分剪接区突变或细胞质内的突变导致残留部分或正常的 CD154 蛋白表达可使确切诊断困难。新生儿阶段的 T 细胞反应不成熟可导致假的阴性 CD154 表达。

【鉴别诊断】

1. **常染色体隐性高 IgM 综合征**　*AID*、*UNG* 突变患儿具有巨大淋巴结和生发中心。*INO80* 突变患儿具有严重细菌感染。*MSH6* 突变患儿具有肿瘤的家族或个人史。

2. **X 连锁淋巴增殖综合征**　少数患儿可仅表现为低丙种球蛋白血症及反复细菌感染,此时需要与 XHIGM 鉴别。

3. **常染色体显性 PIK3CD 及常染色体显性 PIK3R1 缺陷**　患儿更易于出现淋巴增殖,自身免疫,EBV、巨细胞病毒感染。

4. **常染色体隐性 CARD11 缺陷**　患儿表现为进展性全低丙种球蛋白血症,淋巴增殖缺陷,属于联合免疫缺陷病,机会性病原感染常见。

5. 遗传性叶酸吸收不良 部分患儿可表现无丙种球蛋白血症,但属于联合免疫缺陷病,淋巴增殖缺陷,机会性病原感染常见。

6. 常见变异型免疫缺陷病或偶尔布鲁顿无丙种球蛋白血症 患儿也可表现为低 IgG 和 IgA、IgM 正常,类似高 IgM 综合征。蛋白抗体反应缺陷。布鲁顿无丙种球蛋白血症患儿外周 B 细胞缺如。常见变异型免疫缺陷病患儿更易于出现自身免疫、淋巴增殖、肉芽肿、淋巴瘤等。

7. 伴有低丙种球蛋白血症的综合征 如共济失调毛细血管扩张症(Ataxia Telangiectasia, A-T),DNA 修复机制的其他更复杂缺陷也可导致高 IgM 样的表型,综合征特征有助于鉴别诊断。

8. 继发的高 IgM 形式 可见于先天风疹病毒感染、肿瘤或抗癫痫治疗。

【治疗及预后】

在肝脏病变出现前早期干细胞移植效果较好,为根治方法,欧洲报道治愈率为 58%。年长儿移植后易出现隐孢子虫病复发和暴发性肝衰竭。移植后死亡与隐孢子虫感染和腺病毒、巨细胞病毒感染再活化有关。暂时不能行骨髓移植者给予丙种球蛋白替代治疗。虽然 15 岁时大部分患儿存活,近 50% 患儿至 30 岁时死亡。巴龙霉素预防隐孢子虫的疗效未获肯定,所有的饮用水要煮沸或滤过(直径<1μm),避免幼儿在游泳池、池塘和湖里游泳,>5 岁患儿允许在游泳池游泳,避免与农场动物接触,尤其是羊和牛,避免与小猫、小狗接触,分析所有腹泻的原因。复方磺胺甲噁唑预防卡氏肺孢菌被认为有效。大剂量丙种球蛋白对 50% 中性粒细胞缺乏患儿有效,所有患儿均表现出对 G-CSF 有效。

附:X 连锁高 IgM 综合征与肺孢子虫病

(一)卡氏肺孢菌及肺孢子虫病的流行病学

卡氏肺孢菌 100 年前被定义为原虫,1988 年从系统发生上重新归类为真菌。卡氏肺孢子菌肺炎(pneumocystis carinii pneumonia, PCP)是人类免疫缺陷病毒(human immunodeficiency virus, HIV)感染者出现获得性免疫缺陷综合征(acquired immunodeficiency syndrome, AIDS)的定义性疾病。常见症状为隐匿出现的进展性的呼吸困难、干性咳嗽、低度发热,查体通常发现呼吸、心率增快,听诊正常。不伴 AIDS 者呼吸功能不全的出现较急骤,肺部病理有较多的中性粒细胞和较少的病原体。典型放射线特征为双侧肺门周围的间质浸润,随疾病进展变成一致性广泛浸润,较少见表现为实性或多发结节、上叶浸润、肺气肿和气胸,胸腔积液和胸腔淋巴结肿大少见。高分辨肺 CT 更敏感,示广泛的磨玻璃密度增高和小囊性病变。

卡氏肺孢菌具有包囊和滋养体两种形态。滋养体为可变的多形体,类似阿米巴。包囊直径 4~6μm,呈圆形,成熟的包囊内一般含有 8 个囊内小体。卡氏肺孢菌对肺有独一无二的趋向性,主要作为肺泡病原,不侵袭宿主,少见播散。成熟包囊进入肺泡后破裂,囊内小体脱囊后发育为滋养体,滋养体紧贴肺泡上皮寄生及增殖,包囊多位于肺泡中央。由于体外培养不能繁殖,诊断只能借助于染色后显微镜观察。AIDS 患者诱导痰的 PCP 阳性率为 50%~90%,若阴性,则行支气管肺泡灌洗检查,很少需要经支气管镜及外科肺脏病理检查。单克隆抗体的优势在于能同时染色滋养体和包囊,尤其肺孢子虫病时滋养体较丰富,该方法更显重要。用 PCR 方法扩增线粒体大亚单位核糖体 RNA,较传统染色方法更敏感和特异。

血清样品的 PCR 检测意义不大。

潜伏感染的再活化理论流行了很多年,目前有证据表明人 - 人传播是获得新感染的主要途径,未被感染者可能是无症状携带者。尽管支持空气传播,但目前不建议呼吸道隔离 PCP 患儿。几乎所有哺乳类均可检测到肺孢子菌,人类至 2 岁时血清基本均呈阳性反应。肺孢子菌包括不同遗传特征的家族,且具有宿主特异性。如感染人类者被称为卡氏肺孢菌,不感染鼠类,相反亦如此。

肺孢子虫病是最常见和严重的机会性感染之一。在 HIV 时代前,主要见于营养不良、血液恶性病和原发性免疫缺陷病。自 20 世纪 80 年代始,PCP 主要与 HIV 高度相关。目前在发达国家常规开展抗 HIV 的抗反转录病毒治疗,与 PCP 相关因素在成人获得重新评估,主要包括血液恶性病、移植和自身免疫性疾病。

(二) X 连锁高 IgM 综合征(XHIGM)与肺孢子虫病

肺孢子虫病占所有 XHIGM 患儿肺炎的 59%,是最显著的特征,而且可以是 40% 患儿的首发表现,有部分患儿在诊断后出现 PCP 甚至反复 PCP。XHIGM 患儿易于出现 PCP 肺炎的机制尚未完全清楚,*CD154* 基因敲除小鼠可自然出现 PCP,提示 CD154 共刺激因子在抗卡氏肺孢菌免疫中起重要作用。

肺孢子虫病是可治愈性的,早期治疗非常重要,尤其非 HIV 患儿若需要呼吸机支持治疗则预后极差。文献报道在抗肺孢子菌的同时应用激素会明显改善病情。虽然有耐复方磺胺甲噁唑的卡氏肺孢菌出现的担忧,但目前尚无证据。

可见 XHIGM 患儿是肺孢子虫病的高危人群,及早诊断及有效治疗会改善预后,对此类患儿预防用药尤其重要,移植是根治方法。

五、DOCK8 缺陷

【概述】

2009 年 Zhang 等对表现为广泛皮肤病毒感染,易进展为癌伴低 T、B、NK 细胞的患儿进行研究,认为该类疾病是联合免疫缺陷病的一种。用比较基因组杂交的方法发现 *DOCK8* 基因多种大的缺失、插入、缺失及点突变。2009 年 Engelhardt 等用基因组纯合子单倍型方法和拷贝数变异方法证明大部分常染色体隐性高 IgE 综合征(autosomal recessive hyper IgE syndrome,AR-HIES)的致病基因为胞质分裂贡献者 8(the dedicator of cytokinesis 8,*DOCK8*)。

【发病机制】

DOCK8 属于不典型鸟嘌呤核苷酸交换因子 DOCK180 超家族一员,具有活化 Rho/Rac/Cdc42 家族 GTPases 的功能。DOCK8 蛋白具有 DOCK 同源结构域 1 和 2(DOCK-homology region 1 和 2,DHR1 和 2),DHR1 与 PIP$_3$ 结合,使 DOCK8 被募集到细胞膜。DHR2 与 GTPases 作用,介导 GTP-GDP 交换反应。多种组织中可检测到 DOCK8 的 mRNA 转录,但在 T、B 淋巴细胞中表达水平最高。存在多种 DOCK8 的 mRNA 异构体,在原发的 T 淋巴细胞中 DOCK8 的 mRNA 缺乏外显子 1。在间质内移行的树突状细胞的前向缘中,DOCK8 为 Cdc42 空间活化所必需。DOCK8 缺陷导致树突状细胞不能移行至淋巴结的被膜下窦,导致 CD4$^+$T 细胞预激活缺陷和记忆 CD8$^+$T 细胞产生缺陷。DOCK8 缺陷使溶解的免疫突触处的肌动蛋白聚集缺陷,损伤 NK 细胞溶解功能,可被外源性的 IL-2 纠正。NK 细胞系 DOCK8 耗竭引起明显细胞溶解活性降低。在 B 淋巴细胞,DOCK8 作为 TLR9 下游和 STAT3 上游的调节蛋白。DOCK8 缺陷鼠不能形成生发中心和边缘带 B 细胞形成缺陷。DOCK8 缺陷影响长期的记忆 B 细胞形成。

【分子特征】

DOCK8 基因位于 9p^{42},包含 48 个外显子,基因组 DNA 长度 250kb。这个亚端粒区域包含多个 Alu 重复序列和其他短的重复序列,利于染色体间的重组。由于 Alu 介导的重组,很多病例具有大的缺失,甚至累及邻近基因。点突变通常导致蛋白不稳定。因此蛋白表达缺失见于大部分患儿。有体细胞逆转的报道。

【临床表现】

综合文献报道显示患儿平均诊断年龄 10 岁,2/3 在第 1 个 10 年,1/3 在第 2 个 10 年,个别在第 3 个和第 5 个 10 年获得诊断。评分系统大部分至少 40 分(最高 67 分),1/3 为 20~40分。与常染色体显性高 IgE 综合征(AD-HIES)共同点是患儿均具有湿疹(图 2-2-11A、图 2-2-12B)、皮肤脓肿、鼻窦及肺感染、念珠菌病、IgE 升高、嗜酸性粒细胞升高。患儿基本均有湿疹,1/3 有新生儿期皮疹。大部分有皮肤脓肿,器官脓肿见于肝、肾、肺和脑,金黄色葡萄球菌和曲霉菌各见于 1 例肾和脑脓肿。患儿基本均出现上下呼吸道感染,大部分出现至少 1 次肺炎,1/3 患儿肺炎多于 5 次,肺间质破坏可导致支气管扩张(图 2-2-12A)和肺囊疱,但不多见。2/3 患儿有黏膜皮肤念珠菌感染。系统性念珠菌感染亦有报道,包括肺炎和脓毒症。曲霉菌导致的肺定植、鼻窦炎、慢性感染和慢性变应性支气管肺曲霉菌病均有报道。其他真菌感染少见,如股癣、隐球菌病(脑膜炎、皮肤脓肿)。寄生虫感染如溶组织阿米巴和隐孢子虫可见报道。与 AD-HIES 最明显的不同特征是皮肤病毒感染。难以控制的继发于 HPV 的扁平疣和疣状疣(图 2-2-11B),广泛播散的传染性软疣常见,反复单纯疱疹和水痘带状疱疹病毒感染也常见。可见疱疹病毒引起的肺炎、脑膜炎、脑炎、视网膜炎、角膜炎和 / 或结膜炎。非皮肤病毒感染包括致命的 JC 病毒相关进展性多灶性白质脑病,轮状病毒肠炎,甲乙丙型肝炎亦可见。一半患儿有哮喘,大部分有过敏,主要为食物过敏、环境及吸入变应原(包括乳胶和药物)过敏。体重不增长和发育不良常见。自身免疫性溶血性贫血亦有报道。中枢神经系统除感染外,还包括血管炎、血管瘤、脑梗死 / 脑卒中。中枢神经系统淋巴瘤(伯基特、非霍奇金),咽后壁伯基特淋巴瘤和鳞癌有报道。鳞癌通常与 HPV 感染有关,难以治愈。结缔组织、骨骼、牙齿异常不常见。

【实验室发现】

血 IgM 经常降低,回忆抗原特异性抗体滴度降低或缺失,同簇血凝素滴度降低。淋巴细胞减少常见,随年龄进展。T、B、NK 细胞通常都减少。记忆 B 淋巴细胞、转换记忆 B 淋巴细胞降低或缺失。TREC 降低。

用流式细胞分析方法或免疫印迹方法检测 DOCK8 蛋白表达缺失。用反转录聚合酶链反应(reverse transcription-polymerase chain reaction,RT-PCR)方法寻找被剪接的外显子。二代测序并 Sanger 测序验证点突变。拷贝数变异(copy number variant,CNV)、多重链接探针扩增(multiplex ligation-dependent probe amplification,MLPA)(图 2-2-12C)、微阵列比较基因组杂交(array-comparative genomic hybridization,array-CGH)检测连续多个外显子缺失。

【鉴别诊断】

常染色体显性高 IgE 综合征:显性负调节的 *STAT3* 突变导致 AD-HIES,患儿除了具有反复皮肤及肺金黄色葡萄球菌感染、皮肤冷脓肿、肺囊泡形成、高 IgE、嗜酸性粒细胞升高外,其独一无二的特征是具有结缔组织、骨骼和血管异常等各种表现。而常染色体隐性 DOCK8 缺陷患儿通常不具有囊泡形成肺炎,缺乏结缔组织、骨骼和血管异常特征。皮肤病毒感染及过敏特征更常见。

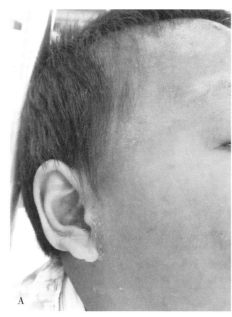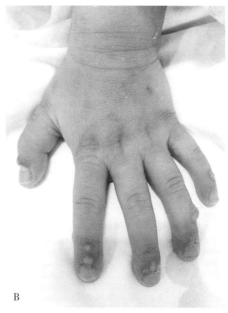

图 2-2-11　DOCK8 缺陷患儿皮疹情况

A:面部湿疹样皮疹;B:手部多发疣

患儿 5 岁,男。发热、咳嗽 40 天,皮疹 3 天。患儿具有播散性隐球菌病(皮肤、纵隔、肺、肝、脾)。皮疹刮片真菌培养及鉴定为新型隐球菌。血 EBV-DNA 阳性。2 年前双手出现疣状增生。父母为姨表兄妹。WBC 20×10^9/L,N 8.52×10^9/L,L 7.52×10^9/L,Hb 91g/L,PLT 762×10^9/L,Eo 10.5%(2.09×10^9/L)。CD3 71.1%,CD4 16.4%,CD8 51.2%,B 17.9%,NK 6%。IgG 12.6g/L,IgA 3.12g/L,IgM 0.685g/L,IgE 1 530IU/ml。二代测序示 *DOCK8* 基因 exon 2-30 纯合缺失突变

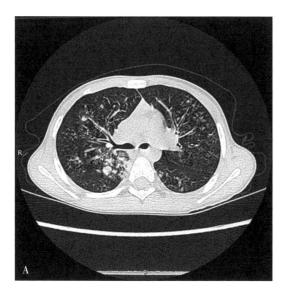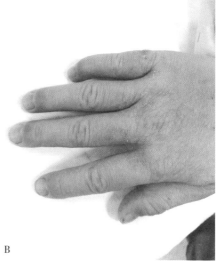

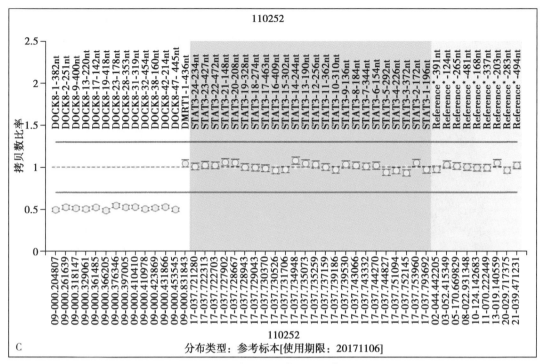

图 2-2-12　DOCK8 缺陷患儿肺 CT、皮疹及 MLPA 结果

A：肺 CT 示弥漫支气管扩张；B：手部湿疹样表现；C：患儿 *DOCK8* 的多重链接探针扩增（MLPA）结果

患儿 7 岁，女。发热、咳嗽 10 天，喘 7 天。8 月龄开始反复咳喘，频繁。WBC 11.48×10^9/L，N 10.77×10^9/L，L 0.56×10^9/L，Hb 116g/L，PLT 252×10^9/L。CD3 49.1%，CD4 27.9%，CD8 15.9%，B 46.7%，NK 1.1%。IgG 13.10g/L，IgA 0.548g/L，IgM 0.5g/L，IgE 1 768.68IU/ml。二代测序示 *DOCK8* 基因杂合 A1526P 突变（母携带）和杂合全外显子缺失突变（新生突变）

【治疗及预后】

湿疹可严重，局部治疗很难控制，有的患儿需要系统免疫抑制剂如皮质激素，但要仔细权衡，而且很难减停，可使皮肤病毒感染加重，增加机会感染可能。常规治疗疣和传染性软疣经常无效，IFN-α 效果不一致。丙种球蛋白替代治疗用于特异抗体缺陷者，可改善鼻窦及肺感染的发生和严重度，对病毒感染过程无影响。造血干细胞移植可治愈。病死率为 34%，平均死亡年龄 9 岁 3 个月。大部分死于第 1 个 10 年，其余第 2 个 10 年。死亡原因包括脑炎、病毒和真菌感染、脓毒症、脑淋巴瘤、消耗和代谢紊乱、呼吸衰竭、主动脉瘤破裂、JC 病毒阴性的进展性多灶性白质脑病。10 岁时存活率为 67%，18 岁时下降为 48%。

六、ZAP70 缺陷

【概述】

获得性免疫系统通过精细调节来对抗入侵的病原。基因缺陷所致淋巴细胞通路受损可使患儿出现免疫缺陷。70kDa 的 ζ 链相关的蛋白激酶（ζ-chain-associated protein kinase of 70kDa，ZAP70））是蛋白酪氨酸激酶的一种，与活化的 T 细胞受体相互作用转导下游信号，是获得性免疫反应调节的重要参与者。*ZAP70* 于 1992 年获得克隆。于 1994 年首次报道复合杂合 ZAP70 缺陷导致 SCID。

【发病机制】

αβTCR 异源二聚体在内质网中与 CD3 的 εγ 和 εδ 链的恒定区及 ζ 链的同源二聚体组合。CD3 和 ζ 具有重要的细胞质结构域,包含具有信号转导功能的模体,由免疫受体酪氨酸活化模体(ITAM)编码。TCR 的刺激导致 PTK 的活化,2 个 PTK 家族成员 Src 和 Syk/ZAP70 参与受体诱导的大部分远端信号事件。T 细胞表达的 Src 家族激酶包括 Lck、Fyn。Src 激酶通过磷酸化 Syk 和 ZAP70 的酪氨酸对催化活性起重要作用。TCR 诱导活化后,Lck 通过 ZAP70 的 SH2 结构域与 CD3ζ 链磷酸化的 ITAM 结合募集 ZAP70 至 TCR/CD3 信号复合体,介导 CD3ζ 链 ITAM 的磷酸化。在此过程中,ZAP70 构象出现改变,由自身抑制形式变为活性形式,最终导致 T 细胞活化、增殖和分化。具有相同 *ZAP70* 突变的患儿和小鼠具有不同的临床表型。保守的 DLAARN 序列位于 ZAP70 激酶活性区,具有其错义突变的不同品系小鼠均完全缺乏成熟的 TCRαβ⁺T 细胞,相反具有其纯合突变的患儿缺乏 CD8⁺T 细胞和无功能的数目正常的 CD4⁺T 细胞。种属特异性不同可能反映在 T 细胞发育过程中,ZAP70 和同源的酪氨酸激酶 Syk 表达方式不同。在 ZAP70 缺陷患儿,Syk 对 CD4⁺T 细胞的产生可能起补偿作用。在 pre-TCR 配置的反应中,ZAP70 可能起重要作用。ZAP70 缺陷患儿循环 TCRαβ⁺T 细胞 δRec-ψJα 重组产物水平降低,该产物是在 T 细胞早期发育阶段 TCRD- 删除重组的产物,又被称为 TREC,在双阳性向单阳性转化的细胞中高表达,是胸腺生成的良好指标。ZAP70 缺陷的胸腺细胞内针对 pre-TCR 和 TCR 刺激的信号缺陷与外周血的低水平 TREC 有关。

【分子特征】

ZAP70 表达于 T 淋巴细胞和 NK 细胞,由 2 个 SH2 结构域和 1 个羧基端的激酶结构域组成。这些 SH2 结构域与 TCR ζ 链的双磷酸化的 ITAM 结合,同时负责 ZAP70 与活化的 TCR 的桥连。另一个连接区,结构域间 B 区,连接 SH2 结构域与激酶结构域。TCR 与抗原呈递细胞表面主要组织相容性复合体结合的肽链抗原相互作用,使受体相关的 Lck 被募集到 CD3 复合物附近,Lck 磷酸化 ζ 链 ITAM 的酪氨酸。ζ 链双磷酸化的 ITAM 通过与 ZAP70 SH2 结构域的高亲和力作用来募集 ZAP70,使 ZAP70 的自身抑制形式获得解除,暴露出针对 Lck 的调节性磷酸化位点。Lck 在 3 个酪氨酸残基(Y292、Y315、Y319)磷酸化 ZAP70。Y292 磷酸化募集 c-Cbl 和调节 TCR 复合体的内入。Y315 磷酸化使 ZAP70 与 CrkII 作用,促进 LFA-1 活化和 T 细胞黏附。Y319 磷酸化可锚定 Lck 和 PLC-γ,促进钙流入和 T 细胞信号。ZAP70 激酶结构域的活性环的酪氨酸被 Lck 和 ZAP70 自身磷酸化来进一步促进催化活性。ZAP70 激酶结构域介导信号转录分子 LAT 和 SLP-76 的磷酸化,诱导 MAP 激酶 ERK1/2 活化,最终导致 T 细胞成熟。常染色体隐性无功能的 ZAP70 缺陷通常引起经典重症联合免疫缺陷病。大部分突变位于激酶结构域。

【临床表现】

截至目前,世界范围内有 10 余例病例被报道。常染色体隐性 ZAP 缺陷患儿特征性表现为严重早发感染,临床表型同 SCID。在减效突变患儿中可观察到表型异质性:活化的 CD4⁺CD25⁺CD45RO⁺DR⁺ 细胞和嗜酸性粒细胞浸润所致红皮病样皮肤损害;激酶结构域纯合错义突变所致喘息和严重红皮病,类似于 Omenn 综合征;激酶结构域纯合 R514C 突变患儿表现为浅表血管周围炎、鱼鳞病、高 IgE、嗜酸粒细胞升高和肺炎;内含子纯合突变导致剪接异常使蛋白表达部分残留和迟发的临床症状。

【实验室检查】

外周血 CD8$^+$T 细胞缺失;CD4$^+$T 淋巴细胞对抗 CD3 的增殖反应缺失;TREC 明显降低;循环 T 细胞的 T 细胞受体 β 链可变区(T cell receptor V beta,TCRVB)呈广泛多克隆性;细胞因子表达谱异常,如转化生长因子 β、IL-4 和 IL-10 水平降低;ZAP70 缺陷患儿胸腺皮质内有双阳性胸腺细胞,但髓质内仅有单阳性 CD4$^+$ 胸腺细胞。AIRE $^+$mTEC 数目减少,Hassall 小体 mTEC 表达外皮蛋白缺陷,自然调节性 T 细胞数目也减少;ZAP70 蛋白表达缺失;*ZAP70* 基因突变分析可明确诊断。

【鉴别诊断】

复合杂合的减效和活化的 ZAP70 缺陷:一对兄妹生后头一年出现多种自身免疫特征,包括大疱性类天疱疮、结肠炎、蛋白尿。男孩具有抗Ⅷ因子自身抗体所致的血友病和肾病综合征。由复合杂合的位于 C-SH2 结构域减效的 R192W 和 N-lobe 活化的 R360P 突变所致。

【治疗及预后】

ZAP70 缺陷是 SCID 的一种,预后不良,治疗原则同经典 SCID。移植为唯一治愈方法,不经移植治疗大部分患儿均于 2 岁前夭折。

【案例分析】

北京儿童医院曾诊断 1 例 7 月龄男婴,主诉:间断发热伴左上臂及左腋下皮肤肿胀 2 个月。现病史:5 月龄时发现卡介苗接种部位周围皮肤肿胀,无破溃,抽取脓汁,抗酸染色阳性,TB-DNA 4.64×10^{10}/L。10 天后间断发热,体温最高 38.5℃。20 天后左腋下皮肤肿胀(是否为淋巴结不详),未破溃,伴口腔溃疡。患儿在当地医院具体治疗情况不详。围产史、既往史、家族史无异常。查体:精神欠佳,发育正常,营养中等。左上臂卡介苗接种部位周围及左腋下皮肤肿胀,皮下有结节。呼吸平稳,双肺呼吸音清。心音有力,律齐,未闻及杂音。腹软,肝脾未及肿大。四肢活动好,末梢温暖。神经系统未见明显异常。辅助检查:白细胞 17.29×10^9/L,中性粒细胞 6.24×10^9/L,淋巴细胞 8.75×10^9/L,血红蛋白 97g/L,血小板 162×10^9/L,单核细胞 13%,嗜酸性粒细胞 0.2%。C 反应蛋白 17mg/L。IgG 0.4g/L,IgA 0.10g/L,IgM 0.59g/L,IgE 394.6IU/ml。CD3 33.4%,CD4 32.8%,CD8 0.1%,B 淋巴细胞 53.2%,NK 12.4%。诊治经过:在外院曾予丙种球蛋白替代治疗。患儿回家后不久即夭折。因临床考虑 *ZAP70* 突变可能性大,于北京某临床检验所行 *ZAP70* 基因 Sanger 测序分析,结果显示纯合 c.1711C>T/L571F 突变(图 2-2-13)。

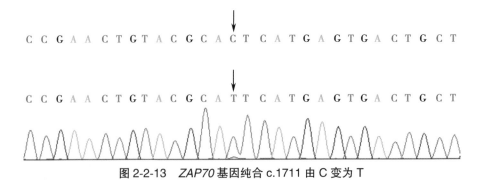

图 2-2-13 *ZAP70* 基因纯合 c.1711 由 C 变为 T

七、PNP 缺陷

【概述】

嘌呤核苷磷酸化酶（purine nucleoside phosphorylase，PNP）缺陷是少见的常染色体隐性遗传的联合免疫缺陷病，占所有 SCID 的 4%。1972 年由 Giblett 认识到是一种临床疾病。PNP 缺陷儿童具有明显的 T 细胞功能缺陷和正常、降低或自身反应性的 B 细胞功能。除了反复感染，不生长，一些患儿具有自身免疫疾病、神经系统损伤和肿瘤。

【发病机制】

PNP 是嘌呤补救途径的酶，可逆地催化嘌呤核苷酸的磷酸解（去磷酸），如将脱氧肌苷和脱氧鸟苷转变为嘌呤碱基和相应的核糖 -1- 磷酸。PNP 高表达于胸腺和淋巴结，负责清除产生于 DNA 降解来源的 dGdo。PNP 打开鸟苷酸、肌苷酸、脱氧鸟苷酸、脱氧肌苷酸的嘌呤 - 糖键，释放鸟嘌呤和次黄嘌呤。这些碱基或作为 ATP、GTP 的前体被补救或氧化为尿酸。缺乏 PNP，底物升高，尿酸产生下降。而且脱氧鸟苷酸被脱氧核苷酸激酶（一种核酶）或脱氧鸟苷酸激酶（一种线粒体酶）不正常磷酸化，导致 dGTP 在线粒体内积聚，抑制线粒体 DNA 复制和修复，导致胸腺选择中 T 细胞对 DNA 损伤和凋亡敏感。

【分子特征】

人类 PNP 是对称的三聚体，包含三个同样的 32kDa 亚单位，每一个亚单位含有一个底物结合位点。野生型 PNP 的晶体结构，核心为一个 8 股混合的 β 皱褶的片和一个 5 股混合的 β 皱褶的片，形成一个扭曲的桶样结构，被 7 个 α 螺旋环绕。*PNP* 基因位于 14q^{13}，包含 6 个外显子，占据 9kb 的基因组 DNA。目前有 30 多例患儿被报道。突变类型包括位于外显子 2-6 的错义突变、无义突变、剪接区突变、小的缺失突变（exon4 Del385-387 DelIle129）和小的移码突变（exon6 Del730 Asn243Shift Del 1bp）。

【临床表现】

临床表现开始于 1 年内，但也可于婴儿期后发病。受累儿童表现反复感染、生长不良、神经受累、自身免疫和肿瘤。最常见的始发症状是常见细菌、病毒和机会病原所致的头一年内反复上下呼吸道感染。神经受累包括痉挛性麻痹、震颤、共济失调、发育迟缓，主要累及动力系统。自身免疫包括自身免疫性溶血性贫血、特发性血小板减少性紫癜和狼疮。PNP 缺陷具有临床异质性，有晚发的症状轻的患儿被报道。

【实验室检查】

绝对淋巴细胞计数和淋巴细胞增殖逐渐下降。外周血淋巴细胞和红细胞 PNP 活性明显降低，血浆尿酸水平低和肌苷升高。尿酸水平正常的 PNP 缺陷病例也有报道，若患儿表现免疫缺陷和发育迟缓，尿酸水平正常也不能除外 PNP 缺陷。PNP 缺陷患儿骨髓有巨幼细胞性和发育不良性特征。

【鉴别诊断】

1. 黄嘌呤脱氢酶缺陷 Ⅰ 型为单纯黄嘌呤脱氢酶缺陷。黄嘌呤严重不溶解，肾结石的风险升高。黄嘌呤结晶可出现于肌肉，引起疼痛和痉挛。Ⅱ 型与更严重的联合性的黄嘌呤脱氢酶 / 亚硫酸盐氧化酶缺陷（即钼共因子缺陷）有关。表现为新生儿持续抽搐，经药物治疗无效，易早期死亡。精神发育不存在。存活过新生儿期者经常有晶状体半脱位或其他眼部异常。有异常面容。

　　2. 达尔马提亚犬综合征（Dalmatian dog syndrome）　遗传性肾性低尿酸，由肾的尿酸清除率增高所致。

　　3. 其他原因所致的尿嘌呤代谢谱异常　由于上述嘌呤代谢中酶表达的异质性，血浆尿酸盐可处于低或正常水平。缺陷的识别依赖于尿中异常嘌呤代谢产物的存在。PNP 缺陷中积聚的脱氧核苷酸是酸不稳定的，尿液收集到酸性容器会促进脱氧核苷酸降解为相应的碱基，混淆 PNP 和黄嘌呤脱氢酶缺陷的诊断。尿路感染中活的细菌会引起核苷酸和脱氧核苷酸的降解，最终形成尿酸，可错误诊断为黄嘌呤脱氢酶缺陷，尤其在尿里仅检测到尿酸时。

　　【治疗及预后】

　　PNP 缺陷患儿通常死于第一或第二个十年，通常是由于感染或输入非辐照血制品产生的 GVHD。唯一治愈方法是干细胞移植，可能不能逆转神经特征。来自大肠杆菌的重组的蛋白转导结构域（protein transduction domain，PTD）-PNP 酶替代可作为暂时的治疗。基因治疗的动物实验已有报道。

八、MHC Ⅱ缺陷

　　【概述】

　　裸细胞综合征Ⅱ型或主要组织相容性复合体（MHC）Ⅱ缺陷是一种重症联合免疫缺陷病，特征为免疫细胞上基础的或诱导的 MHC Ⅱ表达缺陷。该病于 20 世纪 70 年代末、80 年代初被描述。裸细胞综合征最初用于描述 MHC Ⅰ表达缺陷，但 MHC Ⅱ的表达未描述。目前经常用裸细胞综合征Ⅰ和Ⅱ型来表示 MHC Ⅰ和 MHC Ⅱ缺陷。

　　【发病机制】

　　MHC Ⅱ是异源二聚体（α/β）跨膜糖蛋白，在人类有 3 个同种型：HLA-DR、HLA-DQ、HLA-DP，每一个由不同的 α/β 链组成，编码 3 个同种型的基因均位于 6 号染色体短臂（6p）的 D 区。MHC Ⅱ分子的功能为呈递肽链至 $CD4^+T$ 细胞上的 TCR 受体。MHC Ⅱ-肽链与 TCR 组成复合体是获得性免疫系统发生、活化、调节的关键步骤。胸腺内上皮细胞和骨髓来源细胞对 MHC Ⅱ-肽链复合体的识别对阳性和阴性选择至关重要。$CD4^+T$ 细胞抗原特异性的免疫反应的触发、增强和调节需要 TCR 与抗原呈递细胞表面的 MHC Ⅱ-肽链的相互作用。外周 $CD4^+T$ 细胞的寿命受表达 MHC Ⅱ分子的细胞相互作用影响。基础 MHC Ⅱ表达通常限于免疫系统的少部分细胞，如骨髓来源的抗原呈递细胞、B 细胞和单核/巨噬系统细胞、胸腺上皮细胞、活化的 T 细胞。IFN-γ 是 MHC Ⅱ表达的强力诱导剂。TGF-β、IFN-β、TNF-α、IL-6、不同病原感染和某些药物可减弱或阻断 IFN-γ 诱导的 MHC Ⅱ表达。

　　基础和诱导的 MHC Ⅱ表达在转录水平受到调节，通过高度保守的调节区域，该区域位于转录起始位点上游首个 150bp 处。启动子近处的调节区域包括 4 个顺式活化单元，被称为 S（也被称为 W 或 Z）、X、X2 和 Y 盒子。这 4 个单元在序列、方向、顺序和空间位置均高度保守，功能上作为一个综合的 MHC Ⅱ调节模块。该类似模块对 MHC Ⅰ和 β2 微球蛋白的表达影响程度小。调节因子 X（regulatory factor X，RFX）是广泛表达的异源核复合体，与 X 盒子结合。Y 盒子结合的复合体 NF-Y 是一个 CCAAT 结合蛋白，是异源三聚体转录因子，包括 NF-YA、NF-YB、NF-YC。X2 盒子结合的复合体 X2BP 是一种核转录因子，含有 CREB。RFX 与 X2BP 和 NF-Y 相互结合形成稳定的蛋白 DNA 复合体，为启动子活性所必需。除了 RFX 复合体，另一个蛋白 MHC Ⅱ转活化子（class Ⅱ transactivator，C Ⅱ TA）

对 MHC Ⅱ 分子表达至关重要,是非 DNA 结合的转活化子,是 MHC Ⅱ 基因表达的主要调节子。

【分子特征】

体外细胞融合实验将患儿分为 4 个不同互补组。用体外 DNA 结合实验,DNase Ⅰ 高度敏感性位点绘图和体内指纹实验揭示存在 2 个明显不同的生化表型。B、C、D 互补组患儿表现 RFX 结合活性缺陷,DNase Ⅰ 高度敏感性位点缺失和裸的启动子。

A 组基因为 *C Ⅱ TA*,被严密调节,几个不同的不相互依赖的启动子控制 *C Ⅱ TA* 基因转录。启动子的不同活性最终决定细胞型特异性和 *MHC Ⅱ* 基因表达的调节。B 组基因为 *RFXANP*,编码的蛋白包含羧基端 3 个锚蛋白重复的蛋白 - 蛋白相互作用结构域。所有突变影响锚蛋白重复结构域的完整性。2 个纯合突变受累男孩未行骨髓移植分别存活至 14 岁和 22 岁。C 组基因为 *RFX5*,特征为一个 75~77 位氨基酸片段,编码 DNA 结合结构域。通过羧基端结构域,参与 RFX 复合体和 NF-Y 复合体的相互作用。*MHC Ⅱ* 基因的反式激活依赖于 RFX5 的羧基端,后者也与 C Ⅱ TA 相互作用。D 组基因为 *RFXAP*,原始序列包括一个酸性区,一个富谷氨酰胺区和一个可能的双核定位信号,分别与 RFX5 和 RFXANP 相关,在二者间起桥连作用,通过此桥连作用 RFXAP 使 RFX 复合体与 X1 盒子正确接触。大部分突变位于剪接区,导致阅读框移位,产生严重截断或缺失的蛋白表达。然而,也有轻的突变导致轻的临床症状。双胞胎兄弟(KEN 和 KER)表现不典型、严重度轻的 MHC Ⅱ 缺陷。EBV-BCL 中 *DRB*、*DQB*、*DPA* 基因沉默,*DRA*、*DQA*、*DPB* 基因表达。在单核细胞,DRB、DQB、DPA 有一定量表达。几例其他不典型患儿也有报道,包括 A 组中 3 个家系中 5 例患儿,B 组中 3 例患儿和 2 例未分类患儿。

【临床表现】

来自 57 个非相关家庭的 70 例患儿被报道,大部分属于北非后裔(阿尔及利亚、突尼斯、摩洛哥),其他患儿种族背景不同,包括西班牙、意大利、土耳其、法国、荷兰、美国、以色列、沙特阿拉伯和巴基斯坦。诊断中位年龄 24 个月(1 个月~8 岁)。首次感染平均时间 4.5 个月(2~12 个月)。患儿表现为反复胃肠道、肺、上呼吸道、泌尿道感染和败血症。患儿易出现细菌、真菌、病毒和原虫感染。最常见的细菌包括铜绿假单胞菌、沙门菌、链球菌、葡萄球菌、嗜血杆菌和变形杆菌。23 例患儿有严重持续病毒感染,最常见包括巨细胞病毒、肠道病毒、腺病毒和单纯疱疹病毒。8 例患儿出现侵袭性念珠菌感染。22 例患儿接种卡介苗,1 例出现局部感染。

几乎所有患儿均出现严重肠道感染所致的迁延性腹泻、吸收不良及不生长。不同的细菌被分离培养阳性。25 例有念珠菌感染的证据。3 例分离有蓝氏贾第鞭毛虫。4 例有隐孢子虫定植。经常肝脏受累,如肝大或肝酶升高或二者均有。大部分是短时的,提示病毒性肝炎。血、尿、便中可检测到不同病毒。其他肝损伤因素包括肝毒性药物和肠道外静脉营养。进展性肝病危险性增高。10 例患儿有胆道病的证据,如 γ- 谷氨酰胺转移酶和 5- 核苷酸酶升高。4 例出现硬化性胆管炎,3/4 与隐孢子虫相关,但其他病原也可能参与继发硬化性胆管炎的发病。3 例出现细菌性胆管炎(铜绿假单胞菌、肠球菌、链球菌)。大部分严重肝病和门脉纤维化见于 10 岁以上患儿。

所有患儿均具有反复支气管肺感染(图 2-2-14A1~4),包括病毒(巨细胞病毒、呼吸道合胞病毒、肠道病毒)、卡氏肺孢菌、念珠菌、链球菌、嗜血杆菌、葡萄球菌、铜绿假单胞菌、变形杆菌。

神经系统特征源于病毒感染。4 例死于病毒性脑膜脑炎,2 例移植后出现爆发肠道病毒感染,1 例死于播散性单纯疱疹病毒感染,2 例死于可能病毒来源的进展性脑炎。

血液特征为中性粒细胞减少和自身免疫现象。2 例有自身免疫性溶血性贫血。

3 例患儿移植前有皮疹,病理示 T 淋巴细胞浸润,MHC Ⅱ 染色阴性,1 例病理组织人类疱疹病毒 -6 PCR 阳性,3 例患儿均有播散性疱疹病毒感染证据(人类疱疹病毒 -6,巨细胞病毒)。

【实验室检查】

循环 T、B 细胞数目正常,但 CD4$^+$T 细胞计数下降,原始 CD4$^+$T 细胞比例可变地降低。1/3 患儿 CD8$^+$T 细胞数目下降。

患儿不出现 T 细胞介导的体内免疫反应,如迟发型皮肤超敏反应缺失。患儿 T 细胞体外不能被既往暴露的抗原活化。在混合淋巴细胞反应中刺激 HLA- 非相合的淋巴细胞能力降低。针对 PHA 和抗原(破伤风毒素、巨细胞病毒、纯蛋白衍生物、念珠菌)的淋巴细胞增殖缺陷。

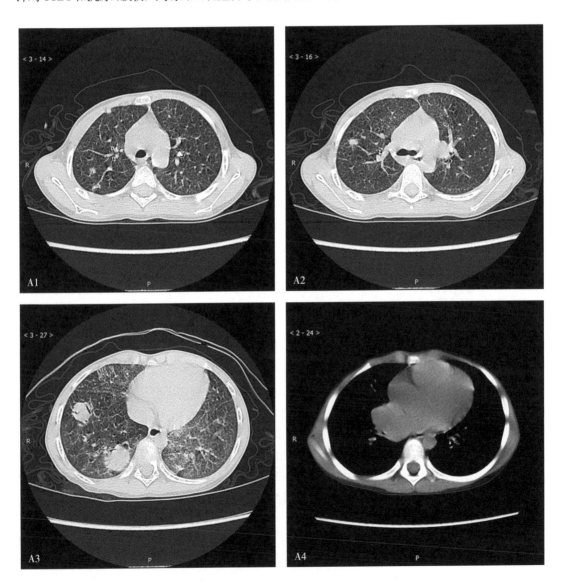

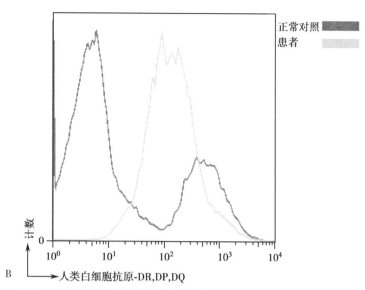

图 2-2-14 CIITA 缺陷患儿肺 CT 表现、MHC Ⅱ 流式表达结果

A1~4：肺 CT 示两肺弥漫分布颗粒样及网条样阴影、小条絮样阴影，右肺下叶多处大小不等团絮样高密度影，右肺门下极淋巴结肿大、融合；B：患儿 MHC Ⅱ 流式细胞表达示略降低

（MHC Ⅱ 流式表达检测来自于笔者医院免疫室的友情支持）

患儿 7 岁 2 个月，男。间断发热、咳嗽 7 个月余。8 个月前因发热、咳嗽 1 周，发现肺内球形病灶，按曲霉菌肺炎口服伏立康唑 5 个月。支气管肺泡灌洗液（BALF）找到芽生孢子，培养阴性。既往患肺炎 4~5 次，有鼻窦炎、中耳炎病史。母亲 G_1P_1，女孩，1 岁时接种（风疹，水痘）1 周后全身起皮疹，CD4 3%，后夭折。WBC 5.92×10^9/L，N 2.68×10^9/L，L 2.09×10^9/L，Hb 111g/L，PLT 235×10^9/L。CD3 67.3%，CD4 9.1%，CD8 24.1%，B 6.3%，NK 24.1%。IgG 28.60g/L，IgA 2.70g/L，IgM 3.27g/L。原始 CD4 0.8%（2/μl）。后反复住院治疗肺部感染。持续 EBV-DNA 阳性。患儿待移植过程中夭折于反复重症真菌性肺炎。二代测序示 CⅡTA 基因复合杂合的 S117R/A803V 突变

9/30 患儿具有全低丙种球蛋白血症，12/30 例具有 1 个或 2 个类别免疫球蛋白降低。21 例明确病原（单纯疱疹病毒、巨细胞病毒、腺病毒、肠道病毒）感染患儿中，18 例无抗体增加，3 例具有有意义的抗巨细胞病毒抗体滴度。21 例可检测到同簇血凝素，16 例滴度<1∶16，5 例滴度 ≥1∶16。4 例患儿自身抗体阳性。17 例患儿单核细胞 β_2-m 表达<90%，随时间波动。MHC Ⅰ 表达浓度不同程度降低。

基础和诱导的 MHC Ⅱ 表达均缺陷，偶有患儿出现弱的残余 MHC Ⅱ 表达。5 例不典型患儿 B 细胞和单核细胞有残存的 MHC Ⅱ 表达，高达 17% 的细胞 MHC Ⅱ 阳性（图 2-2-14B），随时间波动。MHC Ⅱ 分子浓度明显降低。1 例患儿 B 细胞、单核细胞和 PHA 活化的 T 细胞有弱的 MHC Ⅱ 表达，其一个兄弟 MHC Ⅱ 表达缺陷。

【鉴别诊断】

1. HIV 感染 人类免疫缺陷病毒（HIV）经胎盘、血液或性传播，潜伏期时间长，CD4+T 细胞明显降低，机会性病原感染多见，患儿有 HIV 病原感染证据，MHC Ⅱ 的细胞表达正常。

2. 小肠淋巴管扩张症 腹泻常见，伴低白蛋白血症，感染不多见，免疫球蛋白和 CD4+T

细胞可降低,淋巴细胞可降低。内镜下可见扩张的淋巴管。核素扫描或淋巴管造影示异常。MHC Ⅱ的细胞表达正常。淋巴增殖正常。

3. **传染性单核细胞增多症**　人类 B 细胞是 EBV 病毒的适宜宿主细胞。宿主 CD8$^+$T 细胞通过细胞毒作用杀灭 EBV 感染的 B 细胞。相对的 CD4$^+$T 细胞的比例降低,同时伴 B 细胞的比例降低。但由于淋巴细胞绝对计数升高,CD4$^+$T 细胞的绝对计数正常。MHC Ⅱ的细胞表达正常。

【治疗及预后】

治疗原则同重症联合免疫缺陷病。移植是唯一可能的根治方法。HLA 相合供者移植存活率 40%,HLA 不相合供者移植存活率 20%。大部分患儿于儿童早期死亡,很少有患儿能活到青春期。一组数据显示 16/30 例未移植者,6 例死于感染并发症,平均死亡年龄 4 岁(6 个月~16 岁),5 例生后头 2 年死于暴发性病毒感染,1 例 16 岁死于肝衰竭和败血症。另一组数据显示 8/10 例死亡(6 个月~17.5 岁,中位年龄 8 个月),6 例死于暴发性病毒感染(副流感病毒Ⅲ、腺病毒、巨细胞病毒、人类疱疹病毒 -6、肠道病毒脑膜炎),其中 3 例出现于骨髓移植后,1 例出现暴发性念珠菌病,1 例死于移植后肺急性 GVHD。开展新生儿足跟血 TREC 筛查,可早期诊断患儿,早期治疗会改善预后。

九、MHC Ⅰ缺陷

【概述】

裸细胞综合征Ⅰ型特征是细胞表面 MHC Ⅰ缺乏,大部分病例是由肽链处理相关的跨膜转运复合体(TAP)缺陷引起。患儿于儿童晚期出现呼吸道细菌感染,伴肺的慢性细菌定植,进展为肺组织破坏,出现支气管扩张,最终出现呼吸功能不全。可伴有皮肤受累,如慢性溃疡和血管炎。患儿 CD8$^+$T 细胞降低,NK 细胞活性缺乏。

【发病机制】

MHC Ⅰ具有双重功能,呈递细胞内抗原肽到细胞毒 T 细胞,调节表达结合 MHC Ⅰ受体的细胞活性,如 NK 细胞和 γδT 细胞。肿瘤或病毒感染细胞表面不表达 MHC Ⅰ使其更易于被 NK 细胞和 γδT 细胞溶解。MHC Ⅰ将肽链呈递给 CD8$^+$T 细胞,这些肽链来自细胞质蛋白水解的降解,然后通过 TAP 移入内质网与 MHC Ⅰ相关。MHC Ⅰ/肽链复合体的组合出现于内质网,被各种伴侣分子辅助,这个多分子单元被命名为肽链负载复合体(peptide loading complex,PLC)。PLC 包括 TAP 复合体、内质网蛋白 57kDa(ERp57)、内质网腔钙缓冲伴侣(calreticulin)和 TAP 相关糖蛋白(Tapasin)。新合成的 MHC Ⅰ重链进入内质网与免疫球蛋白重链结合蛋白(immunoglobulin heavy-chain-binding protein,BiP)和内质网膜伴侣成分(Calnexin)结合,这些伴侣的结合早于并促进与 β$_2$ 微球蛋白(β$_2$-m)相关。之后重链 /β$_2$-m 复合体与 Calnexin 分离,在与 TAP 相互作用前结合其他伴侣,如 Calreticulin 和 ERp57。Calreticulin 维持 MHC Ⅰ重链 /β$_2$-m 复合体处于溶解状态和促进可接受肽链的 MHC Ⅰ构象。ERp75 参与 MHC Ⅰ双螺旋的形成。Tapasin 与 TAP 亚单位的氨基端部分作用,至少具有三个功能:①稳定 TAP1/TAP2 异源二聚体;②桥连 MHC Ⅰ到 TAP 复合体;③促进抗原肽的负载。TAP 是异源性二聚体,由位于 MHC Ⅱ区域的同源的 TAP1 和 TAP2 肽链组成。

鼠或人 TAP 阴性细胞具有相似的表型:①不能呈递细胞内抗原至 HLA-I 限制的细胞毒

性 T 细胞(cytotoxic T lymphocyte,CTL),尽管能够呈递合成的肽链。②新合成的 HLA-I 分子不稳定,细胞溶解后,失去了构象特异抗体可检测的构象。添加肽链配体至整个细胞或细胞溶解物可稳定 MHC I 分子折叠的构象。从这些细胞的表型分析得出 2 个结论:① HLA-I/β_2-m 复合体稳定性依赖于 HLA-I 分子结合位点的肽链配体的占用。HLA-I 三维结晶结构显示肽链深陷于抗原结合槽内。②内质网腔内缺乏 HLA-I 结合的肽链导致 HLA-I 分子组合的细胞表面表达降低。在缺乏 TAP 的突变细胞系,大部分 β_2-m-HLA-I 重链复合体不能获得肽链,这种空的复合体在生理体温下不稳定,大部分 HLA-I 重链保持非唾液酸化,不能有效转入高尔基体,少许肽链 - 自由 HLA-I 分子到达细胞表面,在此可被外源的 HLA-I- 特异的肽链稳定。β_2-m、TAP1、Tapasin 和 ERp57 具有敲除动物模型:β_2-m 缺陷鼠 CD8$^+$T 细胞的 HLA-I 表达降低最明显。TAP1 缺陷鼠 CD8$^+$T 细胞 HLA-I 表达 20 倍降低,而 Tapasin 缺陷鼠 CD8$^+$T 细胞 HLA-I 表达 4 倍降低。TAP1 缺陷鼠不能增加 CD8$^+$T 细胞对多种病毒的反应,包括流感病毒、重组的牛痘病毒和葡萄球菌口炎病毒。

β_2-m 通常被几个经典和非经典 MHC I 家族蛋白成员的有效表达和功能所需,MHC I 家族蛋白成员为异源二聚体,包括 β_2-m 和一个不同的 α 链,大约 43kDa,包括新生儿 Fc 受体(neonatal Fc receptor,FcRn)、CD1、遗传性血色沉着病基因(hereditary hemochromatosis,HFE)和 MHC I。FcRn 是由非经典的 MHC I α 链和 β_2-m 组成的异源二聚体,与被机体很多细胞连续摄取后的血清最丰富的蛋白结合(IgG 和白蛋白)。FcRn 在低 pH 的酸性的内体内以高亲和力与 IgG 和白蛋白 2 个配体结合,在细胞表面生理 pH 下释放配体,配体参与循环,从而避免被溶酶体降解,这种 FcRn 介导的再循环解释了 IgG、白蛋白的独一无二的长半衰期和直接浓度代谢效应。

【分子特征】

TAP1 和 TAP2 蛋白相关形成复合体。功能性 TAP 蛋白是异源二聚体,具有 2 个跨膜和 2 个 ATP 结合结构域。每一个 TAP 亚单位包括一个核心结构域伴 6 个跨膜区和一个 ATP 结合结构域。4 个和 3 个跨膜螺旋分别位于 TAP1 和 TAP2 的氨基端。人类 *TAP1* 基因编码一个 808 位氨基酸的蛋白。TAP 肽链转运是基质特异和 ATP 依赖的,转运的肽链最高可达 40 个氨基酸长度,只有最理想长度的肽链可与 MHC I 分子结合。*HLA* 基因型通常是纯合的(尽管可能有例外),父母通常是表兄妹,至今 14 例患儿被报道。5 例 TAP1,8 例 TAP2 缺陷,最后 1 例原因不清。所有突变均在跨膜亚单位之一产生一个不成熟的终止密码子,或在细胞质的催化部分,因此 TAP 复合体是无功能的。*TAP1* 突变会导致 TAP2 蛋白不稳定。编码 TAP 亚单位的基因位于 6 号染色体的 *HLA II* 基因簇,具有多态性。*TAP1* 等位基因在 2 个编码区有差异(333I/V、637D/G),*TAP2* 等位基因替代位点已被鉴定(379V/I、585A/T、665T/A、687Q/stop)。TAP1 和 TAP2 在 ATP 结合结构域具有 61% 的同源性,在疏水结构域具有 30% 同源性。*TAP1* 和 *TAP2* 不同等位基因在功能上无差异。

Tapasin 是 48kDa 跨膜蛋白,具有 2 个免疫球蛋白样结构域和内质网滞留模体,基因位于 HLA 区域,仅有 1 例无症状的患儿被报道,由于 Alu 重复导致的外显子 4 缺失。完整的 2 个 *TAPASIN* 基因内含子具有多个 Alu 重复家族序列,使易于出现 Alu 介导的重组。

β_2-m 的 α 螺旋信号序列位于疏水的核心,进化上保守的丙氨酸变为脯氨酸,损伤信号肽的功能,依赖于序列中的位置。丙氨酸变为脯氨酸不影响 α 螺旋的净电荷和疏水性,但由于 α 螺旋的打开特性影响二级结构,导致与信号识别蛋白相互作用受损和细胞质内质网膜插入异常。纯合 *β2m* 内含子 1 的 c.67+1G>T 见于另一家系,剪接位点预测软件预测启动外显子 1 下游 4 个核苷酸处的潜在剪接位点,导致阅读框偏移和 104bp 后外显子 2 的提前终止。外显子 1 的转录严重降低提示无义突变介导的 mRNA 衰退。

【临床表现】

经过 4~7 年潜伏期,患儿开始表现反复快速慢性上呼吸道细菌感染(化脓性鼻炎、全鼻窦炎、中耳炎),鼻息肉常见。几年后,感染延及下呼吸道(支气管炎、细支气管炎、细菌性肺炎、支气管扩张)。病原通常为流感嗜血杆菌,肺炎双球菌、金黄色葡萄球菌、肺炎克雷伯菌、大肠埃希菌和铜绿假单胞菌。慢性细菌感染和支气管扩张可进展导致呼吸衰竭和死亡。视网膜及肺的弓形虫病有报道。

皮肤特征可始于儿童(2 例)或成人(5 例),是坏死性肉芽肿损伤,开始为小的脓肿或皮下结节,进展性扩大和变为溃疡,通常非对称分布于下肢,1 例患儿也累及手,愈合缓慢,演变为色素沉着的瘢痕。4 例出现面部损伤,位于鼻或鼻周,极度破坏性伴鼻中隔穿孔和鼻软骨完全破坏,类似于致死性的中线肉芽肿。1 例皮肤受累患儿不具有反复呼吸道感染。坏死性肉芽肿炎症可见于皮肤和上气道病理,但不见于肺组织病理。TAP 缺陷患儿肉芽肿损伤的愈合非常困难。

中枢神经系统感染出现于 2 例患儿(脑脊髓炎、脑脓肿)和另 1 例患儿的兄弟。2 例患儿同时出现多关节炎和继发于感染或药物的白细胞破碎性皮肤血管炎。

不典型 MHC Ⅰ 缺陷亦有报道。2 例成人兄妹,TAP2 缺陷,MHC Ⅰ 呈 10 倍降低。哥哥在 43 岁时出现下肢局限皮疹,诊断 TAP 缺陷后 1 年自然消退。30 岁的妹妹无症状。无症状的 Tapasin 缺陷见于 1 例 54 岁女性,具有原发慢性肾小球肾炎和带状疱疹病毒感染,胃和结肠息肉。

尽管 MHC Ⅰ 介导的病毒抗原呈递至细胞毒 T 细胞缺陷,患儿不表现出严重的病毒感染,可能由于其他有效的抗病毒防御机制如抗体,非 MHC Ⅰ 限制的细胞毒效应细胞和 CD8$^+$T 细胞对 T 细胞非依赖抗原的反应。

【实验室检查】

患儿通常由于血清配型失败获得诊断。流式细胞分析示细胞表面 HLA-I 表达明显降低(90%~99% 降低)。神经氨酸酶处理不能改变 HLA-I 类缺陷细胞的诱导的电场(induced electric field,IEF)迁移方式,说明 HLA-I 重链非唾液酸化。唾液酸化缺陷提示 HLA-I 类分子不能到达远处的高尔基体而被阻断在上游空间。

HLA 配型如果是纯合的,缺陷可能与 6 号染色体有关,因为 TAP 或 Tapasin 缺陷是常染色体隐性遗传。如果不是,可以设想一个转录和条件性缺陷,通过活化 T 细胞(PHA、IL-2、同种异体饲养细胞)和进一步用炎症细胞因子刺激,可强力上调 HLA-I 表达。如果在这些情况下不出现有意义 HLA-I 上调表达,可通过生化的方法检测细胞内 HLA-I 分子:^{35}C 脉冲追踪代谢标记,用抗 HLA-I 抗体免疫沉淀,免疫沉淀内切糖苷酶 H 处理后用 SDS 聚丙烯酰胺凝胶电泳分离,可以提示:①新合成的 HLA-I 重链是否受累;②是否与 β₂-m 相关;③是否是唾液酸化的(保留内切糖苷酶 H 敏感性)。事实上,空的 HLA-I 分子不能到达高尔基体被唾液酸化,而是留在内质网且不稳定。

CD8$^+$T 细胞比例(正常 30%)可变,从重度或轻度降低(7%~20%)到正常或升高(1 例患儿 88%)。同一患儿反复测定会反映非常不同的值。TAP 缺陷患儿 TCRαβ$^+$CD8T 细胞相对和绝对计数降低。TAP 缺陷患儿显示正常的迟发型皮肤超敏反应。外周血单个核细胞（peripheral blood mononuclear cell，PBMC）对丝裂原和同种异体抗原反应正常或亚正常。混合淋巴细胞培养正常。皮肤病理提示真皮中巨噬细胞和淋巴细胞浸润，淋巴细胞大部分是 NK 细胞，少部分是 $TCR\gamma\delta^+T$ 细胞。

患儿静止的 TAP 阴性 NK 细胞对 NK 标靶 HLA-I 阴性 K562 细胞不具有细胞毒性，但可介导弱的抗体依赖的细胞毒活性。体外经 IL-2 或 IL-12 活化，这些 NK 细胞可杀死 K562 细胞，但不是其他 HLA-I 阴性细胞如 Daudi 或 721.221 细胞。TAP 缺陷 NK 细胞被 EBV-B 细胞和 IL-2 刺激，具有与 TAP 阳性 NK 细胞同样的细胞毒性，尽管效率低，尤其可杀死自身的类淋巴母 B 细胞和成纤维细胞。活化的 TAP 阴性 NK 细胞不能杀伤自体的淋巴母 T 细胞，可能与抑制性受体过度表达有关。自身反应性 $\gamma\delta T$ 细胞见于 TAP 缺陷患儿，可能参与真皮局部损伤。在一些患儿，识别 TAP 非依赖病毒抗原的 $TCR\alpha\beta^+CD8^+T$ 细胞克隆可被分离出来。存在 $CD8^+T$ 细胞的同种异体的细胞毒活性，由 $TCR\alpha\beta^+CD8^+T$ 细胞介导。TAP 缺陷患儿 iNKT 频率位于正常范围。

β_2-m 缺陷患儿可溶性的 β_2-m 检测不到（<0.22mg/L），可溶性的血清 HLA 浓度也非常低，<0.2% 正常值。血清铁、总铁结合力、转铁蛋白饱和度和铁蛋白均正常。β_2-m 缺陷患儿具有严重的低白蛋白和低 IgG，但 IgA、IgM 水平正常。丙种球蛋白替代后 2 周 IgG 水平即降低至谷水平。MHC Ⅰ重链在内质网积聚，不被转运至细胞表面，因此 MHC Ⅰ重链在细胞内可检测到，而非细胞表面。在规律的 $CD8^+T$ 细胞缺陷情况下，浸润的细胞包括自身反应性 NK 和 $CD8^+\gamma\delta T$ 细胞。$CD8^+\gamma\delta T$ 细胞可脱颗粒，但不能杀伤同种异体靶细胞。在多态的 MHC Ⅰ分子缺陷下，无同种异体反应的 T 细胞前体产生。NK 细胞不脱颗粒和溶解 MHC Ⅰ阴性的靶细胞。单核细胞来源的树突状细胞 CD1a、CD1b、CD1c 表面表达缺失。患儿缺乏经典的 CD1d 依赖的 iNKT。

【鉴别诊断】

1. **慢性肉芽肿病**　由于中性粒细胞呼吸爆发缺陷，患儿于儿童早期出现反复细菌、真菌、分枝杆菌感染，在炎症部位出现肉芽肿。除皮肤感染或炎症外，肉芽肿表现明显（肺、肝、脾、淋巴结等）。支气管内膜炎症导致支气管扩张不常见。

2. **常见变异型免疫缺陷病**　成人起病，反复呼吸道感染，低丙种球蛋白血症，蛋白抗体反应缺陷。通常不具有典型的 MHC Ⅰ缺陷伴发的皮肤损伤。

3. **致死性中线肉芽肿**　是面中部坏死性损伤，特征为上呼吸道和消化道的破坏性黏膜损伤。大部分为 NK/T 淋巴瘤。支气管扩张不是致死性中线肉芽肿的特征。

4. **韦氏肉芽肿病**　ANCA 相关的血管炎，尤其与 PR3-c-ANCA 相关。除了上呼吸道，喉、气管、支气管、肺和肾受累多见。支气管扩张不是韦氏肉芽肿病的特征。

5. **结节病**　是系统性肉芽肿疾病，特征为非干酪性肉芽肿，肺部受累多见。至今病因不明。多器官受累是常见特征。25% 患儿皮肤受累。激素治疗有效。

6. **分枝杆菌感染**　通常为系统性感染的一部分，有其他部位感染的证据。病理示干酪样肉芽肿。可在损伤部位找到病原学证据。

7. **囊性纤维化**　常染色体隐性遗传所致的氯离子通道功能障碍，导致呼吸道黏膜病原清除能力下降。可伴有胰腺外分泌功能不全，胰腺脂肪化。通常起病早，不伴有皮肤损害。汗液氯离子浓度明显升高。

8. 原发性纤毛运动障碍　先天性纤毛发育异常导致功能障碍,不能有效清除呼吸道病原。可伴有听力损伤,脑积水。成年男性可有不育。通常起病早,不伴有皮肤损害。纤毛的电镜检查可发现结构异常。

【治疗及预后】

主要治疗目标是早期识别,呼吸道感染的积极治疗和支气管扩张的预防。因此治疗原则同囊性纤维化。对于肺炎的严重发作,在抗生素基础上辅以丙种球蛋白对一些患儿可能有效。尽量避免早期病毒感染。建议接种呼吸道病原疫苗。一旦呼吸道病原植入,治疗包括抗生素和胸部物理治疗。小剂量红霉素对 1 例有效。不推荐外科治疗慢性鼻窦炎。皮肤损伤治疗着重促进愈合和降低细菌定植。补骨脂素和紫外线对 2 例患儿短时有效。IFN-α(2 例)和 IFNγ(1 例)免疫调节导致皮肤损害进展和严重副作用,应尽量避免。免疫抑制治疗效果差,包括激素和 / 或环磷酰胺、甲氨蝶呤、硫唑嘌呤或环孢菌素。

由于 HLA-I 广泛表达于有核细胞,基因治疗技术上不可行。如果肺或气管组织损伤主要由于自身反应性和 TCRγδ$^+$T 细胞所致,由于植入的 HLA-I 分子可抑制此类细胞,肺移植可能是一个选择。考虑骨髓移植,在 HLA-I 缺陷环境建立 HLA-I 阳性的血液系统,可出现由供者 NK 细胞介导的严重 GVHD。

患儿通常能存活至成年。2 例 TAP 缺陷患儿分别于 36 岁和 23 岁死于呼吸衰竭。2 例 TAP 缺陷患儿的具有明确相同症状的兄弟分别于 20 岁和 22 岁夭折。3 例 β$_2$-m 缺陷患儿同胞生命早期夭折。

十、伴无功能 T 淋巴细胞的联合免疫缺陷病

(一) LCK 缺陷

淋巴细胞特异的蛋白酪氨酸激酶(LCK)持续与 CD4 和 CD8 的细胞质尾部相关联,通过磷酸化 CD3 细胞质亚单位和 ZAP70 的免疫受体酪氨酸活化模体来启动 TCR 信号过程。这些事件促发下游信号分子的磷酸化,如 T 细胞活化连接子(linker for activation of T cells,LAT)、76kDa 的含有 SH2 结构域的白细胞蛋白(Src homology 2(SH2)domain-containing leukocyte protein of 76kDa,SLP-76)。在 T 细胞发育过程中,LCK 在 pre-TCR 和 TCR 信号的衔接中起重要作用。

Hauck 于 2012 年报道 1 例患儿具有反复感染,不生长,免疫失调节(结节样皮肤损伤、关节炎、视网膜血管炎和自身免疫性血小板减少)。该患儿具有 LCK 基因来自于单亲二体的纯合错义 c.1022T>C 突变(p.L341P)。

实验室发现为严重 CD4$^+$T 淋巴细胞减少伴寡克隆 TCRαβ$^+$T 细胞,中枢记忆 CD4$^+$T(CD45RO$^+$CCR7$^+$)细胞比例增加,耗竭的 T 效应记忆(CD45RA$^+$CDD27$^-$CD62L$^-$,T$_{EMRA}$)CD8$^+$T 细胞增加。循环 CD3$^+$T 细胞表达 CD4、CD8 明显降低。针对抗 -CD3,PHA,免疫抗原的增殖反应缺陷,但针对 PMA 的增殖反应正常,提示 T 细胞活化的近端缺陷。CD3 刺激后,CD3ζ、ZAP-70、LAT、SLP-76 和磷脂酶 C-γ1(PLC-γ1)磷酸化明显降低,钙移动缺失。临床自身免疫特征与血清 IgM 升高、抗核抗体、抗双链 DNA 抗体、类风湿因子和调节性 T 细胞降低有关。患儿 T 淋巴母细胞活化诱导的细胞凋亡降低。

(二) UNC119 缺陷

非协同蛋白 119(uncoordinated 119,UNC119)是一种伴侣分子,参与酰胺化蛋白的转

运和定位于特异亚细胞膜位置。在 T 细胞,UNC119A 与 Lck、Fyn 相互作用,后两者是与 TCR 相关的 src 酪氨酸激酶。与 src 激酶结合后,UNC119A 诱导 src 自磷酸化和激酶活性。UNC119A 调节 Lck 细胞内转运至细胞膜。UNC119A 调节肌球蛋白 5B 的募集和内体上多蛋白复合物的形成。

Gorska&Alam 于 2012 年报道 1 例成人患者具有 *UNC119* 氨基端的杂合负显性错义突变。患者具有反复呼吸道感染,多次发作的带状疱疹,慢性真菌感染和特发的 CD4$^+$T 淋巴细胞减少。对丝裂原和抗原的体外增殖反应明显降低。Lck 被隔离于内体,细胞表面很少表达。突变的 UNC119A 表达于原代 CD4$^+$T 淋巴细胞和 Jurkat 细胞来阻断 Lck 的活化。

(三) RhoH 缺陷

RhoH 是血细胞特异的非典型的小的鸟苷三磷酸酶(GTPase),与 GTP 结合但缺乏酶活性。羧基端的 CAAX 盒子是脂质修饰位点结构域,使分子定位于细胞膜。RhoH 在 T 细胞和肥大细胞活化中起重要作用。尤其在 TCR 介导的活化后,RhoH 在两个 ITAM 酪氨酸残基处磷酸化。磷酸化事件使 RhoH 与 ZAP-70 的 SH2 结构域结合。RhoH 也与 Lck、Csk 相互作用。TCR 配置后,在包含脂筏的洗涤剂可溶的膜成分中,RhoH 将 ZAP-70、Lck 募集到免疫突触处的 LAT 信号体处。TCR 刺激诱导 RhoH 转录下调,提示存在负反馈机制。RhoH 参与肥大细胞活化过程中 FcεR 介导的信号。RhoH 还参与细胞存活和增殖的调节。血液前体细胞过度表达 RhoH,通过其他 Rho/Rac GTPase 抑制 NF-κB、p38MAP 激酶活性,来诱导凋亡和抑制细胞增殖。

Crequer 于 2012 年报道 2 例成人同胞,患者表现为持续皮肤乳头瘤病毒感染、Burkitt 淋巴瘤、牛皮癣样皮疹和肺肉芽肿。原始 CD4$^+$T 细胞数目明显降低,缺乏胸腺新近输出。TCRVB 谱呈限制性。体外抗 -CD3 增殖反应降低。患者 CD4$^+$T 和 CD8$^+$T 细胞表现为慢性活化和耗竭,如表达 CD224、CXCR1、CD57、颗粒 B 和穿孔素。相反,CD127 和 CD27 表达降低。

(四) ITK 缺陷

白介素 2 诱导的 T 细胞激酶(interleukin-2-inducible T cell kinase,ITK)是非受体的酪氨酸激酶 Tec 家族成员,表达于 T 细胞,与 TCR 刺激反应相关。ITK 具有普列克同源结构域(pleckstrin homology domain,PH),包含三个芳香族氨基酸残基苯丙氨酸 - 酪氨酸 - 苯丙氨酸(phenylalanine-tyrosine-phenylalanine,FYF),对 ITK 与磷脂酰肌醇三磷酸的相互作用、募集至细胞膜及细胞内信号至关重要。TCR 刺激后,ITK 促进最大的 PLC-γ1 活性和钙流动。尽管 ITK 不被 TCR 介导信号严格所需,其缺陷与主要信号分子活化受损有关,包括 PLC-γ1 和 ERK/MAPK。

Huck 于 2009 年报道两姐妹的 *ITK* 纯合错义突变位于 SH2 结构域,患儿表现为 EBV 驱动的淋巴增殖疾病和血细胞减少。年长姐姐出现 EBV 相关的霍奇金淋巴瘤。机会性感染高发如念珠菌病、BK 多瘤病毒感染和肺孢子虫病。之后,其他的患儿被报道。EBV 驱动的淋巴增殖经常表现为肺内结节和纵隔淋巴结肿大。患儿也易于出现其他疱疹病毒感染,尤其播散性巨细胞病毒感染和严重水痘。

实验室发现为进展性 T 细胞减少,尤其原始 CD4$^+$T 细胞减少明显,活化 / 记忆 T 细胞比例增加,抗 CD3 体外淋巴增殖缺陷。低丙种球蛋白血症进行性恶化。患儿 T 细胞表达高水平的脱中胚蛋白(eomesodermin)。NKT 细胞缺如。

(五) CARD11 缺陷

半胱天冬酶(cysteine aspartic acid specific protease, Caspase)募集结构域 11(recruitment domain 11, CARD11)是膜相关的鸟苷酸激酶家族成员,作为折叠蛋白促进巨分子复合物形成,该复合物参与 TCR、BCR 介导的信号和促进经典 NF-κB 信号通路活性。主要表达于造血细胞和淋巴组织如脾、胸腺和外周白细胞。抗原受体配置及 PLC-γ 活化后,磷脂酰肌醇二磷酸转换为肌醇三磷酸和二酰甘油。后者活化 B 细胞的蛋白激酶 C-β 和 T 细胞的 PKC-θ。PKC 磷酸化 CARD11 的连接区,诱导构象改变使 CARD11 与 BCL10 和 MALT1 相关。CARD11-BCL10-MALT1(CBM)复合体募集 TRAF6,TRAF6 活化 IκB 激酶复合体,IκB 激酶磷酸化抑制性的 IκBα,导致 IκBα 泛素化,使与 IκBα 结合的 NF-κB 亚单位被释放。NF-κB 二聚体进入细胞核,与靶基因一致序列结合介导转录。尤其 CARD11 与调节亚单位 IKK-γ(NEMO)结合,抗原受体刺激后调节其多泛素化。该修饰对 IKK 激酶活性至关重要。

CARD11 纯合的 1 377bp 基因组缺失(包括完整的外显子 21)突变见于 1 例 13 个月的女性婴儿,其表现为反复感染包括肺孢子虫病。家族 2 同胞儿童早期夭折。另一例 *CARD11* 纯合 c.2833C>T(p.Q945 *)婴儿 6 月龄出现肺孢子虫病,骨髓移植成功。

实验室发现为进展性全丙种球蛋白降低。外周 T、B 淋巴细胞数目正常,多克隆的 TCRVB 谱,TREC 正常。但 B 细胞不成熟,过渡 B 淋巴细胞增加。原始和过渡 B 淋巴细胞均表达低的 BAFF-R。循环 Treg 降低。对可溶性抗 CD3 的 T 细胞体外增殖缺如。PMA 和离子霉素刺激 T、B 淋巴细胞导致缺陷的 IκBα 降解,p65 磷酸化和核转移降低,细胞因子产生受损。PMA 和离子霉素或可溶性抗 CD3/CD28 活化 T 淋巴细胞产生 IL-2 减少,不能上调 ICOS、CD25、OX40 表达。抗 IgM 刺激 B 淋巴细胞导致 CD25 和细胞间黏附分子(intercellular adhesion molecule, ICAM)-1 表达降低。

生殖细胞杂合的 *CARD11* 功能获得性突变(E127G)引起 T、B 细胞异常。患儿表现为脾大和 B 细胞增多。免疫研究显示外周多克隆的晚期过渡 B 细胞增加,对 IgM 刺激 B 细胞体外增殖加强,循环 T、B 细胞内 P65 蛋白核转运增加。淋巴组织的组织病理学显示明显的原始滤泡,生发中心萎缩。患儿循环记忆 B 细胞降低,不能对多糖抗原产生抗体反应。患儿 B 淋巴细胞体外分化浆母细胞受损。

(六) MALT1 缺陷

黏膜相关组织淋巴瘤转位蛋白 1(mucosa-associated-tissue lymphoma-translocation gene 1, MALT1)是半胱天冬酶样的丝氨酸蛋白酶,在 CARD11-BCL10-MALT1 复合体中被募集,复合体包含 BCL10 和伴有卷曲螺旋结构 CARD 的一类折叠蛋白,如 CARD9、CARD10、CARD11。CBM 复合体活化 TRAF6,允许针对 TCR、BCR、一些 G 蛋白偶联受体和其他含有 ITAM 的受体的 NF-κB 信号活化。

Jabara 于 2013 年报道 *MALT1* 纯合失功能 c.266G>T(p.S89I)突变 1 家系 2 同胞,患儿表现为早发的细菌、病毒和念珠菌感染。T、B 细胞数目正常。原始和记忆 T 细胞分布正常。针对抗 CD3 和抗原的体外增殖明显降低。免疫球蛋白水平正常,但患儿不能产生针对破伤风毒素和肺炎双球菌的保护性抗体。同簇血凝素水平也降低。患儿的细胞经 PMA 和离子霉素刺激后不能诱导 IκBα 降解和促进 IL-2 产生。

(七) STIM1 和 ORAI1

Ca^{2+} 信号在多种细胞的活化和稳定中起重要作用,包括免疫系统的非兴奋细胞如 T、B、

NK、DC、肥大细胞。在 T 淋巴细胞,静息状态下,内质网中的 Ca^{2+} 浓度较细胞质中的 Ca^{2+} 浓度明显升高,细胞外环境中的 Ca^{2+} 浓度更高,因此在细胞外微环境、内质网和细胞质间形成 Ca^{2+} 梯度。TCR 刺激活化 Lck 和 ZAP70,允许 LAT 信号复合体形成和 PLC-γ1 活化。在 B 淋巴细胞,BCR 刺激导致 Syk 活化,包括 B 细胞连接转导子和 Bruton 酪氨酸激酶的信号复合体形成和 PLC-γ2 活化。PLC-γ 活化介导 PIP_2 形成 DAG 和 IP_3。后者与 IP_3 受体结合并打开内质网膜上的 IP_3 受体通道,引起内质网内储存的 Ca^{2+} 外流使内质网内 Ca^{2+} 浓度降低。STIM1 和 STIM2 是 Ca^{2+} 结合的内质网跨膜蛋白,能够感知内质网内储存的 Ca^{2+} 耗竭。在静息状态,STIM 蛋白弥漫分布于内质网膜。储存 Ca^{2+} 耗竭后,STIM 蛋白寡聚化。STIM 寡聚体转位到内质网浆膜近端,形成蛋白簇也被称为 STIM 尖点,允许与 ORAI1 分子的氨基端和羧基端结合,开放 Ca^{2+} 释放活化 Ca^{2+} 通道,允许细胞外微环境 Ca^{2+} 进入。ORAI 蛋白在细胞膜表面形成 CRAC 通道的孔,是具有四个跨膜结构域的蛋白,氨基端和羧基端均位于细胞质内。细胞内 Ca^{2+} 浓度增加启动下游信号通路活化,如 PKC、ERKs、NFAT、cAMP 反应因素结合、活化转录因子 2 和髓系 elf1- 样因子 2。最后,这些级联反应控制多个淋巴细胞过程,包括细胞增殖、分化、细胞毒和细胞因子产生。

ORAI1 和 *STIM1* 双位点的失功能突变患儿表现免疫缺陷、自身免疫、非进展肌病和其他免疫外特征。早发的细菌、真菌和病毒(尤其疱疹病毒)感染几乎一直存在。1 例患儿出现 HHV8 相关的 Kaposi 肉瘤。免疫失调节包括自身免疫性血细胞减少和淋巴增殖,更多见于 STIM1 缺陷患儿,但也见于 ORAI1 缺陷患儿。免疫外特征包括先天性肌病,外胚层发育不良,特征为无汗、牙釉质钙化缺陷和部分虹膜发育不良。

ORAI1 或 STIM1 损伤 NFAT 活化,引起很多 CD4、CD8 的细胞因子产生缺陷,包括 IL-2、IL-17、IFN-γ、TNF-α。回忆抗原引起的迟发反应缺陷。针对丝裂原或抗原的 T 细胞增殖明显缺陷。1 例 STIM1 缺陷患儿完全缺乏 NKT 细胞。一些 STIM1 缺陷患儿循环 $CD4^+CD25^+FOXP3^+$ 细胞数目降低。抗体反应缺陷见于一些患儿,心力衰竭未见报道,但需要长期随访。

(八) MAGT1 缺陷

Mg^{2+} 是真核细胞内最丰富的二价阳离子。细胞内大部分 Mg^{2+} 与 ATP 或其他分子结合,仅 1%~5% 呈游离状态。Mg^{2+} 是 ATP 的附因子,调节几种酶。*MAGT1* 编码 Mg^{2+} 转运蛋白 1(magnesium transporter protein 1,MAGT1)。MAGT1 选择性介导细胞膜 Mg^{2+} 转运,有两种异构体,细胞质内的尾部可能参与信号。MAGT1 也在细胞内信号中起重要作用,其扩大针对 PHA 的 T 淋巴细胞活化,但不是针对离子霉素,提示其参与膜近端的信号事件。MAGT1 缺陷患儿中 T 细胞信号缺陷证实 Mg^{2+} 在免疫系统中作为第二信使起重要作用。

MAGT1 缺陷患儿表现不可控的 EBV 感染,导致霍奇金淋巴瘤、非霍奇金淋巴瘤或 Burkitt 淋巴瘤。多克隆的 EBV 淋巴增殖病也见报道。也表现为其他病毒或细菌感染。

实验室发现显示 $CD4^+T$ 淋巴细胞减少,胸腺新近输出降低($CD4^+CD27^+CD45RO^-$ $CD31^+$)。女性携带者 T 淋巴细胞 X 染色体非随机灭活。通过抗 -CD3 刺激,T 淋巴细胞活化缺陷,如 CD25、CD69、CD96 表达上调受损,NFAT 和 NF-κB 核转移缺陷,增殖降低。针对 PMA 和离子霉素的 T 细胞活化正常。TCR 配置后,患儿 T 淋巴细胞 CD3ζ、ZAP70、LAT 磷酸化正常,相反,PLC-γ1 活化受损,IP_3 产生降低,Mg^{2+} 内流缺失,Ca^{2+} 内流严重受损。患儿体内可产生正常的获得性免疫反应。EBV 感染后,可产生 EBV 特异的记忆 $CD8^+T$ 细胞,但针对自身的 EBV 转化淋巴母细胞系的细胞毒缺陷。针对 K562 靶细胞的 NK 介导细胞毒受损。NK 和 CTL 细胞表面 NKG2D 表达明显降低。患儿 NK 细胞针对 NKG2D 配置细胞毒反应缺陷。患儿 NK 和 CTL 细胞与含 Mg^{2+} 介质培养可增加表面 NKG2D 的表达,细胞毒反应可部分被恢复。相反,补充外源 Mg^{2+} 不能挽救针对 TCR 刺激的 T 细胞活化。口服补充 Mg^{2+},患儿 CTL 细胞,NK 细胞 NKG2D 表达少量升高,EBV 感染的 B 淋巴细胞比例降低。停止口服 Mg^{2+},NKG2D 表达迅速下降,EBV 阳性的 B 淋巴细胞比例上升,提示长期治疗的必要性。

(九) MST1 缺陷

巨噬细胞刺激因子 1(macrophage stimulating 1,MST1),也被称为丝氨酸苏氨酸激酶 4(serine threonine kinase 4,STK4),最初描述见于果蝇,作为 Hippo 信号通路的一部分,控制细胞增殖和凋亡。小鼠研究显示 MST1 参与胸腺细胞输出,T 细胞黏附、移动、增殖和存活。双阳性胸腺细胞 MST1 表达水平低,单阳性胸腺细胞 MST1 表达上调,其中 MST1 被磷酸化,与 Ras 相关蛋白 -GTP- 结合因子(Rap1-GTP-binding factor,RAPL)以 1 : 1 形成复合体。TCR 或趋化因子诱导刺激后,MST1-RAPL 复合体被聚集至细胞的前导缘,允许白细胞功能相关分子 1(leukocyte function-associated molecule 1,LFA-1)聚集。

常染色体隐性 MST1 缺陷患儿表现为反复严重病毒和细菌感染,广泛的疣、传染性软疣、黏膜皮肤念珠菌病和自身免疫。还包括 EBV 驱动的淋巴增殖,心脏缺陷和间断中性粒细胞减少。报道的突变为纯合 *MST1* 基因 c.349C>T(p.R117 *);c.T1103del(369 *);c.442C>T(p.Arg148 *)。

实验室发现显示 T 淋巴细胞数目降低,尤其原始 $CD4^+T$、$CD8^+T$ 淋巴细胞降低。表达 CD45RA 的效应记忆(effector memory T cells,T_{EM})$CD8^+T$ 淋巴细胞($CD45RA^+CCR7^-CD27^-$,T_{EMRA})比例增加。TCRVB 谱呈寡克隆性。由于凋亡增加和不正常的细胞周期进展,针对丝裂原和抗原的体外淋巴增殖明显降低。患儿 T 淋巴细胞叉头框 O(Foxhead box O 1 and 3a,FOXO1 and FOXO3a)表达缺陷,表达 CD127(IL-7Rα)、抗凋亡蛋白 B 细胞淋巴瘤 2 蛋白(BCL2)、归巢受体 CD62L 和 CCR7 均降低。循环 B 淋巴细胞数目减少,过渡 B 淋巴细胞比例增加,边缘带样($IgD^+IgM^+CD27^+$)和转换记忆(IgD^-CD27^+)B 细胞降低。

(十) Coronin-1A

Coronin 最初鉴定为源自盘基网柄菌肌动蛋白 - 肌球蛋白的一种主要共纯化蛋白,之所以命名是观察到其定位于这些细胞背侧的冠状结构。Coronin 蛋白家族包括几个成员,具有丝状肌动蛋白(filamentous-actin,F-actin)、肌动蛋白相关蛋白 2/3(actin-related protein 2/3,Arp2/3)结合特性,调节细胞骨架依赖的细胞过程。Coronin-1A 主要表达于造血细胞。在 T 细胞发育过程中,双阳性胸腺细胞低表达而单阳性胸腺细胞高表达 Coronin-1A。Coronin-1A 参与 TCR 信号和 T 细胞稳态。Coronin-1A 尤其通过控制 TCR 介导的活化和钙通道,促进 T 细胞存活。而且,通过与 Arp2/3 结合,Coronin-1A 抑制分支的 F-actin 形成,因此调节细胞骨架动力学、整合素 "外 - 内" 信号、趋化因子诱导的细胞移动和 T 细胞稳态。

Coronin-1A 缺陷患儿表现为反复呼吸道感染,念珠菌病,减毒活疫苗接种后严重水痘,不生长,语言和动力发育延迟。进展性 EBV 相关的淋巴增殖和认知障碍也有报道。患儿遗传一条来源于父亲的 *Coronin-1A* 基因 c.del248-249,另一条染色体相应位点缺失。

实验室发现示 T 淋巴细胞明显减少,原始 $CD4^+T$、$CD8^+T$ 淋巴细胞明显降低,寡克隆

TCRVB,中枢记忆（T_{CM}）,效应记忆 T 淋巴细胞（T_{EM}）比例增加。胸腺输出缺陷,但胸腺大小正常。针对丝裂原和抗原的增殖反应可受累,但针对 TCR 活化的 ERK1/ERK2 活化延迟。针对免疫原的抗体反应缺陷见于一些患儿。iNKT 淋巴细胞和 $V\alpha7.2^+CD161^+$ 黏膜相关的恒定的 T 细胞数目减少。

参考文献

1. PURSWANI P, MEEHAN CA, KUEHN HS, et al. Two unique cases of X-linked SCID: a diagnostic challenge in the era of newborn screening. Front Pediatr, 2019, 7: 55.

2. HADDAD E, LOGAN BR, GRIFFITH LM, et al. SCID genotype and 6-month posttransplant CD4 count predict survival and immune recovery. Blood, 2018, 132 (17): 1737-1749.

3. SHAHBAZI Z, PARVANEH N, SHAHBAZI S, et al. Graft versus host disease and microchimerism in a JAK3 deficient patient. Allergy Asthma Clin Immunol, 2019, 15: 47.

4. LEV A, SIMON AJ, BAREL O, et al. Reduced function and diversity of T cell repertoire and distinct clinical course in patients with IL7RA mutation. Front Immunol, 2019, 10: 1672.

5. RHEINLÄNDER A, SCHRAVEN B, BOMMHARDT U. CD45 in human physiology and clinical medicine. Immunol Lett, 2018, 196: 22-32.

6. FISCHER A, DE SAINT BASILE G, LE DEIST F. CD3 deficiencies. Curr Opin Allergy Clin Immunol, 2005, 5 (6): 491-495.

7. ERMAN B, FIRTINA S, FIŞGIN T, et al. Biallelic form of a known CD3E mutation in a patient with severe combined immunodeficiency. J Clin Immunol, 2020, 40 (3) : 539-542.

8. LAWLESS D, LANGO ALLEN H, THAVENTHIRAN J, et al. Predicting the occurrence of variants in RAG1 and RAG2. J Clin Immunol, 2019, 39 (7): 688-701.

9. WOLSKA-KUŚNIERZ B, GENNERY AR. Hematopoietic stem cell transplantation for DNA double strand breakage repair disorders. Front Pediatr, 2020, 7: 557.

10. HOENIG M, PANNICKE U, GASPAR HB, et al. Recent advances in understanding the pathogenesis and management of reticular dysgenesis. Br J Haematol, 2018, 180 (5): 644-653.

11. GRUNEBAUM E, REID B, NAQVI A, et al. Morbidity in an adenosine deaminase-deficient patient during 27 years of enzyme replacement therapy. Clin Immunol, 2020, 211: 108321.

12. MÜLLER SM, EGE M, POTTHARST A, et al. Transplacentally acquired maternal T lymphocytes in severe combined immunodeficiency: a study of 121 patients. Blood, 2001, 98 (6): 1847-1851.

13. CIRILLO E, CANCRINI C, AZZARI C, et al. Clinical, immunological, and molecular features of typical and atypical severe combined immunodeficiency: report of the Italian Primary Immunodeficiency Network. Front Immunol, 2019, 10: 1908.

14. TALLAR M, ROUTES J. Omenn syndrome identified by newborn screening. Clin Perinatol, 2020, 47 (1): 77-86.

15. FARMER JR, FOLDVARI Z, UJHAZI B, et al. Outcomes and treatment strategies for autoimmunity and hyperinflammation in patients with RAG deficiency. J Allergy Clin Immunol Pract, 2019, 7 (6): 1970-1985.

16. MITSUI-SEKINAKA K, IMAI K, SATO H, et al. Clinical features and hematopoietic stem cell transplantation for CD40 ligand deficiency in Japan. J Allergy Clin Immunol, 2015, 136 (4): 1018-1024.

17. KIM D, SHIN JA, HAN SB, et al. Pneumocystis jirovecii pneumonia as an initial manifestation of hyper-IgM syndrome in an infant: a case report. Medicine (Baltimore), 2019, 98 (7): e14559.

18. ALBERT MH, FREEMAN AF. Wiskott-Aldrich syndrome (WAS) and dedicator of cytokinesis

8-(DOCK8) deficiency. Front Pediatr, 2019, 7: 451.

19. AYDIN SE, KILIC SS, AYTEKIN C, et al. DOCK8 deficiency: clinical and immunological phenotype and treatment options-a review of 136 patients. J Clin Immunol, 2015, 35 (2): 189-198.

20. CUVELIER GD, RUBIN TS, WALL DA, et al. Long-term outcomes of hematopoietic stem cell transplantation for ZAP70 deficiency. J Clin Immunol, 2016, 36 (7): 713-724.

21. SCHEJTER YD, EVEN-OR E, SHADUR B, et al. The broad clinical spectrum and transplant results of PNP deficiency. J Clin Immunol, 2020, 40 (1): 123-130..

22. LUM SH, NEVEN B, SLATTER MA, et al. Hematopoietic cell transplantation for MHC class Ⅱ deficiency. Front Pediatr, 2019, 7: 516.

23. LAW-PING-MAN S, TOUTAIN F, RIEUX-LAUCAT F, et al. Chronic granulomatous skin lesions leading to a diagnosis of TAP1 deficiency syndrome. Pediatr Dermatol, 2018, 35 (6): e375-e377.

第三章

综合征相关的联合免疫缺陷病

第一节　Wiskott-Aldrich 综合征

【概述】

1937 年 Alfred Wiskott 描述三兄弟,表现为血小板减少伴血小板体积小、血便、湿疹、反复发热和耳部感染。1954 年 Robert Aldrich 描述一家系六代 40 例男性中 16 例有相似临床表型,明确提示为 X 连锁遗传。威斯科特 - 奥尔德里奇综合征(Wiskott-Aldrich syndrome,WAS),又被称为伴湿疹 - 血小板减少 - 免疫缺陷综合征,由 X 连锁隐性 *WAS* 基因突变导致。患儿表现为血小板减少伴体积小、湿疹、反复感染、自身免疫及肿瘤。除了经典 WAS,患儿还可表现为轻的变异型 X 连锁血小板减少(X-linked thrombocytopenia,XLT),甚至间断性 X 连锁血小板减少(intermittent X-linked thrombocytopenia,ILT)。

【发病机制】

细胞生理变化调节的一个关键点是肌动蛋白(actin)细胞骨架。在细胞膜处的 actin 丝的形成及调节的机制尚未完全清楚。在 actin 丝形成的最初阶段,3~4 个 actin 单聚体形成一个核然后组装。成核后,多聚化生长迅速开始。在真核细胞存在 2 种 actin 成核机制。Arp2/3 是一个具有 7 个亚单位的复合体,形成分枝状的 actin 网络。形成素(formins)形成非分枝的丝,经常捆绑在一起。Arp2/3 需要成核促进因子和已经存在的丝来形成分枝。WAS 蛋白(WAS protein,WASp)作为 Rho GTPase Cdc42 的一个效应子,促进 Arp2/3 依赖的 actin 多聚化,属于 Arp2/3 的成核促进因子之一。Actin 单聚体动态地整合成丝状 actin 行使重要的细胞功能,包括细胞移动 / 入侵、细胞 - 细胞黏附、内入 / 吞噬、胞质分裂及细胞内膜转运。

血小板缺陷发病机制尚未完全清楚,患儿和类似于人类疾病的各种鼠模型中均出现巨核细胞失功能导致小的不正常的血小板或脾内不正常血小板的异常清除。WASp 是 actin 成核促进因子大家族成员,表面信号后,允许 actin 多聚化和通过与 Arp2/3 复合体相互作用进行分枝。WASp 参与血小板各种细胞过程,如调节在血小板释放过程中伪足小体、丝足 - 直角分枝 actin 网络和极状伪足 - 宽和平的 actin 网络的形成。WAS 患儿血小板形态和结构不正常,缺乏伪足,散布减少,F-actin 浓度降低,细胞质内的 α 颗粒减少,代谢活性下降,聚集下降。WAS 患儿巨核细胞 F-actin 分布异常。WAS 患儿巨核细胞黏附至多聚左旋赖氨酸（poly-L-lysine）后，可伸长一些丝足，但短及数目少。WAS 患儿脾切除可升高血小板，骨髓巨核细胞数目和形态正常，均提示 WAS 血小板外周破坏增加。然而血小板更新降低和正常或升高的巨核细胞群提示无效的血小板生成。巨核细胞与骨髓内皮细胞相互作用对巨核细胞移动至关重要。WAS 患儿血液循环内网状血小板比例下降。

WASp 功能缺陷损害髓系和淋巴系的细胞过程如细胞黏附、移动、吞噬和免疫突触组装。细胞黏附、变形、移动是 T 细胞发育和功能的关键事件。当 T 细胞发生时，首先从胸腺内输出，然后进入外周淋巴器官，与相关的抗原呈递细胞接触后被活化，最终分化为辅助、调节或细胞毒 T 细胞。这些细胞事件均在 actin 动力影响下。WASp 通过 actin 依赖和非依赖的机制参与很多 T 细胞的内在功能，包括增殖、分化和存活。T 细胞抗原受体配置后，WASp 相互作用蛋白（WASp-interacting protein，WIP）被磷酸化导致 WASp 从 WIP/WASp 复合体分离，允许 WASp 被 Cdc42 活化，导致 actin 多聚体化和 actin 丝的稳定。WAS 患儿由于 T 细胞发生和胸腺输出不正常和凋亡增加，导致淋巴细胞减少。WAS 患儿 T 细胞表面结构不正常，如不正常突出、微绒毛数量和结构缺乏，提示 actin 细胞骨架结构缺陷。用固定的抗 CD3 单克隆抗体刺激后，WAS 患儿 T 细胞不能聚集 actin 和重置 actin 骨架。用固定的抗 CD3 单克隆抗体刺激后，WAS 患儿原代 T 细胞或 T 细胞系不能上调活化标志如 CD69 和 CD25，增殖（仅在低剂量刺激抗体下）和分泌 IL-2、IFN-γ、TNF-α 缺陷。WAS 患儿 T 细胞体外不能朝着基质细胞来源的因子 1α（Stromal cell-derived factor-1，SDF-1α）移动，该机制需要 WASp 的磷酸化及与 Cdc42-GTP 和 Nck 的相互作用。WASp 缺陷的人类和鼠 T 细胞配置后 WASp 被募集至 TCR 及有效的内吞性 TCR 内入受损。WAS 患儿 CD4$^+$T 细胞免疫突触长度略增加，不能朝着免疫突触的中心来完全极化微管组织中心，不能在免疫突触处富集磷酸化的 CD3ε 分子，导致 T 细胞活化降低。WAS 患儿存在 CD4$^+$T 细胞 Th1 细胞因子缺陷。在 WASp 缺乏下，Th0 细胞主要发育为 Th2 细胞，促进自身免疫发生。Th0 极化为 Th1 细胞由转录因子 TBX21 所驱动，WASp 与 TBX21 启动子相关。人类 WAS 患儿 BCL2 表达减弱、CD95 表达增加和 caspase3 活化与淋巴细胞凋亡增加有关。

WAS 患儿 CD8$^+$T 细胞抗原驱动的增殖和细胞因子产生缺陷。由于 WAS 患儿的细胞毒 T 细胞在 T 细胞 - 靶细胞接触区域细胞溶解颗粒极化异常，WAS 患儿细胞毒 T 细胞不能杀死 B 淋巴瘤靶细胞。WASp 缺陷的 NK 细胞较 CTL 细胞的细胞毒功能受损更明显。WASp 缺陷 NK 细胞 actin 多聚化和穿孔素积聚在 NK- 靶接触点受损导致 NK 细胞溶解活性降低。

WAS 患儿血清免疫球蛋白同种型呈偏移分布（低 IgM，正常 IgG，高 IgE 和 IgA）。WAS 患儿 B 细胞具有少量的和短的表面微绒毛，在抗体包被的表面，具有缺陷的 actin 细胞骨架，不能形成丝足，动力下降，散布减少，聚集减少。WAS 患儿循环自身抗体的存在代表 B 细胞耐受打破。2 种不同鼠模型提示 B 细胞内在缺陷参与自身免疫发病。WASp 参与脾边缘带形成，调节淋巴结生发中心相互作用，通过自身反应性 B 细胞的阴性选择阻止自身免疫。WAS 患儿 B 细胞表达低的补体受体 CD21（CR2）和 CD35（CR1）。WAS 患儿滤泡 T 细胞增殖减弱、分化缺陷和凋亡增加。WAS 患儿循环中 iNKT 细胞缺如。

WASp 缺陷的髓细胞具有不正常的 actin 分布，导致细胞极化、移动、突出活性和吞噬细胞杯形成受损。WAS 患儿明显的缺陷是单核细胞、巨噬细胞和树突状细胞不能形成伪足小体,导致严重的黏附和移动缺陷。WASp 缺陷的树突状细胞的抗原呈递及移动到次级淋巴组织受损。在移动的多形核中性粒细胞中,WASp 缺乏导致在前导缘整合素积聚缺陷,伪足小体完全缺失,与内皮的 ICAM-1 黏附受损,导致移动缺陷、免疫突触不稳定、脱颗粒和呼吸爆发活性丧失。WAS 患儿中性粒细胞和单核细胞体外趋化缺陷。WASp 缺陷的巨噬细胞摄取凋亡细胞能力下降。

【分子特征】

WASp 是多结构域的蛋白分子,X 染色体短臂上 12 个外显子编码 502 位氨基酸。WASp 具有几个结构域:N 端的 Ena-VASP 同源结构域(EVH1,也被称为 WH1)、基本区(a basic region,BR)、a Cdc42/Rac 鸟嘌呤三磷酸酶结合结构域(GBD)、富脯氨酸区(proline-proline-proline,PPP)、羧基端的一个球样肌动蛋白(G-actin)-结合非常富脯氨酸蛋白同源结构域(V)、一个肌动蛋白去多聚化因子同源或中间(C)结构域、酸性结构域(A)。EVH1/WH1 结构域是 WIP 的结合位点,WIP 的结合使 WASp 处于稳定的非活化状态。WIP 对于 WASp 定位于树突状细胞的足细胞体,以及巨噬细胞的足细胞体和吞噬杯形成是重要的。WIP 与其他适配子分子作用,如 Nck 和 CrkL,对 WASp 被募集至 T 细胞受体很重要。WASp 通过 GBD 结构域的 Y291 被蛋白酪氨酸激酶(如 Lyn、Btk、Hck 或 Fyn)活化来维持活化。PPP 作为不伴有内在激酶活性的几个适配子分子 SH3 的一个锚区域。适配子分子 Nck、Grb2 和 PIP_2 和 WIP 对神经(neural,N)-WASp 介导的细胞内囊泡运动也是重要的。适配子分子 PSTPIP1 与 PPP 结合导致 WASp 灭活。Arp2/3 由 7 个蛋白组成,对哺乳动物新生 actin 多聚化至关重要。Arp2/3 与单聚体 actin 结合,产生最小的基础的核来始动 actin 多聚化。Arp2/3 需要成核促进因子(nucleation promoting factors,NPF)来增强其功能。VCA 结构域与 Arp2/3 相互作用和活化 Arp2/3 始动丝状 actin 多聚化。VCA 通过与 BR/GBD 间的分子相互作用保持非活化状态。WIP 磷酸化后允许 WASp 解离,诱导活化。细胞活化后导致 PIP_2 与 BR 结合,Cdc42-GTP 与 GBD 结合,使自身抑制解除,释放 VCA 结构域来活化 Arp2/3 复合体。V 结构域与一个 G-actin 结合,A 结构域与 Arp2/3 相互作用,C 结构域辅助 V 和 A 结构域。WASp 将 G-actin 给予 Arp2/3,促进 actin 丝成核和分枝。

WAS 大部分错义突变位于外显子 1~4,导致 X 连锁血小板减少。无义突变、插入、缺失和复杂突变分布于整个 *WAS* 基因,导致 WAS。大部分剪接突变位于内含子 6~10。9 个热点突变占 400 种不同突变的 1/3。168C>T,290C>N/291G>N,IVS6+5G>A 与 WASP 阳性相关,患儿具有轻的 XLT 表型。665C>T,IVS8+1G>N,IVS8+1-+6delgtga 与 WASP 阴性相关,患儿临床表现为经典的 WAS。由于有例外,仅仅依靠基因突变准确预测临床过程是很困难的。高达 11% 的患儿由于自发在体原来突变的逆转或第二位点突变出现体细胞嵌合,使 *WAS* 基因产物恢复。

【临床表现】

1. 男性发病,少数女性被诊断,婴儿期起病,80% 患儿有出血,主要表现为出血点、瘀斑,血性大便,4%~10% 出血导致死亡。在明确 WAS 综合征诊断前,颅内出血见于 2% 患儿。

2. 婴儿期出现湿疹,通常为全身性而非屈侧,但经常很轻。即使湿疹很轻,湿疹内出血点的存在是特征性的。湿疹也导致皮肤感染的发生。

3. WAS 患儿对机会性病原如卡氏肺孢菌敏感(图 3-1-1),侵袭性酵母菌及真菌感染亦有报道(10%)。鼻窦及肺感染最常见,严重感染如败血症、脑膜炎亦可见。人类单纯疱疹病毒感染是突出问题(6%),冷疱疹常见且范围广(图 3-1-2)。水痘可以是致命性的(3%)。EB病毒感染可致长期发热伴明显肝脾淋巴结肿大。巨细胞病毒和人类疱疹病毒 6 型感染常隐匿迁延,可与血管炎相关。痘病毒敏感性增强导致严重和广泛的传染性软疣。尽管这样,感染并发症作为 WAS 单独的首发特征并不常见(<5%)。

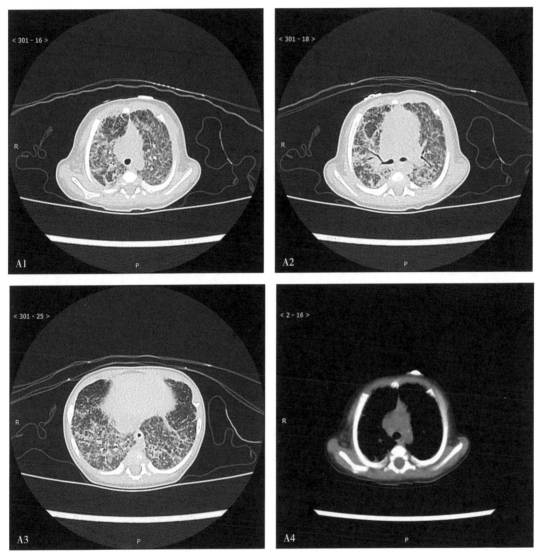

图 3-1-1　WAS 患儿肺 CT 示肺透光度减低尚均匀,双肺见弥漫分布絮状斑片影、条片影及网条影,胸腺小
患儿 3 个月零 7 天,男。发现血细胞异常 2 个月余,间断咳嗽 1 个月余。患儿的两位表舅诊断为白血病,已故。一位表舅诊断 WAS,现 1.5 岁,存活,突变为 *WAS* c.183dupT(p.E62X)。WBC 27.99×10^9/L,N 13.40×10^9/L,L 9.0×10^9/L,Hb 93g/L,PLT 61×10^9/L,Eo 36.60%(10.25×10^9/L)。所有免疫球蛋白均正常。CD3 847/μl,CD4 749/μl,CD8 92/μl,B 39/μl,NK 379/μl。痰二代测序示卡氏肺孢菌阳性。患儿二代测序示与表舅相同的 WAS 突变

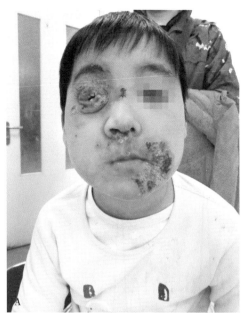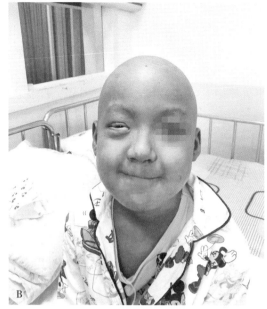

图 3-1-2　WAS 患儿移植前、后面部皮疹

A：移植前面部皮疹；B：移植后面部皮疹已痊愈

患儿 9 岁零 6 个月，男。生后 4 月龄出现间断皮肤出血点，发现血小板减少。WBC 10.46×10^9/L，N 8.72×10^9/L，L 1.36×10^9/L，Hb 151g/L，PLT 28×10^9/L。CD3 42.5%，CD4 20.1%，CD8 14.9%，B 10.8%，NK 42.6%。IgG 15.1g/L，IgA 4.33g/L，IgM 2.26g/L，IgE 4 020IU/ml。二代测序示 *WAS* c.931+1G>A 突变

4. 自身免疫特征在欧洲和美国出现率为 40%~72%，日本为 22%。常见疾病为溶血性贫血（36%），血管炎（29%），关节炎（29%），中性粒细胞减少（25%），炎性肠病（9%），IgA 肾病（3%）。紫癜、皮肌炎、血管神经性水肿、葡萄膜炎及自身抗体介导的血小板减少病例也有报道。WAS 患儿炎性肠病可以极其严重。IgA 肾病经常引起肾衰竭，需要透析或肾移植，是日本 XLT 表型患儿的一个常见并发症。其他免疫缺陷患儿出现的自身免疫性疾病如 SLE、干燥综合征、自身免疫性内分泌病、结节病不出现于日本 XLT 患儿。

5. 淋巴网状系统肿瘤出现率高，主要出现于儿童期。淋巴瘤主要表现是非霍奇金形式，经常为 EBV 诱导，存在于淋巴结外。急性淋巴细胞白血病、骨髓发育不良、骨髓增生异常和其他非淋巴网状肿瘤如精原细胞癌、睾丸癌、神经胶质瘤、神经瘤、Kaposi 肉瘤也有病例描述。WAS 相关的肿瘤预后差，仅 1/21 患儿诊断肿瘤后存活超过 2 年。WAS 患儿可出现良性淋巴结增大，组织特征为滤泡反应性过度增殖。

【实验室检查】

1. **血小板**　血小板减少变异大，通常为严重减少。间断的血小板减少见于两例病情非常轻的家系。经典 WAS 血小板体积是小的，为正常血小板体积的一半。有经验的血液科医师通过血涂片可获得 WAS 诊断。一个血液细胞仪检测正常的血小板体积不能除外 WAS 诊断。偶尔儿童晚期出现轻到中度血小板减少。扫描电镜示 WAS 患儿 T 细胞表面微绒毛数目减少。

2. **免疫功能**　婴儿期淋巴细胞计数可正常，但 6 岁时低 T 淋巴细胞常见（图 3-1-3）。B 细胞计数随时间下降。IgG 水平通常正常，IgA 可正常或升高，但 IgM 水平低。对蛋白抗原

反应部分正常,部分减弱。对多糖抗原的抗体反应减弱,缺乏同簇血凝素。小于 2 岁患儿由于免疫不成熟,评估多糖反应性困难,实际上很少检测。针对丝裂原如 PHA、PWA、CoA 和抗原如破伤风毒素、白色念珠菌的 T 细胞增殖反应通常正常,但对抗 CD3 抗体刺激的增殖反应缺失或降低。经典的 WAS 患儿经常具有 CD8⁺T 细胞降低。WAS 患儿具有一定数量的半乳糖缺乏的 IgA 和 IgG-IgA 循环免疫复合物增加。

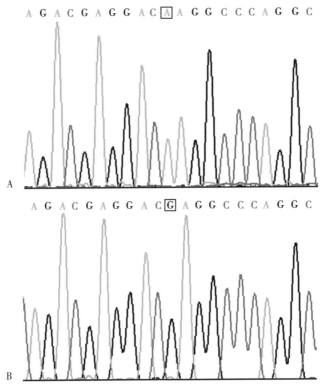

图 3-1-3 伴有淋巴细胞减少的 WAS 患儿及正常对照 Sanger 测序图

A:患 儿 Sanger 测 序 示 *WAS* 基 因 c.397 位 点 G 变 为 A(p.E133K);
B:正常对照 Sanger 测序示 *WAS* 基因 c.397 位点为 G
(测序图由中国香港大学儿童及青少年科学系刘宇隆教授实验室友情支持)
患儿 4 月龄,男。发现血小板减少 4 个月余,咳嗽 50 天,喘憋伴发热 4 天。
白细胞 10.54×10^9/L,N 8.98×10^9/L,L 0.36×10^9/L,Hb 119g/L,PLT 36×10^9/L。
CD3 30.5%,CD4 24.6%,CD8 1.8%,B 43.6%,NK 21.8%。IgG 10.60g/L,
IgA 1.74g/L,IgM 3.91g/L,IgE 657.11IU/ml

3. **组织病理活检** WAS 患儿具有不同程度的胸腺发育不良和退化。WAS 患儿淋巴结和脾脏示 T 细胞区小淋巴细胞相对耗竭,网状的细胞基质明显。不典型浆细胞存在经常与浆细胞增多和髓外造血有关。行脾切除的 WAS 患儿病理示包括 B 细胞的边缘带进展性耗竭。*WAS* 基因敲除鼠脾结构不正常,特征为边缘带 B 细胞降低,与 WAS 患儿脾脏病理所见近似。

4. **流式细胞分析 WASp 表达** 通常情况下 *WAS* 错义突变不影响 WASp 蛋白表达,但也有例外,EVH1 区的几个突变影响 WIP 的结合位点,WIP 不结合诱导蛋白溶解。无义、移码及剪接区突变通常导致蛋白表达缺失,但也可导致替代剪接和完整的羧基端使蛋白表达阳性。突变的蛋白表达的患儿用流式的方法检测可能会漏诊。部分 WASp 表达与轻的临床结局相关,但对个体来讲不是绝对预测性的,仅仅依靠蛋白表达分析很难对受累男孩预测长远预后。不正常的蛋白表达可提示不同的疾病状态,包括疾病的存在、携带者状态、逆转状态及移植后混合嵌合。

5. WAS 基因突变分析 可明确诊断 WAS。如果仅测序外显子及邻近序列,影响上游调节序列或非翻译区突变可能被漏掉。大的缺失也可能漏掉。自然逆转所致体细胞嵌合散见报道,逆转可发生于 T、B、NK 细胞,尽管外周血中仅可检测到 T 细胞逆转。体细胞突变导致互补改变的野生序列恢复也有报道。

【鉴别诊断】

X 连锁中性粒细胞减少(X-linked neutropenia,XLN):患儿反复感染重要细菌,有严重中性粒细胞减少,单核细胞、NK 和 B 细胞减少,血小板和血 IgA 低或正常。WAS 功能获得性突变 L270P 和 S272P 位于 GBD 结构域,I294T 位于 GBD 结构域的羧基端,降低 GBD 结构域与 VCA 结构域的亲和力,影响 WASp 蛋白的自身抑制状态。由于在有丝分裂时 F- 肌动蛋白形成不正常,导致基因组不稳定、胞质不分裂和多核细胞聚集凋亡,患儿易于出现骨髓发育不良。

【治疗及预后】

1. 一般治疗 避免活的或减毒的病毒疫苗。伴 WAS 突变和淋巴细胞减少的婴儿需要预防卡氏肺孢菌。血液制品最好辐照、巨细胞病毒阴性。阿司匹林易干扰血小板功能,禁忌应用。

2. 血小板减少及出血的治疗

(1)有作者报道,在经典 WAS 中,在血小板内在缺陷的基础上,严重出血无一例外地与自身免疫性血小板消耗出现有关。轻微的长时间鼻出血,静脉的氨甲环酸(凝血酸)局部应用可能有效,可避免烧灼和填塞。血小板激动剂艾曲泊帕(eltrombopag)在 WAS/XLT 中对升高血小板有一些作用,但在儿童中未发现有效。其他如抗纤溶药物,可有效预防黏膜出血,但泌尿生殖道出血例外,避免应用。

(2)激素:1/3 患儿激素应用可使血小板上升,2/3 患儿无效。对激素的反应性与最初的血小板计数无相关性。

(3)丙种球蛋白:丙种球蛋白输注可使血小板计数略有上升,但持续时间短,大部分患儿无反应。对丙种球蛋白的反应性与最初血小板计数无相关性。

(4)脾切除:脾切除术后大部分患儿血小板可升至 $20 \times 10^9/L$,甚至可升至 $100 \times 10^9/L$。脾切除不能降低自身免疫和淋巴增殖异常风险。一些患儿脾切除后出现特发性血小板减少性紫癜样发作。脾切除后易于出现系统性感染,所有行脾切除的患儿,不管疫苗接种状态如何,需长期终身预防应用青霉素,如果青霉素过敏或不耐受,需选择相应的药物。即使预防用药,也会出现因败血症导致的死亡。脾切除后行干细胞移植的患儿 T 和 B 细胞功能降低,经过长期随访,有 21% 出现有意义的感染并发症。如果考虑干细胞移植,不建议脾切除。

(5)自身免疫性疾病

1)自身免疫性血小板减少(autoimmune thrombocytopenia,AIT):在基础血小板减少的情况下判断自身免疫性血小板消耗是困难的,尤其与抗血小板抗体的相关性差,但重要的是AIT 的出现与严重出血高风险相关。在瘀斑/出血点或自发出血明显增加和血小板从基线急剧下降(通常 $<10\times10^9/L$)情况下,应怀疑 AIT。为了证实 AIT,建议输注血小板后 1 小时和 24 小时检测血小板是否增加。若输注 1 小时血小板不能明显增加或 24 小时迅速下降,应考虑 AIT。治疗上建议用高剂量的静脉丙种球蛋白和泼尼松。在评估治疗反应时,考虑临床症状改善情况,而不仅仅是靠血小板计数的升高来指导治疗,医学治疗 AIT 不太可能导致血小板持续高于 AIT 前的水平。

2)自身免疫性溶血性贫血(autoimmune hemolysis anemia,AIHA):激素是治疗所有AIHA 患儿的一线药物,可诱导 10% 患儿缓解,60% 患儿部分有效,30% 患儿无效。环磷酰胺和硫唑嘌呤也可应用,对一小部分患儿有效。抗 CD20 单克隆抗体也应用于 AIHA,可有效校正贫血,但由于疾病的复发可能需要重复应用。

3. 免疫缺陷的治疗

(1)丙种球蛋白:既往研究显示丙种球蛋白输注对大部分患儿无效,少部分患儿有效。由于 WAS 患儿免疫球蛋白产生有质的异常,正常 IgG 水平不能影响静脉丙种球蛋白应用的决定。一旦丙种球蛋白替代治疗开始,除了每年接种灭活的流感疫苗外,不再进行其他疫苗接种。当需要时,XLT 患儿接受全部的常规疫苗包括活疫苗和卡介苗。若 XLT 患儿需要旅行,建议接种标准的流行区疫苗,除了黄热病,因为在轻的原发性免疫缺陷病中对黄热病疫苗无可靠的经验。

(2)预防性应用抗生素:经典的 WAS 建议预防性应用抗生素,经常用复方磺胺甲噁唑,提供广谱的抗生素覆盖和保护免于卡氏肺孢菌感染。若怀疑 EBV 感染或自身抗体导致发病,抗 CD20 抗体可能有效。

(3)骨髓移植:5 岁前骨髓移植成功率高,主要为配型相合的同胞供者(matched sibling donor,MSD)和配型相合的无关供者(matched unrelated donor,MUD)。既往研究显示 5 岁后移植或配型不相合的相关供者(mismatched family donor,MMFD)移植后结果不满意。近年研究显示 5 岁后 MSD、MUD 移植成功率在逐年提高。单倍型移植结果数据不佳。因为缺乏数据如药代动力学、清髓药物的毒性,所以对新生儿移植时间无法提供建议。影响移植成功的因素包括移植时年龄、整体状态、供者选择及预处理方案。因为脐带血未感染过病毒,脐带血移植后病毒感染高发。尽管减强度的清髓方案可能保留生育功能,不育仍然是重要的未评估的风险。移植的 WAS 患儿易于出现移植后并发症,自身免疫性疾病最突出,55%患儿出现自身免疫特征,主要是自身抗体介导的血细胞减少。HSCT 前自身免疫可能与HSCT 后自身免疫高风险相关,41% 有自身免疫特征患儿移植后仍具有自身免疫特征。移植的患儿 11%~23% 新出现自身免疫特征。95.8% 存在供者嵌合,髓系占 16.5%,B 淋巴系占 7.4%,不常见的 T 淋巴系占 3.2%。

4. 肿瘤的治疗 仅 1 例 WAS 患儿诊断肿瘤后 2 年仍存活。WAS 患儿出现肿瘤后移植无 1 例存活超过 6 个月。具有自身免疫性疾病的患儿更易于出现肿瘤。

5. 基因治疗 若患儿缺乏配型相合的供者,基因治疗可作为替代治疗方案。由于插入诱变出现于基因治疗的其他原发免疫缺陷病患儿,将来载体的设计确保基因插入到原癌基因的危险性降到最低。最近欧洲的两项临床研究取得一定效果,基因治疗后表达自身反应性抗体的成熟原始 B 细胞频率降低,但并未达到正常的血小板数目的重建。因为转导入

WAS 基因后这些种细胞无优势生长,目前尚不清楚基因转导的干细胞能否校正其他血细胞系,如巨核细胞 / 血小板、吞噬细胞 / 树突状细胞或 B 淋巴细胞。血小板缺陷的校正可能需要足够拷贝的基因转移至干细胞群。

6. 预后　36%WAS 患儿经历非 -HSCT 相关的死亡,平均存活年龄为 11 岁 (1~35 岁),平均死亡年龄为 8 岁。死亡原因:感染 44%,肿瘤 26%,出血 23%。XLT 患儿无事件存活随时间降低。

【病情评估】

1. 临床评分系统　血小板减少伴血小板体积小,无免疫缺陷,评 1 分;血小板减少伴血小板体积小,轻度一过性湿疹和轻微感染,评 2 分;血小板减少伴血小板体积小,持续但可治疗的湿疹和反复感染,评 3 分;血小板减少伴血小板体积小,难治湿疹、反复和 / 或严重感染,评 4 分;血小板减少伴血小板体积小,湿疹、感染、自身免疫性疾病和 / 或肿瘤,评 5 分。

2. 临床表型　由于临床表型随时间演变,小于 2 岁患儿临床表型不完全,评分系统不能用于预测婴儿的疾病严重度,XLT 的诊断只有在 2 岁后才能明确做出。基因型和表型的相关性在 WAS/XLT 并不是绝对的,XLT 患儿也可出现严重出血、危及生命的感染、自身免疫性疾病和肿瘤,因此应在随访中再评估来更新评分。在日本的一组患儿,低症状评分患儿具有同样频率的自身免疫疾病,这种结果主要是由于日本患儿 IgA 肾病的高出现率导致。推测不正常的 o- 糖基化,可能导致新的 IgA 抗原决定簇产生,促进系膜沉积和炎症损伤。

3. 最初血小板计数　最初血小板计数不是严重出血发作的预测指标,但血小板 $<10 \times 10^9$/L,出血频率明显增加。不能基于家族另一个受累成员的经验来预测患儿的疾病病程。低 PMA 反应,$CD8^+T<15\%$,$CD4^+T<0.8 \times 10^9$/L,IgA>4mg/L 作为预后不良的预测指标,不能预测任何一个结局的可能出现,如死亡、反复疱疹病毒感染、反复出血、肿瘤和自身免疫性疾病。IgM 升高是出现自身免疫疾病或早期死亡的重要危险因素。

第二节　共济失调 - 毛细血管扩张症

【概述】

1926 年 Syllaba 报道一个家系中 3 个成员具有进展性舞蹈手足徐动和眼部毛细血管扩张。1941 年 Louis-Bar 描述 1 例比利时儿童具有进展性小脑共济失调和眼部毛细血管扩张。1957 年,Boder 及 Biemond 通过病理解剖,报道器官发育异常、神经特征和反复鼻窦及肺感染。共济失调 - 毛细血管扩张症 (ataxia telangiectasia,A-T) 是复杂的多系统异常,特征为进展性神经受损,眼部、皮肤毛细血管扩张,可变的免疫缺陷伴反复鼻窦及肺感染、癌症倾向和对电离辐射敏感。由常染色体隐性的共济失调 - 毛细血管扩张症突变基因 (*ATM*) 突变所致。

【发病机制】

ATM 属于磷酸肌醇 3- 激酶相关蛋白激酶 (phosphatidylinositide 3-kinase-related protein kinase,PIKK) 家族一员,参与对 DNA 损伤的细胞反应、细胞周期控制和细胞内蛋白转运。ATM 是重要的核蛋白,具有强的丝氨酸 / 苏氨酸激酶活性,参与细胞应激的信号转导。ATM 一致性磷酸化模体是疏水的 -X- 疏水的［S/T］-Q。PIKK 家族还包括 ATR、DNA-PKcs、mTOR 和 hSMG1。这些成员具有共同的结构域如氨基端 HEAT 重复、FAT 结构域、蛋白激酶结构域、FAT-C 结构域。这些激酶处于各种级联反应的顶层来感觉细胞生长相关的刺激和应激,在针对刺激的细胞反应的活化中具有至关重要的作用。大部分 PIKK 家族成员参与对 DNA 损伤的感觉和反应来维持基因组的稳定性。PIKK 家族成员与蛋白或蛋白复合体关联来促进活化和功能。

ATM 在 DNA 双链断裂诱导的早期反应中起重要作用。活化的 ATM 磷酸化大量的目标蛋白,每一个蛋白是特异的损伤反应通路中的重要参与者。跟随 DNA 损伤的 ATM 活化后,活化的 ATM 的一部分与 DNA 双链断裂位点快速黏附。在 DNA 双链断裂位点 ATM 与 MRN 异源三聚体 Mre11/Rad50/Nbs1 结合,这种结合使 ATM 位于染色质,有效地活化下游信号和 DNA 修复机制。MRN 体外促进 ATM 和一些基质的结合。蛋白组学研究显示 ATM 具有 700 余种基质。细胞质内的 ATM 可在过氧化酶体、核内体中以可溶形式存在,在细胞通路尤其是胰岛素通路中起重要作用。ATM 启动广泛的针对 DSB 的细胞反应。经典例证是 G1/S 节点的调控异常。P53 的活化和稳定是该细胞周期节点的关键组成部分。ATM 在 Ser15 磷酸化 P53。

神经系统受累的病理机制为小脑皮质的退行性变,主要累及浦肯野细胞和粒细胞,蓝状细胞也受累。基底节的病理改变同小脑病变一致。一系列细胞机制来解释神经退行性变:①缺陷的 DNA 损伤反应或修复;②对氧化应激反应缺陷;③线粒体失功能;④神经元功能缺陷如细胞周期调节失败、突触 / 囊泡失调节和改变的表观遗传因素;⑤脑血管缺陷;⑥脑部改变。

【分子特征】

ATM 基因位于 11q^{22}-11q^{23},占据 150kb 的基因组,编码 13kb 大小 66 个外显子的 mRNA,表达 370kDa 大小具有 3 056 位氨基酸的蛋白质。在转录的非翻译区具有广泛的可变性,通过多聚腺苷酸化形成几个 3′ 非翻译区,通过影响前 4 个外显子形成至少 12 个 5′ 非翻译区。这种复杂方式的存在提示 ATM 蛋白合成可能受转录后调节。

至今,常染色体隐性遗传的 400 余种不同的 *ATM* 突变已被描述,突变分布于整个基因。经典 A-T 患儿具有无效突变,使 ATM 蛋白失活。主要是源自于插入和缺失的无义突变和移码突变,导致不成熟的截断蛋白。大部分突变对一个家庭来说是独一无二的,欧洲及北美的患儿大部分是复合杂合突变。建立者效应见于摩洛哥犹太裔、日本、挪威和其他群体。

变异型 A-T 患儿可表现晚发病情,具有程度轻的放射敏感。这些患儿可能具有不典型的剪接突变使表达正常和异常蛋白同时存在,或者具有小的框内缺失或最后几个羧基端的氨基酸的截断。*ATM* 基因 C.5762-1050A>G 突变(以前指 c.5762ins137)与缓慢的神经恶化,晚发特征,中度放射敏感和低或无癌风险相关。*ATM* 基因 c.1A>G,c.7271T>G,c.8147T>C,c.8494C>T 突变与轻的表型和长寿命有关,同 c.6679C>T 突变一样,癌的风险增加。

【临床表现】

A-T 是儿童早期最常见的综合征性的进展性小脑共济失调(图 3-2-1)。共济失调通常是首发表现,在 1 岁末开始学步时出现跌倒,构音受累使语言含糊不清,流涎常见。在 5 岁时,共济失调累及外周协调使患儿书写和绘画受影响。共济失调呈进展性,10 岁时大部分患儿需要坐轮椅。91% 的 A-T 儿童出现舞蹈手足徐动,84% 出现眼动力失用症。其他眼部异常包括扫视异常,平稳追随丧失,视动性眼球震颤和周期轮替性眼球震颤。外周神经病、脊髓萎缩和不同运动异常也见于 A-T 患儿。成人易出现不同的运动异常,如肌张力障碍、肌阵挛、舞蹈手足徐动、帕金森和震颤。有个别多巴反应性颈部肌张力障碍报道。肌阵挛经常是皮层下来源和非刺激敏感的。深部腱反射减弱或缺失。大纤维感觉减弱。尽管一些年长患儿有严重的近期记忆丧失,智力迟滞不是 A-T 的特征。

毛细血管扩张的出现通常晚于共济失调,多在 3~5 岁时出现(图 3-2-1 和图 3-2-2)。表现为眼部巩膜的血管扩张,印象为红眼球,但背景为白色,与球结膜炎不同,也出现于面部的蝴蝶区和耳部的发际线。有作者认为毛细血管扩张最终会出现于所有患儿,也有作者认为可见不伴毛细血管扩张的患儿。

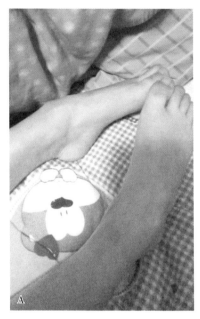

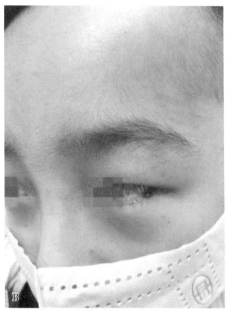

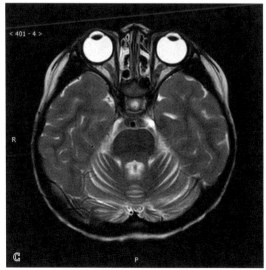

图 3-2-1 A-T 患儿足踝情况、巩膜毛细血管扩张及小脑核磁

A: 足踝背伸;B: 巩膜毛细血管扩张;C: 双侧小脑半球脑沟增宽、增深

患儿 10 岁,男。1 岁时走路不协调。7 岁后反复肺炎,走路不协调加重。IgG 0.05g/L,IgA 0.01g/L,IgM 1.64g/L。无 CDs 结果。二代测序示复合杂合的 *ATM* 基因 V539Dfs * 4/8672-8673insS 突变

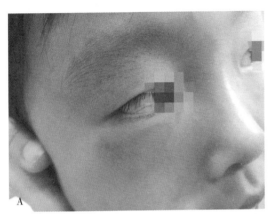
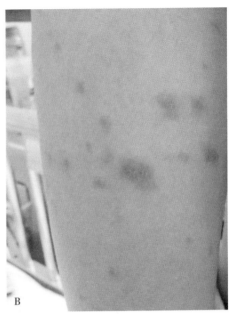

图 3-2-2　A-T 患儿巩膜毛细血管扩张及皮疹

A：巩膜毛细血管扩张；B：全身散在大小不等暗红色斑疹、斑丘疹，有浸润感，部分上覆鳞屑

患儿 6 岁零 8 个月，女。6 岁零 3 个月时因反复发热 4 年余，皮疹 5 个月余入院。WBC 6.04×10^9/L，N 2.83×10^9/L，L 2.73×10^9/L，Hb 97g/L，PLT 262×10^9/L。CD3 30.8%，CD4 19.6%，CD8 9.6%，B 2.8%，NK 65.2%。IgG 5.5g/L，IgA <0.066 7g/L，IgM 2.82g/L，IgE <5IU/ml。右臀部皮疹病理示表皮局灶萎缩变薄，真皮全层血管、附属器周围及浅层皮下脂肪小叶间隔血管周见片状淋巴、单核细胞浸润，小血管壁轻度增厚。二代测序示复合杂合的 *ATM* 基因 R250X/2922-2A>G 突变

80% 患儿出现反复感染，3 岁时开始明显。主要是上下呼吸道感染，包括中耳炎、鼻窦炎和反复肺炎，可进展为支气管扩张和肺纤维化导致杵状指 / 趾、呼吸功能不全甚至死亡。少部分经典 A-T 患儿可存活超过 30 岁，肺功能受损更严重使机械通气和肿瘤外科手术具有挑战性。24% 患儿麻醉后需要吸氧，44% 麻醉后有轻度低体温。肺病是多因素的，涉及 3 个原因：反复感染、弥漫性实质性肺疾病（diffuse parenchymal lung disease，DPLD）和神经异常。轻的鼻窦及肺感染经常出现使肺疾病恶化。DPLD 见于 25% 具有慢性呼吸系统疾病的 A-T 患儿。感染和免疫缺陷不参与 DPLD 发病。化疗药物博来霉素可引起肺纤维化为主的 DPLD。A-T 患儿 DPLD 的组织特征是独一无二的，不适合 DPLD 的分类。另外，淋巴瘤的肺受累可以近似 DPLD。

A-T 的一个主要标志是肿瘤倾向，主要为淋巴起源（图 3-2-3）。淋巴瘤可以是 B 淋巴细胞，也可以是 T 淋巴细胞来源，包括霍奇金淋巴瘤（10%）、非霍奇金淋巴瘤（40%）和几种白血病（20%）。26% 为实体肿瘤，其中约 25% 再发生非霍奇金淋巴瘤或白血病。肿瘤是位于肺疾病后的第二位死亡原因。一生中出现癌的风险为 10%~38%。胃的黏膜腺癌有报道。成神经管细胞瘤和神经胶质瘤出现率高。变异型患儿残留部分 ATM 激酶活性，临床表型轻，但肿瘤风险仍升高。*ATM* 致病突变的杂合子携带者癌的风险可高于正常人的 4 倍，尤其乳腺癌，与错义突变有关。

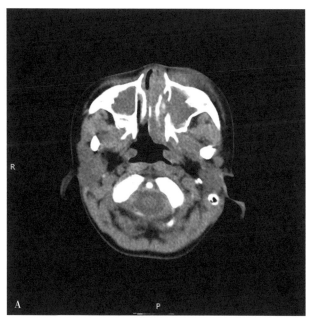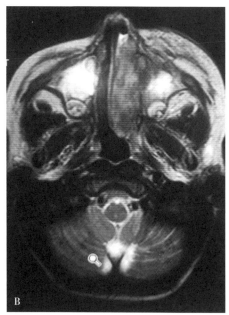

图 3-2-3　A-T 患儿头颅 CT、核磁示左侧鼻腔占位病变

A：头颅 CT；B：核磁共振（T_2WI）

患儿 3 岁，男。2 周前因发热、耳痛就诊于当地医院，有乳突炎。无毛细血管扩张，曾一过性走路不稳，无共济失调。CD3 50.1%，CD4 14.8%，CD8 17.9%，B 2.2%，NK 46.3%。IgG<0.33g/L，IgA<0.066 7g/L，IgM 3.67g/L，IgE 2.07IU/ml。后出现鼻腔非霍奇金淋巴瘤，弥漫大 B 细胞，EBER+。夭折于淋巴瘤化疗并发症。二代测序示复合杂合的 *ATM* 基因 Q1310X/C2930F 突变

　　女性性腺功能减退非常常见。糖尿病的不常见类型为伴明显高胰岛素血症、高血糖不伴尿糖或酮症和对胰岛素的外周抵抗。胰岛素抵抗性糖尿病易于并发视网膜病变和肾病。肝酶升高和肝脂肪化经常可见，有报道可进展为肝纤维化和肝硬化。甲胎蛋白（α-fetoprotein，AFP）和癌胚抗原（carcinoembryonic antigen，CEA）升高常见，提示肝脏不正常发育。肝脏病理显示肝间质细胞脂肪浸润，门脉区圆形细胞浸润，核肿胀和空泡的间质细胞是典型特征，与代谢变化有关。巨大、奇异、高染色质的细胞核出现于大部分器官，在均匀一致的组织如肾小管和输精管中更易于显现。

　　慢性或反复疣和传染性软疣相对常见。慢性皮肤肉芽肿见于不到 10% 的 A-T 患儿，偶尔伴疼痛、出血或侵蚀到肌肉或骨骼。A-T 患儿皮肤癌风险不增加，可接受正常的日光暴露。

　　在轻的疾病形式，癌的诊断可早于 A-T 的诊断。轻型病例也可表现为成人期的神经症状。经典的临床表现可伴有中度的细胞放射敏感表型。轻的疾病过程可伴有经典的细胞放射敏感表型。

【实验室检查】

　　80% 的 A-T 患儿 IgA 水平低甚至检测不到和 IgE 缺乏，少部分患儿 IgG2 降低。80% 患儿具有低分子量的单克隆性的 IgM，IgM 水平正常或升高。A-T 患儿类别转换重组缺陷。

　　1/3 患儿有轻度的淋巴细胞减少。体内及体外 T 淋巴细胞活性可变。80% 患儿对 HLA 不相合的皮肤供体的排斥反应延迟。表达 γδ 抗原受体的 T 细胞相对增多。原始 T、B 细胞

相对缺乏。1/2 患儿 TREC 降低。胸腺发育缺陷表现为网状结构散在分布,缺乏 Hassall 小体和皮髓质分界。

新生儿 AFP 水平很高,在 12~18 月龄降低至成人水平。95% 的 A-T 患儿 2 岁后仍具有升高的 AFP,AFP 水平随时间缓慢上升。

A-T 神经病理标志是小脑蚓部和半球弥漫退化或萎缩。神经元改变、胶质增生和血管改变等各种神经病理也见于大脑、脑干和脊髓。年长患儿可见脑白质异常,包括含铁血黄素沉着、深部大脑毛细血管扩张和从年轻患儿小脑延续来的脑白质皮层动力束的退行变。

在 7 岁或 8 岁时,小脑萎缩可在头颅核磁共振(magnetic resonance imaging,MRI)上显现。在 3 岁儿童,弥散相 MRI 可定量检测小脑皮层动力通路异常。

皮肤成纤维细胞染色体内重组率明显升高。A-T 细胞对电离辐射和拟辐射的化合物高度敏感。细胞周期异常:DNA 合成时 G1/S 节点控制失败,放射损伤时 G2/M 节点控制失败,放射抵抗的 DNA 合成存在。

免疫印迹检测蛋白表达、ATM 特异的激酶分析和 *ATM* 突变分析有助于明确诊断。在淋巴母细胞系,ATM 蛋白免疫印迹分析敏感性 95%,特异性 98%。90% 患儿蛋白表达 <15% 对照水平,10% 患儿蛋白表达为痕量 -15% 对照水平,1% 患儿蛋白表达正常,但缺乏 ATM 丝氨酸 / 苏氨酸激酶活性。

在 A-T 患儿外周血常规染色体检查中,5%~10% 细胞出现 7:14 号染色体转位,断裂点经常位于 $14q^{11}$(T 细胞受体 -α 座位)和 $14q^{32}$(B 细胞免疫球蛋白重链受体座位)。

【鉴别诊断】

1. 在毛细血管扩张出现前,需要与其他共济失调相鉴别

(1)Friedreich 共济失调:起病晚,10~15 岁发病,不存在毛细血管扩张和眼动力失用症,腱反射早期缺失,AFP 正常,高足弓和脊柱侧凸经常存在,脑电图异常,闭目难立征阳性。而 A-T 患儿睁眼使站立在同一位置更困难。

(2)脑部肿瘤、血肿、感染脑炎、感染后脑脊髓炎、进展性风疹全脑炎、亚急性硬化性全脑炎。

(3)婴儿及儿童期代谢病:戈谢病、尼曼匹克病、GM1 和 GM2 神经节苷脂病、异染色质脑白质营养不良、Krabbe 脑白质营养不良。

(4)Hartnup 病和枫糖尿症:共济失调为发作性,非进展性。

(5)遗传性运动感觉神经病:Charcot-Marie-Tooth 病(四肢远端乏力、高足弓、腱反射减弱、轻到中度感觉缺失)、Refsum 病(多神经病和共济失调)。

(6)其他疾病

1)Machado-Joseph 病:常染色体显性遗传,共济失调、痉挛、眼部运动异常,杂合的编码谷氨酸的胞嘧啶腺嘌呤胸腺嘧啶(cytidine adenine thymine,CAT)重复增加。

2)Ramsay Hunt 综合征:齿状核红核变性,成人发病的感觉共济失调神经病、构音障碍、眼肌麻痹。

(7)早发性小脑共济失调和眼部动力失用症

1)X-linked Pelizaeus-Merzbacher 病:X- 连锁隐性低髓鞘化的白质脑病。表现为眼震、痉挛性四肢瘫痪、共济失调和发育迟缓。

2)先天性小脑蚓部发育不全:常染色体隐性遗传,小脑蚓部发育不良或缺如,肌张力低下或共济失调,发育迟缓和 / 或智力障碍,发作性呼吸和 / 或眼部异常运动,视网膜发育不良和肾异常。头部 MRI 提示中线裂征、磨牙症、第四脑室呈蝴蝶翼状。

2. 若共济失调不明显,未出现毛细血管扩张,需要与其他染色体不稳定综合征鉴别

(1)Fanconi 贫血:骨髓衰竭,肿瘤敏感性(尤其白血病),先天异常。胎儿血红蛋白水平升高。外周血淋巴细胞对交联剂如丝裂霉素高度敏感,因为淋巴细胞可逆转为野生型,标准淋巴细胞培养断裂可不增加,但皮肤成纤维细胞遗传学分析可发现嵌合增加支持诊断。

(2)Nijmegen 断裂综合征(Nijmegen breakage syndrome,NBS):严重小头,生长迟缓,特征面容,联合免疫缺陷,放射敏感,癌的风险增加。NBS 细胞对丝裂原反应差,计算出的分裂指数低,不利于基因诱变敏感性分析,利用 EBV 转染的 B 淋巴系可克服该障碍。具有染色体不稳定综合征的典型细胞遗传学特征,如培养的淋巴细胞染色体重组率高,尤其累及 7 和 14 号染色体;开放的染色体异常如染色单体断裂、染色体断裂、中心片段、标志染色体和非特异染色单体交换。但骨髓细胞不显示染色体不稳定。类淋巴母细胞自发的不稳定形成双中心的染色体。对电离辐射敏感,放射阻滞 DNA 合成存在。

(3)Bloom 综合征:身材矮小比例对称,肿瘤倾向,面部有对日光敏感的蝴蝶样皮疹。无食欲。姐妹染色单体交换增加。在分裂中期,可见对称的四个臂的形态。患儿对化疗药物敏感。

(4)LIG4 缺陷:小头畸形,免疫缺陷,肿瘤倾向。患儿细胞具有明显的放射敏感,但细胞周期节点控制正常,为 DSB 修复缺陷。

(5)伴着丝粒不稳定和异常面容的免疫缺陷(immunodeficiency with centromere instability and facial anomalies,ICF):主要集中于地中海地区,近一半青春期前夭折。面部异常不是一直存在。伴正常 B 细胞的无丙种球蛋白血症常见。常规淋巴细胞培养可见累及 1 和 16 号染色体的异源染色单体着丝粒区的异常。Southern 分析卫星 DNA 甲基化异常。

【治疗及预后】

大部分患儿通常于儿童期或青少年期死亡。2 个最常见的死亡原因是慢性肺病和癌,分别引起 1/3 的死亡。无治愈性方法,理想的治疗方法是对症治疗。针对呼吸道病原的疫苗接种、抗生素预防及 IVIG 治疗有助于呼吸道感染的预防。如果需要输注红细胞,洗涤以降低过敏反应风险。当 T 细胞降低(CD4<500/μl;CD8<300/μl)时,不建议接种活疫苗。口服活的脊髓灰质炎疫苗不建议应用。即使 IVIG 者,每年也需要接种灭活的流感疫苗。干细胞移植见于数例 A-T 儿童,可以治疗肿瘤,纠正免疫缺陷,但 1 例患儿神经疾病略有加重(随访 6 年)。

损害 DNA 的化疗药物在生命的晚期会增加第二肿瘤出现的风险。尽量避免应用或减低剂量应用类放射的药物如博来霉素和神经毒药物。一些化疗药物的剂量经常降低 25%~50%,治疗间隔延长可允许 DNA 修复。患儿对 X 射线不同寻常地敏感,治疗肿瘤时的常规射线剂量对 A-T 患儿是致命的,放射治疗绝对禁忌。诊断性的射线检查应尽量避免,若需要,应限制剂量。小于 5 岁患恶性肿瘤儿童在开始化疗和 / 或放疗前应评估 A-T。变异型 A-T 患儿每年筛查肿瘤。建议 50 岁以下致病性 *ATM* 突变杂合女性携带者密切监测乳腺癌。

在内分泌方面,A-T 患儿易于出现生长迟缓,青春期发育异常和胰岛素抵抗,需要专科医师密切监测,青春期发育延迟的患儿可考虑应用雌激素替代治疗。缓解神经症状药物的应用需要神经内科专业医师指导。眼科医师指导眼动力失能的治疗。康复理疗是必要的，有助于提高患儿的生存质量。神经科支持治疗可减轻流涎，舞蹈手足徐动，肌阵挛/震颤和共济失调。多学科的呼吸治疗强调监测免疫功能、反复感染、肺功能、吞咽、营养和脊柱侧凸。

可用化合物或寡核苷酸矫正基因缺陷：①无义突变：氨基糖苷类与16S核糖体的解码位点结合，导致局部构象改变，使翻译越过终止密码子继续进行。②剪接区突变：反义寡核苷酸阻断靶剪接位点，通过序列特异的方式目标 pre-mRNA 启动附近更合适的剪接位点，重新指导剪接机制。③移码突变：基因治疗、反义寡核苷酸介导的外显子剪接和逆转嵌合策略均可应用。④错义突变：RNA/DNA 寡聚核苷酸可标靶错义突变位点。

第三节　DiGeorge 综合征

【概述】

Lobdell 于1959年首次在病理解剖中注意到甲状旁腺和胸腺同时缺失。DiGeorge 于1965年开始描述婴儿出现甲状旁腺功能减退、胸腺发育不良和细胞免疫缺陷的组合，被称为 DiGeorge 综合征（DiGeorge syndrome, DGS）。很快，该综合征又扩展为包括特殊面容，先天性心脏病尤其圆锥动脉干异常。高分辨率的细胞遗传学发现90%患儿具有22q^{11}区域 1.5~3.0Mb 的杂合缺失。该缺失还与其他表型有关，如腭-心-面综合征、圆锥动脉干面综合征、Cayler syndrome 和 Opitz-G/BBB 综合征，提示这些异常有共同起源。该区域内的 TBX1 基因单倍型不足也可引起 DGS。DGS 还与10p^{13}缺失综合征、CHARGE 综合征和糖尿病母亲婴儿有关。胎儿酒精综合征、孕母维生素 A 暴露也可引起 DGS 表型。

【发病机制】

在22q$^{11.2}$染色体的低拷贝重复（low copy repeat, LCR）间，被称为 LCR 22，通过减数分裂非等位同源重组事件（non-allelic homogenous recombination events, NAHR）导致22q$^{11.2}$杂合缺失出现。LCR22 A 和 LCR22 D 尺寸最大，相互具有最大的同源性，使二者成为 NAHR 事件最好的标靶。

大约 3.0Mb 的22q$^{11.2}$缺失区域存在45个蛋白编码基因，7个 miRNA，10个非编码基因。T 盒子转录因子（T-box transcription factor 1, TBX1）位于 LCR22 A-B 区域，编码 T-盒子转录因子。具有相似22q$^{11.2}$DGS 缺陷的患儿具有杂合的 TBX1 突变。鼠的一个 TBX1 等位基因灭活导致轻的心血管缺陷，2个等位基因灭活导致腭裂，胸腺和甲状旁腺不发育和心血管缺陷。人或鼠 Tbx1 过度表达可挽救相当于 LCR22 A-B 缺失鼠的缺失模型的发育异常。

在哺乳动物，Tbx1 表达和作用于咽器官的3个胚层细胞：内胚层、中胚层和外胚层。这些细胞会形成颅面区域、胸腺、甲状旁腺、主动脉弓和心脏流出道。这些细胞交流信号到神经脊细胞。神经脊细胞自神经管移动并分层。这些细胞对22q$^{11.2}$DGS 受累结构的发生起重要作用。

除了 TBX1，另一个基因 CT10 调节激酶样（v-crk avian sarcoma virus CT10 oncogene homolog-like, CRKL）也可能参与发病。CRKL 位于 LCR22 C-D，编码一个细胞质适配子蛋

白,参与生长因子信号。Crkl 广泛表达,为胸腺、甲状旁腺、主动脉弓和心脏的发育所需。推测 Tbx1 作用于成纤维细胞生长因子 8(Fibroblast growth factor 8,Fgf8)上游,后者活化神经脊细胞内 Crkl,导致下游信号的活化。

【分子特征】

22q^{11} 区域 1.5~3.0Mb 的杂合缺失遗传方式大部分为散发的,来源于新发突变。6%~28% 呈常染色体显性遗传,56% 母亲来源,44% 父亲来源。平均母亲怀孕年龄 29.5 岁,与正常人群近似。女性 22q$^{11.2}$ 区域重组率为男性的 1.6~1.7 倍,该区域减数分裂时重组率增加可能是母源比例高的原因。

最初细胞遗传学研究提示 DGS 患儿存在不同染色体间的移位,或者单体型不平衡移位 22p^{ter}-q^{11},或者染色体内缺失 del(22)(q$^{11.21}$q$^{11.23}$),因此推测 DGS 的关键区域位于 22q^{11}。随着分子生物学的进步,针对细胞核型正常的 DGS 患儿进行分子载量分析和荧光原位杂交(fluorescence in situ hybridization,FISH),发现大部分患儿具有 22q^{11} 区域的杂合缺失。其他缺失还涉及 10p^{13},18q$^{21.33}$。也有嵌合的 22 号染色体单体型报道,患儿具有 DGS 的面容特征,肌张力高,关节伸展受限,所有手指弯曲收缩。

物理图谱显示缺失位于断裂点关键区域的近端。Shaikh 等在经典缺失区域鉴定了 4 个低拷贝重复(LCR),具有 97%~98% 的相似性,直接参与 22q^{11} 缺失的形成。非人灵长类 FISH 分析提示重复事件产生 LCR 集聚在 2 亿~2.5 亿年前已经出现。

DGS 患儿边缘区域的单体型重建发现近端染色体间的交换明显增加,另一条正常 22 号染色体间交换出现率为 2/15,与遗传距离一致。用 MLH1 抗体免疫染色,人类精子减数分裂中 75% 交换定位于 22q 的远端,也反映遗传距离。与 William 综合征不同,FISH 分析未发现 LCR 附近的染色体逆转。减数分裂 I 期异常的染色体间交换事件在 22 号染色体近端区域可能是缺失的原因。小的缺失更常见于家族遗传。

【临床表现】

与 22q^{11} 缺失相关的症状包括 180 余种。单卵双生子研究表明存在个体间和家族内的差异。缺失的大小与临床表型缺乏相关性。DGS 最初的三联症包括先天性无胸腺、甲状旁腺缺如及心脏异常。基于此,临床诊断标准为符合下述 4 项中的 3 项:先天性心脏病、特征面容、甲状旁腺功能减退或新生儿低血钙、缺失的或不正常的胸腺或 T 细胞缺陷。

相对大样本的研究显示智力缺陷 92.3%,低钙血症 64%,腭异常 42%,心血管异常 25.8%。其他包括肥胖 35%,甲状腺功能减退 20.5%,听力缺陷 28%,胆石症 19%,脊柱侧弯 47%,皮肤异常(严重痤疮 23%,皮脂溢 35%),精神分裂 22.6%。

先天性无胸腺是 DGS 的标志特征,但该种完全性 DGS 仅占所有患儿的不到 1%。临床表型同 SCID,预后恶劣。部分性 DGS 更常见,免疫特征为部分联合免疫缺陷,临床表现为反复上呼吸道感染,下呼吸道感染少见。6 月龄后出现荚膜菌引起的反复鼻窦及肺感染。伴 T 淋巴细胞减少患儿易于出现病毒、念珠菌感染或早期感染死亡,尤其伴有 CD4$^+$T 和 CD8$^+$T 细胞同时减少、胸腺新近输出减少或甲状旁腺功能减退患儿。不典型完全性 DGS 婴儿可表现皮疹和淋巴结肿大,临床表现类似于 Omenn 综合征。

心脏异常主要包括累及流出道的各种异常,包括法洛四联症、B 型主动脉弓离断、永存动脉干、右主动脉弓、右锁骨下动脉畸形。

婴儿期可出现小下颌、低耳位伴垂直半径短和耳郭异常、内眦距过宽伴短的睑裂、斜视、人中短、小口、球形鼻、方鼻尖。由于黏膜下裂或腭裂导致鼻音重。身材矮小。少见特征包括甲状腺功能减退、唇裂和耳聋。

自身免疫性疾病见于各个年龄段,疾病种类随年龄不同而不同,如青少年类风湿关节炎、特发性血小板减少性紫癜、自身免疫性溶血性贫血、鱼鳞病、白化病、炎性肠病、成人类风湿关节炎和风湿热。

神经系统可见骶脑脊膜膨出、脊柱裂、交通性脑积水、脊髓脊膜膨出、小头、胼胝体发育不良、小脑扁桃体下疝畸形。大脑影像异常包括外侧裂区多小脑回,程度不同,经常不对称,右侧明显。

精神异常见于一小部分成人患者,可见侵略性爆发,冷漠,防护,精神特征如妄想、幻觉、痴呆。轻到中度学习困难。

泌尿生殖系统可见单侧肾不发育、肾发育不良、肾盂积水、无输尿管、原发性闭经、伴血性囊肿的处女膜闭锁。

眼部异常包括角膜后胚胎环、扭曲的视网膜血管、斜视、上睑下垂、弱视、倾斜的视神经、巩膜角膜弹性层膨出、小眼球、眼前段发育异常和虹膜角膜粘连。

【实验室检查】

1. **淋巴细胞数量及功能**　完全性 DGS 患儿出生后即具有严重 T 淋巴细胞减少（CD3⁺T<50/μl）。针对丝裂原的增殖反应缺失或极度减低。不典型完全性 DGS 婴儿可出现克隆性 T 细胞群,淋巴细胞数量及增殖功能可变,但原始 CD4⁺T 细胞缺乏。一些患儿 B 淋巴细胞减少是一特征,尤其在婴儿期,随时间才恢复正常。表现为 Omenn 综合征婴儿 TCRVB 呈限制克隆性。

2. **体液免疫**　完全性 DGS 患儿 IgG、IgA 和 IgM 减低（尽管生后数周内母体残留影响IgG）。部分性 DGS 患儿抗体缺陷谱广泛,经常有轻到中度抗体受损,婴儿期明显。低 IgG 伴亚类缺陷亦有报道,很多患儿最初低的免疫球蛋白会随年龄增长变为正常。针对多糖抗体反应缺陷较常见。

3. 由于甲状旁腺不发育或发育不良,婴儿期低钙是特征性表现,有时呈间断性,1 年内可缓解。血甲状旁腺素（parathyroid hormone,PTH）降低。

4. 由于胸腺可位于其他位置或很小,不能仅凭外科手术、放射线或 CT 来诊断无胸腺,必须有分子生物学证据,如 CD3⁺CD45RA⁺CD62L⁺T<50/μl,或<5% CD3⁺T,或 TREC<100/10 000T 细胞。

5. 标准核型分析除外重要重组,或者单体型不平衡移位 22pᵗᵉʳ~q¹¹,或者染色体内缺失 del(22)(q¹¹.²¹q¹¹.²³)。用来源于缺失片段的探针行 FISH（图 3-3-1）,优先选择移位断裂点附近的探针。

6. 如果没有细胞悬液或新鲜血液做核型分析,可用该区域一系列高变异探针来寻找位点缺失。目前常用的方法如多重链接探针扩增（multiplex ligation-dependent probe amplification,MLPA）（图 3-3-2）、微阵列比较基因组杂交（array-comparative genomic hybridization,array-CGH）（图 3-3-3）和基于二代测序的拷贝数变异（copy number variation,CNV）方法（图 3-3-4）。

7. 胸腺组织含有 Hassall 小体和正常的胸腺细胞密度,皮髓质分界存在。淋巴滤泡通常存在,但淋巴结副皮质区和脾的胸腺依赖区示可变的耗竭。

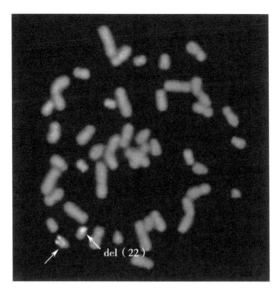

检查方法

同时使用22q11.2缺失综合征责任领域[TUPLE1（HIRA）：红色]探针和[ARSA：22q13 绿色]22号染色体识别用控制探针。

图 3-3-1　荧光原位杂交（FISH）方法示 22q^{11.2} 区域杂合缺失

（22q^{11.2}FISH 由松本生命科学研究所张春花教授实验室友情检测）

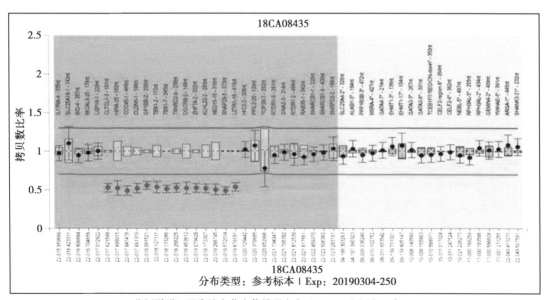

分析说明：通常认定荧光信号强度介于0.7~1.3之间为正常

图 3-3-2　多重连接探针扩增（MLPA）方法检测示 22q^{11.2} 区域杂合缺失

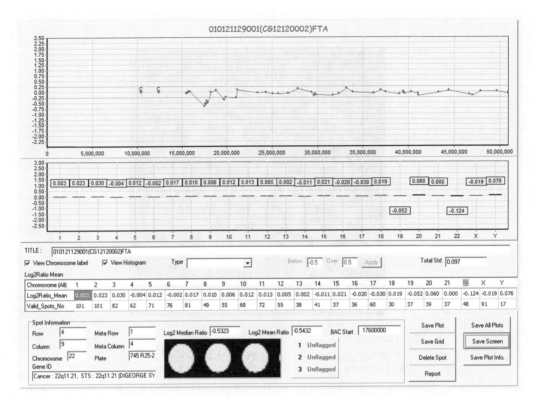

图 3-3-3 微阵列比较基因组杂交（array-CGH）方法检测示 22q$^{11.2}$ 区域杂合缺失

【治疗及预后】

1. 补充钙剂和 1,25- 胆固化醇,根据骨代谢生化指标及骨密度情况调节药物的用法及剂量。

2. 在免疫功能健全确认前,做外科手术需输注辐照的血以避免 GVHD。

3. 完全性或不典型完全性 DGS 患儿需立即转移至专业免疫中心进一步评估和治疗。启动抗肺孢菌、抗病毒、抗真菌的预防治疗和免疫球蛋白替代治疗。干细胞移植后可获得供者 T 细胞胸腺后的外周植入,但不能证明持续的 T 细胞生成。仅有数例长期存活报道,总存活率低(41%~48%),远低于其他 SCID(80%),原因主要为心脏外科情况和 GVHD。目前世界范围内仅有两家实验室能够进行同种异体胸腺移植,存活率 72%,致死的主要原因为感染,主要的远期副作用是自身免疫性疾病如自身免疫性甲状腺疾病,1 系、2 系或 3 系血细胞减少,还包括肾病综合征和自身免疫性小肠炎。

4. 部分性 DGS 患儿主要是对症治疗,随着年龄增长病情会减轻。细菌性鼻窦及肺感染需及时治疗。可能需要预防性抗生素,尤其在冬季,有的患儿可能需要常年预防。伴有症状性低丙种球蛋白血症患儿或预防效果不好的患儿,可能需要丙种球蛋白替代治疗。活疫苗通常是安全的,CD4$^+$T<400/μl 时建议避免接种活疫苗。由于保护性抗体水平维持时间短,应定期监测抗体水平,必要时重复接种疫苗。

5. 腭裂可能为黏膜下,需仔细寻找。语言治疗需要教育辅助。精神科辅助治疗有助于患儿更好地适应社会交往。

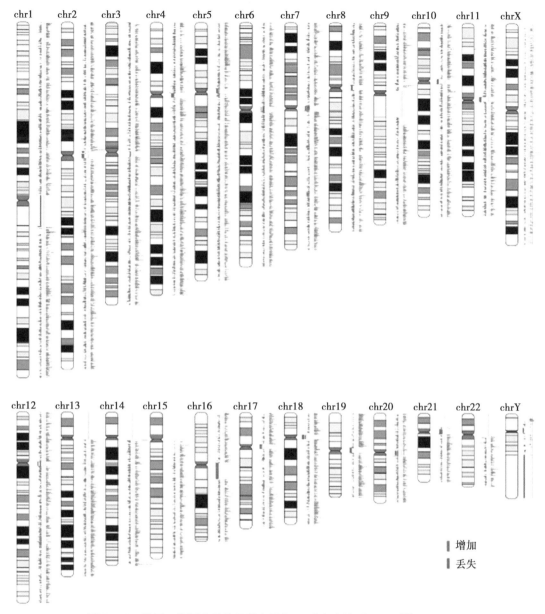

图 3-3-4　基于二代测序的拷贝数变异（CNV）方法检测示 22q$^{11.2}$ 区域正常

第四节　高 IgE 综合征

【概述】

1966 年 Davis Job 将嗜酸性粒细胞增多、湿疹样皮炎、反复皮肤和肺部感染三联症定义为 Job 综合征。1972 年 Buckley 发现该综合征与高 IgE 相关。高 IgE 综合征（hyper IgE syndrome, HIES）是少见的免疫和结缔组织异常，表现为皮炎、皮肤疖肿、肺炎伴囊腔形成、高

IgE、乳牙不脱落和骨骼异常,大部分为常染色体显性(autosomal dominant,AD)遗传,部分为散发病例。2007 年发现显性负调节的 *STAT3* 突变导致 AD- 高 IgE 综合征。

【发病机制】

2007 年日本学者研究显示,AD-HIGE 患者存在一个或多个由 IL-6、IL-10 共享的分子异常,其对 IL-12、IFN-α 通路不重要。*STAT3* 基因符合上述特征,通过基因测序获得证实。通过 COS7 细胞共表达的免疫沉淀实验,STAT3 突变型与野生型蛋白形成复合物,功能与野生型复合物相近。AD-HIES 患儿细胞核提取物含有少量活性 STAT3 能与 DNA 结合。表达野生型 STAT3 的 Hela 细胞下调实验发现,IFN-α 刺激的荧光素酶活性 5 倍升高,突变型 STAT3 无升高,证明 STAT3 是无功能的。IL-6 反应的 HepG2 细胞和 IL-10 反应的 MC/9 细胞外源性表达野生及突变型的 STAT3。HepG2 细胞转染空质粒,IL-6 刺激后荧光素酶活性增加 3.5 倍,野生型增加 5.5 倍,突变型增加 2 倍。转染突变型 STAT3 的 MC/9 细胞,IL-10 诱导的 KIT 下调表达严重受损。与野生型共表达提示突变型为常染色体显性负调节作用。2007 年美国学者通过微芯片分析基因表达谱,提示 AD-HIES 患儿细胞因子相关的信号转导如包括干扰素和 STAT 与对照不同。细胞因子蛋白表达分析提示通过 IL-6 受体通路受损。最终通过基因测序证实 *STAT3* 的致病性。

STAT3 是一个主要的信号传导蛋白,参与不同通路,包括伤口愈合、血管生成、免疫通路和癌。STAT3 在很多细胞因子和生长因子信号转导中起重要作用,包括 γc 家族(IL-2、IL-4、IL-7、IL-9、IL-15、IL-21),gp130 家族(IL-6、IL-11、IL-27、IL-31)、IL-10 家族(IL-10、IL-19、IL-20、IL-22、IL-24、IL-26、IL-28、IL-29)、受体型酪氨酸激酶(M-CSF、Flt-3、PDGF、EGF、FGF、GH、IGF)。STAT3 介导大约 40 种细胞因子和生长因子的信号转导。STAT3 由各种 Janus 激酶活化,细胞因子信号家族抑制剂蛋白下调 STAT3。STAT3 是细胞因子受体 gp130 的主要下游转导子,gp130 参与 IL-6 家族成员的信号通路。STAT3 的上调会诱导粒细胞黏附、Pu.1 表达、中性粒细胞的继发颗粒蛋白表达、IL-23 受体介导的 Th17 细胞产生和 IL-10 的抗炎反应。STAT3 下调诱导 T-bet、GATA3、IL12RB2、IFN-γ 表达和破骨细胞形成。纯合敲除 STAT3 鼠宫内死亡,提示 STAT3 对生长绝对需要。杂合 STAT3 缺陷鼠表型正常。高 IgE 可能源于 STAT3 介导的 IL-21 受体信号缺陷,因为杂合 IL-21R 敲除鼠具有高 IgE。

HIES 是一种炎症过多疾病,表现为肺炎时大量脓形成和其后的肺囊泡形成,也是炎症过少疾病,表现为冷脓肿的存在。STAT3 缺陷患儿血细胞对 IL-6 反应缺陷,因为 STAT3 对 IL-6R 下游信号通路起重要作用。IL-6 在金黄色葡萄球菌发病中的特异作用的证据来自于 1 例具有反复金色葡萄球菌皮肤疾病患儿血中存在抗 IL-6 的中和抗体。

Th17 细胞是产生 IL-17A、IL-17F 和 IL-22 的辅助 T 细胞亚群。鼠产生 IL-17 的 T 细胞参与针对系统和黏膜白色念珠菌的免疫。人类 IL-17A 和 IL-17F 针对黏膜白色念珠菌感染具有保护免疫。最近的研究显示 Th17 细胞在针对细胞外细菌和真菌宿主防御中起重要作用。很多报告显示 AD-HIES 患儿活化的 T 细胞产生 Th17 细胞因子降低。*STAT3* 突变导致 Th17 细胞分化失败。STAT3 是通过 IL-22 信号的皮肤和肺 β- 防御素的一个重要调节子。STAT3 缺陷患儿的活化的 T 细胞上清不能诱导角化细胞和支气管上皮细胞产生中性粒细胞趋化因子和 β- 防御素。系统的 T 细胞缺陷转变为局部缺陷,因为只有角化细胞和支气管上皮细胞需要 Th17 细胞因子刺激来分泌中性粒细胞趋化因子和抗微生物肽。AD-HIES 患儿唾液中关键抗念珠菌肽水平低,包括组胺素和 BD2,均由 IL-17 诱导。

Treg 细胞是外周耐受的主要介质,抑制效应 Th2 细胞。至少有两种 FOXP3⁺Treg 细胞存在,自然(natural)Treg(nTreg)发生于胸腺,也被称为胸腺来源的 Treg(thymic-derived regulatory T cell,tTreg),诱导 Treg(iTreg)发生于外周(peripheral regulatory T cell,pTreg)。TGF-β 在 iTreg 的诱导中起重要作用,在 TCR 刺激存在下,TGF-β 表达将原始 FOXP3⁻CD4⁺T 细胞转变为 FOXP3⁺ 的 iTreg 细胞。AD-HIES 患儿树突状细胞 IL-10 信号缺陷。在 IL-10 处理下,AD-HIES 患儿树突状细胞不能诱导 FOXP3⁺ 的 iTreg 细胞产生。在 iTreg 细胞存在 FOXP3⁺ 和 FOXP3⁻ 的群。CD4⁺CD25⁻FOXP3⁻ 的 Treg type 1(Tr1),通过分泌 IL-10 和颗粒酶 B 产生大部分调节功能。FOXP3⁻ 使 Tr1 区别于 FOXP3⁺ 的 tTreg 和 pTreg。鼠的模型显示 IL-10 参与 Tr1 的诱导。在 STAT3 敲除 T 细胞,用 STAT3 活化细胞因子 IL-27 的研究证实 STAT3 对 Tr1 分化至关重要。TNF-α 与 IL-10 协同诱导 Tr1。TNF-α 是 STAT3 的已知的活化子。其他细胞因子 IL-6、IL-21、IL-27 也具有诱导 Tr1 细胞分化潜能。IL-27 作为一个主要的抗炎细胞因子。IL-27 是产生 IL-10 的鼠 Tr1 细胞的主要分化因子。在鼠,IL-27 依赖的 IL-10 产生是 STAT1 和 STAT3 依赖的。CD4⁺CD25⁺CD127^low tTreg 细胞是中枢免疫耐受的重要介质。STAT3 特异缺陷的 Treg 细胞抑制 Th17 细胞反应能力受损,导致 Th17 细胞驱动的结肠炎。STAT3 缺陷细胞不能抑制 Th17 细胞驱动的急性肾小球肾炎和 SLE 模型。AD-HIES 患儿的研究显示 CCR6 的表达依赖于 STAT3 信号。

除了 Th17 细胞和 Treg 细胞,*STAT3* 突变还引起多种其他细胞缺陷。T 滤泡辅助细胞(follicular help T cell,Tfh)辅助 B 细胞分化为记忆 B 细胞和浆细胞,建立长久的体液免疫。AD-HIES 患儿循环 Tfh 细胞降低。STAT3 缺陷的 CD4⁺T 细胞体外不能分化为产生 IL-21 的 Tfh-样细胞。STAT3 缺陷引起缺陷的胸腺依赖抗原特异的抗体反应。AD-HIES 患儿具有 IgG 和 IgA 抗原特异反应缺陷。STAT3 缺陷人类也缺乏记忆 B 细胞,记忆 B 细胞发育和抗体成熟受损使 HIES 患儿倾向于 IgE 产生。STAT3 缺陷的原始 B 细胞体外针对 IL-10 和 IL-21 不能分化为浆母细胞。STAT3 缺陷影响记忆 CD8⁺T 细胞的产生。嗜酸性粒细胞增多和 STAT3 信号降低影响中性粒细胞的死亡。过度 TNF 产生损伤上皮对金黄色葡萄球菌的反应。

小鼠的定向突变研究提示 STAT3 在器官形成、器官保留和器官特异炎症中起重要作用,而不是血细胞生成。肺上皮特异缺陷 STAT3,暴露于缺氧环境中,导致过度肺炎症和气腔增大。肺 STAT3 表达可抑制针对 LPS 的炎症反应。粒系 STAT3 特异缺陷可引起粒系造血增加和嗜酸性粒细胞增多。造血特异的 STAT3 缺失与破骨细胞产生和骨密度减低有关。心肌细胞 STAT3 缺失与 TNF-α 产生增加、心脏炎症和失功能有关。脑内 STAT3 缺陷与神经损伤诱发的炎症增加、脱髓鞘和星形细胞增多有关。骨骼特征可能源自于白血病抑制因子受体(leukemia inhibitory factor receptor,LIFR)通路受损。LIFR 缺陷患儿具有与 STAT3 缺陷患儿相似的临床特征。鼠的研究提示 LIFR 参与控制破骨细胞的生成。STAT3 参与 LIFR 信号通路。乳牙不脱落可能源自于不正常的 IL-11 反应,IL-11 缺陷患儿具有颅骨发育不全和牙齿异常。血管异常可能与 MMP 或 TGF-β 失调节有关。

【分子特征】

STAT3 位于 17q²¹,属于原癌基因,有 24 个外显子,编码 770 位氨基酸,形成氨基端结构域、卷曲螺旋结构域(coiled-coil domain,CC)、DNA 结合结构域(DNA binding domain,DBD)、连接区(linker domain,LD)、SH2 结构域和反式活化结构域(transactivation domain,TA)。结构上,所有已知的 STAT 蛋白具有一个四聚体和 N 端卷曲螺旋结构域,允许与其他

STAT 二聚体和转录因子蛋白间相互作用。位于中间的结构域为 DNA 结合结构域。C 端由连接区分开,具有 SH2 结构域,含有酪氨酸和丝氨酸残基参与 STAT 二聚体化和核转运。在 STAT3,Y-705 和 S-727 代表二聚体化和转录活性的关键残基。

AD-HIGE 患儿均有 STAT3 蛋白表达,所有 STAT3 突变蛋白显示对 DNA 结合能力降低。从 2007 年至 2012 年共 230 例患儿 80 种 *STAT3* 突变被报道。突变类型包括错义、单氨基酸框内缺失,外显子 12 的剪接变异导致 DNA 结合结构域开始的 10 个氨基酸的框内缺失。大部分位于 DNA 结合结构域和 SH2 结构域,前者介导蛋白和 DNA 相互作用,后者介导蛋白间相互作用。少部分位于连接区和反式活化结构域。在 SH2 和 DNA 结合结构域有几个热点变异,1)4 个反复的变异出现在 CpG 岛:DNA 结合结构域的 c.1144C>T,c.1145G>A,c.1268G>A,占该区域突变的 66%;SH2 结构域的 c.1909G>A,占该区域突变的 49%。2)一个反复的三碱基框内缺失 c.1387-1389delGTG。上述变异占总变异的 61%。3.9kb 缺失累及外显子 22 和 23 导致 53 个氨基酸的框内缺失。也有深部内含子突变的报道。体细胞嵌合也有报道。SH2 结构域突变组患儿非免疫特征中度增加,脊柱侧弯也增加。

DNA 结合下降不仅反映突变 STAT3 与靶序列结合能力受损,也反映核内磷酸化的 pSTAT3 量的下降。一些突变影响磷酸化或核转运。只有在 Y705 邻近的突变影响 STAT3 的磷酸化。在 SH2 结构域的氨基酸替代导致电荷改变,影响 STAT3 二聚体稳定组装。Y675N(SH2)和 L706M(TA),2/3 R382W,H437P(DBD)引起 pSTAT3 核转运降低,S465F(DBD)对核转运无影响。

【临床表现】

1. 免疫和感染特征　大部分患儿首发临床表现为皮疹(70%)和肺感染(38%)。19% 出生时出现皮疹,53% 生后一周内出现皮疹,先累及脸和脑门,典型为脓疱,病理为嗜酸粒细胞性脓疱。常进展为湿疹样皮疹,常伴金黄色葡萄球菌感染加重病情。儿童早期经常出现反复金黄色葡萄球菌皮肤脓肿。尽管有脓形成,但经常缺乏炎症典型特征,如热、红、痛,被称为冷脓肿。细菌皮肤感染的其他形式还包括脓疱病、黄水疮、化脓性皮炎、毛囊炎、疖病、甲沟炎、淋巴结脓肿、蜂窝织炎。黏膜皮肤念珠菌病经常出现。其他黏膜皮肤感染病原包括光滑念珠菌、近平滑念珠菌,各见于 1 例和 2 例患儿。红色毛癣菌、须毛癣菌或劳伦梯隐球菌感染各见于 1 例患儿。1 例疥螨病患儿治疗结局良好。

患儿无一例外出现反复化脓性肺炎,于儿童早期开始出现,金黄色葡萄球菌最常见(图 3-4-1)。其他分离的细菌包括流感嗜血杆菌(13%)、铜绿假单胞菌(12%)、嗜麦芽窄

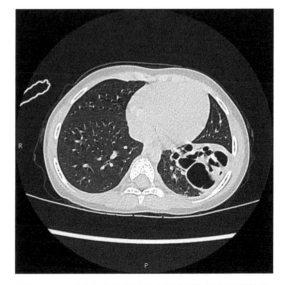

图 3-4-1　HIGE 患儿肺 CT 示左下肺感染后囊性变

患儿 4 岁,女。咳嗽 4 天。既往反复湿疹,中耳炎,鹅口疮。WBC 7.57×10^9/L,N 1.31×10^9/L,L 5.2×10^9/L,Hb 116g/L,PLT 380×10^9/L。IgG 16.4g/L,IgA 1.14g/L,IgM 3.4g/L,IgE 1 970IU/ml。CD3 75.7%,CD4 39.7%,CD8 31.3%,B 16.1%,NK 6.3%。二代测序示杂合的 *STAT3* 基因 p.Arg382Trp 突变

食单胞菌(12%)、肠球菌(7%)、厌氧菌(6%)。肺炎患儿经常不具有足够的咳嗽反应,经常感觉良好,热度低,尽管感染很重,但脓痰确实存在。由于肺部愈合受影响,肺囊泡和支气管扩张的形成在感染清除后持续存在。持续的结构异常经常是真菌(主要是曲霉菌或丝孢霉属)和 G⁻ 菌(主要是铜绿假单胞菌)的感染病灶,继发的感染经常呈惰性而且很难根除,可侵蚀肺大血管使破裂出现危及生命的大咯血或真菌播散至脑,是致病和病死的主要原因(图 3-4-2)。非结核分枝杆菌也可引起肺慢性感染。只有肺间质损伤出现,真菌才引起肺感染。铜绿假单胞菌无一例外分离于具有反复肺炎、支气管扩张和囊性肺损伤的患儿。厌氧菌分离于具有牙和 / 或耳、鼻和咽部来源感染的患儿。偶尔过敏性支气管肺真菌病也可出现。

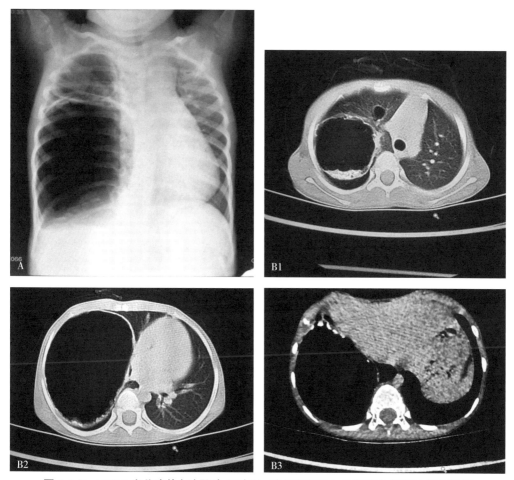

图 3-4-2　HIIGE 患儿胸片(A)及肺 CT(B1~3)示右肺巨大多发囊泡,囊壁内明显浸润

患儿 1 岁零 9 个月,男。咳嗽 3 个月余,反复间断发热 1 个月。WBC 8.67 × 10⁹/L,N 3.32 × 10⁹/L,L 4.96 × 10⁹/L,Hb 97g/L,PLT 569 × 10⁹/L,Eo 0.60 × 10⁹/L。IgG 10.3g/L,IgA ＜0.066 7g/L,IgM 1.19g/L。CD3 80%,CD4 44.4%,CD8 26.1%,B 15.7%,NK 4.7%。IgE 曾高达 11 938.4KU/L。患儿一直口服复方新诺明预防量。肺内囊腔壁反复感染,血 GM 指标持续高,抗曲霉菌效果欠佳,囊腔张力持续增加。于 4 岁零 11 个月行右侧下叶、部分上叶肺切除。送检肺组织病理示曲霉菌。术后顺利恢复。现骨髓移植已经半年时间,比较顺利。血 GM 值首次恢复正常。二代测序示杂合的 *STAT3* 基因 c.1139+5G>A 突变。母亲为携带者,IgE 升高,但无其他临床表现。该突变为未报道的突变,目前未行功能验证,因该内含子有致病突变报道,故临床仍考虑 AD-HIES

儿童早期即可出现耳鼻咽喉感染,也常见于成人。最常见病原为铜绿假单胞菌(40%)、金黄色葡萄球菌(37%)。其他细菌包括:肺炎双球菌、大肠埃希菌、肺炎克雷伯菌、流感嗜血杆菌、卡他莫拉菌。铜绿假单胞菌见于所有外耳道炎。未见丝状真菌耳鼻咽喉感染报道。

一半的患儿肺部感染是败血症的来源。1例金黄色葡萄球菌脑膜炎继发于神经科手术。1例15岁患儿于儿童早期行囟门早闭手术,出现肺炎双球菌脑膜炎。深部位脓肿可累及肝、纵隔、直肠周围。骨关节感染疾病包括骨炎、骨髓炎、椎间盘炎、骨关节炎、关节炎、骨膜下脓肿。76%骨关节感染由金黄色葡萄球菌引起。3例大肠埃希菌引起化脓性肾炎。5例反复细菌性结膜炎。3例眼睑炎。4例反复睑板腺囊肿。60.5%患儿接种卡介苗,未见不良反应报道。

肺孢子虫病也有报道,尤其在婴儿期,出现在化脓性肺炎之前。播散性的双相真菌感染偶尔出现,包括组织胞浆菌和隐球菌,感染经常局限于胃肠道。球孢子菌脑膜炎也有报道。系统性念珠菌感染很少见,经常是医源性的(如留置的导管感染)。

带状疱疹病毒感染出现率高,局限于一个或连续皮节。常见病毒再活化如无症状的EBV感染。哮喘和过敏不常见。食物过敏也少见。

2. 非免疫特征 骨骼异常包括骨质疏松、轻微创伤骨折、脊柱侧弯、退行性脊椎病。关节过度伸展常见。大小关节过度伸展均常见,可能与早发严重退行性关节病有关,尤其脊柱。由于广泛的关节炎,患儿可受累而引起慢性疼痛。患者经常于40~50岁出现颈椎病,导致疼痛、神经病和虚弱。轻微创伤骨折与骨密度降低并不互相依赖。骨折易出现于长骨、肋骨和骨盆骨。术后或骨折后愈合正常。不同程度的颅缝早闭可出现,但经常不需要外科修复。18%(9/50)头颅核磁示 Chiari I 异常,经常偶然发现,不需要外科干预。乳牙脱落失败,一旦外科拔出或自然脱落,恒牙可萌出。舌、口腔顶部和颊部黏膜有特征性表现,如高腭弓、硬腭黏膜脊突出和舌中央凹陷。

血管异常包括动脉迂曲、扩张和动脉瘤,主要见于冠状动脉和脑动脉。血管异常导致临床损害少见,左前降支冠状动脉大的动脉瘤导致心肌梗死见于1例患儿。脑动脉瘤不经常与蛛网膜下腔出血有关。腔隙性脑梗死出现年龄早,临床结局可变,从丘脑梗死到无症状。头部 MRI 的 T_2 相显示局部明显高信号,虽然与老年后偶然发现的核磁影像近似,但出现年龄早,患儿不出现重要神经异常。

儿童晚期或青少年期出现异常面容,如面部不对称、眼球深陷、前额和下颌突出、球形鼻常见,面部皮肤粗糙,伴毛孔明显。食管失功能成人多见。不常见的胃肠特征包括结肠憩室、自发穿孔、直肠脱垂。憩室出现年龄相对早,可能与肠穿孔有关。

3. 肿瘤 AD-HIGE 患儿肿瘤出现率增加。主要是淋巴瘤,有 T 细胞起源的、B 细胞起源的非霍奇金淋巴瘤和霍奇金淋巴瘤,一半涉及淋巴结,大部分与 EBV 感染无关。大部分非霍奇金淋巴瘤是 B 细胞起源并伴侵袭性。其他癌还包括白血病和会阴部癌、肝癌、肺癌。体细胞 *STAT3* 功能获得性突变与癌和血液肿瘤有关。由于 *STAT3* 是一种原癌基因,AD-HIES 患儿淋巴瘤的出现是矛盾的和不能解释的。

各种评分系统见表 3-4-1 及表 3-4-2。

表 3-4-1　1999 年 NIH 评分系统

临床发现	分数									
	0分	1分	2分	3分	4分	5分	6分	7分	8分	10分
IgE 最高值（IU/ml）	<200	200~500			501~1 000				1 001~2 000	>2 000
皮肤脓肿	无		1~2 次		3~4 次				>4 次	
肺炎（全部）	无		1 次		2 次		3 次		>3 次	
间质肺异常	无						支气管扩张		肺囊疱	
乳牙保留	无	1	2		3				>3	
脊柱侧弯（最大曲度）	<10°		10°~14°		15°~20°				>20°	
轻外伤骨折	无				1~2 次				>2 次	
最高嗜酸性粒细胞(个/μl)	<700			700~800			>800			
典型面容	无		轻度		存在					
中线异常	无				存在					
新生儿皮疹	无				存在					
湿疹（最重阶段）	无	轻	中		重					
每年上呼吸道感染	1~2 次	3 次	4~6 次		>6 次					
念珠菌病	无	口腔	指甲		系统					
其他严重感染	无				严重					
致命感染	无				存在					
关节过伸	无				存在					
淋巴瘤	无				存在					
鼻部过宽	<1SD	1~2SD		>2SD						
高腭弓	无		存在							
小年龄矫正	>5 岁			2~5 岁		1~2 岁		≤1 岁		

注：右侧每一列表现为最高得分；中线异常包括腭裂、舌裂、半椎体及其他脊椎异常

表 3-4-2 2010 年改进的英国评分系统

STAT3 评分 患儿_____ 出生日期_____ 评分日期_____ 性别_____

临床发现	评分						分数 ×	权重	权重后的分数
	0分	2分	4分	5分	6分	8分			
1 肺炎(X 射线证实,总数)	无	1 次	2 次		3 次	>3 次		2.5	
2 新生儿皮疹	无		存在					2.08	
3 病理性骨折	无		1~2 次			>2 次		3.33	
4 Job 综合征面容	无	轻微		存在				3.33	
5 高腭弓	无	存在						2.5	
总权重后分数									

注:1)这个评分表协助预测一个患儿 IgE>1 000IU/ml,具有 *STAT3* 突变的可能性。IgE>1 000IU/ml+>30 分,可能;IgE>1 000IU/ml+>30 分 +Th17<0.5%,可以;IgE>1 000IU/ml+>30 分 + 显性负的 *STAT3* 突变,明确

2)1999 年 NIH 预测 HIES 的原评分标准为:<10 不可能;10-14 不确定;≥15 可能。与原作者沟通,认为此评分标准太强,很多非 HIES 表型评分可达 20 分。后根据原作者经验,公认的评分标准>40 分,敏感性和特异性比较好(见原作者后续文献引用)

【实验室检查】

96% 患儿 IgE 升高。儿童期血清 IgE 水平非常高,经常>2 000IU/ml,随年龄下降,至40~50 岁可达正常值,但临床症状持续存在。疾病严重度与 IgE 水平无明确相关性。外周血嗜酸性粒细胞增多常见,但不一定与血清高 IgE 相关。一部分患儿中性粒细胞减少。1 例患儿具有持续的明显淋巴细胞减少。IgG 略降低见于 1 例患儿,另外 1 例患儿 IgG2 降低。78% 患儿具有对蛋白抗原的抗体反应。13/14 患儿具有可检测的针对肺炎链球菌的 IgG 抗体。针对红细胞 AB 抗原的 IgM 同簇血凝素均正常。94.5% 患儿记忆 $CD19^+CD27^+B$ 细胞降低,57% 患儿 $CD19^+IgM^+CD38^+$ 过渡 B 细胞升高。86% 患儿 $CCR6^+CCR4^-CD4^+T$ 细胞比例降低(<0.5%),CCR6 是产生 IL-17 的记忆 T 细胞(Th17)的标志。针对特异抗原的 IgE 抗体可阳性,但临床过敏症状不增加。

在 EBV 转染的 B 淋巴系,IL-6、IL-10、IL-21 和 TNF-α 刺激后 STAT3 细胞内磷酸化(pY705)明显降低,TA 结构域突变影响最明显。用 EMSA 方法检测 STAT3 核移位和 DNA结合水平明显降低。STAT3 靶基因细胞因子信号抑制子 3(SOCS3)的 mRNA 水平明显降低。IL-10 介导的 TNF-α 释放增多。

【鉴别诊断】

1. 变态反应性皮炎 患儿缺乏常染色体显性高 IgE 综合征的其他特征。严重过敏性皮炎患儿过敏的种类和严重度增加。

2. TYK2 缺陷 常染色体隐性遗传,TYK2 缺陷患儿具有过敏、皮肤葡萄球菌病敏感和高 IgE。但类似于呈孟德尔遗传的分枝杆菌病(MSMD),这些患儿对巨噬细胞内的细菌也敏感,如卡介苗和沙门菌。也出现病毒感染,包括反复皮肤单纯疱疹病毒疾病,但不是 AD-HIES 的典型表现。AD-HIES 患儿可出现 VZV 和 EBV 潜伏感染的再活化,由于记忆 T 细胞的耗竭而非干扰素反应受损。缺乏多种非血液的发育征象,巨噬细胞内病原感染的存在均提示 TYK2 缺陷与 AD-HIES 不同。TYK2 是 JAK 激酶家族一员。TYK2 在鼠内不多余,

仅与 2 种细胞因子受体有反应,包括 IL-12 和 IFN-α/β,难以详细研究在不同信号通路的确切作用。患儿细胞对 IFN-α/β、IL-12 不反应,对 IL-10、IL-6 反应受损。

3. Comel-Netherton 综合征 常染色体隐性 *SPINK5* 突变导致丝氨酸蛋白酶抑制剂 LEKT1 缺陷,其表达于上皮细胞。临床表现为先天性鱼鳞癣,竹样头发,过敏体质,细菌感染增加,不生长。过渡的和非过渡的 B 细胞减少。血清 IgE 和 IgA 升高。抗体反应可变性降低。

4. PGM3 缺陷 常染色体隐性葡萄糖磷酸变位酶 3(phosphoglucomutase 3, *PGM3*)突变导致糖基化障碍和过敏。临床表现为严重过敏,自身免疫,细菌和病毒感染,认知障碍,髓鞘化不良,明显骨骼异常。白细胞、中性粒细胞、T 细胞减少,出生时 TREC 正常,随访后 B 淋巴细胞减少。高 IgE,嗜酸性粒细胞升高。

5. DOCK8 缺陷 常染色体隐性遗传。临床表现为湿疹、鼻窦及肺感染,IgE、嗜酸性粒细胞升高,是与 AD-HIES 的共同点。没有主要的病原感染如金黄色葡萄球菌。可出现支气管扩张,但肺囊泡少见。皮肤疱疹病毒感染敏感,尤其难以控制的继发于 HPV 的扁平疣和疣状疣和广泛播散的接触性传染性软疣常见。真菌感染不常见。缺乏结缔组织、骨骼、牙齿异常。易于出现过敏性鼻炎和食物过敏。经常出现与 HPV 感染相关的鳞癌。IgM 经常降低,特异抗体缺乏,淋巴细胞减少随时间进展。HSCT 可治愈。目前属于联合免疫缺陷病分类。

6. 常染色体显性获得性 STAT3 缺陷 婴儿发病的多系统自身免疫性疾病。患儿生后数周诊断 1 型糖尿病,2 年内诊断自身免疫性肠病和乳糜泻。其他自身免疫性疾病包括自身免疫性间质性肺疾病、青少年型关节炎、原发性甲状腺功能减退,其他包括身材矮小、湿疹、青春期延迟、牙齿异常及反复感染。目前属于免疫失调节分类。

【治疗及预后】

进展性肺功能不全及慢性支气管化脓使临床表型严重。极少病例(1/15)出现死亡,主要由于感染或淋巴瘤引起。

用抗球菌抗生素预防金黄色葡萄球菌脓肿和肺炎。在感染的早期启动抗生素治疗,很多患儿从轻微感染进展迅速,而系统感染指标不明显,早期识别和治疗感染非常重要,防止肺囊泡和支气管扩张的形成,如口服复方新诺明。每周三次稀释的漂白粉洗浴(1/2 杯满浴缸),在含氯游泳池游泳或应用抗生素可改善皮肤状态。经常反复或慢性持续念珠菌感染,可预防性应用抗真菌药物如氟康唑。若肺囊泡或支气管扩张的气道内出现慢性真菌感染,长期应用抗真菌药物可减少真菌感染播散和血管侵蚀相关出血,如泊沙康唑。若应用伏立康唑,需要考虑长期毒性如光敏感、皮肤癌和过度氟化。预防性抗真菌治疗如伊曲康唑是否能阻止曲霉菌定植和肺囊泡内真菌感染未有定论。在地方性真菌病高发地区,可考虑用氟康唑预防球孢子菌感染,伊曲康唑预防组织胞浆菌感染。由于特异抗体产生可变,丙种球蛋白替代治疗经常有效,尤其在预防性抗生素应用后感染仍很难控制情况下。联合应用唑类抗真菌药和阿奇霉素时,评价 QTc 间期是必要的,尤其合用氟喹诺酮类药物时。

支气管扩张和肺囊泡的治疗很困难,治疗干预的有效性证据不足。对伴有广泛支气管扩张、慢性感染的肺囊泡或真菌球患儿,咯血是主要的致死原因。咯血时除了优化抗生素治疗,撤除吸入的气道刺激剂,可考虑支气管动脉栓塞和外科切除。咨询出血的可能性并寻求急救支持。由于咳嗽可引起肋骨骨折,此时应避免叩击马甲。抗真菌治疗肺囊泡内的曲霉菌球不是一直有效,切除是常用方法,但具有挑战性,50% 出现并发症,支气管胸膜瘘经常持续数月,引起并发的脓胸,有时需要再手术。

优化钙及维生素 D 的摄入。双磷酸盐治疗骨质疏松和轻微创伤骨折的作用未明确。推测的抗凝益处需权衡肺出血的风险。密切监测血压和其他心血管风险是有益处的。尽早拔出乳牙会促进恒牙的萌出。尽管骨和关节手术可顺利愈合,但开放性胃肠道手术有出现并发症的报道。在评估淋巴结肿大、肿块或骨损伤时需考虑淋巴瘤的可能。HSCT 在 AD-HIES 中的作用尚不清楚,几例移植成功病例被报道,免疫缺陷可纠正,但不清楚躯体特征改善情况。

第五节 维生素 B$_{12}$ 和叶酸代谢缺陷

一、维生素 B$_{12}$

(一)概述

维生素 B$_{12}$,也被称为钴胺素(cobalamin,Cbl),是微量营养素,只能由微生物合成,对人类的健康至关重要。钴胺素需要经过细胞内处理过程形成共因子形式,甲基钴胺素(methylcobalamin,MeCbl)是甲硫氨酸合成酶(methionine synthase,MS)的共因子,腺苷钴胺素(adenosylcobalamin,AdoCbl)是甲基丙二酸辅酶 A 诱变酶(methylmalonyl-CoA mutase,MUT 或 MCM)的共因子。共因子形成或酶的活性障碍均可导致内在的缺陷。这些遗传缺陷在新生儿期及儿童早期是灾难性的。

(二)维生素 B$_{12}$ 的结构

维生素 B$_{12}$ 是一种大的有机金属分子,分子量 1 300~1 500Da 大小,是已知的化学上最复杂的维生素。焦点是中心的钴原子,与 6 个配体结合。配体中的 4 个是环绕咕啉环平坦的氮原子。α 轴配体在咕啉环下伸展,是磷酸核糖基化的二甲基苯并咪唑(DMB)的氮原子,通过丙酰胺侧链与咕啉环再链接。上面的 β 轴配体可变,依赖于钴胺素的修饰状态。功能性的 β 轴配体是甲基化的或 5′ 脱氧腺苷组。羟化组或氰化组可结合为生理相关 β 轴配体。有 3 个重要的因素影响钴胺素的活性和功能。钴胺素中的钴原子可以 3 种形式存在:+3 [cob(Ⅲ)alamin],+2 [cob(Ⅱ)alamin],+1 [cob(Ⅰ)alamin] 氧化状态。腺苷钴胺、甲钴胺、氰钴胺和羟钴胺都是 cob(Ⅲ)alamin,利于 DMB 中的氮基以较低的轴位与钴原子结合(被称为 base-on)。有些酶可以转变 cob(Ⅲ)alamin 构象为 base-off 状态。MS 和 MCM 分别与甲钴胺和腺苷钴胺共因子结合,使 DMB 的氮原子被酶的组氨酸代替,对酶的催化活性至关重要。cob(Ⅱ)alamin 没有 R 组结合,仅与 DMB 结合。在 ATP 存在下,人类腺苷三磷酸钴胺素腺苷转移酶(adenosyltransferase,*ATR/MMAB*)以一种新的 4 配体状态与 cob(Ⅱ)alamin 结合,2 个轴位均不被占用。cob(Ⅰ)alamin 没有轴位,是高反应性亲核物质,极易氧化为 cob(Ⅱ)alamin。轴配体属性影响钴原子的还原。高亲和力配体使钴原子免于被还原。Base-on 状态钴胺素不易于被还原,因为 DMB 较水分子更具有电子供者特征。

（三）维生素 B$_{12}$ 的起源

维生素 B$_{12}$ 在进化上是绝对古老的分子，其利用随着进化而散布，出现于真核生物和原核生物。但其合成仅限于几种古细菌和真细菌。哺乳动物和其他高级有机体需要其维持生命，但只能通过原核生物获得。

（四）人类维生素 B$_{12}$ 的消化和吸收

维生素 B$_{12}$ 仅由少数微生物合成，动物只能从饮食中获得。人类饮食来源包括奶、鸡蛋、鱼和肉。食物结合的钴胺素在胃内消化活性帮助下被释放，然后与转钴胺素 I 结合（haptocorrin，R-protein，tanscobalamin I，HC）。在小肠，通过胰酶的消化，钴胺素从 HC 被释放，与内因子（intrinsic factor，IF）结合形成 IF- 钴胺素复合体。通过受体 cubam 结合于回肠上皮细胞表面顶端，cubam 是由 amnionless 和 cubilin 组成的异源二聚体，辅助 IF- 钴胺素复合体被内吞。在细胞内，IF 在溶酶体内被降解，钴胺素被释放入细胞质，可能通过耐多药蛋白 1（multidrug resistance protein 1，MRP1）转运子，穿过回肠受体细胞进入血液循环。在血液循环，钴胺素与 HC 或转钴胺素（transcobalamin，TC）结合。尽管 HC 与大部分血浆钴胺素结合，但除了肝细胞并不参与细胞钴胺素摄取。因此，缺乏 HC 患儿血浆钴胺素呈缺陷数值，但无钴胺素缺乏的症状。尽管 TC 结合一小部分循环钴胺素，但却是利于细胞摄取钴胺素的主要蛋白。其基因（TCN2）突变导致组织钴胺素严重不足，尽管血浆钴胺素水平正常。钴胺素 -TC 通过 TC 受体被内吞入细胞，在溶酶体内，钴胺素 -TC 复合物被消化，产生自由的钴胺素可能作为 Ⅲ 和 Ⅱ 的混合物，被转运至细胞质。在细胞质，通过多种蛋白的作用，钴胺素被处理产生共因子甲钴胺和腺苷钴胺。钴胺素共因子产生缺乏导致功能酶的缺陷，引起与细胞内通路缺陷相关的生化、发育、神经特征。

（五）互补分析归类维生素 B$_{12}$ 细胞内通路异常

至目前共有 8 个互补组被鉴定，cblA-G 和 Mut，影响甲钴胺、腺苷钴胺或二者的产生和利用。CblF、cblC、cblD 引起阻断步骤对于两个共因子是通用的，因此导致 MS 和 MCM 活性缺陷。患儿具有同型胱氨酸血症和甲基丙二酸尿症。CblD 变异型 1、cblE 和 cblG 引起的阻断位于合成甲钴胺或 apo-MS 的细胞质通路，导致 MS 活性缺陷和同型胱氨酸血症。CblD 变异型 2、cblA、cblB、Mut 影响生成腺苷钴胺或 apo-MCM 的线粒体步骤，导致 MCM 酶活性缺陷和甲基丙二酸尿症。

1. 累及共同通路

（1）cblF：cblF 缺陷代表钴胺素由溶酶体外排至细胞质缺陷。LMBRD1 基因编码溶酶体膜蛋白 LMBD1。13 例患儿 6 种突变被报道，均为移码突变导致蛋白截断。患儿表现为不生长，轻 - 重度发育迟滞，对维生素 B$_{12}$ 治疗有反应。大部分患儿具有同型胱氨酸血症和甲基丙二酸尿症。LMBRD1 基因 c.1056delG 突变最常见（18/26 位点）。

（2）cblC：cblC 缺陷是细胞内维生素 B$_{12}$ 代谢最常见的异常。致病基因 MMACHC 于 2006 年获得鉴定，至目前已鉴定出 400 余例患儿 50 余种突变。MMACHC 基因 C.271dupA 占 42%，c.394C>T（R132X）占 20%，c.331C>T（R111X）占 5%。患儿具有同型胱氨酸血症和甲基丙二酸尿症，经常表现血液、神经和眼的异常，根据症状出现年龄，分为早发和晚发两组。早发患儿通常生后一年内起病，病情严重，对治疗反应差。晚发患儿于儿童或成年期起病，症状相对轻，对治疗反应好。MMACHC 基因 c.271dupA 和 c.331C>T（R111X）突变通常引起早发疾病，c.482G>A（R161Q）和 c.394C>T（R132X）突变通常引起晚发疾病。

CblC 蛋白（MMACHC）具有维生素 B$_{12}$ 结合位点和 TonB-like 结构域,后者是与细菌钴胺素摄取相关的蛋白。CblC 可能参与细胞内钴胺素转运和还原脱烷基或脱氰。CblC 可能与 cblF 蛋白相互作用参与钴胺素的外排出溶酶体和开始钴胺素的最初处理,产生 cob（Ⅱ）alamin。晚发的 cblC 缺陷患儿对氰钴胺的反应较羟钴胺差。与野生型相比较,突变蛋白与氰钴胺的结合较羟钴胺弱。热稳定研究显示钴胺素结合可强力稳定 MMACHC 蛋白,突变蛋白稳定性差,氰钴胺的结合不增强其稳定性。腺苷钴胺和甲钴胺较羟钴胺对突变蛋白的保护作用强。但腺苷钴胺或甲钴胺治疗并不直接作为同源酶的共因子,而是被脱烷基和再处理。

（3）cblD:cblD 可能处于钴胺素代谢通路至细胞质或线粒体的交叉路口。*MMADHC* 基因 5′ 区域截断突变仅导致甲基丙二酸尿症,中间和 3′ 截断突变导致甲基丙二酸尿症和同型胱氨酸血症,3′ 错义突变仅导致同型胱氨酸血症。尽管功能和生化的数据很少,推测 MMADHC 与 MMACHC 相互作用作为共伴侣的一部分将钴胺素呈递给细胞质或线粒体通路。

2. 仅累及蛋氨酸合成酶

（1）cblG:人类基因命名为甲基转移酶(methyltransferase,MTR),相当于大肠杆菌 VB$_{12}$ 依赖的 MS,正式名称为 5- 甲基四氢叶酸:同型胱氨酸甲基转移酶。20 种突变被鉴定。最常见的突变为 c.3518C>T(P1173L),占 16/24 细胞系。起病从新生儿到成人,大部分患儿表现为同型胱氨酸血症、低蛋氨酸血症、巨幼红细胞贫血和发育迟缓。MS 是蛋氨酸循环的关键酶,维持细胞内蛋氨酸衍生物、S- 腺苷蛋氨酸水平和作为甲基的供者。MS 也独一无二地参与叶酸循环,因为其是哺乳动物利用 5- 甲基四氢叶酸作为甲基供者唯一的酶。MS 催化同型胱氨酸的甲基化形成蛋氨酸,该反应需要酶结合的甲钴胺的存在。反应从 5- 甲基四氢叶酸将甲基转移给 MS 结合的 cob（Ⅰ）alamin 形成甲钴胺,接着将甲基转移给同型胱氨酸形成蛋氨酸和再产生 cob（Ⅰ）alamin。

（2）cblE:*MTRR* 编码蛋氨酸合成酶还原酶(methionine synthase reductase,MSR),含有 FMN- 和 FAD/NADPH 结合位点,N 端具有黄素氧化还原蛋白(flavodoxin),中间为链接序列,C 端具有黄素氧化还原蛋白还原酶(flavodoxin reductase)。MSR 通过催化与非活性的 MS 结合的 cob（Ⅱ）alamin 还原性的甲基化来恢复 MS 活性,在反应过程中 S 腺苷蛋氨酸作为甲基供者。患儿临床表现同 cblG 缺陷。

3. 仅累及甲基丙二酸辅酶 A 变位酶　患儿具有甲基丙二酸尿症不伴同型胱氨酸血症,临床表现为不生长,身体乏力,进食蛋白食物后呕吐,脱水,呼吸窘迫,低张力。

（1）cblA:*MMAA* 编码蛋白参与金属酶的金属中心的组织和功能。通常是无义突变或移码突变。患儿通常在婴儿期或儿童期表现甲基丙二酸尿症和危及生命的酸中毒危象。经常对维生素 B$_{12}$ 治疗有反应。

（2）cblB:*MMAB* 编码蛋白催化 ATP 的 5′ 脱氧腺苷组到 cob（Ⅰ）alamin 来形成腺苷钴胺。突变主要位于外显子 7。外显子 7 为编码酶的活性位点。患儿通常起病早,对维生素 B$_{12}$ 治疗反应差,容易出现明显的神经和代谢并发症。

（3）Mut:甲基丙二酸辅酶 A 变位酶对支链氨基酸、奇数链脂肪酸和胆固醇的代谢至关重要。其催化 *L*- 甲基丙二酸辅酶 A 变为 *L*- 琥珀酰辅酶 A 的可逆的异构化反应,该过程对丙酸盐的分解和三羧酸循环的更新至关重要。200 种突变被鉴定,又分为两类,Mut$^-$ 指残余酶活性，Mut⁰ 指酶活性缺陷，后者具有高的致病率、死亡率和神经并发症，前者对维生素 B_{12} 治疗有反应。

二、叶酸

（一）叶酸转运和代谢

叶酸的衍生物在细胞代谢中参与一碳单位的转运，在嘌呤和胸苷酸合成，同型胱氨酸再甲基化形成蛋氨酸过程中起重要作用。影响叶酸转运和代谢的内在异常已获得鉴定：遗传性叶酸缺乏（proton-coupled folate transporter，PCFT-*SLC46A1*）、谷氨酸亚胺甲基转移酶缺陷（glutamate formiminotransferase deficiency，*FTCD*）、亚甲基四氢叶酸还原酶缺陷（methylenetetrahydrofolate reductase，*MTHFR*）、蛋氨酸合成酶缺陷（methyltransferase，*MTR/cblG*）、蛋氨酸合成酶还原酶（MTR reductase，*MTRR/cblE*）。其他内在缺陷还包括脑叶酸缺乏（folate receptor-α，*FOLR1*）、二氢叶酸还原酶缺陷（dihydrofolate reductase，*DHFR*），3 种功能的酶缺陷（methyleneTHF dehydrogenase，*MTHFD1*：亚甲基四氢叶酸脱氢酶，次甲基四氢叶酸环水解酶和甲酰四氢叶酸合成酶）。

一碳单位主要来源于丝氨酸和甘氨酸，分别通过羟甲基转移酶和甘氨酸裂解系统，在一些组织中，组氨酸作为重要来源。10- 甲酰四氢叶酸在新嘌呤合成中在 2 个独立步骤中被需要，贡献嘌呤环的 2 和 8 位碳，5,10- 亚甲基四氢叶酸参与通过胸苷酸合成酶催化的尿苷酸转化为胸苷酸。5- 甲基四氢叶酸提供一碳单位参与钴胺素依赖的由蛋氨酸合成酶催化的同型胱氨酸甲基化形成蛋氨酸。所有步骤均产生四氢叶酸，除了腺苷酸合成酶反应产生二氢叶酸，经二氢叶酸还原酶再产生四氢叶酸。由于亚细胞结构氧化还原状态不同，线粒体叶酸代谢倾向于从丝氨酸和甘氨酸形成甲酸盐，而细胞质叶酸代谢倾向于将线粒体产生的甲酸盐的一碳单位转移给 10- 甲酰四氢叶酸，然后 5,10- 次甲基四氢叶酸和 5- 甲基四氢叶酸和嘌呤、胸苷合成，同型胱氨酸再甲基化形成蛋氨酸。

（二）与叶酸转运和代谢相关的遗传异常

1. 遗传性叶酸吸收不良　该疾病呈常染色体隐性遗传，机制为饮食中叶酸从肠道吸收特异缺陷。临床表现包括巨幼红细胞贫血，反复感染，反复或慢性腹泻，神经异常包括抽搐，发育延迟，智力低下。肠道和血 - 脑屏障的脉络膜的叶酸转运均障碍。位于 $17q^{11.2}$ 的 *SLC46A1* 基因突变导致遗传性叶酸吸收不良。*SLC46A1* 基因编码质子耦合的叶酸转运蛋白（PCFT）。14 个不同突变已获得鉴定，包括无义突变、剪接突变。治疗包括静脉叶酸，尽管口服叶酸在一些病例是成功的，但还原的叶酸更有效，从而保证颅内叶酸水平正常。

2. 谷氨酸亚胺甲基转移酶缺陷（FTCD）　组氨酸代谢导致亚胺甲基谷氨酸形成，与四氢叶酸反应形成亚胺甲基四氢叶酸，由 $21q^{22.3}$ 上 *FTCD* 基因编码的谷氨酸亚胺甲基转移酶催化。该病为常染色体隐性遗传。目前有 20 例患儿。临床呈异质性，智力低下为主。血清亚胺甲基谷氨酸水平升高。

3. 亚甲基四氢叶酸还原酶缺陷（MTHFR）　该缺陷为已知的叶酸代谢最常见异常表现，100 余例患儿被报道。亚甲基四氢叶酸还原酶缺陷不能将亚甲基四氢叶酸还原为甲基四氢叶酸。患儿表现为高同型胱氨酸血症伴低或低于正常蛋氨酸水平，反映蛋氨酸合成酶活性降低，其利用 5- 甲基四氢叶酸作为甲基组的供者。与蛋氨酸合成酶缺陷患儿不同，没有巨幼红细胞贫血。临床特征可变,包括生后第一年严重疾病导致死亡,发育迟缓,神经、精神疾病和血栓事件。其他患儿于儿童晚期发病,表现发育迟缓和可变的神经特征。有无症状的成人被报道。该病由 $1p^{36.3}$ 上的 *MTHFR* 基因突变导致,呈常染色体隐性遗传,50 余种突变被报道。最有效治疗为甜菜碱。甜菜碱是甜菜碱同型胱氨酸甲基转移酶的底物,该酶在不需要叶酸和维生素 B_{12} 的情况下催化同型胱氨酸转化为蛋氨酸。

4. 功能性的蛋氨酸合成酶缺陷(*MTR/cblG,MTRR/cblE*) 蛋氨酸合成酶催化同型胱氨酸再甲基化形成蛋氨酸,需要蛋氨酸合成酶(cblG,MTR)和蛋氨酸合成酶还原酶(cblE,MTRR),后者维持蛋氨酸合成酶结合的钴胺素修复组处于活性的完全还原状态。cblE 异常表现为巨幼红细胞贫血、脑萎缩、眼震、盲和肌张力改变。高同型胱氨酸血症伴血浆蛋氨酸水平降低。$5p^{15.2-15.3}$ 上的 *MTRR* 基因为致病基因。$1q^{43}$ 上的 *MTR* 基因编码蛋氨酸合成酶(cblG),临床表现同 cblE。两种异常生化上均对羟钴胺和甜菜碱治疗有反应,但临床反应可变。

5. 脑叶酸缺乏(*FOLR1*) 中枢神经系统 5- 甲基四氢叶酸水平降低,血清叶酸水平正常,提示叶酸穿过血 - 脑屏障障碍。神经发现谱广泛,包括智力低下、动力迟缓和癫痫。$11q^{13.4}$ 上的 *FOLR1* 基因为致病基因,常染色体隐性遗传。亚叶酸钙治疗可提升脑叶酸水平,但缓解抽搐的效果有限。

6. 二氢叶酸还原酶缺陷(*DHFR*) 患儿具有巨幼红细胞贫血、脑叶酸缺乏和广泛神经特征,包括抽搐、发育迟缓、大脑和小脑萎缩。晚发的儿童表现注意力缺陷、抽搐。$5q^{11.2-13.2}$ 上 *DHFR* 基因为致病基因。亚叶酸治疗可改善生化异常,但一些病例治疗不能控制抽搐。

7. 亚甲基四氢叶酸脱氢酶缺陷(*MTHFD1*) 2 个月婴儿具有巨幼红细胞贫血、不典型溶血尿毒综合征、重症联合免疫缺陷病。同型胱氨酸和甲基丙二酸同时升高。$14q^{23.3}$ 上的 *MTHFD1* 基因为致病基因,编码三种功能的酶,催化 5,10- 亚甲基四氢叶酸脱氢酶,5,10- 次甲基四氢叶酸环水解酶,10- 甲酰四氢叶酸合成酶反应。

三、维生素 B_{12}、叶酸代谢缺陷与联合免疫缺陷病

(一)转钴胺素 II 缺乏

【概述】

钴胺素,又被称为维生素 B_{12},是水溶性维生素,对胃肠道、皮肤、免疫、神经精神和血液系统正常功能的维持至关重要。维生素 B_{12} 必须由饮食提供,其缺乏可由于饮食摄入不足、胃肠道吸收障碍或钴胺素转运或代谢内在异常所致。转钴胺素 II(transcobolamin II,TC II)缺陷,是钴胺素的血液转运和细胞摄取缺陷。

【发病机制】

转钴胺素 II 缺乏为常染色体隐性遗传异常。在血液循环,钴胺素与 HC(haptocorrin,既往被称为转钴胺素 I)或转钴胺素(transcobolamin,TC,既往被称为转钴胺素 II)结合。钴胺素 -TC 通过 TC 受体被内吞入细胞,在溶酶体内,钴胺素 -TC 复合物被消化,产生自由的钴胺素被转运至细胞质。

【分子特征】

TCN2 基因大部分突变为缺失或插入使阅读框偏移导致截断蛋白。活化外显子的隐性剪接位点的无义突变和点突变也有报道。

【临床表现】

临床特征包括不生长、腹泻、苍白和贫血。通常生后数月内起病,贫血通常是大细胞性或孤立的纯红细胞性再生障碍性贫血。有时被误诊为白血病,就像维生素 B_{12}/叶酸缺陷一样。延迟或不足的维生素 B_{12} 治疗,给予叶酸而不给予维生素 B_{12},可导致神经缺陷包括发育迟缓、神经病、肌病和视网膜退行性变。可表现为重症联合免疫缺陷病。缺陷的粒细胞功能伴缺陷的体液和细胞免疫可导致反复感染。语言缺陷是最常见并发症。晚发的震颤、肌阵挛、共济失调和视网膜病也可出现,对规律治疗有反应。癫痫者对抗癫痫治疗有反应。急性病、月经或调整治疗可出现钴胺素反应性贫血,甚至需要输血。注意力困难也可出现。由于乳糖酶缺乏导致的严重腹泻也可出现,免乳糖饮食可缓解,与小肠黏膜的严重发育不良有关。

【实验室检查】

TC 缺陷的诊断基于巨幼红细胞贫血,总血浆同型胱氨酸升高和血甲基丙二酸或尿甲基丙二酸升高。培养的成纤维细胞 TC 合成缺陷。血浆钴胺素水平通常不降低,因为血浆钴胺素大部分与转钴胺素 Ⅰ(HC)结合,而非转钴胺素 Ⅱ(TC)。

【治疗及预后】

每周肌内注射甲钴胺或氰钴胺 1mg 或根据循环血细胞(circulating blood cell,CBC)、血浆同型胱氨酸、尿甲基丙二酸和临床状态调整剂量。即便生化指标在正常范围内,也应密切监测临床状态来调整用量。肌内注射氰钴胺和羟钴胺,患儿的临床结局相似。治疗的起始时间和给药途径影响结局。肌内注射治疗很重要。肌内注射羟钴胺可使血浆同型胱氨酸水平正常,而口服氰钴胺或羟钴胺无此效果。并发症可出现于生命晚期,肌内注射治疗应持续终身。肌内注射的频率影响结果,每周一次为最低频率。大部分死亡出现于 10 年前,提示医疗系统对 TC 缺陷认识度提高。早期诊断、早期治疗预后良好,提示新生儿筛查的重要性。新生儿筛查的标志是 C3 和 C3/C2 酰肉碱升高。

(二)遗传性叶酸吸收不良

【概述】

叶酸是嘌呤、嘧啶和氨基酸代谢的共因子,因此对几个器官和系统的发育、功能至关重要。叶酸缺乏导致胸腺嘧啶脱氧核苷合成缺陷伴 DNA 断裂增加所致的 DNA 不稳定,尿嘧啶错配和双链断裂修复缺陷。免疫系统对叶酸缺乏尤其敏感。体外研究显示叶酸剥夺可损伤 T 细胞增殖功能,诱导细胞周期停滞于 S 期和凋亡,在 $CD8^+$ T 细胞更明显。

【发病机制】

遗传性叶酸吸收不良(hereditary folate malabsorption,HFM)是常染色体隐性异常,由于失功能的质子耦合的叶酸转运蛋白突变所致(PCFT-SLC46A1),导致系统性和中枢神经系统叶酸缺乏。质子耦合的叶酸转运蛋白表达于十二指肠、上段空肠表面的上皮细胞和脉络膜上皮细胞,作为高亲和力的叶酸转运蛋白,在低 pH 时活性最理想。将突变 PCFT 基因转染入叶酸转运蛋白缺陷的 Hela-R1-11 细胞行功能分析提示转运活性完全缺失。

【分子特征】

SLC46A1 包括 5 个外显子,占基因组 5kb。PCFT 是 459 位氨基酸的蛋白,具有 12 个跨膜结构域(transmembrane domain,TMD)伴 N- 和 C- 端指向细胞质。SLC46A1 突变包括:R113S 和 R113C,位于第 2、3TMD 间的第一个细胞内环;P425R 位于第 6 个细胞外环和第 12 个 TMD 间的链接区；R376W、R376Q 位于第 10 个 TMD；G147R、D156Y 位于第 4 个 TMD；S318R 位于第 8 个 TMD；第一个细胞外环突变使阅读框偏移，导致截断或无义蛋白。还包括杂合的 A335D/N68Kfs、纯合的 E9Gfs 和 G338R 突变。

应用定点诱变技术构建突变质粒，通过 DNA 序列分析来证明构建质粒的突变。一个 PCFTpcDNA3.1（+）表达载体，编码 HA 标签的 PCFT 的 C 端，作为所有定点诱变的模板。Hela-R1-11 细胞是 HelaR1 细胞系稳定的亚克隆，缺乏还原的叶酸载体（reduced folate carrier，RFC）和 PCFT 表达。甲氨蝶呤是稳定的价格便宜的生理性叶酸替代物。

【临床表现】

文献报道约 30 例患儿，临床特征为非常早期出现的巨幼红细胞贫血、不生长、反复感染如肺孢子虫病、反复或慢性腹泻。神经异常如抽搐、精神迟滞出现于儿童期。神经缺陷也包括晚发的抽搐。低丙种球蛋白血症和其他免疫缺陷见于数例患儿。PCFT 缺陷临床表现可类似于重症联合免疫缺陷病。一例 4 月龄女婴被报道，表现为不生长、正细胞性贫血、肺孢子虫病和系统性巨细胞病毒感染。免疫评估提示低丙种球蛋白血症，抗体反应缺陷，丝裂原诱导的增殖反应缺陷。淋巴细胞绝对计数及分布正常，包括原始 T 细胞和胸腺新近输出正常。血清和脑脊液中叶酸水平检测不到。肠道外亚叶酸补充使贫血、体液及细胞免疫、抗体反应恢复正常。

患儿对卡氏肺孢菌高度敏感。有报道叶酸替代治疗可使 HFM 和肺孢子虫病患儿出现炎症反应，导致呼吸功能短期迅速恶化，提示尽管卡氏肺孢菌可自行合成叶酸，可能利用外源叶酸来存活。严重感染和其他临床特征 3 个月时最明显，提示怀孕时经胎盘获得的叶酸进行性耗竭，同时存在缺铁会掩盖大细胞性贫血表现。

【治疗及预后】

由于中枢神经系统叶酸转运障碍，若不进行治疗，将会是致命的。若治疗延迟，神经缺陷持续存在。需要肠道外补充叶酸，可使血液和免疫反应正常，但不能使血浆 / 脑脊液（cerebrospinal fluid，CSF）叶酸比例正常，高剂量的亚叶酸可提高 CSF 叶酸水平，但已经存在的神经症状持续存在。

（三）亚甲基四氢叶酸脱氢酶（MTHFD1）缺陷

【概述】

一碳的转运是很多细胞过程的重要部分，如新的核苷酸合成、甲基化和蛋氨酸的产生。一碳单位的主要携带者是叶酸，以四氢叶酸（tetrahydrofolic acid，THF）的形式来进行一碳的转运。THF 介导的一碳代谢位于细胞核、线粒体和细胞间。在线粒体主要合成甲酸盐，然后运输到细胞质。在细胞质，甲酸盐与 THF 再结合产生嘌呤，或 5,10- 亚甲基四氢叶酸合成 dTMP，或 5- 甲基四氢叶酸合成蛋氨酸。

【发病机制】

在细胞质，THF 上的甲酸盐的结合和还原过程的首先 3 个反应由具有 3 项功能的亚甲基四氢叶酸脱氢酶（methylene THF dehydrogenase，MTHFD1）催化。这些反应包括：ATP 依赖的甲酸盐和 THF 形成甲酰 THF（合成酶）；10- 甲酰 THF 和 5,10- 次甲基 THF 的转换（环水解酶）；NADP 依赖的 5,10- 次甲基 THF 还原为 5,10- 亚甲基 THF（脱氢酶）。除了通过胸苷酸合成酶产生 dTMP，5,10- 亚甲基 THF 被亚甲基四氢叶酸还原酶（MTHFR）处理为 5- 甲基 THF 作为蛋氨酸合成酶的一碳供者，或被丝氨酸羟甲基转移酶利用从甘氨酸产生丝氨酸。

【分子特征】

共收集 3 例 *MTHFD1* 突变患儿,第 1 例患儿具有复合杂合的 c.517C>T(p.R173C);c.727+1G>A(内含子 8)突变。第 2 例患儿具有复合杂合的 c.806C>T(p.Thr296Ile);c.1674G>A(剪接)突变。第 3 例患儿具有复合杂合的 c.146C>T(p.Ser49Phe);c.673G>T(p.Glu225X)突变。

【临床表现】

1 例患儿表现为高同型胱氨酸血症、巨幼红细胞贫血、溶血尿毒综合征和重症联合免疫缺陷病。又有 2 个家系的 4 例患儿被描述。第 2 例患儿表现为高同型胱氨酸血症、巨幼红细胞贫血、溶血尿毒综合征、微血管病和视网膜病。通过羟钴胺、甜菜碱和亚叶酸治疗,除了视网膜病,其余病情均缓解。第 3 例患儿表现为巨幼红细胞贫血、感染、自身免疫、中度肝硬化,但无高同型胱氨酸血症。第 3 例患儿的 2 个年长同胞 9 周时由于巨幼红细胞贫血、感染和严重酸中毒夭折。

【实验室检查】

患儿成纤维细胞用 $[^{14}C]$- 甲酸盐合成蛋氨酸缺陷。亚叶酸也被称为 5- 甲酰 THF,亚叶酸可刺激蛋氨酸产生,添加亚叶酸可增加患儿细胞蛋氨酸合成,对照细胞丝氨酸合成,可能提示细胞蛋氨酸合成的负反馈调节。患儿成纤维细胞对叶酸治疗也有反应。

【鉴别诊断】

1. 遗传性叶酸吸收不良和谷氨酸亚胺甲基转移酶缺陷 表现为巨幼红细胞贫血和神经损伤不伴或伴轻的高同型胱氨酸血症。

2. 亚甲基四氢叶酸还原酶(MTHFR)缺陷 表现为严重高同型胱氨酸血症和神经异常不伴血液生成缺陷。

【治疗与预后】

如果残余酶活性存在,叶酸或亚叶酸可以作为治疗用药,但疗效尚需观察。

附:cblC 缺陷与弥漫性肺微血管病

cblC(*MMACHC*)缺陷是引起维生素 B_{12} 代谢异常的最常见原因,影响甲钴胺和腺苷钴胺的产生和利用,导致 MS 和 MCM 活性缺陷。患儿具有同型胱氨酸血症和甲基丙二酸尿症。世界范围内已报道近 500 例患儿,约 80 种突变。根据起病的早晚分为婴儿期起病和非婴儿期起病,甚至可于宫内起病。宫内起病者表现为胎儿生长受限、轻度面容异常、小头、先天性心脏病和胎儿扩张型心肌病。婴儿期起病者表现为胎儿生长受限、小头、喂养困难、生长迟缓、低张力、脑积水、神经症状加重、血液异常、黄斑改变和溶血尿毒症综合征。非婴儿期起病者通常 4 岁后起病,表现为神经症状退化、神经精神症状、进展性脑病、脊髓亚急性联合变性、血液异常和 / 或血栓并发症。

作者在临床工作中,管理过 3 例 cblC 缺陷患儿,均具有弥漫性肺部病变。病例 1 为 5 岁零 1 个月女孩,在 5 月龄时因抽搐在外院诊断甲基丙二酸尿症伴同型胱氨酸血症,但未长期给予维生素 B_{12} 治疗,间断口服托吡酯、左卡尼汀,未再抽搐,1 年前停药。2 岁时贫血,血红蛋白 6g/L,给予补铁剂后血红蛋白升至正常。2 个月前出现发绀伴运动耐力差入院。肺部无异常体征。外周血涂片及骨髓涂片示大细胞性贫血,MCV110.7fl。尿常规示有血尿和蛋白尿。肺 CT 示弥漫肺部病变,有右肺动脉血栓。心脏彩超示右房室内径中度增大,重度肺动脉高压(三尖瓣收缩期压差 90.6mmHg),中度三尖瓣反流,少量二尖瓣反流。右心导管造影示未吸氧下主动脉血氧饱和度明显下降,提示由右向左分流,吸氧后血氧饱和度恢复正常。肺动脉右室压力明显增高,Pp/Ps:0.74(吸氧前),0.62(吸氧后)。术中吸氧前经皮血氧饱和度 80%,吸氧后 100%。经羟钴胺、甜菜碱、叶酸、肉碱、维生素 B_6 等治疗后随诊复查完全恢复正常。

病例 2 为 3 岁零 6 个月男孩,因指端发绀 1 年,乏力、活动耐力下降伴气促 20 余天入院。肺部无异常体征。外周血涂片示大细胞性贫血,Hb 99g/L,MCV 103.2fl。尿常规示有血尿和蛋白尿。肺 CT 示弥漫肺部病变。心脏彩超示右房室内径轻度增大,轻度肺动脉高压,少量三尖瓣反流。支气管肺泡灌洗液(BALF)示少量肺含铁血黄素细胞。经气管镜肺组织病理示肺泡间隔增宽,间隔内小血管扩张、淤血,个别小血管内皮细胞增生,壁增厚,但未见血栓形成。肺泡腔内偶见含铁血黄素细胞,局部见少量支气管,被覆纤毛柱状上皮,周围血管管壁肌层增厚,亦未见血栓。经系统治疗病情完全恢复。

病例 3 为 5 月龄男性婴儿,因咳嗽、咳痰 12 天入院。3 个月前体检时发现贫血,具体不详。查体精神反应弱,双眼神不灵活,贫血面容。躯干及四肢可见网格样色素沉着,有少许鳞屑。呼吸急促,三凹征阳性,口唇发绀,肺内有湿啰音。血常规白细胞 4.08×10^9/L,Hb 49g/L,MCV 95.9fl,N 0.29×10^9/L,L 3.71×10^9/L,PLT 362×10^9/L,RT 2.2%。血清铁正常,未饱和铁结合力、总铁结合力、转铁蛋白均降低。血红蛋白电泳 HbA2 为 2.9%。尿常规有镜下血尿,RBC 2~4/HPF,蛋白 2+。支气管肺泡灌洗液(BALF)可见多量中性粒细胞和少量含铁血黄素细胞。骨髓涂片示幼稚淋巴细胞 1.0%,无巨幼红细胞贫血表现。肺 CT 示弥漫肺部病变。病程中曾反复有胸腔积液,胸腔积液常规及生化均正常,提示为漏出液。心脏彩超最初正常,后出现轻度肺动脉高压,室间隔增厚。经羟钴胺、甜菜碱、叶酸、肉碱、维生素 B_6 治疗,精神状态明显好转,呼吸困难消失,但仍有离氧耐受差。血红蛋白及白细胞减少均恢复正常。血同型胱氨酸由 150μmol/L 降至 26μmol/L。

肾血栓性微血管病和肺动脉高压是 cblC 缺陷的常见并发症,但关于肺部弥漫病变的报道极少。肾血栓性微血管病的一致性组织病理形式是肾小球血栓和肿胀、肾小球基底膜重复和动脉内血栓。有文献报道 cblC 缺陷患儿出现肺水肿导致的呼吸困难和发绀,但上述 3 例患儿不支持肺水肿。一方面无导致肺水肿的诱因如高血压和左心功能不全,无代谢性酸中毒危象,无急性肾衰竭,无肺高压危象。尤其病例 2 和病例 3,病例 2 仅有轻度的肺动脉高压,但有明显发绀,病例 3 无肺动脉高压,发绀明显,提示发绀和肺动脉高压无关。病例 1 来院时即有重度肺动脉高压,发绀明显,不除外发绀和肺动脉高压有关,但在肺动脉高压明显好转情况下,发绀仍存在,程度同前,提示肺动脉高压并非发绀单一因素,另外肺动脉高压不能解释肺弥漫的间质病变。另一方面经羟钴胺治疗后,肺部氧合的改善和影像恢复正常呈缓慢的过程,与肺动脉高压的缓解不一致。曾有 cblC 缺陷患儿被诊断为与肥厚型心肌病相关的肺静脉阻塞病,同一患儿病理尸检提示肺毛细血管瘤病。病例 1 曾行右心导管造影,提示肺内分流明显。病例 2 行经气管镜肺组织活检,病理特点提示肺的小血管内皮受损,造成扩张、淤血,同时血管壁肌层增厚。肺动脉压力明显高于肺静脉压力,在血管病肌层增厚的前提下,腺泡内的小动脉压力升高,加上毛细血管淤血,两方面因素均可促使出现旁路分流,导致紫绀出现。至于没有发现类似于肾血栓性微血管病样的血栓,作者认为一方面与组织特点有关,另一方面可能提示病变处于早期,血栓尚未形成。病例 2 和 3 的支气管肺泡灌洗液（BALF）中均有少量肺含铁血黄素细胞，尤其病例 3 病程中反复出现中量胸腔积液，胸腔积液常规及生化提示为漏出液，经羟钴胺、甜菜碱、肉碱和叶酸治疗，肺内体征迅速恢复，均提示肺内病变位于微血管。

有作者分析在肾血栓性微血管病中内皮损伤是主要的发病因素，但内皮损伤的原因不清楚。同型胱氨酸可损伤内皮细胞，但 MTHFR 缺陷或胱硫醚合成酶缺陷可出现孤立的中度或重度高同型胱氨酸血症，除引起血栓外，不引起肾或心肺疾病。营养性维生素 B_{12} 缺乏偶可见假性 - 血栓性微血管病。推测 cblC 突变所致的细胞内或系统的影响使内皮细胞失功能，促进血栓形成、血管收缩和血管平滑肌增殖。cblC 缺陷患儿肺微血管病的具体机制有待进一步探讨，无论如何是该病的一种重要临床表现，积极治疗会明显改善预后。

第六节 伴无汗性外胚层发育不良的免疫缺陷病

【概述】

NF-κB 抑制子激酶 γ（IKKγ，*IKBKG*），又称为 NF-κB 重要调节子（NEMO），其突变引起 X 连锁隐性的无汗性外胚层发育不良伴免疫缺陷病 1 型（anhidrotic ectodermal dysplasia with immunodeficiency type 1，EDID1），EDID2 型由常染色体显性 NF-κB 抑制子 α（inhibitor of NF-κB α，*IKBA*）突变引起。患儿具有可变的外胚层发育不良特征，但大部分包括少汗 / 无汗，严重度可变的免疫和感染表型。

【发病机制】

NF-κB 是根植于很多受体通路的核效应子，包括炎症性肿瘤坏死因子和 Toll 样受体超家族，功能为调节基因转录。NF-κB 存在于细胞质，与 NF-κB 抑制子（IκB）结合。IκB 激酶（IKK）通过磷酸化 IκB 和泛素化使 NF-κB 得以释放。IκB 最终被蛋白酶体水解。目前认为由两种不同的信号通路活化 NF-κB：经典和非经典通路。在很多细胞，促炎刺激如脂多糖、TNF 和 IL-1 是 NF-κB 活性的强力诱导剂。大部分受体与配体结合后，通过经典途径活化 NF-κB。受体积聚后利用大量的信号体诱导 IKK 复合体的积聚。IKK 复合体至少包括 IKKα、IKKβ、IKKγ。IKKγ 是调节单元，不具有激酶活性。IκB 蛋白被经典 IKK 复合体在 2 个特异的 N 端丝氨酸磷酸化，然后作为含有转导重复蛋白 β 泛素连接酶（β-transducing-repeat-containing protein，β-TrCP）的锚平台。泛素化（赖氨酸 -48 连接的链）诱导蛋白酶体介导的 IκB 蛋白降解，不影响结合的 NF-κB 二聚体的完整性。释放的 NF-κB 二聚体可结合 DNA 和活化基因。仅一部分肿瘤坏死因子受体超家族成员如 CD40、BAFF-R、淋巴毒素受体 β（LTβR）与配体结合后利用非经典通路。这些受体使信号体积聚，利用诱导 NF-κB 的激酶，导致 IKKα 依赖的 IKKγ 非依赖的过程，产生来源于 P100 的 P52 与 RelB 的二聚体。经典通路参与调节免疫反应过程中炎症和淋巴细胞的增殖和凋亡，非经典通路与淋巴器官的发育有关，确保产生足够的抗体反应。

通过对色素失禁症（incontinentia pigmenti，IP）的研究发现引起外胚层发育不良的基因与 IKK 的特异联系。IP 是在妇女中出现的皮肤病，表现为色素沉着和其他外胚层缺陷。男性出生前是致死性的，结合明显受累的女性染色体偏移灭活明显，导致推测受累基因位于 X

染色体。IP 中的 *NEMO* 突变典型是大的缺失,也包括移码突变和无义突变,引起蛋白明显改变导致疾病。由于偏移的 X 染色体灭活使免疫细胞中正常的 NEMO 存在允许正常的免疫能力。由于 IP 中的外胚层表现与外胚层发育不良(ectodermal dysplasia,ED)中的相似,外胚层发育不良蛋白(ectodysplasin,EDA)是 TNF 超家族成员,因此 NEMO 的特异评估是相关性的。*NEMO* 突变的不典型 IP 妇女生育的男性具有 EDID。EDID 患儿具有类似于 X 连锁高 IgM 综合征的体液免疫缺陷,TNFR 超家族成员 CD40 配置不反应。这些相关性导致研究集中于 TNFR 下游信号,最终 *NEMO* 基因突变被发现。

由于 CD40 信号被 B 细胞共刺激所需和依赖于 NEMO 活化的 NF-κB,NEMO 缺陷患儿感染的高敏感性部分是由于特异抗体产生缺陷伴或不伴有低丙种球蛋白血症。T 细胞受损可能与分枝杆菌病有关。BCL10 在 TLR 信号中被 NF-κB 活化所需。BCL10 与 NEMO(K399)区域结合,该区域经常被致病突变所改变。*NEMO* 突变患儿 NK 细胞功能缺陷,在 NK 细胞毒过程中需要 NF-κB 活化。核苷酸结合寡聚结构域 2(NOD2)信号依赖 NF-κB,克罗恩病(Crohn's disease)相关的 *NOD2* 突变不能传递正常信号,提示 NEMO 缺陷患儿炎性肠病的发病机制可能与此相关。

BCR 和 TCR 利用非直接的由 CARD11/BCL10/MALT-1 复合体组成的控制的信号体通路通过 IκBα 进行信号传导。所有 IκBα 缺陷患儿细胞显示针对各种不同表面受体刺激的 NF-κB 反应受损,包括 TLR、IL-2R、TCR 和 BCR,参与细胞内在的、天然的和获得性免疫。一旦 IκBα 的 S32 或 S36 丝氨酸残基被磷酸化,降解体变为 β-TrCP 的底物,后者是 Skp-1-Cullin-1-F-box 蛋白酶体降解复合体的成分,后者添加多泛素链(K48)至赖氨酸 K21 和 K22,使靶 IκBα 降解。所有突变通过阻断 Ser32 或 Ser36 位残基的磷酸化和后续的降解来增强 IκBα 的抑制活性。

【分子特征】

IKBKG(*NEMO*)位于 Xq^{28},具有 10 个外显子,编码 419 位氨基酸的蛋白质。NEMO 蛋白具有一系列重要的结构域:N 端卷曲 - 卷曲 1(curling-curling 1,CC1)结构域,中间的螺旋 - 环 - 螺旋 2(helix-loop-helix 2,HLX2)结构域,C 端 CC2- 亮氨酸拉链(leucine zipper,LZ)结构域,C 端锌指(zinc finger,ZF)结构域。也作为假基因存在,但仅具有外显子 3-10,不产生转录和不具有功能意义。

NEMO 的功能依赖于二聚体化和其与线性的或 K63 连接的多泛素化链相互作用能力有关。这个能力需要 CC2-LZ 结构域和 ZF 结构域,前者参与二聚体化及包含一个泛素结合位点被称为 NOA/UBAN/NUB,后者包含第二个泛素结合位点。*NEMO* 基因 P. Ala288Gly 突变使 NEMO 二聚体不稳定,影响 IκB 激酶复合体的组装。P. Asp311Asn,p. Asp311Gly 突变损伤 NEMO- 泛素结合。P. Glu315Ala,p.Arg319Gln 突变破坏 Glu315 和 Arg319 间的盐桥的形成,p. Glu315Ala 的折叠缺陷使 NEMO 不能与泛素链连接。P. Cys417Phe 突变修饰 C 端 ZFα 螺旋的结构,降低其稳定性。P. Cys417Arg 突变损伤针对 CD40L 的 c-Rel 活化。

53%*NEMO* 基因突变影响外显子 10,占所有患儿的 62%。最常见的是位于 1 161~1 167 间的胞嘧啶束的插入突变,或累及 417 位丝氨酸的错义突变。大部分突变影响 C 端锌指结构域。所有已知的外显子 10 的突变导致外胚层发育不良。产生延长蛋白的突变(c.1259A>G)也导致骨硬化和淋巴水肿。影响外显子 4~9 的突变也被描述,位于外显子 8 的突变最常见。4 例患儿具有免疫缺陷(immunodeficiency,ID),但不具有 ED,均累及外显子 9 或外显子 8 的 3' 区域，这些区域编码亮氨酸拉链或其周围区域，也包括改变 E315 和 P373 间的 NEMO 蛋白的突变。深的内含子突变 IVS4+866C>T 被报道。在 NEMO 的潜在锌指结构域的 Cys417Arg 和 Asp406Val 突变导致 X- 连锁高 IgM 伴外胚层发育不良（X-linked hyper IgM with ectodermal dysplasia，XHMED）。*NEMO* 基因 c.518C>G（Arg173Gly）突变引起孤立反复的侵袭性肺炎链球菌感染。

女性患儿染色体灭活从随机变为偏移，伴随免疫缺陷消失。一个 *NEMO* 突变女性具有 EDID，与随机的非偏移的 X 染色体灭活有关（图 3-6-1）。孤立的隐匿的牙齿异常见于 3 例具有严重免疫缺陷的携带者，2 例 X 染色体随机灭活，1 例偏移灭活。一个男性具有严重的 *NEMO* 突变，原因为合子后的体细胞嵌合允许存活。其他具有严重 *NEMO* 突变的男性，或者通过体细胞嵌合或者具有 Klinefelter 综合征（47XXY），具有 IP，但不具有 EDID。

IκBα 是丝氨酸 / 苏氨酸蛋白激酶家族一员，包含 N 端的磷酸化位点，中间锚蛋白重复结构域，在 C 端是富含脯氨酸、谷氨酸、丝氨酸和苏氨酸的重复的肽序列。11 种不同的突变被鉴定，均影响外显子 1 编码的前 76 位 N 端氨基酸，包括错义突变（S32I、S32G、S32R、S32N、G33V、S36Y、M37K、M37R）和无义突变（Q9X、W11X、E14X）。P. Ser32Ile 突变取消了 *IKBA* 基因 Ser32 位点的磷酸化。P. Gln9X、p. Glu14X、p. Trp11X 突变重新启动起始位点 Met37，产生缺乏关键的丝氨酸磷酸化残基 32 和 36 的 N 端截断蛋白。P. Ser36Tyr 突变导致 IκBα 降解缺陷。P. Met37Lys 突变由于 IκBα 蛋白获得性功能阻断 NF-κB 的活化。

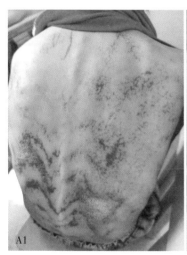
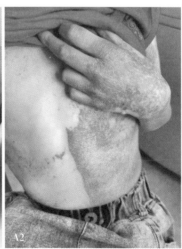
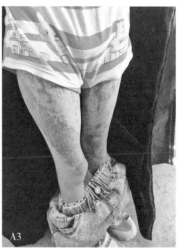

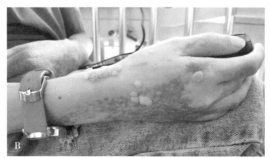

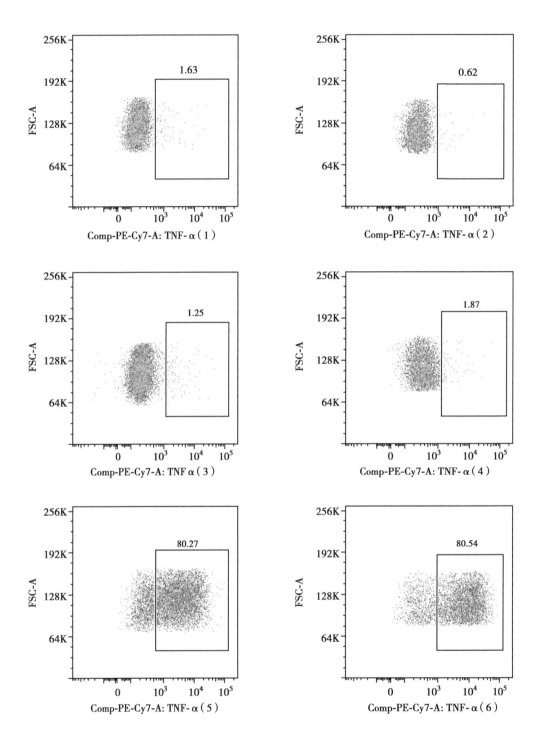

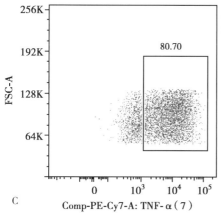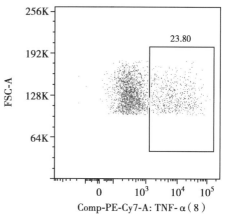

图 3-6-1 色素失禁症患儿皮疹、疣及 TNFα 分泌

A1、A2、A3：皮肤色素失禁症表现；B：手部皮肤多发疣；C：患儿 PBMC 在 LPS 刺激下 TNFα 产生降低（TNFα 流式表达检测来自于笔者医院免疫室的友情支持）

患儿 15 岁零 11 个月，女。出生时面部及全身红血丝。20 天时肛周及卡介苗接种处溃烂。4 月龄鼻子周围皮肤色素沉着，伴反复发热。皮肤色素沉着逐渐增多。1~2 岁开始反复发热、咳嗽、呼吸困难。7 岁时因窒息行气管切开，需要反复支气管镜介入治疗局部瘢痕。后反复出现口腔溃疡，伴肛周疣瘤，口唇挛缩影响正常进食。近 5 年周身反复红斑疹，剧烈瘙痒，与发热有关。近 1 年出现反复小肠不完全性梗阻。患儿有先天聋哑症，营养不良，中度贫血。WBC $9.26 \times 10^9/L$，N $7.22 \times 10^9/L$，L $1.3 \times 10^9/L$，Hb 76g/L，PLT $538 \times 10^9/L$。CD3 87.5%，CD4 53.6%，CD8 31.5%，B 7.2%，NK 4.7%。IgG 14g/L，IgA 2.75g/L，IgM 1.25g/L，IgE 419IU/ml。胸片示右上及左下肺野条片影，右腋下多发钙化结节影。肺 CT 示右肺中叶及左肺下叶可见条片状不张，余双肺野散在条索影、片影。双腋下多发增大淋巴结影，右侧淋巴结可见结节样钙化。颈部超声示颈部多发肿大淋巴结。泌尿系统超声示双肾盂小结节样钙化。腹部超声示肝肋下 1.8cm。皮肤病理：①（臀部）小块皮肤及皮下组织，表皮过度角化，伴局部角化不全伴中性粒细胞聚集形成小脓肿，棘层增生，真皮浅层局部水肿及纤维素样坏死形成，真皮血管部分增厚，血管周及部分附属器周较多淋巴、组织细胞及中性粒细胞，偶见嗜酸性粒细胞浸润。免疫组化：CD20（少量 +），CD30（偶见活化细胞 +），CD3（+），CD68（+），Ki-67（5%+），S-100（色素细胞减少）。原位杂交：EBER（−）。②（下肢）小块皮肤及皮下组织，表皮轻度角化过度，棘层增生，基底细胞小灶空泡变性，真皮血管周散在淋巴、组织细胞、中性粒细胞浸润，可见较多噬色素细胞反应，皮下脂肪组织内亦可见较多淋巴、中性粒细胞及组织细胞浸润。支气管：①送检（支气管）小块组织，镜下大部分为粉染无结构物，其间见脱落的上皮细胞、少量淋巴细胞及浆细胞，大部分细胞退变，其间见革兰氏阳性菌团。②（支气管）涂片见少量的脱落上皮（约 50%），淋巴细胞（约 40%）及个别单核细胞（约 10%），未见肿瘤细胞。特殊染色结果：革兰氏阳性菌团（+），PAS（−），六胺银（−），黏卡（−）。患儿具有杂合新发的 *IKBKG* 基因 L342P 突变。患儿中性粒细胞 X 染色体为偏移灭活（父 / 母 88∶12），淋巴细胞 X 染色体为轻度偏移灭活（母 / 父 70∶30），提示免疫缺陷受累细胞主要为淋巴细胞。患儿单个核细胞脂多糖刺激下肿瘤坏死因子 α 产生降低

【临床表现】

90% 的 NEMO 缺陷患儿和所有不具有嵌合的 IKBA 缺陷患儿具有外胚层发育不良表现，如头发稀疏、不正常的牙齿（锥形牙、牙不发育）和少汗。一些 NEMO 缺陷患儿，除了具有外胚层发育不良，还具有相关的骨硬化和 / 或淋巴水肿。10% 的 NEMO 缺陷患儿无发育异常的特征（图 3-6-2）。

NEMO 缺陷患儿对感染病原具有广泛的敏感性，如侵袭性化脓菌和环境分枝杆菌，少见的感染病原包括寄生虫、病毒和真菌。1/3 的 NEMO 缺陷患儿分别具有败血症，深部组织脓

肿,反复肺炎伴支气管扩张。1/5 的 NEMO 缺陷患儿分别具有脑膜炎或脑炎、肠道感染、骨髓炎、耳鼻喉感染。化脓菌感染见于 90% 的 NEMO 缺陷患儿(图 3-6-2),病原包括肺炎链球菌、流感嗜血杆菌、金黄色葡萄球菌。分枝杆菌感染见于 40% 的 NEMO 缺陷患儿(蜂窝织炎、骨髓炎、淋巴结炎、肺炎和播散感染),主要由鸟分枝杆菌和堪萨斯分枝杆菌引起。严重病毒感染见于 19% 的 NEMO 缺陷患儿(单纯疱疹病毒脑炎、严重腺病毒胃肠炎、严重巨细胞病毒感染)。肺孢子虫病和慢性黏膜皮肤念珠菌病见于 <15% 的 NEMO 缺陷患儿。

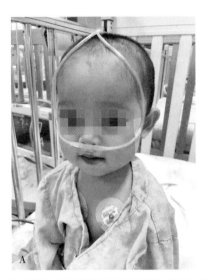

基因	染色体位置	转录本外显子	核苷酸氨基酸	纯合/杂合	正常人频率	预测	致病性分析	疾病/表型(遗传方式)
IKBKG	chrX:1537 92193	NM_00109 9857;exon9	c.1075C>T (p.R359W)	het	0.000 347 5	D	Uncertain	1. 色素失调症(XLD) 2. 外胚层发育不良伴免疫缺陷1; EDAIDI(XLR) 3. 免疫缺陷症33型(XLR)

B

图 3-6-2　NEMO 缺陷患儿不伴 ED、二代测序检测结果

A:患儿不具有明显外胚层发育不良特征;B:二代测序示 NEMO 基因 R359W 突变

患儿 1 岁 3 月,男。咳嗽 10 天加重伴发热喘憋 6 天。查体呼吸促,三凹征阳性,双肺喘鸣音及细湿啰音。PCO2 56mmHg。ESR 26mm/h。CRP 74.6mg/L。WBC 10.07×10^9/L,N 6.75×10^9/L,L 2.21×10^9/L,Hb 93g/L,PLT 531×10^9/L。CD3 53.7%,CD4 34.5%,CD8 16.1%,B 36.8%,NK 4.7%。IgG 8.09g/L,IgA 0.33g/L,IgM 0.804g/L,IgE 184IU/ml。痰细菌培养和二代测序均示铜绿假单胞菌,敏感菌株。咽拭子肺炎支原体 PCR 阳性。肺 CT 示双肺可见广泛间实质浸润,隆突水平及右主支气管腔内可见管状软组织密度影,上下径约 1.8cm。支气管镜示右主支气管开口可见蓝色异物阻塞(塑料片)。二代测序示 NEMO 基因 R359W 突变,为已报道的突变,目前 Sanger 测序验证中

14 例 IκBα 缺陷患儿中,大部分表现反复严重的细菌、真菌、病毒感染,起病早,经常出现于 3 月龄前。反复上呼吸道感染和肺炎、败血症、脑膜炎常见。1 例患儿具有伤寒沙门菌肠炎,1 例患儿具有肠炎沙门菌肠道外感染。3 例患儿具有分枝杆菌感染:卡介苗(皮肤脓肿)、脓肿分枝杆菌和结核菌(膝部败血性关节炎、骨髓炎和腹腔淋巴结病)或玛尔摩分枝杆菌(血和皮肤培养)。患儿也易感真菌:7 例患儿具有慢性黏膜皮肤念珠菌病,2 例患儿具有肺孢子虫病。3 例患儿具有由轮状病毒、诺如病毒、札幌病毒、副流感病毒、呼吸道合胞病毒和巨细胞病毒引起的严重病毒感染。7 例错义突变患儿具有明显缺乏的外周淋巴结,1 例

患儿具有非常小的淋巴结。8 例患儿具有反复腹泻和 / 或结肠炎。3 例患儿具有自身炎症。1 例患儿具有自身免疫。

【实验室检查】

NEMO 缺陷患儿免疫球蛋白合成紊乱，或高 IgM 表型，占患儿的 23%，但大部分患儿不具有高的 IgM，而是明显升高的 IgA。相关的突变为累及 C417 和 394 的截断蛋白。累及亮氨酸拉链的突变患儿具有正常的免疫球蛋白。大部分患儿对多糖抗原反应受损。NK 细胞功能受损。患儿全血细胞对 TNF-α 刺激后 IL-10 产生受损。

所有 IKBA 缺陷患儿具有明显的 B 细胞缺陷（丙种球蛋白紊乱，记忆的、转换记忆的 B 细胞降低或完全缺乏，针对疫苗抗原的抗体水平降低或缺乏），一些患儿记忆 CD4$^+$T 和 CD8$^+$T 细胞比例降低，TCRγδT 细胞缺乏，对 anti-CD3 的 T 细胞增殖严重受损。一部分患儿缺乏外周淋巴结，淋巴细胞增多。所有患儿细胞显示针对各种不同表面受体刺激的 NF-κB 反应受损，包括 TLR、IL-2R、TCR 和 BCR。

【鉴别诊断】

1. **IRAK4 和 MyD88 缺陷**　患儿不具有外胚层发育不良的表现。感染谱窄，病原仅为荚膜菌如肺炎链球菌、金黄色葡萄球菌、流感嗜血杆菌、铜绿假单胞菌。部分患儿具有多糖抗体缺陷。免疫状态随年龄增长而改善。

2. **其他基因突变所致的外胚层发育不良**　患儿仅具有外胚层发育不良的表现，不具有免疫缺陷特征。

3. **主要影响 Toll 样受体替代通路的基因缺陷如 TLR3、UNC93B 和 TRAF3**　患儿主要临床感染表型是单纯疱疹病毒脑炎。

【治疗及预后】

预防性治疗包括抗生素预防，如复方新诺明和 / 或青霉素 V 的口服。如果患儿表现 B 细胞免疫受损需要静脉丙种球蛋白替代治疗。如果患儿具有功能性的 B 细胞免疫，需接种肺炎双球菌结合或非结合疫苗，流感嗜血杆菌结合疫苗，奈瑟脑膜炎球菌结合和非结合疫苗。只要一旦怀疑感染或患儿出现中度发热，马上开始针对肺炎链球菌、金黄色葡萄球菌、铜绿假单胞菌、流感嗜血杆菌的静脉抗生素治疗，不必考虑炎症指标，因为即便已经采取预防措施，患儿可死于迅速的侵袭的细菌感染。下一步的抗生素调整依据病原菌的结果。

世界范围内 29 例 NEMO 缺陷患儿行 HSCT，24 例成功植入，13 例具有 GVHD。7 例在 HSCT 后 0.2~12 个月死亡。平均随访 57 个月（4~108 个月），总存活率 74%。之前存在的分枝杆菌感染和结肠炎与 HSCT 预后不良有关。移植不能治愈结肠炎，可能是由于上皮屏障的细胞内在缺陷所致。

7/16 例 IκBα 缺陷患儿死亡（6 例行 HSCT 后），1 例 1 岁前死亡，2 例预防下存活（9 岁和 22 岁），11/16 例行 HSCT，6/11 例死于移植中或移植后的细菌败血症、进展性神经退行性变、急性呼吸衰竭、脑出血，5 例移植成功，均具有 ED 表型，4 例仍有持续部分免疫缺陷（反复感染、弥漫皮肤疣和慢性腹泻），给予 IVIG（HSCT 后 3~21 年）治疗，1 例不需要治疗。5 例 IκBα 缺陷患儿移植成功提示可以建议 HSCT，但不能校正非血细胞的缺陷，包括细胞自主内在的免疫、一定淋巴器官的发生及外配层发育不良。HSCT 后应长期预防感染。不应该接受活疫苗（卡介苗、减毒的脊髓灰质炎疫苗、麻疹疫苗、腮腺炎疫苗、轮状病毒疫苗、风疹疫苗和水痘疫苗）。1 例出现播散性卡介苗病。

第七节 伴生长激素不敏感的免疫缺陷病

【概述】

生长激素不敏感(growth hormone insensitivity,GHI)是一种遗传异常,特征为生后严重生长失败,颅面比例失调,血清中生长激素升高,胰岛素样生长因子(insulin-like growth factor,IGF)-I 降低,对外源 GH 或内源 GH 不反应,如适当的生长和代谢效应。大部分患儿由 GH 受体缺陷引起,被命名为 Laron 综合征。正常血清中含有高亲和力的 GH-结合蛋白(growth hormone-binding protein,GH-BP),序列与 GHR 的细胞外结构域一致。早期研究显示 GHI 患儿血清中 GH-BP 缺失,后期研究显示与可变的 GH-BP 活性相关,与 GHR 的突变类型有关。由 STAT5B 缺陷引起的 GHI 特征是同时伴有免疫失调节和催乳素(prolactin,PRL)水平升高。

【发病机制】

hGH 是由人体脑垂体前叶分泌的一种肽类激素,能促进骨骼、全身和内脏生长,促进蛋白质合成,影响脂肪和矿物质代谢。GH 依赖的身材矮小的病因包括:原发的垂体疾病;由于下丘脑失功能所致的垂体缺陷;生长激素不敏感。GH 的活性通过 IGF-I 系统成分的组合来介导,包括 IGF-I、IGF 结合蛋白(IGFBP)、IGF-受体(IGFIR)和 IGF 非依赖的通过直接 GH 活性的效应。原先的 "somatomedin" 假说提出 GH 与受体结合刺激 IGF-I 的产生,垂体来源的 GH 主要通过调节肝脏和非肝脏组织中 IGF-I 的表达来产生生长效应。IGF 是具有放大效应的荷尔蒙,增加 GH 的代谢活性,同时抵消不希望的 GH 效应如糖的新生成和脂肪分解。产生于肝脏的 IGF-I 与肝来源的 IGFBP-3 和酸不稳定亚单位(acid labile subunit,ALS)形成三聚体复合物,被转运到 IGF-I 反应细胞和组织。IGF-I 通过 I 型 IGFIR 介导促进有丝分裂和代谢效应,I 型 IGFIR 是由 IGF1R 编码的细胞表面酪氨酸激酶受体。IGF-I 与 IGFIR 结合导致受体自动磷酸化,募集下游信号通路的细胞质成分,包括 PI3K/Akt 和 MAKP/Erk 通路,最终导致细胞增殖和其他代谢效应。通过 IGF-I 突变患儿具有胎儿生长受限,人类正常 IGF-I 产生的重要性被证明。源自于 GH-GHR 功能受损的 GHI,IGF-I 缺陷是标志性的生化特征。ALS 和 IGFBP-3 的水平在维持循环 IGF-I 中起重要作用。IGF-I、IGF-II、IGFBP-3、ALS 的表达严格受 GH 调控。GH 具有局部影响,不依赖于循环内分泌 IGF-I 升高介导的效应。GH 刺激前脂肪细胞和生长板软骨细胞的分化,IGF-I 刺激克隆扩增。GH 通过 IGF-非依赖和 IGF-依赖的机制刺激纵向骨的生长。

干扰素(IFN)是原型细胞因子,活化一类被称为 STAT 的转录因子。STAT5 最初被描述为一种催乳素诱导的乳腺因子,可以调节 β 酪蛋白基因转录。STAT5 蛋白被很多细胞因子和生长因子活化。STAT5a 和 STAT5b 参与细胞增殖、分化和凋亡等功能,也与血细胞发生、免疫调节、生殖、催乳素产生和脂肪代谢有关。人类 STAT5A 和 STAT5B 基因具有高度的同源性(>90%),区别在于 DNA 结合结构域的最后 6 位氨基酸和反式活化结构域的 20 个氨基酸。STAT5a 和/或 STAT5b 被 I、II 型细胞因子受体活化,分别以 GH 和 IFN-γ 为代表。STAT5b 通路信号转导的起始需要 STAT5b 与 GHR 细胞内结构域几个 JAK2 磷酸化的酪氨酸之一相关。STAT5b 被募集到 GH 活化的 GHR,被 JAK2 磷酸化。酪氨酸磷酸化的 STAT5b 形成同源二聚体,移入细胞核,与染色体的 GH 反应单元(growth hormone response element,GHRE)结合,驱动 STAT5b 依赖基因的转录调节,包括 *IGFI*、*IGFBP3*、*IGFALS*,分别编码 IGF-I、IGFBP-3 和 ALS。IFN-γ 主要通过 STAT1 进行信号转导,在 STAT5b 存在和完全有功能情况下可上调 IGF-I 的表达。

GH 主要通过 STAT5b 信号通路调节 IGF-I 产生。STAT5b 是主要的转录因子,在转录水平介导 GH 的这些效应。通过靶向诱变消除鼠 STAT5b 不能产生明显的 GH 对生长或 IGF-I 表达的影响。STAT5b 缺陷患儿皮肤成纤维细胞 GH 治疗后 IGF-I 的 mRNA 表达不上调。用荧光酶报告系统过度表达 A630P 突变的 STAT5b 不能活化一个 GHRE。孤立的 GH 诱导 STAT5b 信号失败见于 2 例 GHI 患儿,患儿具有新的 C 端 GHR 缺失,导致正常的 ERK2 和 STAT3 信号,但 STAT5b 活性缺陷。在 *IGF-I* 和 *ALS* 基因,功能性 STAT5b 反应元素已被鉴定。STAT5b 缺陷患儿,IGF-I、IGFBP-3、ALS 水平极度降低。至少在人类,GH 的大部分骨骼生长促进活性是通过 GHR-JAK2-STAT5b-IGF-I 通路介导的。其他细胞因子可影响 IGF-I 产生,如 IFN-γ,通过 STAT5b 通路起作用。性激素直接或通过刺激 GH 分泌起作用。

在 STAT5b 缺陷鼠,高的 PRL 水平可被溴隐亭(多巴胺 D2 激动剂)抑制,提示内源性多巴胺能对 PRL 抑制的缺乏。在来源于 IGF-I 和 GH 的负反馈抑制性限制降低的情况下,高 PRL 也可能是升高的下丘脑促生长激素释放激素(Growth Hormone-Releasing Hormone,GHRH)分泌的结果。事实上,应用 IGF-I 后,Laron 综合征的高 PRL 降低,支持 IGF-I 对下丘脑 GHRH 神经元的抑制作用。

尽管很多细胞因子如 IL-2、IL-7、IL-21 和 IFN 能活化 STAT5b,STAT5b 在正常免疫中的特异作用尚不清楚。IFN-γ,类似于 GH,不能活化 A630P 突变的 STAT5b,导致 *IGF-I* 的基因表达明显降低。STAT5a 和 STAT5b 共同对 NK 细胞发育起重要作用。STAT5b 对穿孔素基因诱导和细胞溶解活性更重要。动物实验表明,STAT5 在 IL-2- 诱导的 Foxp3 上调中起重要作用。STAT5b 缺陷患儿 CD4⁺CD25⁺Foxp3⁺ 细胞数量明显减少和功能受损可能来源于缺陷的 IL-2 信号。T 淋巴细胞凋亡增加可能是 STAT5b 缺陷患儿 T 细胞减少的原因。效应性 T 细胞缺陷也可能是患儿感染敏感性增高的原因。

【分子特征】

STAT5b 位于 17q²¹,具有 19 个外显子,第一个外显子不转录。具有 N 端结构域(N-terminal domain,ND)、卷曲螺旋结构域(coiled-coil domain,CCD)、DNA 结合结构域(DNA binding domain,DBD)、连接区(linker domain,L)、SH2 结构域、反式活化结构域(transactivation domain,TAD)。截至目前有 10 例患儿被报道,包括 2 例纯合错义突变(p. A630P,p. F646S)、2 例纯合无义突变(p. R152X)、2 例纯合插入突变(c.1191insG,c.1103insC)和 4 例纯合缺失突变(c.1680delG,424-427del)。

【临床表现】

患儿出生时身长及体重正常。出生后严重生长迟缓,女孩及男孩身高分别低于 −3.0 和 −9.9SDS。中度的青春期发育延迟。杂合的携带者有中度的生长障碍。患儿具有典型 Laron 综合征表现,由于面骨生长较颅骨慢,患儿前额突出,小脸,马鞍鼻。手、脚和生殖器小,声音高尖,向心性肥胖。

呼吸系统表现为反复呼吸道感染,呼吸困难,肺功能进行性恶化,严重慢性低氧性肺部疾病,间质性肺炎。肺组织活检示淋巴间质肺炎。肺 CT 示原发的特发的肺纤维化伴弥漫肺受累。反复肺感染可致支气管扩张。可分离到卡氏肺孢菌。消化系统可表现为慢性腹泻。可见严重出血性水痘及反复带状疱疹发作,反复疱疹性角膜炎甚至导致视力受损。皮肤可表现反复感染、弥漫湿疹、瘙痒性皮肤损伤、先天鱼鳞癣。患儿可有特发青少年关节炎。

【实验室检查】

GHI 的诊断标准定义为:GH 应用后不能升高 IGF-I 和 IGFBP- 3 分别高于 15 和 400ng/ml。基础和刺激的 GH 水平是正常的。血清 IGF1,IGFBP-3,ALS 浓度相反是低的,而且应用 GH 后无明显上升。PRL 水平升高,LH,FSH,睾酮水平正常,提示循环 PRL 活性缺乏,可能存在 PRL 抵抗。

患儿具有中度淋巴细胞减少,NK 和 T 细胞数目减少。T 细胞表现为慢性活化表型。体外 T 细胞增殖和 IL-2 信号受损。调节性 T 细胞(Treg)(CD25^{high}T)明显降低,而且调节性 T 细胞表达 FOXP3 降低。Treg 细胞对 CD4$^+$CD25$^-$ 细胞增殖的抑制及杀伤该细胞能力降低。IL-2 刺激后 Treg 细胞 CD25 表达降低。T$_{eff}$ 细胞功能降低。

正常人皮肤成纤维细胞在对 10~1 000ng/ml 浓度的 GH 反应过程中,以剂量依赖的方式掺入 [^{3}H] 胸腺嘧啶,IGFBP-3 的 mRNA 和肽链对 200ng/ml GH 反应在 48 小时最明显。GHI 患儿皮肤成纤维细胞不反应,不能超过基础水平。在 STAT5b 缺陷患儿皮肤成纤维细胞和 COS-7 细胞,突变的 STAT5b 不能被 GH 或 IFN-γ 活化。催乳素的信号转导也不正常。

肺组织病理示严重淋巴细胞间质性肺炎、间质肺纤维化、支气管扩张和肺气肿。

【鉴别诊断】

1. GH 缺乏　GH 峰水平<10ng/ml,在 3 岁前低 IGFBP-3 水平有助于诊断,基础 IGF-I 需要监测,因其易于受年龄、营养、慢性病和青春期影响。

2. GH1 缺陷　*GH1* 突变可引起生物学上无活性的 GH。突变的 GH 分子具有对 GHR 更高的结合亲和力,通过显性负的方式抑制野生型的活性,从而损伤 GH 生物活性。GH 升高,IGF-I 缺陷。针对 GH 治疗的生长和 IGF-I 反应均良好。JAK2/STAT5 信号通路活化明显受损。*GH1* 大的缺失导致常染色体隐性家族性孤立的 GH 缺乏,在 GH 治疗过程中由于免疫不耐受易于出现抗 GH 抗体。这些患儿对 rhIGF-I 治疗反应好。

3. GHR 缺陷　超过 70 种 *GHR* 突变被报道。IGF-I、IGFBP-3、ALS 水平通常严重降低,但 IGF-I、IGFBP-3 缺陷程度可变。一些突变可导致低的可检测到的 IGF-I。检测不到、降低的、正常的或升高的 GHBP 水平与突变类型有关。一种轻型的 GHI 与杂合的剪接 *GHR* 突变有关,这些剪接突变与野生型形成异源二聚体,对正常蛋白产生显性负的效应。青春期雌激素、睾酮产生增加,导致 GH 水平增加,可诱导 IGF-I 水平中度增加,尤其在轻表型 *GHR* 突变患儿。

4. IGF1 缺陷　最主要特征是与胎儿生长受限有关,其他还包括小头、耳聋、智力发育迟滞。根据突变特点,IGF-I 水平可变。IGFBP-3 和 ALS 水平明显正常,在人类这些肽不受 IGF-I 的调控。GH 分泌通常正常或升高。患儿无低血糖,可能由于 GH 分泌过多导致对胰岛素抵抗。骨龄轻度延迟。

5. IGF1R 缺陷　最主要特征是与胎儿生长受限有关,其他还包括头围小、发育迟缓、小颌、异常面容。IGF-I 升高或正常。IGFBP-3 通常正常。IGF-I 抵抗。

6. IGFALS 缺陷　血清 ALS 几乎检测不到,不能形成三体复合物导致快速清除和极端的 IGF-I、IGFBP-3 和 ALS 缺陷。生长障碍相对轻,部分患儿成人期可达正常身高。大部分患儿 GH 分泌升高,与某种程度胰岛素抵抗有关。

7. SHP-2 缺陷　*PTPN11* 为 Noonan 综合征的一个致病基因,其突变通过去磷酸化 STAT5b 来调节 GH 活性,使 GH 活性降低,在 GHR 后水平引起某种程度 GHI。IGF-1 水平下降。对 GH 治疗的生长反应下降。

【治疗及预后】

早期发现严重生长迟缓伴 GH 正常和 IGF-I 缺陷患儿,及时给予恰当治疗使生长尽可能达到正常同龄儿水平。推荐 rhIGF 治疗 GHI 患儿。可能慢性病态是 rhIGF 治疗 STAT5b 缺陷患儿效果差的原因。在 rhIGF 治疗过程中,患儿会出现轻度低血糖的症状。评价免疫功能,积极治疗感染。由于 STAT5b 缺陷的 GHI 患儿主要特征是免疫失调节的存在,间质性肺疾病是危及生命的状态,见于大部分患儿。自身免疫疾病若严重可能需要免疫抑制治疗。2 例患儿死于呼吸衰竭。

参考文献

1. RIVERS E, WORTH A, THRASHER AJ, et al. How I manage patients with Wiskott-Aldrich syndrome. Br J Haematol, 2019, 185 (4): 647-655.

2. CANDOTTI F. Clinical manifestations and pathophysiological mechanisms of the Wiskott-Aldrich syndrome. J Clin Immunol, 2018, 38 (1): 13-27.

3. NGWUBE A, HANSON IC, ORANGE J, et al. Outcomes after allogeneic transplant in patients with Wiskott-Aldrich syndrome. Biol Blood Marrow Transplant, 2018, 24 (3): 537-541.

4. KESZEI M, RECORD J, KRITIKOU JS, et al. Constitutive activation of WASp in X-linked neutropenia renders neutrophils hyperactive. J Clin Invest, 2018, 128 (9): 4115-4131.

5. MANDOLA AB, REID B, SIRROR R, et al. Ataxia telangiectia diagnosed on newborn screening-case cohort of 5 years'experience. Front Immunol, 2019, 10: 2940.

6. GIARDINO G, RADWAN N, KOLETSI P, et al. Clinical and immunological features in a cohort of patients with partial DiGeorge syndrome followed at a single center. Blood, 2019, 133 (24): 2586-2596.

7. BERGERSON JRE, FREEMAN AF. An update on syndromes with a hyper-IgE phenotype. Immunol Allergy Clin North Am, 2019, 39 (1): 49-61.

8. PELHAM SJ, LENTHALL HC, DEENICK EK, et al. Elucidating the effects of disease-causing mutations on STAT3 function in autosomal-dominant hyper-IgE syndrome. J Allergy Clin Immunol, 2016, 138 (4): 1210-1213.

9. FREEMAN AF, OLIVIER KN. Hyper-IgE syndromes and the lung. Clin Chest Med, 2016, 37 (3): 557-567.

10. YANAGIMACHI M, OHYA T, YOKOSUKA T, et al. The potential and limits of hematopoietic stem cell transplantation for the treatment of autosomal dominant hyper-IgE syndrome. J Clin Immunol, 2016, 36 (5): 511-516.

11. FROESE DS, GRAVEL RA. Genetic disorders of vitamin B_{12} metabolism: eight complementation groups-- eight genes. Expert Rev Mol Med, 2010, 12: e37.

12. WATKINS D, ROSENBLATT DS. Update and new concepts in vitamin responsive disorders of folate transport and metabolism. J Inherit Metab Dis, 2012, 35 (4): 665-670.

13. CARRILLO-CARRASCO N, CHANDLER RJ, Venditti CP, et al. Combined methylmalonic acidemia and homocystinuria, cblC type. I. Clinical presentations, diagnosis and management. J Inherit Metab Dis, 2012, 35 (1): 91-102.

14. TRAKADIS YJ, ALFARES A, BODAMER OA, et al. Update on transcobalamin deficiency: clinical presentation, treatment and outcome. J Inherit Metab Dis, 2014, 37 (3): 461-473.

15. LASRY I, BERMAN B, STRAUSSBERG R, et al. A novel loss-of-function mutation in the proton-coupled folate transporter from a patient with hereditary folate malabsorption reveals that Arg113 is crucial for function. Blood, 2008, 112 (5): 2055-2061.

16. BURDA P, KUSTER A, HJALMARSON O, et al. Characterization and review of MTHFD1 deficiency: four new patients, cellular delineation and response to folic and folinic acid treatment. J Inherit Metab Dis, 2015, 38 (5): 863-872.

17. FIELD MS, KAMYNINA E, WATKINS D, et al. New insights into the metabolic and nutritional determinants of severe combined immunodeficiency. Rare Dis, 2015, 3 (1): e1112479.

18. BOISSON B, HONDA Y, AJIRO M, et al. Rescue of recurrent deep intronic mutation underlying cell type-dependent quantitative NEMO deficiency. J Clin Invest, 2019, 129 (2): 583-597.

19. BOISSON B, PUEL A, PICARD C, et al. Human IκBα gain of function: a severe and syndromic immunodeficiency. J Clin Immunol, 2017, 37 (5): 397-412.

20. VARGAS-HERNÁNDEZ A, WITALISZ-SIEPRACKA A, PRCHAL-MURPHY M, et al. Human signal transducer and activator of transcription 5b (STAT5b) mutation causes dysregulated human natural killer cell maturation and impaired lytic function. J Allergy Clin Immunol, 2020, 145 (1): 345-357.

第四章

抗体缺陷为主的免疫缺陷病

第一节　布鲁顿无丙种球蛋白血症

【概述】

1952 年 Bruton 首次报道一例 8 岁男孩具有反复细菌败血症,血清蛋白电泳显示 γ 成分缺失。患儿经皮下注射丙种球蛋白后病情明显改善。后来发现该病通常以 X 连锁隐性方式遗传,被称为布鲁顿无丙种球蛋白血症(Bruton's agammaglobulinemia),又被称为 X 连锁无丙种球蛋白血症(X-linked agammaglobulinemia,XLA)。

【发病机制】

20 世纪 70 年代,发现 XLA 患儿缺乏循环 B 淋巴细胞。后发现该小部分 B 淋巴细胞呈不同寻常的不成熟表型。骨髓研究发现 XLA 患儿 B 淋巴细胞发育缺陷存在于 CD19$^+$ 的祖(pro)-B 淋巴细胞到细胞质 μ$^+$ 的前(pre)-B 淋巴细胞的转变阶段。对 XLA 绝对携带者的 X 染色体灭活方式研究显示只有 B 淋巴细胞,而不是 T 细胞或中性粒细胞,呈随机灭活方式,提示不正常基因存在于 B 淋巴系。连锁分析将致病基因定位于 X 染色体长臂中间部分。于 1993 年,两个研究小组分别用定位克隆技术和早期 B 细胞发育表达的酪氨酸激酶结合位图研究同时发现 XLA 的致病基因为一种细胞质中的酪氨酸激酶,分别被称为无丙种球蛋白酪氨酸激酶(agammaglobulinemia tyrosine kinase,Akt),B 细胞祖细胞激酶(B-cell progenitor kinase,Bpk),后达成共识,被称为布鲁顿酪氨酸激酶(Bruton's tyrosine kinase,Btk)。由于 *BTK* 突变导致早期 B 细胞发育被部分阻断于 pro-B 淋巴细胞到 pre-B 淋巴细胞阶段,外周血 B 淋巴细胞明显低,所有类别的免疫球蛋白均明显降低,患儿出现反复细菌和肠道病毒感染。

Btk 属于细胞质酪氨酸激酶家族一员,该家族还包括 Tec、Ikk/Emt/Tsk、Bmx 和 Txk/Rlk。Btk 表达于除了浆细胞阶段外的 B 淋巴细胞分化的所有阶段,也表达于中性粒细胞和血小板,但不表达于 T 细胞或 NK 细胞。各种细胞表面受体的桥连可引起 Btk 的活化和磷酸化,包括 BCR,肥大细胞表面高亲和力的 IgE 受体和血小板上的Ⅵ型胶原受体。Btk 最初在激酶结构域被一个 Src 家族成员磷酸化(pY551),然后进行自身磷酸化(pY223)。BCR 桥连后,Src 家族成员也磷酸化 Igα、Igβ 上的免疫受体酪氨酸活化模体(ITAM)。ITAM 上的两个磷酸化的酪氨酸可作为 syk 的锚位,syk 是具有两个 SH2 结构域的细胞质酪氨酸激酶。磷酸化的 Btk 募集富酪氨酸的适配蛋白 B 细胞链接蛋白(B-cell linker protein,BLNK)和 PLCγ2 至浆膜,与 Syk 紧密相连,导致两个蛋白的酪氨酸磷酸化。然后 Btk 和 PLCγ2 通过 SH2 结构域结合相邻的 BLNK 上的磷酸化的酪氨酸。该活动又促进 Btk 磷酸化 PLCγ2。依次,PLCγ2 磷酸化和活化磷脂酰肌醇二磷酸水解产生肌醇三磷酸和二酰甘油,分别引起钙移动和蛋白激酶 C 活化。Btk 信号主要出现于富胆固醇 / 鞘磷脂环境如脂脊和 / 或穴样内陷,在此其他潜在信号转导分子也聚集形成 Btk 信号子。Btk 浆膜信号也累及细胞质和细胞核事件。BCR 配置和 LPS 刺激 Toll 样受体后,涉及 Btk 的信号转导对 NF-κB 的活化至关重要。其他转录因子可以是 Btk 的直接标靶,提示 Btk 在基因表达和调节中的重要作用。

【分子特征】

BTK 基因位于 Xq^{22},包括 19 个外显子,占据 37kb 基因组 DNA,编码 659 位氨基酸。Btk 具有氨基端的普列克同源(pleckstrin homology,PH)结构域,通过与磷脂酰肌醇结合将蛋白带至浆膜的内侧。其后是三个蛋白 - 蛋白相互作用结构域:Tec 同源结构域(Tec homology,TH)、Src 同源 3(Src homology 3,SH3)和 SH2 结构域。催化结构域(SH1)位于羧基端。

BTK 突变见于所有结构域,也见于非编码区。很多突变影响功能上重要的保守的残基,最常受累的位点是 CpG 二核苷酸。1/3 为错义突变,1/5 为移码突变,1/5 为无义突变,1/5 为剪接突变。其他突变还包括大的缺失、重复 / 倒置、复杂的突变、返座子插入。大的缺失可以超过 *BTK* 的 3′ 端,甚至包括第二个基因 *DDP1/TIMM8a*,后者突变与感觉神经耳聋、低张力和盲有关,但耳聋会被认为是反复感染所致。大的重复可累及数个外显子。

至今,在调节性磷酸化酪氨酸位点 223 和 551 处未见突变。在 TH 结构域,错义突变影响锌的结合,使 Btk 蛋白不稳定。因为脯氨酸替代经常改变构象,错义突变中脯氨酸替代较其他氨基酸替代高出 4 倍。脯氨酸被替代为其他氨基酸主要位于激酶结构域的错义突变敏感部分。截至目前,PH、TH、SH3 和 SH2 结构域内的 28 个脯氨酸未被任何氨基酸所替代。错义突变以高频率出现于激酶结构域的下叶,相当于 480~659 位残基。错义突变未见于整个 SH3 结构域和 TH 结构域的富脯氨酸的羧基端部分。

胞嘧啶的甲基化产生 5- 甲基胞嘧啶是真核基因组 DNA 的最常见修饰方式,当胞嘧啶后面连接的是鸟嘌呤,这种改变更常见。当内源性修复机制缺陷时,由于 5- 甲基胞嘧啶脱氨作用形成胸腺嘧啶,这种二核苷酸明显减少。不是所有影响 CpG 的突变都引起 XLA。PH 结构域内精氨酸 28 是磷脂酰肌醇结合位点,不允许替代,R13、R133、R123 位点允许替代。在 SH3 结构域,R236、R255 允许替代。在激酶结构域,所有精氨酸理论上均允许替代。

【临床表现】

X 连锁隐性遗传,完全外显。主要发生于男性,偶有女性携带者发病,但极其少见。11% 患儿首发表现为中性粒细胞减少,同时伴有感染。50% 患儿 1 岁时出现临床症状,5 岁时几乎所有患儿均出现临床症状,只有极其少的患儿起病晚于 5 岁。50% 患儿 2 岁时获得诊断。

70% 患儿有中耳炎,62% 患儿有肺炎,59% 患儿有鼻窦炎,其他疾病依次为慢性和 / 或反复腹泻 23%,结膜炎 21%,皮肤和皮下组织感染 18%,脑膜炎 / 脑炎 11%,败血症 10%,败血性关节炎 7%,肝炎 6%,骨髓炎 3%。2 例患儿感染疫苗相关的脊髓灰质炎病毒,1 例患儿感染野生型脊髓灰质炎病毒。

84% 的肺炎病原未获鉴定。获得鉴定的病原包括肺炎双球菌、流感嗜血杆菌 b型、副流感嗜血杆菌、铜绿假单胞菌、金黄色葡萄球菌。肺孢子虫病、鸟分枝杆菌肺炎和麻疹肺炎也有报道(图 4-1-1)。

50% 的腹泻可鉴定到病原,蓝氏贾第鞭毛虫最常见。在没有腹泻和腹痛情况下,引起低蛋白血症和体重不增的病原依次为轮状病毒、胎儿弯曲菌、肠道病毒和沙门菌属。慢性肠道感染可表现与炎性肠病相似的临床特征。与其他炎性肠病不同,XLA 患儿的炎性肠病经免疫抑制剂治疗 3~4 年有时病情可缓解。其他自身免疫疾病少见,但也有报道(图 4-1-2)。

中枢神经系统感染最常见病原为肠道病毒,尤其艾柯病毒、柯萨奇病毒和脊髓灰质炎病毒,这些病原可引起皮肌炎样综合征或致命的慢性脑炎。肺炎双球菌是脑膜炎的最常见病原。

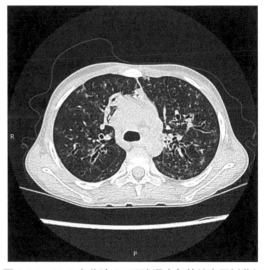

图 4-1-1 XLA 患儿肺 CT 示弥漫支气管扩张及树芽征
患儿 6 岁零 4 个月,男。间断发热、咳嗽 1 个月。既往 3 次肺炎病史,2 次乳突炎行手术治疗。WBC 23.55 × 10^9/L,N 18.87 × 10^9/L,L 3.32 × 10^9/L,Hb 102g/L,PLT 533 × 10^9/L。IgG 8.67g/L,IgA 0.241g/L,IgM 0.293g/L,IgE 2.28 IU/ml。CD3 94.2%,CD4 31.3%,CD8 58.1%,B 0.1%,NK 3.7%。二代测序示 BTK 基因 C506X 突变

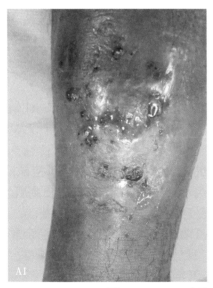
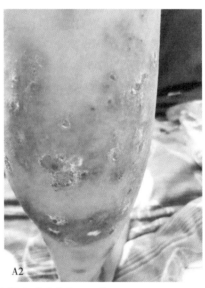

图 4-1-2 XLA 患儿弥漫皮肤病变(A1~2)
(患儿家系 Sanger 测序由中国香港大学儿童及青少年科学系刘宇隆教授实验室友情支持)
患儿 7 岁,男。反复鼻窦及肺感染,于 2007 年门诊就诊。有无丙种球蛋白血症。外周血 B 细胞缺如。躯干、四肢丘疹结节伴痒 2 年,加重 1 年。2018 年 9 月外院皮肤病理示鳞状上皮乳头状增生伴痂皮形成,上皮下淋巴细胞等炎症细胞浸润。2018 年 12 月于外院住院,诊断结节性痒疹,肺 CT 有结节及空洞,有脾大。Sanger 测序示 BTK 基因 Y631X 突变。母亲为携带者。弟弟具有 BTK 基因同样突变,但无相似皮肤病变

败血症的最常见病原是铜绿假单胞菌,其次为肺炎双球菌,其他病原还包括流感嗜血杆菌 b 型、胎儿弯曲菌、幽门螺杆菌和沙门菌属。

XLA 患儿对因污染的 IVIG 导致的丙型肝炎的耐受性较常见变异型免疫缺陷病患儿好。支原体和解脲支原体所致的肺、关节、软组织和泌尿生殖道感染很难检测和治疗。也有患儿出现无法解释的中枢神经系统恶化。

尽管 XLA 患儿不产生 IgE,但是可出现典型季节过敏和药物过敏症状。

【实验室检查】

1. 血清免疫球蛋白水平 大部分患儿外周血 IgG 水平降低,一般低于 100mg/dl,不超过 200~250mg/dl。IgG 可能完全测不到,少部分病例可达 200~300mg/dl。也有 IgG 水平正常患儿被报道。大部分患儿外周血 IgA 和 IgM 水平降低,但有少部分患儿 IgA 和 / 或 IgM 水平正常。

2. 抗体反应 同簇血凝素(抗 A 及抗 B 血型抗体)缺如。即使多次白喉类毒素注射,锡克试验也不能转为阴性。特异性抗体反应缺乏,疫苗接种后不能产生相应的抗体(包括 T 细胞依赖性和 T 细胞非依赖性抗原)。

3. B 细胞数量和功能 循环成熟 B(CD19+、CD20+、膜表面 Ig+)细胞缺如是最一致的实验室特征。骨髓 B 细胞和浆细胞缺如,祖 B 细胞计数正常,可见少量前 B 细胞。外周血 B 淋巴细胞极度降低,均<2%,90%<0.2%。新生儿和出生 3~4 个月婴儿因经胎盘获得母体 IgG,故不宜用免疫球蛋白和抗体反应来判断是否为 XLA。可用外周血 B 细胞缺如来判断是否为新生儿 XLA 患儿。

4. 骨髓 B 淋巴细胞发育停滞于祖(pro)-B 淋巴细胞至前(pre)-B 淋巴细胞阶段。

5. 外周淋巴器官发育不良,如扁桃体和淋巴结。

6. BTK 蛋白表达示大部分患儿表达缺失,少部分表达降低,极少部分表达正常。

7. *BTK* 基因突变分析可明确诊断。

【鉴别诊断】

1. 常染色体隐性的无丙种球蛋白血症 如 μ、λ5、Igα、Igβ、BLNK、PIK3R1 缺陷,非常少见,临床更重,循环 B 细胞计数更低。前 4 个基因突变患儿 pro-B 细胞正常,*PIK3R1* 基因突变患儿 pro-B 细胞降低或缺如。

2. 常见变异型免疫缺陷病 表现为低丙种球蛋白血症,蛋白抗体反应缺陷和反复感染。大部分患儿 B 淋巴细胞正常,多为 B 细胞晚期发育缺陷。骨髓 B 淋巴细胞通常无早期发育停滞。除反复感染外,患儿易于出现自身免疫性疾病,淋巴增殖,淋巴瘤。

3. 胸腺瘤伴免疫缺陷病 伴胸腺瘤的免疫缺陷病,又被称为 Good 综合征,是成人起病的与胸腺瘤相关的低丙种球蛋白血症,通常表现为反复感染和几个副肿瘤综合征,包括重症肌无力、纯红细胞性再生障碍性贫血、结缔组织异常。其他特征还包括上腔静脉综合征、Horner 综合征、扁平苔藓和炎性肠病等。

【治疗及预后】

1. 丙种球蛋白替代治疗 丙种球蛋白替代治疗是 XLA 患儿治疗的基石。在 Bruton 描述无丙种球蛋白血症之前,患儿通常 5 岁前死于急性或慢性感染。20 世纪 50~70 年代,血浆治疗或肌内注射丙种球蛋白不能达到有效的 IgG 浓度,大部分患儿死于急性感染、慢性肺病或肠道病毒脑炎。80 年代中期,IVIG 普遍应用,明显改善预后,死亡率为 3.75%。死亡原因为丙型肝炎、继发于膜增殖性肾小球肾炎的肾衰、败血症和干细胞移植。越来越多的患儿可存活至中年或更长。尽管应用足量的丙种球蛋白,但很多患儿还是出现慢性肺病、持续鼻窦炎、关节痛或肝病。IVIG 可明显降低但不能根除 XLA 患儿慢性肠道病毒感染。很少有患儿存活至 50~60 岁。有证据表明 XLA 患儿胃肠道肿瘤高发,但诊断年龄早,对治疗反应好。

2. 抗感染治疗　针对现症感染进行抗感染治疗,如患有肺炎双球菌感染时选用头孢曲松、万古霉素等抗感染;铜绿假单胞菌败血症时选用头孢哌酮 / 舒巴坦、美罗培南、亚胺培南等。必要时可考虑预防性应用抗生素。

3. 干细胞移植　早期配型相合的同胞干细胞移植在少部分患儿中进行,移植前均未行预处理,第一组 3 例患儿移植后未行抗排异治疗,患儿未显示临床获益。第二组 3 例患儿移植后行抗排异治疗(环孢素 A 70 天,吗替麦考酚酯 28 天),其中 2 例患儿移植后 3~12 个月出现正常的、无痛的颈部淋巴结,但血清 IgM 或 IgA 的水平无升高,外周血检测不到 Btk[+] 的 B 淋巴细胞。偶有移植成功的报道。

4. 基因治疗　基因治疗在动物模型上取得一定成功,进入临床可能尚需一段时间。

第二节　常见变异型免疫缺陷病

【概述】

常见变异型免疫缺陷病(common variable immunodeficiency disease,CVID)是一种以特异抗体反应缺陷和低丙种球蛋白血症为特征的原发性免疫缺陷病,包括一组异质性疾病。由于其高发病率(高加索人 1/2.5 万 ~5.0 万),并发症多发,常需要住院及终身丙种球蛋白替代治疗,成为最常见和临床最重要的原发性免疫缺陷病。大部分患者 20~40 岁获得诊断。丙种球蛋白替代治疗可以减少急性细菌感染的发生,但不能阻止其他棘手并发症的出现,如慢性肺病、系统性肉芽肿病、自身免疫、淋巴过度增殖和浸润疾病、胃肠道疾病和肿瘤的发生。这些并发症是导致患病和死亡的主要原因。

【发病机制】

B 淋巴细胞起源于骨髓内的造血干细胞。早期 B 细胞前体细胞特征为积极的可变区多样性连接重组,首先 Ig 重链与替代轻链形成 pre-BCR。成熟的轻链与重链结合形成 IgM,则进展为不成熟 B 细胞。表达 IgD、IgM 的成熟 B 细胞,在淋巴组织的生发中心被抗原活化,与不同的信号结合,伴体细胞高频突变和 Ig 类别转换重组,B 细胞变成分泌 Ig 的 B 细胞及记忆 B 细胞和浆细胞。记忆 B 细胞接触抗原后会持续数年,再抗原激发或伴随选择性的环境信号,会分化为抗体分泌的浆细胞。B 细胞特征为表面 CD19 表达。

事实上,CVID 最初被 WHO 组委会用来描述一些未分类的免疫球蛋白缺陷病,以区别更严重的布鲁顿无丙种球蛋白血症。大约 90% 的 CVID 患者外周 B 淋巴细胞数目正常,提示 B 细胞分化的晚期阶段缺陷。CVID 患者 B 细胞的一个重要特征是不能完全活化,不能正常增殖,也不能终末分化为浆细胞。CVID 患者 B 细胞凋亡增加。一定数量的 T 细胞、细胞因子和树突状细胞缺陷也被描述。

过去 30 年,一定数量体外试验用来研究 CVID 的患者 B 细胞缺陷。CVID 患者 T 细胞可对 B 细胞产生抑制性影响。一些 CVID 患者 B 细胞仅能分泌 IgM 抗体。一些 CVID 患者 CD40L 和 IL-10 不能诱导 B 细胞产生 Ig。1990 年 Bryant 等根据体外抗 IgM 或美洲商陆刺激下 B 细胞 Ig 产生情况,对 CVID 患者进行分组:0 组 B 细胞计数非常低,Ig 产生完全缺陷;A 组 B 细胞减少或正常,刺激后不能产生 IgG、IgA、IgM;B 组 B 细胞计数正常,仅产生 IgM;C 组 B 细胞计数正常,体外可分化为产生 IgG、IgA、IgM 的浆细胞,但体内失败。CVID 最主要的缺陷是 B 细胞不能成熟为功能性浆细胞,体细胞高频突变正常发生于 GC,导致长寿命的高亲和力的分泌 Ig 的 B 细胞被选择,CVID 患者 B 细胞 V 区或轻链均缺乏体细胞高频突变,反映 B 细胞成熟障碍。由于细胞培养耗时,不标准化和结果依赖于应用的刺激剂使体外免疫球蛋白产生功能分析的应用受到限制,近年 CVID 患者依据未刺激的外周 B 细胞表型来分类。$IgM^+IgD^-CD27^+$ 是产生 IgM 的记忆 B 细胞,$IgM^-IgD^-CD27^+$ 是类别转换的记忆 B 细胞,$IgM^+IgD^+CD27^+$ 是边缘带样记忆 B 细胞。类别转换的 $CD27^+$ 记忆 B 细胞数目降低,是 CVID 几个分类系统的基础,与免疫性血细胞减少、脾肿大、肉芽肿和淋巴结肿大相关。除了记忆 B 细胞的产生和存活缺陷,大部分 CVID 患者 B 细胞 Toll 样受体信号缺陷。

【分子特征】

随着分子医学的进展,在<10% 的 CVID 患儿中找到遗传异常,包括 PIK3CD、LRBA、CTLA4、NFKB2、PIK3R1、CD27、ICOS、CD19、IKAROS、IL21R、PRKCD、PLCG2、NFKB1、CD21 等。非常少的几个常染色体隐性基因突变与 CVID 表型有关,如一个家系的 *ICOS* 基因突变,几个不相关家系的 *CD19* 突变,2 兄弟的 *BAFFR* 突变,1 例 *CD20* 突变,1 例 *CD81* 突变。由于在 CVID 患者人群中,这些突变很少见,故不推荐遗传检测。在 8% 的 CVID 患者中检测到 *TACI*(*TNFRSF13B*)突变,其中细胞外的 C104R、跨膜的 A181E 突变常见,前者引起与 BAFF 和一个增殖诱导配体(a proliferation-inducing ligand,APRIL)结合的区域被破坏,后者引起 BAFF 和 APRIL 信号受损。杂合突变较纯合突变更常见,与自身免疫和淋巴增殖相关。由于正常家族成员和有时正常献血者中也可发现该基因突变,所以该基因突变的发现对 CVID 不是诊断性的,也不能预测将来出现免疫缺陷。

【临床表现】

1. **感染及慢性肺病**　73% 的患儿有呼吸道感染,肺炎主要由肺炎链球菌、流感嗜血杆菌或支原体引起。由相似病原引起的严重细菌感染,如脓气胸、败血症、脑膜炎或骨髓炎虽然少见,但也有报道。尽管足够的丙种球蛋白替代治疗使肺炎明显减少,但一些病例(27%)出现持续的呼吸系统疾病,导致阻塞性、限制性和支气管扩张改变,重者甚至需要心或肺移植(图 4-2-1)。肺损伤的进行性下降的原因不清楚,可能与不可逆既往损伤、持续的低毒力的感染或免疫失调节所致的进行性炎症有关,或上述综合因素所致。除了常见流行病原,对抗体清除不敏感的病原如未分型的流感嗜血杆菌和病毒可能参与发病。不常见的或机会性病原感染亦可见,如卡氏肺孢菌等。

2. **自身免疫**　25% 的患儿出现自身免疫性疾病,主要为自身免疫性溶血性贫血和免疫性血小板减少性紫癜,或两者(Evans 综合征),或少见的中性粒细胞减少。具有自身免疫性疾病的 CVID 患者也具有非常低的类别转换的记忆 B 细胞。其他自身免疫性疾病还包括恶性贫血、类风湿关节炎、干燥综合征、血管炎、甲状腺炎、脱发、白癜风、肝炎、原发性胆汁性肝硬化及系统性红斑狼疮。

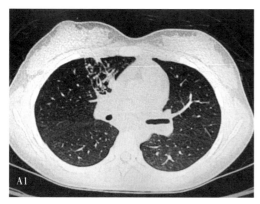
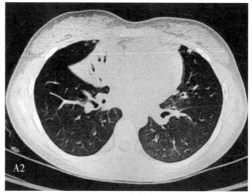
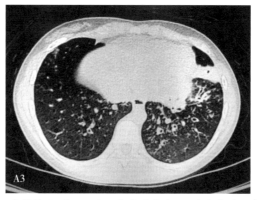

图 4-2-1　CVID 患儿肺 CT（A1~3）示右中叶实变，双肺中内肺野支气管管腔扩张

患者 14 岁零 1 个月，女。咳嗽、咳痰 11 个月。既往有中耳炎、鼻窦炎、肺炎及支气管扩张。WBC $11.67 \times 10^9/L$，N $9.13 \times 10^9/L$，L $1.71 \times 10^9/L$，Hb 128g/L，PLT $234 \times 10^9/L$。IgG 0.55g/L，IgA <0.066 7g/L，IgM 0.066g/L，IgE <5.00IU/ml。CD3 81.9%，CD4 43.3%，CD8 38.4%，B 12%，NK 4.3%

3. 肉芽肿和淋巴浸润　8%~22% 的患者肉芽肿性病变可早于低丙种球蛋白血症数年，通常被诊断为结节病。主要累及肺、淋巴结和脾，皮肤、肝脏、骨髓、肾脏、胃肠道和脑亦被累及。为大小可变的分界清楚的非干酪样肉芽肿，可包含非坏死性上皮样细胞和巨核细胞。虽然微生物病原被寻找，但很少有阳性发现。伴有肉芽肿的 CVID 患者也易于出现自身免疫性疾病，基本都是自身免疫性血小板减少性紫癜和自身免疫性溶血性贫血，机制不清，这些患者基本具有非常低的类别转换的记忆 B 细胞。一部分患者，肺内淋巴浸润伴肉芽肿，被称为肉芽肿淋巴间质肺病，预后不良。肺内淋巴浸润导致不伴肉芽肿的淋巴间质肺炎或滤泡支气管炎/细支气管炎，可导致咳嗽、气短、肺泡损伤，最终需要氧疗。虽然大部分肉芽肿为非干酪样，干酪样肉芽肿散见报道。

4. 癌、淋巴组织增殖、脾大和淋巴瘤　最新研究表明，CVID 患者中非霍奇金淋巴瘤出现率为 6.7%，较正常人群出现率高 30 倍，通常为结外的 B 细胞型，60~70 岁高发，通常 EB 病毒阴性。一部分边缘带（黏膜相关淋巴组织）淋巴瘤被报道，一些与幽门螺杆菌感染相关。淋巴瘤的发生与之前存在的多克隆的淋巴增殖有关。IgM 升高与淋巴过度增殖和淋巴瘤有关。霍奇金淋巴瘤及胃癌散见报道。20% 的患者出现颈部、纵隔、腹部淋巴结肿大和脾肿大。淋巴浸润也可出现于其他器官，如肝或肾。淋巴结病理通常表现为不典型淋巴增殖，反应性淋巴增殖或肉芽肿炎症。淋巴结或其他淋巴组织缺乏浆细胞。克隆性淋巴细胞的存在

是非诊断性的,因为可出现于反应性增殖但无淋巴瘤证据的组织切片。

5. 消化道疾病 21%~57% 的患者出现暂时的或持续性腹泻。蓝氏贾第鞭毛虫是最常见病原。其他病原包括隐孢子虫、巨细胞病毒、沙门菌、艰难梭菌、空肠弯曲菌。幽门螺杆菌感染与胃炎有关。炎性肠病出现于 19%~32% 的患者。病理特征性表现显示过多的上皮内淋巴细胞,绒毛变钝,淋巴样积聚,肉芽肿,隐窝扭曲,缺乏浆细胞。另一特点是小肠绒毛变平,提示乳糜泻,但去除麦麸无明显疗效。结节样淋巴增殖(B 细胞多量但无浆细胞)常见于胃肠道任何部位。原发性胆汁性肝硬化,自身免疫性肝炎可出现于 CVID 患者。43% 的患者有肝酶升高,主要是碱性磷酸酶升高。结节性再生性增殖可导致门脉高压和胆汁淤积,14/40 肝功能异常者出现此情况。

【实验室检查】

CVID 的诊断基于明显降低的 IgG、IgA 和 / 或 IgM 伴低的或缺失的特异抗体产生,同时除外遗传异常伴发的或其他低丙种球蛋白血症原因。特异抗体产生缺陷伴正常 Ig 水平或单纯 IgG 降低,不能诊断 CVID。由于 CVID 很难与婴儿暂时性低丙种球蛋白血症鉴别,达成的共识是 4 岁以后方考虑 CVID 诊断。一方面等待免疫系统成熟,另一方面寻找其他遗传性免疫缺陷可能。请注意不同实验室正常值标准不同,按照 95% 可信区间,仍有 2.5% 的正常人检测值被判定为低于正常值。

特异 IgG 抗体产生缺陷是必备条件,通常用针对 2 个或更多个蛋白疫苗 IgG 反应缺陷来判断,亦即不能达到实验室定义的保护水平。通常用百日咳或白喉毒素、流感嗜血杆菌结合疫苗、麻疹、腮腺炎和风疹疫苗,其他蛋白抗原包括甲型肝炎或乙型肝炎疫苗,或水痘疫苗。针对某些病例,在接种后 6 个月应再复查一次抗体,以证明 IgG 抗体是否持续存在。丙种球蛋白替代治疗应停止 5 个月以上,方能重新评估 IgG 抗体产生。对于年长儿或成人,检测血的同簇血凝素滴度是另一种判断抗多糖 IgM 抗体产生能力的常见方法。

具有慢性肺病的 CVID 患者肺 CT 可表现结节样、网格样改变,纤维化和 / 或磨玻璃表现,必要时需病理活检证实是瘢痕、克隆性淋巴细胞积聚或肉芽肿浸润。

抗体反应评估见表 4-2-1。

表 4-2-1 建议 IgG 抗体反应评估

血清 IgG 值	进一步检查措施
血清 IgG <150mg/dl	重复血清 Ig 检测以确认;无需抗体反应检测
血清 IgG 150~250mg/dl	重复血清 Ig 检测以确认;考虑针对百日咳和白喉或其他蛋白为基础的疫苗的抗体检测;可选择检测非结合肺炎双球菌疫苗抗体,接种 4 周后检测
血清 IgG 250~450mg/dl	重复血清 Ig 检测以确认;检测针对百日咳和白喉或其他蛋白为基础的疫苗的抗体;也需要检测非结合肺炎双球菌疫苗抗体,接种 4 周后检测
血清 IgG 450~600mg/dl	重复血清 Ig 检测以确认;检测针对百日咳和白喉疫苗的抗体,也需要检测针对其他蛋白为基础的疫苗的抗体(麻疹腮腺炎和风疹、带状疱疹);也需要检测非结合肺炎双球菌疫苗抗体,接种 4 周后检测

【鉴别诊断】

1. 继发的低丙种球蛋白血症 CVID 的诊断是排除性的,在排除继发的或其他遗传异常伴发的低丙种球蛋白血症的前提下,才能做出 CVID 诊断。低丙种球蛋白血症的鉴别诊断见表 4-2-2。

表 4-2-2　低丙种球蛋白血症的鉴别诊断

药物诱发
　抗疟疾药物
　卡托普利
　卡马西平
　糖皮质激素
　芬氯芬酸
　金盐类
　青霉胺
　苯妥英钠
　柳氮磺吡啶

遗传性异常
　共济失调毛细血管扩张症
　常染色体 SCID
　高 IgM 免疫缺陷
　转钴胺素 Ⅱ 缺乏和低丙种球蛋白血症
　X 连锁无丙种球蛋白血症
　X 连锁淋巴增殖综合征
　X 连锁 SCID
　某些代谢异常

染色体异常
　18q⁻ 综合征
　22 单体
　8 三体
　21 三体

感染性疾病
　人类免疫缺陷病毒感染
　先天风疹病毒感染
　先天巨细胞病毒感染
　先天弓形虫感染
　EB 病毒感染

肿瘤
　慢性淋巴细胞白血病
　免疫缺陷伴胸腺瘤
　非霍奇金淋巴瘤
　B 细胞恶性肿瘤

系统性异常
　免疫球蛋白高代谢引起的免疫缺陷
　免疫球蛋白过度丢失引起的免疫缺陷(肾病综合征、严重烧伤、淋巴管扩张、严重腹泻)

2. **先天性无丙种球蛋白血症（*BTK*、*μ*、*λ5*、*Igα*、*Igβ*、*BLNK*、*PIK3R1*、*E47*）**　若 CVID 患儿 B 细胞明显降低,需与先天性无丙种球蛋白血症鉴别。先天性无丙种球蛋白血症患儿通常仅表现反复荚膜菌感染,其他并发症如自身免疫、肉芽肿、淋巴增殖、淋巴瘤等少见。突变导致骨髓中 B 细胞发育停滞于 pro-B 细胞阶段（*PIK3R1*、*E47* 除外）。

3. **胸腺瘤伴免疫缺陷**　若 CVID 患者 B 细胞明显降低,需与胸腺瘤伴免疫缺陷鉴别,后者又被称为伴胸腺瘤的免疫缺陷病（Good 综合征）。后者起病年龄晚,可伴有自身免疫,但其他 CVID 的并发症少见。

4. **X 连锁淋巴增殖综合征**　若 CVID 患者 B 细胞正常,需要与 X 连锁淋巴增殖综合征（XLP）鉴别。经典 XLP 患儿具有暴发性传染性单核细胞增多症的表现,但部分患儿仅有低丙种球蛋白血症表现。

5. **X 连锁高 IgM 综合征**　若 CVID 患儿 B 细胞正常,需与 X 连锁高 IgM 综合征（XHIGM）鉴别。后者男性发病,起病早,更易出现肺孢子虫病、中性粒细胞减少、口腔溃疡、炎性肠病等。

6. **常染色体隐性（AR）高 IgM 综合征（AID,UNG）**　若 CVID 患儿 B 细胞正常,需与 AR 高 IgM 综合征鉴别。AR 高 IgM 综合征患儿容易感染荚膜菌,具有淋巴结增大和巨大的生发中心。

7. **Leaky 重症联合免疫缺陷病**　致病基因通常包括 *ADA*、*RAG1/RAG2*、*Artemis*。患儿易出现机会性病原感染。胸腺新近输出明显降低（原始 CD4,TREC）,淋巴增殖功能缺陷有助于鉴别诊断。

8. **常染色体隐性（AR）CARD11 缺陷**　患儿表现为反复感染,包括肺孢子虫病。进展性全低丙种球蛋白血症。抗 CD3 淋巴增殖缺失。

9. **伴有非免疫情况的免疫缺陷病**　如共济失调毛细血管扩张症（A-T）、伴着丝粒不稳定和异常面容的免疫缺陷病（ICF）,少部分患儿仅以低丙种球蛋白血症起病,后续出现的综合征特征及特异实验室检查有助于鉴别诊断。

10. **其他继发性的低丙种球蛋白血症**　如淋巴恶性肿瘤,有作者建议出现免疫球蛋白水平降低 2 年内未出现淋巴恶性肿瘤方考虑 CVID 诊断,否则考虑淋巴恶性肿瘤继发的低丙种球蛋白血症。

11. **遗传性叶酸吸收不良**　临床特征为非常早期出现的巨幼红细胞贫血,不生长,反复感染如肺孢子虫病,反复或慢性腹泻。神经异常如抽搐、精神迟滞出现于儿童期。低丙种球蛋白血症和其他免疫缺陷见于数例患儿。免疫评估提示低丙种球蛋白血症,抗体反应缺陷,丝裂原诱导的增殖反应缺陷。淋巴细胞绝对计数及分布正常,包括原始 T 细胞和胸腺新近输出正常。血清和脑叶酸水平检测不到。肠道外亚叶酸补充使贫血、体液及细胞免疫功能、抗体水平恢复正常。

【治疗及预后】

CVID 的基本治疗是通过皮下或静脉应用丙种球蛋白替代治疗。通常剂量是每月 400~600mg/kg,皮下可分为每周 1 或 2 次,每 2 周 1 次,静脉每 3~4 周 1 次。伴慢性肺病或胃肠道疾病的 CVID 患者 IgG 的半衰期短。免疫球蛋白替代治疗的目标是预防感染。目标谷 IgG 水平与基础 IgG 水平有关。在无功能性抗体情况下,基础 IgG 水平越低,目标谷 IgG 水平可能越低。伴有慢性肺病和既往自身免疫性疾病的患者需要维持高于目标谷 IgG 水平。大部分 CVID 患者有很少或无 IgA,尽管有抗 IgA 抗体报道,但相当少见,从实用角度看,检测抗 IgA 的 IgG 抗体是否存在,临床上不重要。在稳定剂量的免疫球蛋白替代治疗下,每 6~12 个月监测谷 IgG 水平。

针对有持续肺损伤的 CVID 患者,每日抗生素预防(甲氧苄啶或大环内酯类)可能比高剂量的 IgG 更有效。在伴有慢性肺病的免疫健全的患者,经常轮替应用抗生素来阻止耐药病原体出现,但在 CVID 患者中还没有找到证据。

针对 CVID 中肉芽肿的治疗,口服激素 10mg/d 或 20mg,隔日 1 次,可稳定肺和肝功能。羟氯喹可降低 Toll 样受体反应及抗原呈递,结合其在自身免疫性疾病和结节病中的应用,可考虑 400mg/d(3.5~6.5mg/kg)的应用量。肺的肉芽肿可考虑吸入激素治疗。肿瘤坏死因子 α 抑制剂依那西普在部分患者中有效。针对淋巴间质肺炎或滤泡支气管炎 / 细支气管炎不伴肉芽肿的治疗,环孢素(125mg/d;血清浓度 76ng/ml)也被应用,有一定疗效。

丙种球蛋白替代治疗可减少 ITP 和 / 或 AIHA 的反复发作,更高剂量的 Ig(1g/kg)每周一次持续短时间应用可作为补充治疗。静脉应用激素(1g 甲泼尼龙琥珀酸钠)及口服中量的激素数周或更长时间减停通常能缓解 ITP 或 AIHA。对顽固的或反复发作的 ITP 和 / 或 AIHA,可应用标准剂量的抗 CD20 抗体美罗华。其他自身免疫性疾病的治疗遵循标准治疗方案。

伴有淋巴增殖的大部分患者不需要特殊治疗,肺或其他器官受累严重影响功能需给予治疗。除了有明显脾功能亢进、不可控的自身免疫性疾病或淋巴瘤的高度可能性,由于可出现严重感染,应避免脾切除。

甲硝唑对蓝氏贾第鞭毛虫有效,但可能需要数个疗程。重要营养素的丢失(钙、锌、维生素 A、维生素 E 和维生素 D)易导致骨质疏松和神经缺陷,不易恢复正常。CVID 患者炎性肠病的治疗同免疫健全患者,药物包括甲硝唑或替硝唑或环丙沙星,5- 氨基水杨酸和 / 或不吸收的口服激素如布地奈德。可考虑应用低剂量的激素如泼尼松(10mg/d)。免疫调节剂如硫唑嘌呤或 6- 巯基嘌呤因剂量小,不会影响 T、B 细胞功能,可安全应用。肿瘤坏死因子 α 抑制剂依那西普可用于严重炎性肠病。

数例 CVID 患者行肝和肺移植,可短期存活,但整体结局可变。伴何种并发症、在何种阶段可行干细胞或骨髓移植,目前并未阐述。若证实存在严重免疫受损和 T 细胞免疫受损,可考虑移植。这些患儿近似联合免疫缺陷病的一种,引起重症联合免疫缺陷病基因(*ADA*、*Artemis* 或 *RAG1/2*)的减效突变应予仔细寻找。

早期研究示 20 年随访死亡率为 20%~30%。近年研究示死亡率为 15%。尽管一半的患者仅有感染,但合并其他并发症(自身免疫性疾病、胃肠道疾病、淋巴增殖、脾肿大、肉芽肿、肿瘤、非霍奇金淋巴瘤)患者的存活率降低。诊断时 IgG 水平与严重感染(包括肺炎)、肺病高发或高死亡率无关。出现症状年龄、诊断年龄或延迟诊断时间均与患病率增加无关。T 细胞功能、淋巴细胞计数降低,非常低的 B 细胞、CD4[+]T 和 CD45RA[+]CCR7[+]T 细胞降低与机会病原感染和存活率降低有关。CD27[+]B 细胞尤其 IgD[-]CD27[+] 转换的记忆 B 细胞降低,<0.5% 转换的记忆 B 细胞与自身免疫性疾病、肉芽肿、脾功能亢进、淋巴增殖有关。

第三节 PIK3CD 缺陷

【概述】

活化的磷脂酰肌醇 3- 激酶 δ 综合征（activated phosphoinositide 3-kinase δ syndrome，APDS）是最近描述的联合免疫缺陷病，I 型（APDS1）由磷脂酰肌醇 3- 激酶的催化亚单位 δ（the catalytic subunit of phosphoinositide 3-kinase δ，*PIK3CD*）基因常染色体显性功能获得性突变所致。患儿表现反复呼吸道感染，伴慢性淋巴增殖，胃肠道症状和血细胞减少。大部分特征出现于 10 岁前，有成人发病和无症状患儿报道。大部分患儿具有热点 E1021K 突变。后续几种不同的杂合的获得性 *PIK3CD* 突变也导致发病。

【发病机制】

磷脂酰肌醇脂类是浆膜的少量成分，在控制细胞内信号事件方面起重要作用。基于序列的同源性及底物的选择性，分为 3 类磷脂酰肌醇 3 激酶（I、II、III）。I 类 PI3 激酶被几种信号输入的下游分子所活化，包括 G 蛋白偶联受体（GPCR）、受体酪氨酸激酶（RTK）、酪氨酸磷酸化的衔接蛋白和小 G 蛋白 Ras 超家族成员。I 类 PI3 激酶又分为 2 类，I A 类由 3 个不同的催化亚单位（p110α、p110β、p110δ）组成，其与 5 个不同的调节亚单位（p85α、p85β、p55α、p50α、p55γ）紧密相互作用。I A 类 PI3K 是由 p85/p110 异源二聚体组成的脂类激酶家族一员。所有类别的 PI3K 磷酸化细胞膜上的磷脂酰肌醇的肌醇环。这些酶中的几种也在丝氨酸 / 苏氨酸残基处磷酸化蛋白底物。P110δ 活化需要与酪氨酸激酶活性相连接的细胞膜受体的配置。通过调节亚单位 P85 的 2 个 SH2 结构域将 PI3K 复合体募集至 pYXXM 结构域。P85 与磷酸化的酪氨酸结合可解除对 P110 的抑制，导致 P110 介导的 PIP$_2$ 被 PI3K 磷酸化为 PIP$_3$。PIP$_3$ 是最活跃的脂质第二信使，可控制细胞代谢、生长、增殖、分化、移动和存活。PIP$_3$ 通过 PIP$_3$ 结合结构域来募集含有 PH 结构域的效应蛋白，包括几种重要的信号酶，如 Ras 超家族鸟嘌呤核苷酸交换蛋白、GTP 酶激活蛋白（GAP）、衔接蛋白和蛋白激酶。研究最深入的是丝氨酸 / 苏氨酸蛋白激酶 Akt。Akt 通过其 PH 结构域与 PIP$_3$ 结合被募集至细胞膜，导致其被磷脂酰肌醇依赖的蛋白激酶 1（PDK1）在 T308 位残基和雷帕霉素哺乳类标靶复合物 2（mTORC2）在 S473 位残基所磷酸化和活化。PI3K 的负调节子包括磷酸酶和 tenson 同源（PTEN）和含有 SH2 结构域的肌醇 5′- 磷酸酶（SHIP），分别将 PIP$_3$ 逆转为磷脂酰肌醇二磷酸［phosphatidylinositol 4,5-bisphosphate，PtdIns（4,5）P$_2$］和 PtdIns（3,4）P$_2$。

Okkenhaug K 等于 2002 年对 *p110δ* 突变鼠的研究显示 T 和 B 细胞抗原受体信号受损。Jou ST 等于 2006 年测序不明原因的原发性 B 细胞缺陷病患儿 DNA，首次发现 *PIK3CD* 的 c.3061G>A（E1021K）位点突变可能具有致病性。Angulo I 等于 2013 年用外显子测序的方法在反复感染并具有感染敏感家族史的 35 例患儿中寻找致病突变。一个家系的 3 例患儿，另一家系的 1 例患儿具有 1 号染色体 *PIK3CD* 基因杂合 c.3061G>A（E1021K）突变，加上后续的 134 例原发性免疫缺陷病患儿和 15 例高 IgM 患儿中共发现 17 例患儿具有该杂合突变。截至目前已有 100 余例患儿被报道。

PI3Kδ（p110δ）主要表达于血细胞，是 T、B 抗原受体、Toll 样受体、共刺激分子和细胞因子受体下游信号的主要 PI3K 异构体。p110δ 在免疫中有选择性作用。E1021K 突变位于激酶结构域的 C- 叶,与细胞膜相互作用,修饰脂质底物,与调节亚单位 P85 的 cSH2 结构域结合。用蛋白 - 脂质荧光超声能量转移分析来研究突变型与脂质泡的相互作用,突变型具有较高的基础亲和力。在杆状病毒感染的细胞中,表达野生和突变的 p110δ,同时表达调节亚单位 p85α,纯化蛋白,用膜捕捉分析方法检测脂质激酶活性,发现突变型细胞较野生型细胞产生 PIP$_3$ 升高 6 倍。用血小板来源的生长因子受体的双磷酸化的肽链刺激后,突变型和野生型的活性均增加,但突变型产生 PIP$_3$ 仍 3 倍增加。用选择性 p110δ 抑制剂 IC87114,发现和野生型一样可以降低突变型的活性。用高效液相色谱方法检测患儿 CD4$^+$T、CD8$^+$T 细胞 PIP$_3$ 水平代表突变型活性,在刺激前和刺激后不同时间点,患儿 PIP$_3$ 水平一致性升高,刺激后磷酸化的 AKT 蛋白水平升高。用选择性抑制剂处理后,患儿细胞 PIP$_3$ 水平明显降低。在反转录病毒中克隆野生型、突变型 E1021K 和 D911A,转染这些重构体进入 p110δ 敲除鼠的 T 细胞,刺激后突变型具有较高的磷酸化 AKT。另一潜在活化机制可能与调节亚单位的相互作用有关,E1021K 突变可损害 p110δ 与调节亚单位 P85α 的抑制性 cSH2 结构域的结合,导致 PI3Kδ 活性增强。

T 细胞功能主要依赖于细胞代谢的调节,细胞代谢控制 T 细胞增殖能力、效应功能和记忆的产生。雷帕霉素哺乳类标靶(mTOR)激酶,又被称为 FK506 结合蛋白 12- 雷帕霉素复合体 - 相关蛋白 1(FRAP1),是一种人类激酶,是蛋白激酶家族的磷脂酰肌醇 3- 激酶相关的激酶家族一员,由 MTOR 基因编码。mTOR 被 PI3K 活化,在细胞代谢的动态变化中起重要作用。mTOR 与其他蛋白相关联,是两个不同蛋白复合体(mTORC1、mTORC2)的核心成分,分别调节不同的细胞过程。作为 mTORC1 的核心成分,mTOR 作为丝氨酸 / 苏氨酸蛋白激酶,调节细胞生长、细胞增殖、细胞移动、细胞存活、蛋白合成、自噬和转录。作为 mTORC2 的核心成分,mTOR 可作为酪氨酸蛋白激酶,促进胰岛受体和胰岛样生长因子受体的活化。mTORC2 还参与肌动蛋白细胞骨架的控制和维持。

PI3K 通过促进其与核糖体相关来活化 mTORC2(mTOR、Rictor、GβL)。Akt 在活化状态可活化 mTORC1(mTOR、Raptor、GβL),导致 4EBP1 和 p70S6K 的磷酸化促进蛋白翻译。4EBP1 磷酸化导致其从 eIF4E 中释放出来和促进 cap 依赖的翻译,p70S6K 磷酸化可活化核糖体 S6 蛋白来增加核糖体蛋白和延长因子的翻译。mTORC1 活化使表达增强的一种蛋白是 HIF-1α,是糖酵解的主要调节子。mTORC1 活性促进 p53 翻译和蛋白稳定性,p53 可诱导细胞老化。因此推测,在 PI(3)K-Akt-mTOR 高活性的细胞,存在朝着糖酵解的代谢偏移,出现于原始 T 细胞向效应 T 细胞的分化阶段。

APDS1 患儿 CD4$^+$T、CD8$^+$T 细胞易死亡,加入特异抑制剂 IC87114 可逆转,提示死亡倾向由升高的 PIK3δ 活性引起。细胞因子产生明显降低,不能被外源 IL-2 补救。活化诱导的凋亡趋势与患儿的淋巴细胞减少一致,可能部分与 T 细胞活化 / 记忆表型细胞增多有关。原始的和中枢记忆的 T 细胞严重缺乏,老化的效应 T 细胞过度表达。体外患儿的 T 细胞显示 AKT 的磷酸化增强和 mTOR 高活性,糖的摄取增加和终末效应分化。雷帕霉素治疗可于体内抑制 mTOR 的活性,部分恢复原始 T 细胞,明显挽救体外 T 细胞缺陷,改善临床过程。患儿 B 淋巴细胞刺激前后磷酸化的 Akt 均升高。PTEN 转基因鼠的研究显示 PI3Kδ、PIP$_3$ 和磷酸化的 Akt 抑制 B 淋巴细胞免疫球蛋白的类别转换重组。大部分患儿 IgG、IgA 水平正常,提示类别转换重组仅部分受累。循环中过渡 B 细胞增加可能反映 B 细胞晚期阶段发育阻断或成熟 B 细胞死亡增加。

【分子特征】

PIK3CD 位于 1p[36.22]，含 22 个外显子，编码 1 044 位氨基酸，包括适配子结合结构域（adaptor binding domain，ABD）、Ras 结合结构域（Ras binding domain，RBD）、PI（3）K- 型 C2 结构域、螺旋结构域、激酶结构域伴氨基端和羧基端的叶（Lobe）。

影响 P110δ 的所有活化的 APDS1 突变包括：E81K、G124D、N334K、R405C、C416R、E525K、E525A、R929C、E1021K、E1025G。遗传分析提示 E1021K 突变无建立者效应，是出现于多个无关家系的新生反复突变。从 P110α 的研究结果推测 P110δ E1021 突变导致 PI3K 活性增强的机制：增加与细胞内膜带负电荷的磷脂头组的相互作用；与 Ras-GTP 结合增加 PI3K 催化活性；影响活化环的构象促进激酶活性。N334K、E525K、E1021K 突变残基分别位于 C2、螺旋和激酶结构域，均对应于调节亚单位 P85 交界的界面的 nSH2、iSh2、cSH2 结构域。E1021K 和位于激酶结构域的其他 2 个突变与弥漫 B 细胞淋巴瘤相关。

【临床表现】

96% 的患儿具有反复呼吸道感染，发病年龄从<1 岁到 7 岁。42% 的患儿起病时具有淋巴结肿大，肝脾肿大或肝脾淋巴结肿大。5 例成人患者由于孩子被诊断为 APDS1 而获得诊断，2 例有支气管扩张和反复呼吸道感染，1 例儿童期有反复呼吸道感染和卡介苗接种处持续肉芽肿样反应，1 例曾因慢性颈部淋巴结肿大就诊，1 例身体健康。

肺炎（85%），支气管扩张（60%）和上呼吸道感染最常见，经常于儿童期出现。仅 2 例无反复呼吸道感染。最常见细菌病原为肺炎双球菌和流感嗜血杆菌，金黄色葡萄球菌、卡他莫拉菌和铜绿假单胞菌也有报道。支气管扩张的平均诊断年龄为 8.6 岁（1.3~36 岁）。其他非呼吸系统细菌感染包括眼部感染、泪囊炎、眼眶蜂窝织炎和脓肿、唾液腺脓肿、牙周脓肿、肺炎双球菌淋巴结脓肿。无侵袭性细菌感染报道。数例患儿接种卡介苗后局部感染。

49% 的患儿出现持续的、严重或反复疱疹病毒感染，26% 的患儿具有 EB 病毒血症，其中 11% 具有播散性感染，包括 1 例 EBV 脑炎。EBV 检测阳性见于淋巴结、扁桃体、腭、胃肠道、脑脊液、支气管肺泡灌洗液标本。8/53 具有巨细胞病毒血症，4 例具有系统性 CMV 感染。4 例具有 EBV 和 CMV 混合感染。1 例具有弥漫淋巴结肿大和肝脾肿大患儿淋巴结标本 PCR 检测 EBV、CMV 和人类疱疹病毒 6 均阳性。2 例患儿由于严重的原发的水痘带状疱疹病毒感染入院，1 例具有反复的带状疱疹病毒感染。1 例未基因分型的同胞在 11 岁时死于水痘带状疱疹病毒肺炎。反复单纯疱疹病毒感染可引起口腔溃疡、皮肤感染和角膜炎。2 例有症状患儿的支气管肺泡灌洗液检测到 HSV，1 例具有严重肺炎。17% 的患儿具有腺病毒感染，病原分离于血、支气管肺泡灌洗液和大便。4 例具有病变广泛的疣及传染性软疣。其他机会性感染很少被报道。

2 例血性腹泻患儿大便隐孢子虫分离阳性。其他寄生虫感染为弓形虫。7 例（13%）患儿具有需要治疗的黏膜皮肤念珠菌病，包括念珠菌支气管炎和食管念珠菌病。没有曲霉菌感染病例报道。

75% 的患儿具有慢性淋巴结肿大，脾肿大和 / 或肝肿大。淋巴结肿大典型开始于儿童期，经常位于感染局部。淋巴结肿大与黏膜淋巴增殖、脾肿大和疱疹病毒感染有关。淋巴结病理显示不典型滤泡增殖，滤泡帽区缺失或减弱，生发中心经常被破坏，部分被大量 T 细胞占据，很多细胞表达程序凋亡蛋白 PD1、CD57，或同时表达，提示为滤泡辅助 T 细胞。窦周围经常可见单个核样 B 细胞积聚。IgG⁺ 浆细胞数目减少。1 例淋巴结病理类似于移植后淋巴增殖异常。尽管 APDS1 可表现 CVID 样特征,但与间质淋巴或肉芽肿浸润无关(肉芽肿淋巴间质肺病)。

　　扁桃体和腺样体肥大是 APDS1 的一个常见特征。1 例患儿出现术后咽狭窄需要气管切开。2 例 APDS2(AD *PIK3R1* 突变)患儿扁桃体病理示小的 B 细胞滤泡,而不是来自 APDS1 和 APDS2 患儿淋巴结不典型的滤泡过度增殖 / 黏膜滤泡过度增殖。但其他特征如帽状带减少和 PD1⁺veT 细胞浸润是一致的,提示相关的免疫病理机制。

　　胃肠道异常是第三位最常见的疾病特征(51%),出现于其他免疫失调节之前,但晚于呼吸道感染和良性淋巴增殖。32% 的患儿具有黏膜结节样淋巴增殖,镜下为鹅卵石样或息肉样(图 4-3-1),在消化系统可位于会厌到直肠,与腹泻、出血、直肠脱垂有关。肉芽肿仅见于 1 例患儿。25% 的患儿具有慢性腹泻。5 例患儿呼吸道黏膜具有类似表现(图 4-3-2)。病理与淋巴结的描述近似,偶尔 EBV、HSV PCR(+)。

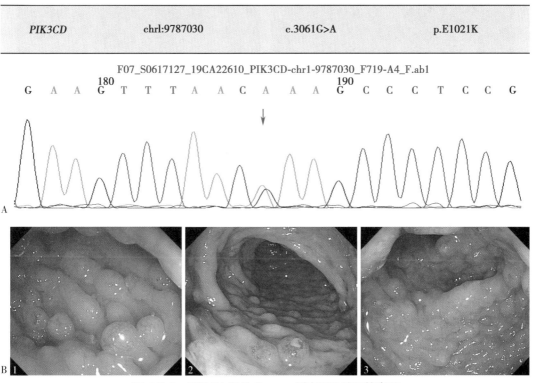

| *PIK3CD* | chr1:9787030 | c.3061G>A | p.E1021K |

F07_S0617127_19CA22610_PIK3CD-chr1-9787030_F719-A4_F.ab1

图 4-3-1　APDS1 患儿 Sanger 测序图及结肠镜表现

A:Sanger 测序示 *PIK3CD* 热点 E1021K 突变;B:结肠镜示结直肠黏膜增生样息肉性改变(1:末段回肠;2:横结肠;3:乙状结肠)

(结肠镜图片来自笔者医院消化科的友情支持)

患儿 2 岁零 3 个月,女。14 个月前因间断腹泻 6 个月、便血 2 个月入院。CRP 16mg/L。WBC 7.33×10^9/L,N 2.96×10^9/L,L 3.27×10^9/L,Hb 103g/L,PLT 140×10^9/L。IgG 9.72g/L,IgA 0.155g/L,IgM 2.62g/L,IgE 5.67 IU/ml。CD3 73.2%,CD4 29.7%,CD8 39.5%,B 11.1%,NK 12%。大便常规:白细胞 3 个 /HPF,红细胞 20 个 /HPF。消化道超声示全结肠壁内多发散在结节样低回声。病理示回肠末段、升结肠、直肠黏膜淋巴组织增生性疾病。二代测序示杂合 *PIK3CD* 热点 E1021K 突变

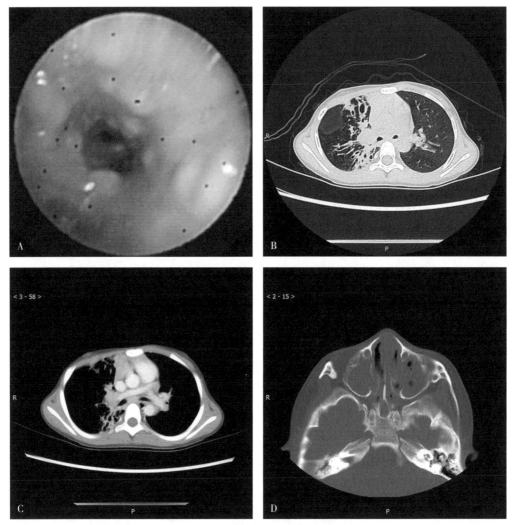

图 4-3-2　APDS1 患儿鼻窦及肺情况

A：支气管镜示支气管黏膜淋巴滤泡样增殖；B：肺 CT 示支气管扩张；C：纵隔肺门多发淋巴结肿大；
D：双侧上颌窦、蝶窦及筛窦黏膜增厚

（支气管镜图片来自笔者医院介入科的友情支持）

患儿 5 岁零 11 个月，女。间断咳嗽、咳痰伴喘息 1 年零 2 个月。WBC 13.99×10^9/L，N 10.52×10^9/L，
L 2.63×10^9/L，Hb 121g/L，PLT 211×10^9/L。IgG 8.91g/L，IgA 0.66g/L，IgM 2.56g/L，IgE <5IU/ml。
CD3 62.1%，CD4 30.5%，CD8 30.7%，B 25.6%，NK 5.5%。支气管黏膜病理示上皮内及上皮下多量淋
巴细胞浸润。二代测序示杂合 *PIK3CD* 热点 E1021K 突变

　　30% 的患儿具有血细胞减少，在病程晚期出现，经常累及多个细胞系。其他自身免疫特
征均出现于 10 岁后，包括肾小球肾炎、胰腺外分泌功能不全、自身抗体阳性的甲状腺疾病、
血清阴性的关节炎、反复心包炎、肝硬化、硬化性胆管炎。

　　13%（7 例）患儿具有淋巴瘤（18 个月 ~27 岁），2 例为弥漫大 B 细胞淋巴瘤，其中 1 例
EBV 阳性，1 例阴性。其他形式淋巴瘤（结节硬化经典霍奇金淋巴瘤、淋巴结边缘区淋巴瘤、
淋巴浆细胞淋巴瘤）也有报道，EBV 状态不详。3 例死于淋巴瘤相关并发症，包括 2 例 EBV

相关淋巴瘤。1 例具有原发的皮肤退化的大细胞淋巴瘤。1 例具有良性的严重的卵巢囊腺瘤。

10 例(19%)患儿具有全面发育延迟或孤立语言发育延迟。其他精神症状包括焦虑、自闭症、行为问题。巨颅、单侧肾发育不良、单侧小眼球有报道。

【实验室检查】

APDS1 患儿免疫球蛋白水平变异大,从孤立的特异抗体缺陷或 IgG 亚类缺陷到严重低丙种球蛋白血症,经常伴正常到升高的 IgM 和降低的 IgA。74% 的患儿具有 B 淋巴细胞减少。外周血记忆 CD27$^+$B 细胞缺乏,未成熟的过渡的 IgD$^+$CD10$^+$B 细胞持续升高。减少的记忆 B 细胞群中类别转换的 IgG$^+$ 和 IgA$^+$ 细胞比例明显降低。原始 B 细胞分泌类别转换的免疫球蛋白受损。记忆 B 细胞产生 IgG 和 IgA 受损。特异抗体滴度持续降低。

70% 的患儿 CD8$^+$T 细胞增多,伴进展性 CD4$^+$T 细胞减少。患儿的 T 细胞经丝裂原和回忆抗原刺激反应受损,IL-2 分泌下降,再刺激诱导的细胞死亡增加。原始(CD45RA$^+$CCR7$^+$)和中枢记忆(CD45RA$^-$CCR7$^+$)(T$_{CM}$)的 T 细胞严重缺乏。效应记忆(CD45RA$^-$CCR7$^-$)(T$_{EM}$)T 细胞和 CD45RA$^+$ 效应记忆(T$_{EMRA}$)T 细胞增加。

【鉴别诊断】

1. APDS2 PIK3R1 是 PI3K 的调节亚单位,常染色体显性 *PIK3R1* 突变导致 APDS2。患儿临床表现与 APDS1 无法区别(图 4-3-3)。身材矮小的出现率比较高。

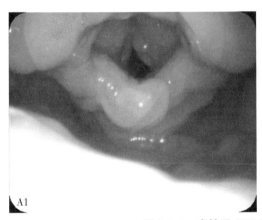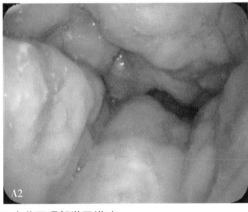

图 4-3-3 喉镜示 APDS2 患儿环咽部淋巴增殖

喉镜(A1~2)示鼻咽部、咽侧索、舌根部淋巴组织增生明显,会厌舌面黏膜增厚,双侧室带可见增生物,双侧披裂黏膜增生,吸气时左侧披裂黏膜脱垂至声门

(喉镜图片来自笔者医院耳鼻咽喉头颈外科的友情支持)

患儿 11 岁零 7 个月,男。自幼喉部呼噜声,打鼾,张口呼吸,逐渐呼吸困难 8 年,声音嘶哑 1 年。WBC 11.86×10^9/L,N 8.57×10^9/L,L 2.57×10^9/L,Hb 118g/L,PLT 289×10^9/L。IgG 9.1g/L,IgA 1.46g/L,IgM 1.93g/L,IgE 42IU/ml,CD3 70.3%,CD4 22.5%,CD8 46%,B 2.8%,NK 26.2%。患儿有杂合 *PIK3R1* 基因 1425+1G>T 突变,热点自发突变。患儿口服雷帕霉素半年及 1 年随访,环咽部淋巴增殖略好转,但未恢复正常。家长目前不同意造血干细胞移植

2. AR PIK3CD 缺陷 仅有 1 例患儿被报道,表现为鼻窦及肺感染、败血症性关节炎、炎性肠病和自身免疫性肝炎,均与低丙种球蛋白血症相关。有严重 B 淋巴细胞减少和记忆 T 细胞减少。

3. AD 失功能 PTEN 缺陷　表现为 APDS 样免疫缺陷的较轻形式,又被称为 Cowden 病。患儿 T 细胞 PIP₃ 和 pAKT 水平较 APDS1 患儿增加不明显。患儿具有胃肠道错构瘤样息肉病,皮肤黏膜损伤,患某种癌症的风险增加。1 例 *PTEN* 突变引起的 APDS 样综合征患儿 4 月龄时患肺孢子虫病,另一例患肺曲霉菌病。

【治疗及预后】

62% 的患儿接受预防性抗生素,9% 的患儿既往曾接受预防性抗生素。11% 的患儿给予抗病毒预防,6% 的患儿给予抗真菌预防。87% 的患儿接受长期丙种球蛋白替代治疗,在一些患儿有效,在其他患儿不能防止支气管扩张出现和阻止其进展。

一半以上的患儿 20 岁前接受激素治疗。患儿 10 岁前经常接受 2~3 线免疫抑制剂。其他免疫抑制剂包括:硫唑嘌呤、霉酚酸酯、环孢霉素、雷帕霉素、利妥昔单抗。利妥昔单抗治疗临床均有效。

淋巴增殖对雷帕霉素的治疗反应最好,但 1/3 患儿症状无缓解。炎性肠病和血细胞减少针对雷帕霉素治疗的无缓解比例更高。应注意雷帕霉素的不良反应:严重头痛、恶心、肾毒性、口腔溃疡、肝毒性。雷帕霉素对 APDS1 患儿 B 淋巴细胞稳态和体液免疫反应的影响需要继续评估,需要关注长期 PI3Kδ 抑制可能会增加 B 细胞基因组的不稳定性。1 例患儿在应用雷帕霉素过程中出现淋巴瘤。延长雷帕霉素治疗时间至约 2 年,6 例病情有改善(3~6 个月治疗),3 例有恶化。需要谨记的是,除了 mTOR,PI3Kδ 也调节其他通路。相反的,mTOR 也被非 PI3K 依赖的通路调节。而且,mTOR 调节 PTEN 表达,用雷帕霉素处理 T 细胞可实际增加 PI3K 信号,在 APDS1 可潜在加重活化 PI3Kδ 信号的影响。

4 例由于血细胞减少或脾肿大行脾切除。12 例行扁桃体切除,个别病例有效。HSCT 是一种治疗选择,尤其对于年轻患儿。HSCT 不能缓解已出现的结构肺损伤,如支气管扩张。HSCT 可以防止或治疗 10%~15% 的患儿出现恶性 B 淋巴细胞转化。5 例患儿行 HSCT,预处理方案为中等强度或减强度,平均随访 4.2 年(1~14 年)。3 例成功,嵌合率为 35%~100%。第 4 例植入率低(25%),需要长期丙种球蛋白替代治疗。第 5 例移植前行脾切除,移植后 2 年死于败血症。

第四节　LRBA 缺陷

【概述】

常染色体隐性(AR)脂多糖反应性 -beige- 样锚蛋白(Lipopolysaccharide-responsive beige-like anchor,LRBA)缺陷与免疫缺陷、淋巴增殖和各种器官特异的自身免疫性疾病相关。LRBA 缺陷最初特征为早发的低丙种球蛋白血症、自身免疫特征、炎性肠病和反复感染。后续的病例报道还包括炎性肠病伴或不伴抗体缺陷,自身免疫特征不伴低丙种球蛋白血症、X- 连锁免疫失调节、多内分泌病和肠病(IPEX)样异常等。

【发病机制】

LRBA 参与调节内体的再循环。LRBA 与细胞毒 T 淋巴细胞相关蛋白 4(CTLA-4)在内体内共定位。LRBA 缺陷或敲低增加 CTLA-4 的更新,导致 FoxP3⁺ 调节 T 细胞和活化的

conventional T 细胞的 CTLA-4 蛋白水平降低。用氯喹抑制溶酶体降解可阻断 CTLA-4 的丢失。CTLA-4 是一种抑制性检查点蛋白，表达于活化的 T 细胞和 FoxP3$^+$Treg。CTLA-4 通过抑制信号抑制免疫反应，与共刺激分子 CD28 竞争性与配体 CD80 和 CD86 结合，或通过转内吞从抗原呈递细胞上移除这些配体。LRBA 缺陷患儿 Treg 细胞总的（细胞内）和转运的（细胞表面）CTLA-4 明显降低，mRNA 水平正常，提示 LRBA 在翻译后调节 CTLA-4 蛋白。LRBA 缺陷患儿 Treg 对 CD80 的转内吞受损。在 CTLA-4- 依赖的分析中，抑制功能降低。同时，LRBA 缺陷患儿 Treg 表达低水平的 CD25 和 FoxP3。

滤泡调节 T 细胞(Tfr)调节滤泡辅助 T 细胞(Tfh)为 B 细胞提供支持产生生发中心和产生 T 细胞依赖的抗体反应。Tfh 细胞在获得性体液免疫中起重要作用，具有独一无二的表型，表达高水平的 CXCR5、PD-1、ICOS 和 CD40L。Tfr 细胞来源于 FoxP3$^+$T 细胞，表达高水平的 CXCR5，通过 CTLA-4 的抑制作用调节 Tfh 细胞和活化的 B 细胞反应，在控制免疫失调节中起重要作用。LRBA 和 CTLA-4 缺陷患儿，循环滤泡辅助 T 细胞(cTfh)比例明显增多，与 Treg 细胞 CTLA-4 低表达相关。LRBA- 足够的而不是缺陷的 Treg 细胞以 CTLA-4 依赖的方式体外抑制 Tfh 细胞分化。LRBA 缺陷的 Tfh 细胞支持原始的 LRBA 足够的 B 细胞体外抗体产生。cTfh 细胞可作为 CTLA4-Ig 治疗后临床反应的敏感指标。

LRBA 缺陷患儿 T 细胞和 Treg 细胞凋亡增加，下游的 mTORC-1 磷酸化降低和 mTORC-1 和 mTORC-2 激酶活性降低。患儿 B 细胞具有缺陷 / 增加的凋亡，存活降低，自噬降低。

【分子特征】

LRBA 基因位于 4q$^{31.3}$，含有 58 个外显子。LRBA 是 300KDa 蛋白，是最大的细胞内蛋白之一。LRBA 是含有 Beige 和 Chediak-Higashi 综合征(BEACH)结构域蛋白家族的一员，与 LYST 具有高度的同源性，参与细胞内囊泡调节。BEACH 结构域位于 PH 样结构域和 WD-40 结构域之间。重复的 WD 结构域位于 C 端，高度保守，参与多个细胞过程，包括细胞骨架组装、信号转导、囊泡转运、转录调节、染色质动态和凋亡。PH 结构域和 BEACH 结构域维持 T 细胞内 CTLA-4 的贮存。

LRBA 基因 85 种突变分布于整个基因，包括无义(21)、错义(18)、剪接(10)、插入 / 缺失(36)(包括 4 个大的缺失 / 重复)。4 个大的缺失 / 重复突变包括外显子 1~2 缺失，外显子 1~30 缺失，外显子 41 缺失，外显子 49~53 重复。93 例为纯合突变。16 例为复合杂合突变。

【临床表现】

自 2012 年 LRBA 缺陷被首次报道以来，目前世界范围内已累计 100 余例患儿。LRBA 缺陷是临床可变的综合征，具有广泛的临床特征谱。LRBA 缺陷表型可分为三类：自身免疫、肠病、CVID 样免疫缺陷。54% 的患儿具有自身免疫和肠病重叠表型。平均起病年龄 1.8 岁(0.6~3.5 岁)。大部分患儿被诊断为 CVID(41%)或伴自身免疫异常(28%)。自身免疫和感染的出现通常在前 2 年内，肠病和淋巴增殖稍后出现。在疾病过程中，自身免疫、肠病、脾肿大、肺炎和慢性腹泻出现率分别为 82%、63%、57%、49% 和 48%。

42% 的 LRBA 缺陷患儿以自身免疫特征作为首发表现。自身免疫性溶血性贫血、特发性血小板减少性紫癜、胰岛素依赖型糖尿病是最常见的自身免疫异常(除自身免疫肠病外)。其他自身免疫异常还包括萎缩性胃炎、自身免疫性肝炎、自身免疫性甲状腺炎、自身免疫性葡萄膜炎、青少年特发性关节炎、重症肌无力、多发性硬化、类风湿关节炎。17% 的自身免疫性血液疾病伴有肠病。8% 的自身免疫性血细胞疾病伴有内分泌疾病。2 种、3 种和 4 种不同的自身免疫异常分别见于 27 例、25 例、13 例患儿,1 例患儿出现 5 种自身免疫疾病。

在淋巴增殖方面,57% 的患儿具有脾肿大,43% 的患儿具有淋巴结肿大,40% 的患儿具有肝肿大。14% 的患儿具有肉芽肿(肺、肝、脾、小脑、肾上腺)。6% 的患儿有肿瘤(淋巴瘤 3 例,肾胚细胞瘤和鳞状细胞癌各 1 例,1 例患儿同时具有胃腺癌和黑色素瘤)。

27% 的患儿首发表现为慢性腹泻。在自身免疫疾病中,21% 为炎性肠病,14% 为自身免疫性肠病,7% 为乳糜泻。其中 1/3 患儿合并血液系统疾病,1/6 的患儿具有单独肠道表现或合并内分泌疾病或同时合并血液和内分泌疾病。其他少见合并特征包括皮肤和内分泌、皮肤和血液、神经和血液、神经异常。

LRBA 缺陷患儿呼吸道感染出现率 71%。感染病原包括细菌、真菌或病毒,不包括寄生虫。细菌包括流感嗜血杆菌、肺炎双球菌。病毒包括 H1N1、巨细胞病毒和 HSV-1 病毒。52% 的患儿具有间质肺部异常(持续淋巴细胞浸润、支气管扩张和肉芽肿)。36% 的患儿具有肉芽肿淋巴间质肺疾病(图 4-4-1、图 4-4-2)。42% 的患儿有智力低下。神经精神异常,耳聋各 1 例。未观察到基因型与表型的相关性(除了严重突变和肠病)。

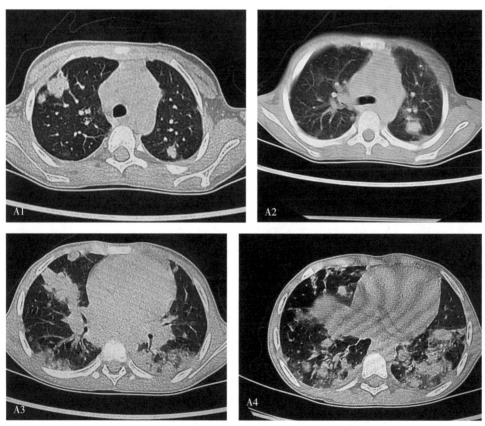

图 4-4-1　LRBA 缺陷患儿肺 CT(A1~4)示双肺多发斑片及实变
患儿 11 岁零 4 个月,男。反复咳嗽、发热 7 个月。曾有 Evans 综合征。肝、脾肿大。WBC 7.69 × 10^9/L,N 5.06 × 10^9/L,L 1.75 × 10^9/L,Hb 120g/L,PLT 184 × 10^9/L。IgG 0.95g/L,IgA <0.066 7g/L,IgM 3.29g/L,IgE 0.2IU/ml。CD3 86.7%,CD4 46.6%,CD8 26.5%,B 0.5%,NK 12.4%。二代测序示复合杂合的 *LRBA* 基因 Arg1601X/4239delT 突变

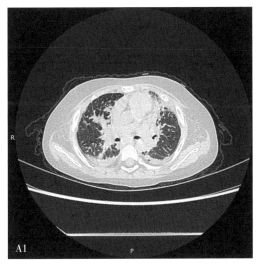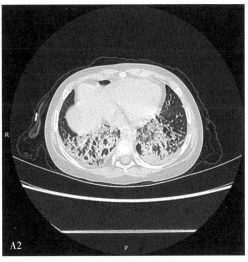

图 4-4-2 LRBA 缺陷患儿肺 CT（A1~2）示双肺云絮状、网格状及小结节样高密度病灶，内可见支气管充气征。双侧后胸壁内侧可见胸膜影

患儿 3 岁零 10 个月，男。1 岁零 11 个月时诊断幼年型类风湿关节炎（全身型），规律治疗。WBC 30.62×10^9/L，N 25.1×10^9/L，L 4.5×10^9/L，Hb 73g/L，PLT 864×10^9/L。CRP 120mg/L。IgG 11.4g/L，IgA 0.657g/L，IgM 0.95g/L，IgE 942.18IU/ml。CD3 53.9%，CD4 29.6%，CD8 21.9%，B 27.9%，NK 8.7%。2 岁零 7 个月时开始有中度贫血。2 岁零 10 个月出现多发骨破坏，继发高血压。3 岁零 4 个月时出现肺炎。3 岁零 8 个月时骨破坏好转。3 岁零 10 个月时肺组织病理示机化性肺炎。二代测序示复合杂合 *LRBA* 基因 M759L/1924+3A>G 突变

【实验室检查】

27%（6/22）的患儿淋巴细胞减少，13.6%（3/22）的患儿 $CD3^+T$ 细胞减少。37.5%（6/16）的患儿双阴性 T 细胞增加。66% 的患儿 Treg（$CD4^+CD25^+FoxP3^+$）细胞降低，Treg 的经典标记如 CD25、Helios、FoxP3、CTLA-4 表达降低。56% 的患儿原始 $CD4^+T$ 细胞降低，15% 的患儿原始 $CD8^+T$ 细胞降低。针对抗原的体外 T 细胞增殖正常，针对抗 -CD3 增殖降低。LRBA 缺陷患儿 Treg 细胞对 T 细胞增殖的抑制功能降低。LRBA 缺陷患儿 Tfh 细胞明显增加，其中 $FoxP3^+Tfr$ 细胞明显降低。LRBA 缺陷患儿外周 Tconv 细胞更新增加（增殖和凋亡）和 Treg 细胞消耗增加（凋亡），mTORC-1 和 mTORC-2 的活化受损。

55%（11/20）的患儿 B 淋巴细胞降低，其中 22% 的患儿 B 淋巴细胞<1%。74% 患儿转换的记忆 B 淋巴细胞（$CD19^+CD27^+IgM^-IgD^-$）降低，83% 的患儿浆母细胞（$CD21^{low}CD38^{low}$）降低，78% 的患儿 $CD21^{low}B$ 淋巴细胞增加。57% 的患儿具有低丙种球蛋白血症，67% 的患儿有特异抗体缺陷。自身抗体类型以细胞质和 RNA 介导的自身抗体为主。B 细胞自噬降低。

大部分患儿 PBMC 经 PMA、anti-CD3/anti-CD28+IL-2 或 PMA+ 离子霉素刺激后 *LRBA* 表达缺陷或明显降低，个别患儿蛋白表达降低或正常。正常刺激的标本用免疫印迹检测 LRBA 是困难的，细胞活化标志的表达如 CD69，应一直包含在染色控制中。在证实细胞活化后，MFI ratio<2.6，与正常对照差异大于 1.0，应测序 *LRBA* 证实诊断。

X 射线显示明显骨矿物质脱失和关节破坏及两肺广泛受累的外周结节。肺 CT 可示实变、肺不张、支气管扩张、弥漫性实质性肺疾病。隐源性机化性肺炎（cryptogenic organizing pneumonia,COP),又称闭塞性细支气管炎伴机化性肺炎(bronchiolitis obliterans with organizing pneumonia,BOOP),组织特征为在细支气管腔、肺泡管和肺泡内存在肉芽组织,伴间质和肺泡腔内可变的单核细胞和泡沫样巨噬细胞浸润。

【鉴别诊断】

CTLA-4缺陷:常染色体显性,单倍型不足,外显率67%,平均起病年龄11岁。主要特征包括低丙种球蛋白血症87%,淋巴增殖73%,自身免疫性血细胞减少62%,呼吸道特征68%,胃肠道特征50%,神经特征29%。LRBA缺陷患儿起病早,具有几近完全的外显。局限于记忆Treg(CD45RA⁻FoxP3⁺)细胞CTLA-4表达评估是理想的。LRBA缺陷患儿CD4⁺T细胞经短暂刺激后显示更高比例的Treg细胞。用BafA阻断溶酶体降解,LRBA缺陷患儿T细胞刺激后CTLA-4表达增加更明显。LRBA缺陷患儿配体捕获效率较少受影响。

【治疗及预后】

LRBA缺陷是严重的危及生命的原发性免疫缺陷病,24%的患儿死亡,主要死于败血症和呼吸衰竭。败血性休克、多器官功能衰竭、肺炎、肾胚细胞瘤、严重自身免疫性血小板减少、出血(颅内、小脑、肺)、肝和肺肉芽肿、播散巨细胞病毒感染、系统性炎症反应综合征均为死亡原因。对于具有低丙种球蛋白血症导致反复感染的患儿,需要规律丙种球蛋白替代治疗。对于出现自身免疫性疾病、淋巴增殖性疾病患儿,需要免疫抑制治疗。CTLA-4-Ig是CTLA-4的细胞外功能基团和IgG1 Fc段的融合蛋白,可以阻断T细胞活化和依赖T细胞的B淋巴细胞功能,对LRBA缺陷患儿具有明显临床治疗效果,尤其对弥漫性实质性肺疾病病情改善明显。虽然LRBA缺陷患儿外周血单个核细胞体外刺激后mTORC-1和mTORC-2活化受损,有文献报道1mg/d西罗莫司(雷帕霉素)治疗3个月对腹泻和体重减轻症状的控制有效。17%的患儿行造血干细胞移植,5例在移植后1~3个月死亡,移植后可出现自身免疫现象。

第五节　NFKB2缺陷

【概述】

常染色体显性(AD)活化的B细胞κ轻链增强子的核因子2(nuclear factor kappa-light-chain-enhancer of activated B cell 2,NFKB2)缺陷患儿,表现为早发的抗体反应缺陷,自身免疫,促肾上腺皮质激素(adrenocorticotropic hormone,ACTH)不全和偶尔其他垂体激素缺乏,全秃或斑秃,或外胚层发育不良如指甲粗糙脆裂。循环B淋巴细胞可变减少,终末B淋巴细胞发育受损。

【发病机制】

NF-κB信号通路在调节淋巴细胞发育、免疫反应、炎症、细胞增殖和细胞死亡中起重要作用。NF-κB家族由5个转录因子组成,包括NF-KB1(p50/p105)、NF-KB2(p52/p100)、RelA、RelB和cRel。这些转录因子具有N端Rel同源结构域(Rel homology domain,RHD),其也包含二聚体化、IκB-结合和核定位信号。非经典NF-κB通路信号依赖NF-κB诱导的激酶(NF-κB-inducing kinase,NIK)的积聚,NIK是一种丝氨酸/苏氨酸蛋白激酶,NIK磷酸化 IKKα,NIK 与 IKKα 共同作用来与全长的 NF-κB(p100)结合,在位于 C 端处置抑制结构域的 2 个关键丝氨酸处(S866,S870)磷酸化 p100。这些位点的磷酸化允许泛素连接酶 SCF^{βTrCP} 的结合和赖氨酸 855 的多泛素化,标记 p100 蛋白进入局限的蛋白酶体,通过蛋白酶体处置掉 C 端一半,变为成熟的转录因子亚单位 p52。活化的 NF-κB 二聚体进入细胞核调节靶基因转录。NF-κB 的转录活化需要与一个 Rel 亚单位二聚体化,RelA、RelB 和 cRel 包含一个 C 端转录活化结构域。细胞质前体 p100 倾向于与 RelB 二聚体化。p50 和 p52 缺乏转录活化结构域,因此 p50 和 p52 同源二聚体转录是抑制性的,除非与 RelA、RelB 或 cRel 结合。

保守的 S866 和 S870 突变取消 p100 处置过程。p100 被认为对经典通路产生 IKB- 样作用。未处置的 p100 以显性负调节方式损害经典通路,同时活性 p52 形成不足,以单倍型不足的方式影响非经典通路。p100 作为第四个 IKB 蛋白,抑制经典通路 RelA/p50 的核转运。*NFKB2* 突变引起 p100 的积聚导致 IKB 活性增强。

NFKB2 信号也干扰 TCR 介导的 T 细胞增殖。多种鼠模型显示 Nfkb2 信号破坏影响 T 和 B 细胞功能。T 细胞抗原反应受损。Tfh 细胞数目降低。具有同样的 Nfkb2 的 C 端突变 Lym1 鼠,具有正常的垂体结构和阿黑皮素的表达。NF-κB 通过高度保守的转录增强子序列直接调节 AIRE 表达。Lym1 鼠模型胸腺细胞 AIRE 表达降低,提示在 p52 单倍型不足情况下源自于 AIRE 失功能的中枢耐受的打破作为自身免疫的可能发病机制。淋巴浸润也见于 Nfkb2 鼠。

【分子特征】

NFKB2 基因位于 10q$^{24.32}$。p100 前体蛋白包括 Rel 同源结构域(Rel homology domain,RHD)、ankyrin 重复结构域(ankyrin repeat domain,ARD)、二聚体结构域(dimerization domain,DD)、NIK 反应结构域(NIK response domain,NRD)。

位于 C 端 NRD 结构域的截断突变最常见,包括 p. Arg853*(19)、p. Lys855*(1)、p. Gln871*(1)。位于 C 端非 NRD 结构域的突变包括错义突变:p. Arg865Gly(4)、p. Ser866Arg(2)、p. Ala867Val(3)、p. Tyr868Cys(1);移码突变:p. Arg853Alafs*30(2)、p. Arg853Cysfs*7(1)、p. Asp854Glufs*31(1)、p. Lys855Serfs*7(3)、p. Asp865Valfs*18(2)、p. Ser866Cysfs*19(2)、p. Ala867Cysfs*19(1)。位于非 C 端的突变包括:p. Arg635*(3)、p. Leu473Alafs*32(1)、p. Ala443Aspfs*5(1)、p. Glu418*(2)。C 端杂合突变破坏 NIK 介导的 p100 磷酸化,抑制活性 p52 形成,阻止核转运,这些突变导致 p52 单倍型不足。

【临床表现】

目前世界范围报道约 50 例患儿。2 例无症状。大部分患儿受累早发严重的疾病特征,包括 T 细胞失功能的临床症状,如慢性病毒或机会性病原感染(图 4-5-1)。早发的原发性免疫缺陷病见于 92% 患儿,免疫缺陷临床过程严重,13 例 4 岁前出现抗体缺陷。呼吸道感染敏感见于大部分患儿(图 4-5-2)。

ACTH 缺陷出现于 44% 的患儿,原发性免疫缺陷病症状在前(除了 2 例患儿),未检测到针对垂体蛋白的自身抗体。2 个先证者有解剖垂体异常。1 例有生长激素、甲状腺激素和 ACTH 缺陷。除了 ACTH 缺陷,80% 的患儿受累可变的和有时严重的自身免疫特征。斑秃是第二常见的初始疾病特征,32% 斑秃主要出现于 5 岁,一半的患儿在明显免疫缺陷之前作为首发表现。其他 T 细胞介导的自身免疫特征还包括各种器官淋巴细胞浸润 > 腹泻 > 关节炎＞自身免疫性血细胞减少。1/2 患儿出现淋巴细胞器官浸润,包括 6 例患儿出现中枢神经系统受累。自身免疫性血细胞减少见于 10% 的患儿。指甲粗糙脆裂,与斑秃和轻到中度淋巴细胞浸润有关。自身抗体或淋巴增殖不是常见特征。

分析结果	NFKB2	chr10-104161895	c.2557C＞T	p.R853X

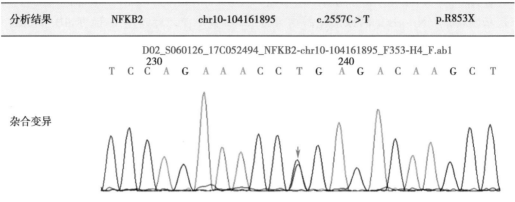

D02_S060126_17C052494_NFKB2-chr10-104161895_F353-H4_F.ab1

图 4-5-1　二代测序示新发的 *NFKB2* 基因杂合 R853X 突变

患儿 11 岁零 4 个月,男。因诊断病毒性脑炎 1 年零 3 个月,间断无热抽搐 10 个月入院。1 岁开始出现反复上呼吸道感染、肺炎和腮腺炎。头部核磁示双侧大脑半球弥漫性萎缩并皮层神经元坏死,右额叶有脑脓肿,幕上脑室扩张积液。视频脑电图示:①背景活动慢波化,弥漫 3~5Hz 慢波为主;②全脑频繁多灶性尖波、棘波、棘慢波发放,阵发多量广泛性棘波节律,棘慢波;③检测到痉挛、痉挛 - 强直、强直发作。肺 CT 右上肺野少量云絮样淡片影,右侧胸膜稍增厚。WBC 10.06×10^9/L,N 6.12×10^9/L,L 2.95×10^9/L,Hb 124g/L,PLT 314×10^9/L。IgG 2.06g/L,IgA ＜0.066 7g/L,IgM 0.05g/L,IgE ＜5.00IU/ml。CD3 85.9%,CD4 41.9%,CD8 40%,B 0.1%,NK 13.1%

分析结果	NFKB2	chr10-104161900-104161901	c.2563delA	p.K855Sfs*7

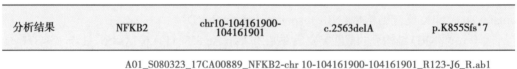

A01_S080323_17CA00889_NFKB2-chr 10-104161900-104161901_R123-J6_R.ab1

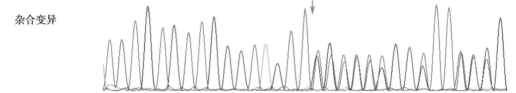

图 4-5-2　二代测序示新发的 *NFKB2* 基因杂合 K855Sfs*7 突变

患儿 14 岁 8 个月,男。反复咳嗽伴运动耐力下降 3 年加重伴颈部包块 20 天。近 3 年每年因"肺炎"住院 1 次。查体桶状胸,营养不良,皮下脂肪菲薄,颈前可及一包块 3×2cm 大小,杵状指趾(+)。WBC 7.29×10^9/L,N 2.29×10^9/L,L 3.83×10^9/L,Hb 115g/L,PLT 277×10^9/L。IgG 4.29g/L,IgA 0.11g/L,IgM 0.19g/L,IgE 0.8IU/ml。CD3 78%,CD4 46.8%,CD8 25.4%,B 9.6%,NK 10.6%。自身抗体及 ANCA 均阴性。FT4 略低,TSH 呈 5 倍升高。皮质醇＜1.00µg/dl(5-25)。外院甲状腺抗体均阴性。颈部超声示淋巴结部分皮髓质欠清晰,回声稍低。肺 CT 示肺内少许间质增厚,右中叶及下叶支气管管腔显著,管壁增厚。鼻窦 CT 示多发副鼻窦炎。支气管镜示广泛管壁呈鱼刺骨样改变,右下基底段近端管腔扩张明显,亚枝通气不良。肺功能示轻度混合性通气功能障碍

4 例肿瘤被报道,包括 1 例 T- 大颗粒淋巴细胞白血病,1 例非霍奇金淋巴瘤,1 例急性髓系白血病,1 例尿道癌。

【实验室检查】

低丙种球蛋白血症和 B 细胞分化缺陷是一致性特征。50% 的患儿部分保留特异抗体反应。1/2 患儿 B 细胞降低。边缘带和转换记忆 B 细胞降低见于所有原发性免疫缺陷病患儿。cTfh 细胞降低,相当于次级淋巴组织中的 Tfh。不成熟浆母细胞降低。IgG、IgA 产生缺陷。不典型的 IgG⁺ 的 B 细胞分布,IgA⁺ 的 B 细胞完全缺失。早期 B 细胞发育停滞(CD34⁺CD22⁺CD19⁺CD10^{hi}CD45^{lo}pre-B I 阶段),B 细胞进展性降低偶有报道。CD21^{lo}B 细胞不增加。

原始或记忆 CD4⁺T 或 CD8⁺T 细胞正常甚至升高。大部分患儿 T 细胞增殖正常,NK 细胞数目和功能也正常。T 细胞和 NK 细胞功能受损也见于数例患儿,如 NK 细胞 CD107a 表达降低,细胞毒活性降低,但 NK 细胞系各种刺激后未检测到 p100 处置的短期异常。淋巴细胞亚群如 Treg、Th17、cTfh、NKT、MAIT 细胞数目略降低。CD4⁺CXCR5⁺T 细胞扩张降低。

【鉴别诊断】

1. 常染色体显性失功能 NFKB1 缺陷　*NFKB1* 突变影响 p50 或 p105,使 NF-κB 通路失调节。大部分受累的携带者儿童期无症状,随年龄外显率增加。患者表现免疫缺陷、自身免疫、自身炎症和肿瘤。17.1% 的死亡原因主要为慢性病基础上的感染和肿瘤并发症。转换的记忆 B 细胞丢失。CD21^{low}B 细胞比例升高。外周 T 细胞呈 Th1 偏移,伴促炎细胞因子过度表达包括 IL-1β 和 TNF-α。H67R 突变降低 p50 的核进入,荧光素酶报告分析示转录活性降低。R157X 突变引起野生型和截断蛋白的蛋白酶体依赖的降解,导致 p50/p105 明显丢失。I553M 突变使 p50 功能无改变,但 p105 磷酸化和稳定性降低。

2. 常染色体隐性 NF-κB 抑制子激酶 β 缺陷　NF-κB 抑制子激酶 β(IκB kinase β,IKBKB)缺陷患儿表现早发严重病毒、细菌、分枝杆菌和真菌感染,有脐带脱落延迟。病死率高。实验室检查示低丙种球蛋白血症或无丙种球蛋白血症;B 和 T 细胞计数正常,均为原始表型;Treg 和 γδT 细胞缺如;患儿细胞对 TCR、BCR、TLR、炎症细胞因子受体和丝裂原的反应受损。

3. 功能获得性 IKBKB 缺陷　*IKBKB* 杂合功能获得性错义突变导致发病,成年患者表现反复呼吸道感染、严重和非典型湿疹、牙齿异常、化脓性汗腺炎、皮下脓肿、黏膜皮肤念珠菌病、不成熟白内障。患者的外周血单个核细胞和转染的 HEK293 细胞 IKBα 增加及磷酸化延长。静息及刺激后磷酸化的 p65 增加,尤其在 T 细胞。患者非刺激的 B 细胞 NF-κB 磷酸化相当于 CD40 刺激的对照 B 细胞水平,对 PMA+ 离子霉素和 CD40 配体 +IL-4 的反应增强。

4. 常染色体隐性 NIK 缺陷　NIK 缺陷患儿表现反复细菌、病毒和隐孢子虫感染。实验室检查示低丙种球蛋白血症;B 淋巴细胞减少,转换的记忆 B 细胞降低;Tfh 和记忆 T 细胞紊乱;NK 细胞计数降低,活化缺陷,免疫突触形成受损。

5. 常染色体隐性 RelB 缺陷　患儿表现不生长,反复感染,严重自身免疫皮肤病和类风湿关节炎。实验室检查示免疫球蛋白和特异抗体缺陷;B 细胞发育停滞;T 细胞对丝裂原反应缺陷,TREC 降低,胸腺发育不良。

6. NFKB2 功能获得性缺陷　E418X、R635X 突变导致持续核定位和经典、非经典 NF-κB 通路的活化,导致联合免疫缺陷病不伴内分泌或外胚层特征。尽管 R635X 为功能获得性,未观察到过度的 B 细胞反应,仅发现免疫球蛋白产生降低,伴 CD27^{dim} 浆母细胞替代常见的 CD27^{++} 浆母细胞。

【治疗及预后】

在世界范围内约 50 例患儿中,3 例死亡,1 例死于急性髓系白血病,1 例死于外科手术,1 例死于干细胞移植。抗体缺陷的治疗可用免疫球蛋白替代治疗,必要时可考虑抗生素预防。激素和抗 -CD20 单克隆抗体可治疗自身免疫性疾病和免疫失调节异常。免疫球蛋白替代不能治疗该病的自身免疫特征。其他治疗如干细胞移植需要仔细评估。

第六节 特异抗体缺陷

【概述】

特异抗体缺陷(specific antibody deficiency, SAD),也被称为选择性多糖抗体缺陷,被认为是原发性免疫缺陷病的一种形式,对纯化的肺炎双球菌荚膜多糖抗原疫苗不能产生抗体反应。因为 2 岁以下儿童免疫系统不成熟,天然对多糖抗原反应低下,因此仅用于诊断 2 岁以上患儿。

【发病机制】

肺炎双球菌引起的感染是死亡和致病的主要原因,尤其对于儿童、老年人和免疫受损患者。吞噬细胞、补体和抗荚膜多糖的特异抗体在针对肺炎双球菌的免疫防御中起重要作用。肺炎双球菌的主要毒力因子是含有多糖的荚膜,可降低宿主吞噬细胞的吞噬能力。很久就知道抗荚膜多糖抗体可预防侵袭肺炎双球菌感染,血清特异抗荚膜多糖抗体可提供血清特异的保护。至今,基于诱导的血清特异抗体的 90 种荚膜多糖被鉴定。北美婴儿回顾性研究显示首次肺炎双球菌感染的获得时间平均为 6 月龄,第二次和第三次获得时间平均为 6 个月后及再 4 个月后。儿童主要为 6、19、23 型,成人为 3 和 8 型。抗体反应和肺炎双球菌实际暴露缺乏相关性。抗体的特异性更反映相对的不同抗原的免疫原性而非不同血清型的实际暴露。>2 岁年龄组 50% 的患者可检测到 IgM 抗体,因此这些抗体的存在不能作为原发感染的标志,相反提示不同血清型的反复感染。血清流行病学研究不能揭示真正的不同血清型的暴露,而是反映抗体反应的发育性成熟。

婴儿对蛋白抗原反应充分,对多糖的反应不理想。有机构研发肺炎双球菌蛋白抗原作为疫苗。肺炎双球菌多糖疫苗在 <2 岁儿童仅引起短暂的保护作用。纯化的肺炎双球菌多糖疫苗在 <5 岁患儿仅引起弱的抗体反应。由于这些多糖疫苗在年幼儿无效,所以,7 价肺炎双球菌结合疫苗(pneumococcal conjugate vaccine-7, PCV-7)被研发。这种疫苗选择引起年幼儿童侵袭肺炎双球菌感染的最流行的 7 种血清型(4、6B、9V、14、18C、19F、23F)的荚膜多糖,均结合于蛋白载体,其为非毒性的白喉毒素突变体 CRM$_{197}$。这 7 种血清型可覆盖 80% 美国幼儿的肺炎双球菌疾病。结合疫苗需要多次注射,在老年人中的有效性未获建立。血清特异抗体浓度通常与体外调理吞噬活性相关,不清楚体内多少抗体足以保护不感染肺炎双球菌。保护性血清抗体水平随血清型和感染类型而变化,高浓度有助于清除肺部感染,而不仅仅是预防细菌血症。肺炎双球菌抗体的亲和力影响体外调理吞噬活性和保护实验肺

炎双球菌感染。能够保护 50% 鼠的实验肺炎双球菌感染的抗体浓度为 0.1~0.35μg/ml。

即使未接种的患儿，在基础状态对所有血清型均缺乏保护性抗体是不常见的。免疫后抗体浓度 4 倍增加为正常，也有 2 倍增加，但该判断方法也不受欢迎，因为有 2 个缺点：如果基础浓度 >4μg/ml，正常人接种后抗体浓度也不会有明显增加。如果基础浓度非常低，即使 2 倍增加，23 价肺炎双球菌多糖疫苗（pneumococcal polysaccharide vaccine-23，PPV-23）后抗体浓度仍低于保护范围。能防止感染或定植的特异 IgG 抗体浓度为 1.3μg/ml 或更高（相当于既往抗体检测中的每毫升 200~300ng 抗体氮）。更低的浓度 0.15μg/ml 可保护侵袭性肺炎双球菌疾病。保护水平被定义为免疫后的抗体浓度 >1.3μg/ml 或至少 4 倍升高。如果之前用过结合疫苗，对这些血清型有高浓度抗体，则针对仅存在于多糖疫苗中的血清型，若 50% 以上的血清型抗体浓度达到 1.3μg/ml 以上，认为具有足够的反应。

最初用放射免疫分析的方法检测抗体浓度，后被酶联免疫吸附测定（enzyme linked immunosorbent assay，ELISA）的方法所取代。在用 ELISA 的研究中，结果显示抗体浓度与疫苗的有效性和动物保护缺乏相关性。后来发现一代的 ELISA 过度估计真实的抗荚膜多糖抗体的浓度，原因为同时检测细胞壁的多糖。纯化的荚膜多糖会有 5% 的细胞壁多糖，可通过一个肽聚糖部分共价结合于血清特异的多糖。而且，大部分人群有抗细胞壁多糖抗体，可能是针对携带或感染的反应。当用二代 ELISA 调查非免疫的成人时发现不具有足够的特异性，用不相关的肺炎双球菌荚膜多糖再吸附会改善特异性。通常选择血清型 22F 来重吸附，因为其最不可能被包括在将来任何结合疫苗中。已知特异抗体浓度的 12 个校正血清标本用于引导实验。参与分析的标准血清（89-SF）用 C-PS 吸附，其他质控标本和检测标本用 C-PS 和 22F 吸附。89-SF 标准血清仅用 C-PS 吸附（因 89-SF 的血清特异抗体浓度的检测未用 22F 吸附）。标准的肺炎双球菌抗体浓度 ELISA 检测低限约 0.01μg/ml，分析间的变异系数约 30%。在常规应用中，每个实验室需要准备血清用于每天的质控检测，每个 ELISA 板需要有一个质控血清标本。针对肺炎双球菌荚膜多糖的 IgG 抗体成人主要为 IgG2，已给予结合疫苗的幼儿主要为 IgG1。二抗需要同等的结合所有的 IgG 亚类（IgG1、IgG2、IgG3 和 IgG4）的抗体。单克隆抗体 HP-6043 结合所有 4 个亚类。标本中的抗体可能识别一个不被 89-SF 识别的独一无二的表位。

血型抗原 A 和 B 是红细胞上的半乳糖胺，与肠道大肠埃希菌荚膜的半乳糖胺有交叉反应。抗 -A 和抗 -B 同簇血凝素是针对肠道菌群多糖反应产生的 IgM、IgG 抗体。6 月龄时出现，抗 A ≥ 1：16，抗 B ≥ 1：8 是正常的。可用于未完成初级免疫疫苗系列和非 AB 血型者。同簇血凝素不能用于诊断多糖不反应性，因为最常用的方法不能区分 IgM 和 IgG 抗体，因此对临床无帮助。除非个别情况，如怀疑 WAS 综合征时，需要在头一年对患儿进行评估。

【临床表现】

15% 反复感染的儿童被诊断 SAD。SAD 占一个中心所有反复感染诊断的 23%。英国最近研究示 8 周以上的湿性咳嗽儿童 58% 被诊断为 SAD。12% 的难治性鼻窦炎成人被诊断有 SAD。SAD 与几个其他不明显的免疫状态有关，如 IgG 亚类缺陷，尤其 IgG2 缺陷。临床特征主要包括反复鼻窦及肺感染，发作频繁，严重且持续时间长。其他荚膜细菌病原如流感嗜血杆菌、卡他莫拉菌感染常见，金黄色葡萄球菌和呼吸道病毒也引起 SAD 患儿有意义的感染。严重感染定义为肺炎双球菌败血症、脑膜炎、肺炎或深部位脓肿。在美国，<5% 的 SAD 患儿经历侵袭感染。未及时诊断和治疗，可出现支气管扩张或严重的难治的鼻窦炎。

SAD 患儿也可表现过敏疾病,如鼻炎和哮喘。具有过敏症状的患儿经历鼻咽部炎症会导致鼻窦引流受阻和咽鼓管失功能,最终导致鼻窦及肺感染。

【实验室检查】

免疫球蛋白水平正常,对蛋白抗原反应正常,无其他的原发或继发的免疫缺陷综合征。目前大部分专家认为,PPV-23 皮下注射后,与免疫前 IgG 抗体浓度水平比较,2~5 岁儿童 ≥ 50% 血清型达到保护水平,≥ 6 岁或成人,≥ 70% 血清型达到保护水平。自然感染不反应者,青少年或成人不具有任何保护性抗体,不是一种免疫缺陷,除非对疫苗不反应被证实。对血清型 3 不反应提示对其他血清型不反应。PPV-23 不能扩展针对非 PCV-7 血清型的保护(2 剂 PCV-7 后,1 剂 PPV-23 疫苗)。对于反复感染患儿,也需要评价疫苗接种后 6 个月免疫反应的丢失。SAD 患儿对 4 种血清型反应差(4、9N、15 和 23F),对其中 2 种或更多种血清型有足够的反应,排除 SAD 的阴性预测值为 98%。有研究者试图鉴定一种或几种血清型代表所有或大部分 PPV-23 疫苗包括的血清型,但其结果需要进一步的证据。用实验检测总的抗肺炎双球菌 IgG 抗体,未分类特异抗体到单个血清型,对临床是无帮助的,不建议用整个多糖抗体的检测结果来诊断 SAD 和做出治疗决策。关于患儿产生 IgG 抗肺炎双球菌荚膜多糖抗体的能力,调理吞噬不可能提供有意义的信息。

【鉴别诊断】

1. 继发的多糖抗体缺陷　患儿检测前 3 个月内有免疫抑制治疗,器官或骨髓移植病史,慢性肺病,其他免疫缺陷(脾切除、胸腺瘤、慢性淋巴细胞白血病、淋巴瘤)。

2. IgG 亚类缺陷　诊断 SAD 未排除 IgG 亚类缺陷,因为 IgG 亚类缺陷诊断的临床意义存在争议,其治疗依赖于临床表现及疫苗反应的测定结果。

3. 肺炎双球菌疾病的危险因素　镰状细胞贫血、无脾、哮喘、糖尿病、耳蜗植入、脑脊液漏、肾病综合征、心脏疾病、社区获得性肺炎。

4. 缺陷的抗体功能　血清反应可表现正常,但抗体呈非保护性的。一些情况如 HIV 和蛋白热卡营养不良患儿可具有高的总 IgG 浓度和 SAD。

【治疗及预后】

SAD 的治疗包括预防和治疗反复感染,包括附加免疫接种、抗生素预防和治疗、免疫球蛋白治疗。如果需要治疗反复或严重感染,鼻腔局部莫匹罗星应用可作为系统性抗生素的有效补充。经过合理的治疗,大部分患儿预后良好。SAD 儿童,症状和免疫情况会随年龄而改善。一半的患儿 3 年内 SAD 缓解。治疗经常被需要,但可能是短时的(1~2 年)。1~2 年后丙种球蛋白替代治疗停止,4~6 个月后再评估免疫反应。若感染很快复发,无需再等 6 个月重新评估免疫反应。青少年和成人需要密切随访,因为他们可能已经出现支气管扩张。在这组患者中,SAD 很少随时间自然缓解,一部分会进展为更严重的原发性免疫缺陷病,如低丙种球蛋白血症和常见变异型免疫缺陷病。SAD 痊愈的患儿也需持续监测,因为不清楚后期是否面临免疫问题。

如果已经具有高的抗体浓度,会出现局部疫苗反应(Arthus 反应)。PPV-23 不应用于在基础状态下对大部分血清型具有高浓度的患儿,适用于未接种结合疫苗但具有高浓度,已接种 PCV 并对 PCV 和非 PCV 血清型具有保护性抗体滴度的患儿。

一些免疫学家建议给予结合疫苗后再给予一剂多糖疫苗,但这种操作会增加结合疫苗的反应,不能增加多糖疫苗血清型的反应。反复接种会导致低反应性。对于最初免疫反应失败的反复感染的患儿,反复多糖疫苗不作为常规治疗选择。若患儿对于第一剂 23 价疫苗无反应,第二剂则通常无效果。大部分临床医师推荐至少 1 年后给予第二剂 PPV-23,且仅应用于短时最初反应的患儿。2~5 岁患儿最初对多糖疫苗反应差,但会恢复正常。对最初 PPV-23 不反应的患儿,可能对结合疫苗有反应,80%~90% 的 SAD 患儿对 PCV 有强的血清反应。也有证据显示 PCV 可激活接下来的 PPV-23 反应。PPV-23 疫苗推荐 2 岁后应用,但有作者观察到未免疫的 12 月龄患儿具有较强的 PPV-23 反应。至少最后一次 PCV 后 8 周给予 PPV-23,5 年后给予第二剂 PPV-23。65 岁以上的老年患者,1 剂 PCV-13 后 6~12 个月给予 1 剂 PPV-23。若先给予 PPV-23,可在 12 个月后再给予 1 剂 PCV-13。若对多糖疫苗反应失败,再给予结合疫苗仍不能改善症状,需考虑 IgG 替代治疗。基于对患者状态的整体评估来建议 IgG 替代,而不是基于抗多糖抗体的存在或缺失。免疫后抗体浓度下降的速度未被定义。在不存在临床恶化情况下,常规再评估抗体反应浓度是不必要的。对于 SAD 患者,调整 IgG 剂量的决策是基于临床对治疗反应,而不是谷 IgG 水平。

另一个担心是针对肺炎双球菌抗生素耐药的出现。从 20 世纪 90 年代开始青霉素耐药明显增加,青霉素敏感性降低的肺炎双球菌特征为与 β 内酰胺结合的青霉素结合蛋白的亲和力降低。从其他细菌释放的裸 DNA 如毒性链球菌的整合可将青霉素敏感株变为耐药菌株。融合基因从肺炎双球菌到其他肺炎双球菌传播。由于青霉素耐药是青霉素结合蛋白的改变,其他 β 内酰胺药物的活性也受累,包括头孢类和碳培南类。在美国也发现高耐药三代头孢类低耐药青霉素菌株。由于极小部分分离菌株头孢耐药超过青霉素耐药,头孢曲松和头孢噻肟可作为细菌脑膜炎的经验治疗。红霉素耐药出现可由于靶位点修饰或药物的活化外流。靶位点修饰由 *erm* 基因介导。*mef* 基因通过泵外流机制导致其他 55% 的耐药。90% 红霉素耐药菌株携带 *erm AM* 基因,导致高水平耐药,对克林霉素、阿奇霉素和克拉霉素有交叉耐药。

参考文献

1. STUBBS A, BANGS C, SHILLITOE B, et al. Bronchiectasis and deteriorating lung function in agammaglobulinaemia despite immunoglobulin replacement therapy. Clin Exp Immunol, 2018, 191 (2): 212-219.

2. IKEGAME K, IMAI K, YAMASHITA M, et al. Allogeneic stem cell transplantation for X-linked agammaglobulinemia using reduced intensity conditioning as a model of the reconstitution of humoral immunity. J Hematol Oncol, 2016, 9: 9.

3. SHILLITOE B, GENNERY A. X-linked agammaglobulinaemia: outcomes in the modern era. Clin Immunol, 2017, 183: 54-62.

4. SWAMINATHAN VV, UPPULURI R, PATEL S et al. Treosulfan-based reduced toxicity hematopoietic stem cell transplantation in X-linked agammaglobulinemia: a cost-effective alternative to long-term immunoglobulin replacement in developing countries. Pediatr Transplant, 2020, 24 (1): e13625.

5. CHRISTIANSEN M, OFFERSEN R, JENSEN JMB, et al. Identification of novel genetic variants in CVID patients with autoimmunity, autoinflammation, or malignancy. Fron Immunol, 2020, 10: 3022.

6. MOAZZAMI B, MOHAYEJI NASRABADI MA, ABOLHASSANI H, et al. Comprehensive assessment of respiratory complications in patients with common variable immunodeficiency. Ann Allergy Asthma Immunol, 2020, 124(5):505-511.

7. COULTER TI, CHANDRA A, BACON CM, et al. Clinical spectrum and features of activated phosphoinositide 3-kinase δ syndrome: a large patient cohort study. J Allergy Clin Immunol, 2017, 139 (2): 597-606.

8. MACCARI ME, ABOLHASSANI H, AGHAMOHAMMADI A, et al. Disease evolution and response to rapamycin in activated phosphoinositide 3-kinase δ syndrome: the European Society for Immunodeficiencies-Activated Phosphoinositide 3-Kinase δ Syndrome Registry. Front Immunol, 2018, 9: 543.

9. OKANO T, IMAI K, TSUJITA Y, et al. Hematopoietic stem cell transplantation for progressive combined immunodeficiency and lymphoproliferation in patients with activated phosphatidylinositol-3-OH kinase δ syndrome type 1. J Allergy Clin Immunol, 2019, 143 (1): 266-275.

10. CARPIER JM, LUCAS CL. Epstein-Barr virus susceptibility in activated PI3Kδ syndrome (APDS) immunodeficiency. Front Immunol, 2018, 8: 2005.

11. GÁMEZ-DÍAZ L, AUGUST D, STEPENSKY P, et al. The extended phenotype of LPS-responsive beige-like anchor protein (LRBA) deficiency. J Allergy Clin Immunol, 2016, 137 (1): 223-230.

12. SHAMRIZ O, SHADUR B, NASEREDDIN A, et al. Respiratory manifestations in LPS-responsive beige-like anchor (LRBA) protein-deficient patients. Eur J Pediatr, 2018, 177 (8): 1163-1172.

13. HABIBI S, ZAKI-DIZAJI M, RAFIEMANESH H, et al. Clinical, immunologic, and molecular spectrum of patients with LPS-responsive beige-like anchor protein deficiency: a systematic review. J Allergy Clin Immunol Pract, 2019, 7 (7): 2379-2386.

14. BAKHTIAR S, GÁMEZ-DÍAZ L, JARISCH A, et al. Treatment of infantile inflammatory bowel disease and autoimmunity by allogeneic stem cell transplantation in LPS-responsive beige-like anchor deficiency. Front Immunol, 2017, 8: 52.

15. CHEN K, COONROD EM, KUMÁNOVICS A, et al. Germline mutations in NFKB2 implicate the noncanonical NF-κB pathway in the pathogenesis of common variable immunodeficiency. Am J Hum Genet, 2013, 93 (5): 812-824.

16. KUEHN HS, NIEMELA JE, SREEDHARA K, et al. Novel nonsense gain-of-function NFKB2 mutations associated with a combined immunodeficiency phenotype. Blood, 2017, 130 (13): 1553-1564.

17. KLEMANN C, CAMACHO-ORDONEZ N, YANG L, et al. Clinical and immunological phenotype of patients with primary immunodeficiency due to damaging mutations in NFKB2. Front Immunol, 2019, 10: 297.

18. SORENSEN RU, EDGAR D. Specific antibody deficiencies in clinical practice. J Allergy Clin Immunol Pract, 2019, 7 (3): 801-808.

19. PEREZ E, BONILLA FA, ORANGE JS, et al. Specific antibody deficiency: controversies in diagnosis and management. Front Immunol, 2017, 8: 586.

20. WALL LA, DIMITRIADES VR, SORENSEN RU. Specific antibody deficiencies. Immunol Allergy Clin North Am, 2015, 35 (4): 659-670.

21. ESTRADA J, NAJERA M, POUNDS N, et al. Clinical and serologic response to the 23-valent polysaccharide pneumococcal vaccine in children and teens with recurrent upper respiratory tract infections and selective antibody deficiency. Pediatr Infect Dis J, 2016, 35 (2): 205-208.

22. KITCHAROENSAKKUL M, KAU AL, BACHARIER LB, et al. Using only a subset of pneumococcal serotypes is reliable for the diagnosis of specific antibody deficiency in children: a proof-of-concept study. Pediatr Allergy Immunol, 2019, 30 (3): 392-395.

5

第五章

免疫失调节异常

第一节　家族性噬血细胞性淋巴组织细胞病

【概述】

家族性噬血细胞性淋巴组织细胞病（Familial hemophagocytic lymphohistiocytosis，FHL）是常染色体隐性免疫失调节异常，婴儿期或儿童早期起病，临床特征为发热、水肿、肝脾肿大、肝功能损害，神经损害如抽搐、共济失调常见。实验室研究示全血细胞减少，凝血异常，低纤维蛋白原，高甘油三酯。由于 T 细胞和巨噬细胞过度活化和增殖，细胞因子产生增多，如 IFN-γ 和 TNF-α。细胞毒 T 细胞和 NK 细胞活性降低。骨髓、淋巴结、脾和肝有噬血特征。化疗和 / 或免疫抑制治疗可导致症状缓解，但不进行骨髓移植是致命的。一些家系的 FHL1 型与 9q 连锁。FHL2-5 型分别由 PRF1、UNC13D、STX11 和 STXBP2 突变引起。各种突变蛋白均导致细胞毒颗粒介导的细胞死亡通路缺陷。

【发病机制】

颗粒依赖的细胞毒通路是为了杀死病毒感染细胞或肿瘤细胞的快速有力的获得性机制，颗粒出胞而不是 Fas/FasL 系统，是人类细胞毒性的主要通路。细胞毒 T 细胞被特异抗原识别所活化。NK 细胞被特异活化受体所启动或与抑制性的自身 MHC-I 识别相结合。CTL 和 NK 细胞含有细胞质颗粒，对外源刺激呈调节性的内容物分泌。这些颗粒包括穿孔素、颗粒酶和其他成分。细胞毒颗粒分泌的过程受靶细胞识别来促发，特征为一系列连续事件。首先，微管组织中心朝细胞 - 细胞接触所形成的免疫突触处极化。其次细胞毒颗粒向微管组织中心运动，从微管释放，锚定在免疫突触分泌处的浆膜。细胞毒颗粒也与内体出胞囊泡汇合。汇合的颗粒被促发和与浆膜融合，颗粒内容物被释放入突触分泌缝隙。在受体配置的数分钟内穿孔素和颗粒酶共同作用介导靶细胞的凋亡。

当细胞毒活性损伤时抗原呈递细胞不能适当被清除，使 T 细胞活化持续，分泌大量细胞因子如干扰素 γ，巨噬细胞活化。巨噬细胞活化导致组织浸润和产生大量 IL-6、IL-18、TNF-α，对巨噬细胞和 T 细胞产生反馈环，导致相互持续活化和扩张，高水平的炎性细胞因子产生。活化的巨噬细胞吞噬血细胞。活化的淋巴细胞和巨噬细胞浸润各种器官，导致大量的组织坏死和器官衰竭。另一个机制包括直接杀死 T 细胞的细胞溶解参与既定的免疫反应。CTL 细胞可以自杀也可以互相杀死。Treg 也配备细胞毒,可能参与 T 细胞介导免疫反应的消退相。细胞毒 NKT 细胞以 CD1a 限制的方式体外杀死抗原呈递细胞或 T 细胞。

穿孔素(perforin,PFR)由细胞毒 T 细胞和 NK 细胞转录。细胞毒淋巴细胞在分泌溶酶体内储存穿孔素,分泌溶酶体是介导细胞毒性的特殊化的颗粒。穿孔素是细胞毒性的重要介质。当效应细胞和靶细胞结合后,细胞毒 T 细胞和 NK 细胞分泌穿孔素,在钙存在情况下,可以透过靶细胞的细胞膜,在此寡聚化并形成类似于 C9 的孔样结构,孔的形成通过渗透溶解导致靶细胞破坏,通过允许颗粒酶进入,促发凋亡。穿孔素缺陷鼠感染淋巴脉络膜脑膜炎病毒或葡萄球菌肠毒素 B 具有不受控制的细胞毒 T 细胞扩张及明显的细胞因子驱动的死亡。

淋巴细胞颗粒膜融合事件由 Ras 依赖的膜拴住、锚定和可溶性 N- 乙基马来酰亚胺 - 敏感因子附件蛋白受体(soluble N-ethylmaleimide-sensitive factor attachment protein receptor,SNARE) 依赖的膜融合的协同作用来介导。靶(target,T)-SNARE 和囊泡(vesicle,V)-SNARE 分别位于靶细胞膜和囊泡,在 Munc18 同源物的辅助下,相互特异识别,形成核心复合体,使 2 个膜靠近,最终导致融合。Munc13-4(*UNC13D*)广泛表达,高表达于血细胞,非血液系统的肺、胎盘高表达,脑、心脏、骨骼肌、肾脏低表达。Munc13-4 被 CTL 和 NK 细胞含有穿孔素颗粒的出胞通路中的囊泡和浆膜融合所需。Munc13-4 对颗粒极化,膜锚定不重要,但被细胞毒颗粒在出胞通路中的促发阶段的调节分泌所必须。Munc13-4 具有不同于含有穿孔素颗粒酶的颗粒细胞内分布,被认为在细胞毒通路中具有 2 个不同作用:①在浆膜辅助晚期不依赖于 Rab27a 的内体囊泡池的提供。②与 Rab27a 在浆膜相互作用,促进囊泡的出胞。当 CTL 细胞缺乏 Munc13-4,细胞毒颗粒锚定在免疫突触处的细胞膜但不被释放。

Syntaxin11(STX11) 主要表达于巨噬细胞和抗原呈递细胞,参与囊泡从细胞内空间到细胞表面的转运,具有调节功能,而不是参与膜融合过程。Syntaxin11 通过影响细胞毒细胞与树突状细胞的相互作用来调节细胞毒细胞功能。Syntaxin11 是 syntaxin 蛋白家族成员,含有 T-SNARE 结构域。SNARE 蛋白通过相对应膜上的蛋白的 SNARE 结构域的相互作用介导膜融合事件。Syntaxin11 也参与分泌溶酶体的出胞。Syntaxin11 也与其他参与囊泡出胞的蛋白相互作用。促发因子 Munc13-4 与不同的 STX 相互作用。这些蛋白与 Syntaxin11 羧基端的 SNARE 结构域相互作用。Syntaxin11 缺陷患儿 NK 细胞的细胞毒活性部分缺陷。*STX11* 突变患儿细胞毒淋巴细胞脱颗粒缺陷。

STXBP2 基因编码 Munc18-2,属于融合辅助蛋白 SM 家族,是 SNARE 蛋白的参与者,在膜融合中起互补作用。Munc18-2 缺陷 NK 细胞含有穿孔素的颗粒可正常朝靶细胞极化,但出胞过程受损使颗粒内容物不能释放,提示 Munc18-2 作用于出胞过程的晚期阶段。

【分子特征】

PRF1 基因位于 10q^{22},具有 3 个外显子,只有外显子 2 和 3 被转录,编码 555 位氨基酸的多肽。人类穿孔素蛋白开始具有 20 个氨基酸的信号肽,在内质网中被移除。蛋白有意义的溶解活性位于氨基端的前 34 位氨基酸。正常情况下,羧基端的 20 个氨基酸被移除,产生 60KDa 的活性形式,羧基端的 20 个氨基酸被移除后穿孔素的活性出现。*PRF1* 突变占所有 FHL 的 1/3,共有 50 余种突变被报道。一些特异突变影响蛋白溶解活性和移出,因此影响蛋白成熟或钙结合能力。纯合的 c.1122G>A(Trp374X)*PRF1* 突变患儿平均诊断年龄<2个月。导致截断终止密码突变与相对早发病有关。PRF1 缺陷表达者较表达降低者起病

年龄早（3个月 vs 54个月）。但2例具有延迟噬血细胞性淋巴组织细胞病（hemophagocytic lymphohistiocytosis，HLH）发病的患儿，分别具有复合杂合错义和框内缺失突变。

UNC13D 基因位于17q[25]，具有32个外显子，编码1090位氨基酸的123kDa蛋白。*UNC13D* 突变占所有FHL患儿的1/3。Munc13-4蛋白有2个C2结构域，被长的序列分开，此长序列包含2个区域，被称为Munc13-同源结构域（MHD1和MHD2）。2个C2结构域具有不同的拓扑结构，C2A具有Ⅰ型拓扑结构，C2B具有Ⅱ型拓扑结构。C2结构域具有5个天冬氨酸，形成2个钙结合位点。大部分突变为错义、缺失、剪接区或无义突变。除了1例患儿，突变均引起不同长度的截断蛋白。

STX11 基因位于6q[24]，具有最短的编码序列。目前报道的所有突变均为无效突变，大部分为土耳其族裔，占所有FHL的20%。纯合错义 *STX11* 突变（L58P）患儿外周血淋巴细胞，包括NK细胞，STX11表达明显降低。用HEK293细胞体外功能表达研究示突变的蛋白可表达，但不能与STXBP2结合。相反，羧基端的 Q268X 突变与STXBP2的结合正常。

STXBP2 基因位于19p[13]，目前18例患儿被报道，突变类型包括纯合错义突变、3bp纯合缺失、纯合剪接区突变、复合杂合剪接区突变和另一突变。*STXBP2* 纯合错义突变导致STX11与STXBP2相互作用消除，导致二者的稳定性下降。STXBP2缺陷的淋巴母细胞中STX11水平很低。早发病和晚发病患儿的NK细胞和细胞毒T细胞CD107脱颗粒明显降低或缺陷。有杂合的显性负的 *STXBP2* 突变（R65Q和R65W）被报道。

【临床表现】

大部分FHL患儿出生时健康，头2~6个月开始发病，新生儿起病非同寻常。明显的早期临床症状包括发热、脾肿大、肝肿大、皮疹和淋巴结肿大。神经症状出现于47%的患儿，可以此为主要表现，早于其他症状和体征。一部分患儿获得诊断较晚。

96%和98%的PRF1缺陷患儿分别出现发热和脾肿大。90%的患儿出现贫血和铁蛋白升高。35%和36%的患儿出现淋巴结肿大和神经系统受累。24%的患儿出现皮疹。1例13岁女孩出现不常见但明显的神经系统表现，*PRF1* 基因突变分析示纯合错义突变（R225W）。残留功能 *PRF1* 突变可增加血液肿瘤出现的风险（图5-1-1）。

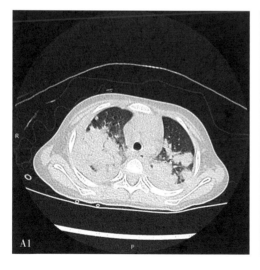
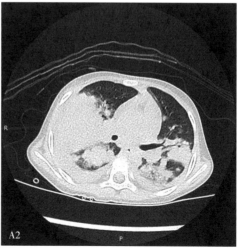

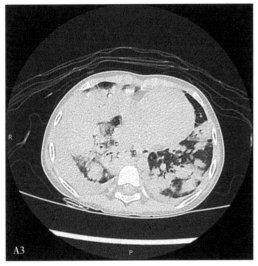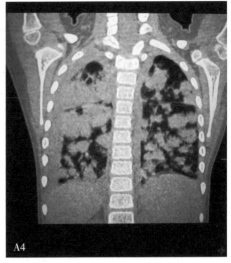

图 5-1-1　PRF1 缺陷患儿肺 CT(A1~4)示双肺斑片状实变并广泛结节灶,双侧少量胸腔积液
患儿 5 岁零 7 个月,女。间断发热、咳嗽 1 个月余,抽搐 1 次。有全血细胞减少,肝脾肿大,身材矮小。头颅 CT 示右侧基底节区小斑片状低密度。WBC 2.58×10^9/L,N 1.07×10^9/L,L 1.35×10^9/L,Hb 106g/L,PLT 76×10^9/L。IgG 10.1g/L,IgA 1.44g/L,IgM 1.52g/L,IgE 469IU/ml。CD3 85.6%,CD4 53.8%,CD8 28.7%,B 10.5%,NK 3.6%。二代测序示复合杂合的 *PRF1* 基因 Cys257Gly/Asp49Glu 突变

大部分 UNC13D 缺陷患儿起病后 3~11 个月内死亡。个别突变与青少年起病有关。经常伴重要的神经系统症状。通常与明显的 NK 细胞活性缺乏有关。在检测的 2 例患儿中均存在明显的细胞毒淋巴细胞脱颗粒缺陷,婴儿期起病者缺陷更明显。40% 的患儿 5 岁后起病,1 例患儿获得诊断时已 18 岁。具有 1847A>G 突变患儿起病时间 7.9 岁或更年长。

STX11 缺陷患儿病情较其他 FHL 患儿病情轻,具有较长时间的不发病的缓解期,儿童出现骨髓增生异常综合征 / 急性髓系白血病的风险升高。无义突变患儿具有相对轻的疾病。3 例 STX11 缺陷患儿未予特殊治疗病情缓解超过 1 年。

STXBP2 纯合错义突变或 3-bp 缺失的患儿起病早,多于 1 岁前获得诊断,预后不良。纯合剪接突变或复合杂合剪接突变和另一突变患儿起病晚,1 岁后起病。1 例纯合剪接突变患儿 32 月龄仍无症状。所有 P477L 突变患儿,FHL 早发,60% 迅速导致死亡。有报道 FHL5 与感音性听力缺陷、胃肠道症状、出血异常和低丙种球蛋白血症出现有关。

【诊断标准】

Henter 等(2007 年)综述 HLH 的诊断和治疗共识,认为 1991 年的 5 个诊断标准仍有效:发热、脾肿大、外周血细胞减少累及 2 系及以上,高甘油三酯和 / 或低纤维蛋白原,骨髓、脾、淋巴结内噬血表现。此外,3 个其他的诊断标准被推荐:NK 细胞活性降低或缺失,铁蛋白升高,可溶性 CD25 升高。8 条中的 5 条需要符合。但分子诊断的 HLH 患儿不需要符合诊断标准。

诊断标准:至少满足 8 个诊断标准中的 5 个:

1. 持续发热(>7 天)。

2. 血细胞减少。影响外周血中的 2 系或 3 系。

血红蛋白<90g/L（<4 周龄婴儿：Hgb<100g/L）；

血小板<100×10⁹/L；

中性粒细胞<1.0×10⁹/L。

3. 脾肿大。

4. 甘油三酯升高和/或低纤维蛋白原。

禁食情况下，甘油三酯≥2.0mmol/L 或>3SD 年龄正常值；

纤维蛋白原≤1.5g/L。

5. 噬血表现。非恶性的、混合的淋巴组织细胞聚集在网状内皮系统，脾、肝、淋巴结、骨髓和中枢神经系统最常见。

注：①噬血在病程早期可能不明显。②噬血在肝脏少见，相反，肝门区淋巴细胞浸润是典型特征。

6. 低或缺陷的 NK 细胞活性。

7. 血清铁蛋白升高，≥500μg/L（正常值 10~290μg/L）。

8. 血浆可溶性 CD25（可溶性 IL2Rα）≥2 400U/ml。

备注：①正常值依赖于检测方法；②结果需与年龄匹配的正常值比较

【实验室检查】

1. **临床及生化指标** 发热由高水平的白介素引起。全血细胞减少可能主要由于高浓度的 TNF-α 和 IFN-γ 及噬血现象引起。在血细胞明显抑制情况下，噬血最初仅见于少部分患儿，提示噬血对血细胞减少起次要作用。TNF-α 升高导致脂蛋白脂酶活性下降和高甘油三酯。巨噬细胞分泌大量血纤维蛋白溶酶原活化子，导致血纤维蛋白溶酶原浓度升高，后者裂解纤维蛋白原。

2. **蛋白表达** 大部分 FHL2 患儿穿孔素表达缺陷，少部分患儿穿孔素表达降低或正常。穿孔素正常表达可能与 *PRF1* 突变类型有关，因为一些错义突变不改变蛋白表达但改变蛋白功能。用蛋白质印迹法检测淋巴细胞或血小板的 UNC13D 蛋白表达目前仅用于科研。

3. **NK 细胞活性分析** 20 年前就观察到 HLH 患儿细胞毒免疫细胞功能异常（很少数量上），主要为 NK 细胞，也包括细胞毒 T 细胞。经典方法采用 K562 细胞负载放射性铬，与一系列稀释的单个核细胞混合，孵育 4 小时，释放到上清液中的铬的量用 γ 闪烁仪计数：（标本的 cpm- 本底 cpm）/（最大 cpm- 本底 cpm）×%。FHL2 患儿 NK 细胞活性：缺失占 51%，≤2% 占 26%，<3%~5% 占 14%，>5% 占 6%，降低占 3%。NK 细胞活性降低或缺失是 FHL 患儿的重要生化指标。但 *UNC13D* 突变患儿可见正常或升高的 NK 细胞活性。另外继发的 HLH 患儿，NK 细胞活性随时间波动，随病情缓解而恢复正常，而 FHL 患儿，化疗后 NK 细胞活性仍持续缺陷。

4. **NK 细胞脱颗粒（CD107a）分析** NK 细胞脱颗粒可通过细胞表面 CD107a 的检测来定量。NK 细胞表面 CD107a 表达缺陷经常见于 UNC13D 缺陷患儿，而不见于 PRF1 缺陷患儿和正常对照。可能由于体外刺激过强旁路 STX11/STXBP2 依赖的体内功能，目前的实验检测 FHL4、FHL5 患儿的 CTL 的脱颗粒与正常对照无差异。

5. **颗粒酶 B 始动 caspase 依赖和 caspase 非依赖的靶细胞凋亡杀伤** 大部分 HLH，颗粒酶 B 升高或明显升高，但并不意味着正常杀伤，而可能提示含有颗粒酶 B 的颗粒不能正常移动和锚位在细胞表面或颗粒酶 B 缺乏足够的穿孔素来进入靶细胞。

6. 可溶性 IL2 受体 α　IL2RA 是延长活化的 T 细胞标志。在 T 细胞活化过程中,IL-2 受体 α 表达于 T 细胞表面,密度增加会脱落至细胞质,是任何形式的 HLH 有价值的诊断标志,可用于监测病情复发。在解释儿童结果时,建议参照不同年龄段的参考值。

7. 血浆铁蛋白浓度　血浆铁蛋白是系统炎症标志,由活化的巨噬细胞分泌。大部分 HLH 患儿明显升高,当血浆铁蛋白明显升高时是 HLH 的敏感指标。

8. 主要病理发现　不同器官被非肿瘤性的活化的淋巴细胞浸润,主要 $CD8^+DR^+FAS^+T$ 细胞表型,与巨噬细胞浸润相关。在早期,脾经常变小,白髓淋巴细胞耗竭,红髓由于单个核细胞浸润扩张。肝门脉系统有中到重度淋巴细胞浸润。淋巴结的窦经常受累和扩大。噬血细胞主要见于 T 细胞区域,晚期经常淋巴细胞耗竭。中枢神经系统浸润通常开始于脑膜,然后血管周的改变出现,晚期出现弥漫浸润和多灶性坏死。这些组织细胞缺乏朗格汉斯细胞的标志。

【鉴别诊断】

1. 免疫健全患儿的正常感染　临床症状的严重程度和进展情况有助于鉴别。免疫健全患儿感染过程中甘油三酯通常升高,除了细菌败血症,儿童一般不超过 3mmol/L。感染患儿纤维蛋白原正常或升高,除非存在弥散性血管内凝血。感染患儿的铁蛋白可以升高,但值一般低于 200μg/L。系统发生的幼年型类风湿关节炎患儿在无巨噬细胞活化综合征情况下可以具有很高的铁蛋白值。

2. 感染相关的 HLH　感染相关的 HLH 患儿 NK 细胞功能缺乏或降低,但一般伴 NK 细胞数目的绝对降低,穿孔素表达正常和 $CD8^+T$ 细胞增加。FHL 患儿在化疗后的缓解期,细胞毒缺陷仍存在。

3. 急性白血病　肝肿大、脾肿大、发热和血细胞改变提示急性白血病,骨髓涂片细胞学检查可检测到诊断性的幼稚细胞。

4. XLP1 相关的 HLH　*SH2D1A* 基因突变导致淋巴细胞 2B4 受体抑制性改变,使 NK 细胞不能杀死感染 EB 病毒的细胞。可用细胞溶解分析检测 2B4 受体功能:用活化的 NK 细胞检测细胞溶解活性,用 $FcrR^+P815$ 靶细胞(鼠的肥大细胞瘤细胞),在 4 小时 ^{51}Cr 释放的抗体依赖细胞介导细胞毒(ADCC)分析中,若出现抑制性 2B4 受体滴度提示 XLP1。

5. 与部分白化病相关的 HLH　如 Griscelli 综合征 2 型(GS2)、Chediak-Higashi 综合征(CHS)和 Hermansky-Pudlak 综合征 2 型(HPS2),3 种疾病均与部分白化病相关。显微镜观察毛发杆具有特征的色素分布,GS2 患儿色素块较 CHS 患儿大。CHS 患儿外周血细胞具有巨大的细胞质颗粒。GS2 患儿具有反复病毒诱发的 HLH 发作。CHS 患儿大部分于加速期夭折,少部分存活过儿童期者经常具有进展性神经系统失功能、中性粒细胞减少、血细胞减少、出血倾向。HPS2 患儿具有出血倾向,同时具有与先天性中性粒细胞减少有关的感染、肺纤维化、面部异常、发育迟滞、肝脾肿大。17%(2/12)HPS2 患儿出现 HLH。

6. 朗格汉斯细胞组织细胞增生症　无家族聚集性,是由于组织细胞异常增生的结果,其属于表皮树突状细胞,具有强的抗原呈递能力。典型的皮疹、骨损害、缺乏脑膜受累和明显的病理组织特征有助于鉴别。组织病理可见朗格汉斯细胞,罕见噬血表现。免疫组化 CD1a 和 / 或 CD207 阳性是诊断的金标准。

7. 大细胞间变性淋巴瘤　以前被称为恶性组织细胞病,尤其在淋巴组织细胞变异型中,病理特征为良性的巨噬细胞浸润明显伴仅仅混合的表达 CD30 和 T 细胞标志的间变大淋巴细胞。间变大淋巴细胞淋巴瘤也与 HLH 的明显临床特征相关。

【治疗及预后】

治疗的目的:①抑制严重的高炎症反应;②杀死病原感染的抗原呈递细胞;③校正缺陷的免疫系统。由于 T 细胞是 HLH 的促发剂,控制 T 细胞活性是最有效的方法。以 HLH(1994 年)化疗方案为基础,治疗初期地塞米松和依托泊苷应用 8 周,对于病情缓解及非家族性患儿,可结束该治疗方法。若为家族性或可疑家族性患儿,由于治疗反应不完全或复发,后续维持用环孢素 A、依托泊苷和地塞米松交替泵入,维持至干细胞移植。既往很多患儿 2 周地塞米松减停后复发,为了达到缓解,在 HLH(2004 年)方案中,将环孢素 A 的应用前置,或者选择抗胸腺免疫球蛋白合并激素和环孢素 A 的免疫治疗(依据欧洲免疫缺陷协会的建议)。FHL 患儿 3 年存活率 51%,移植前死亡率 22%。但严重免疫抑制可导致感染。依托泊苷偶尔引起迅速的肝和黏膜毒性,增加新生物出现的风险。抗胸腺免疫球蛋白输注,在治疗初期与血液生成不稳定有关。严重神经系统受累患儿,可考虑甲氨蝶呤合并氢化可的松或高剂量激素的鞘注。神经系统受累是严重的诊断,因为长期存活者可有神经系统后遗症。

配型相合的无关供者与配型相合的同胞移植后 3 年存活率近似,为 70%,单倍型相合或不相合的无关供者为 50%。移植失败比例为 10%,急性 GVHD(Ⅱ～Ⅳ级)出现率为 32%,慢性 GVHD 出现率为 9%,移植相关的死亡率为 93%,大部分死亡是由于肺或肝脏问题。一半 HLH 患儿移植后出现混合嵌合,供者嵌合率 ≥ 20% 白细胞临床可达到稳定缓解。

第二节　家族性噬血细胞性淋巴组织细胞病伴色素减低

一、Chediak-Higashi 综合征

【概述】

Chediak-Higashi 综合征(Chediak-Higashi syndrome,CHS)由 $1q^{42}$ 上常染色体隐性的溶酶体转运调节基因(lysosomal trafficking regulator gene,LYST)突变引起。CHS 特征为色素减低或眼皮肤白化病,严重免疫缺陷(中性粒细胞减少、NK 细胞功能缺陷),进展性神经失功能和出血倾向。

【发病机制】

该病最初由古巴儿科医师 Beguez-Cesar 于 1942 年首先描述,后由 Chediak 和 Higashi 给予进一步描述,分别相当于"一个新的白细胞异常"和"先天巨大过氧化物酶颗粒",有作者于 1957 年正式采用特异的 Chadiak-Higashi syndrome 描述。1980 年有作者发现 CHS 患儿 NK 细胞缺陷,骨髓移植可恢复 NK 细胞功能。1987 年有作者发现其他动物 CHS 皮肤成纤维细胞也具有与人 CHS 皮肤成纤维细胞类似的形态特征,且人与鼠或貂的皮肤成纤维细胞融合后不具有互补作用,提示该病在三种生物中具有相同的病因。纯合的 beige 基因鼠(相当于人 CHS)具有选择性 NK 细胞缺陷,对移植的肿瘤高敏感。Barrat 等于 1996 年将人 CHS 座位绘图至 $1q^{42.1}$～$1q^{42.2}$,并鉴定了覆盖一个连续区域的 3 个 YAC 克隆。Barbosa 及

Karim 等于 1997 年在 CHS 患儿中鉴定了 *LYST* 突变。

由于 CHS 患儿的血细胞致密体、黑色素体和溶酶体至少具有一个完整的跨高尔基体网络（trans-Golgi network，TGN）的膜蛋白如 CD63、ME491 或 LIMP1/LAMP3，因此认为前三者起源于 TGN。在 TGN，膜内 Auxin 反应因子（Auxin response factors，ARF）促发、募集细胞质 coat 蛋白如适配子复合体，后者识别可溶性的装载和膜蛋白上的信号，这些蛋白成为新生成的囊泡的成分。适配子也募集结构成分如网格蛋白（clathrin），后者为供者浆膜提供足够的硬度来形成芽胞，最后动力蛋白芽胞离断形成新的囊泡。新形成的囊泡与已形成的囊泡或膜融合，囊泡膜融合事件遵从 v-SNARE-t-SNARE 模式。v-SNARE 与 t-SNARE 结合形成锚位，N- 乙基马来酰亚胺敏感因子水解 ATP 使这种融合事件持续。囊泡沿着微管 - 肌动蛋白为基础的细胞骨架通过动力蛋白转运，动力蛋白由 rab 募集。

LYST/CHS1 是细胞质蛋白，高度保守，在各种细胞低表达，确切功能不清楚。CHS 细胞表现巨大的溶酶体样的囊泡，沿核周呈不正常分布。细胞器的核周分布不是由于微管网络异常所致。嗜酸性细胞器功能相对来说正常。核周巨大的细胞器具有晚期内体 / 溶酶体标志而非早期内体标志。在 CHS 的淋巴母细胞，只有多层的溶酶体空间扩大，多囊泡的晚期内体大小正常，但 MHCII、LAMP1/2、CD63、CD82 和 β- 氨基己糖苷酶含量降低。beige$_j$ 鼠溶酶体中内质网蛋白含量增加，晚期内体溶酶体蛋白 LAMP2 成分降低。上述研究均提示 CHS 发病机制涉及从 TGN 到晚期内体 / 多囊泡结构的转运异常。CHS 巨大囊泡的形成机制仍存在争论，有 2 种模型，一种为融合模型，一种为分裂模型。beige 过度表达导致位于细胞外周的比正常小的溶酶体。通过酵母双杂交筛查，用部分 *CHS1/LYST/Beige* 基因作为诱饵，鉴定出几个参与囊泡转运的相互作用的蛋白。

CHS/beige$_j$ 的潜在生化缺陷尚不清楚。CHS 患儿的中性粒细胞中组织蛋白酶 G 和弹性蛋白酶缺陷。前者是嗜天青颗粒的组成成分，后者具有辅助抗微生物和细胞毒活性功能。CTLA-4 在 T 细胞活化的调节中起重要作用，其膜表达高度受内吞和通过分泌溶酶体通路的转运调节。*LYST* 突变导致分泌溶酶体内蛋白的膜标靶缺陷。CHS 患儿 T 细胞 CTLA-4 细胞内转运受损导致细胞表面表达缺陷。而 *Beige* 鼠 CTLA-4 表达正常，不出现 HLH。

【分子特征】

CHS1/LYST/beige 是高度保守的基因，在所有真核生物中均近似。*LYST* 是一个大的基因，具有 53 个外显子，13.5kb 基因转录产物，产生 3801 位氨基酸的 430kDa 的蛋白。氨基端为 ARM/HEATα 螺旋重复，介导膜相互作用。HEAT 重复是 40~50 位氨基酸片段，包含保守的残基（脯氨酸 11、天冬氨酸 19、精氨酸 25），伴几个两侧的疏水残基。羧基末端包含一套 WD-40 重复（色氨酸 - 天冬氨酸）。WD-40 结构域是蛋白相互作用结构域。与 WD-40 相邻的是富含 WIDL 的序列（色氨酸、异亮氨酸、天冬氨酸、亮氨酸），这个结构域被命名为 BEACH 结构域。这个 WIDL 与 WD-40 重复模体定义一个与 CHS1/LYST/beige 近似的蛋白家族。HEAT 和 ARM 重复与 WD-40 组合使 LYST 蛋白类似于酵母丝氨酸 / 苏氨酸蛋白激酶 VPS15。VPS15 参与空泡蛋白分选，与 VPS34 协同参与细胞内蛋白的转运。

至目前不足 500 例患儿被报道。75 种突变分布于整个基因。包括错义、无义、编码区的小的缺失或插入。无效突变见于儿童患者，错义突变见于青少年和成人患者。但也有例外，双错义突变的患者也可表现严重的儿童早发形式和 HLH。来源于母亲的单亲二体有报道。单亲二体来源于父亲的纯合截断突变见于 1 例 8 月龄男孩，同时具有来自父亲的 6q[14]

重复,具有早发的发育迟滞。

【临床表现】

CHS 患儿色素稀释高度可变,可累及头发、皮肤和眼睛。在典型患儿,头发具有银色或金属外表(图 5-2-1)。皮肤色素稀释不好识别,除非与家族其他成员对比。虹膜色素稀释可能不明显,尤其在具有黑色素虹膜的个体。受累个体可以有视网膜色素降低和眼震。视觉敏感度可从正常到中度受损。雀斑样色素增多或皮肤发黑偶尔可见于色素深的种族,导致怀疑其他疾病而延误诊断。有 2 例不典型 CHS 患儿不具有眼皮肤白化病的证据。

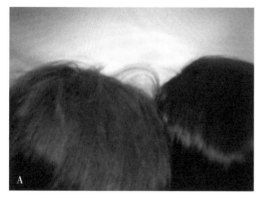
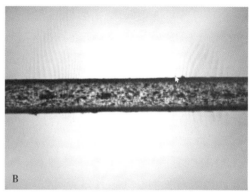
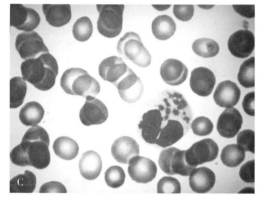

图 5-2-1　CHS 患儿的头发、相差显微镜发杆色素分布及中性粒细胞特征
A:CHS 患儿灰发;B:光镜示发杆色素不均匀,呈斑块样;C:中性粒细胞内巨大颗粒
(图片来自笔者医院皮肤科的友情支持)

从婴儿期开始,CHS 儿童反复感染,通常累及皮肤及呼吸系统,典型过程包括眼眶周蜂窝织炎、中耳炎、肺炎、脓皮病、脓肿、鼻窦感染、龋齿。金黄色葡萄球菌和 β 溶血性链球菌是最主要病原。革兰氏阴性菌、念珠菌和曲霉菌也是重要病原。

85%~90% 的 CHS 患儿最终出现淋巴增殖综合征,被称为异常的加速期,特征为广泛的淋巴组织细胞浸润、发热、黄疸、肝脾肿大、淋巴结肿大、全血细胞减少和出血。加速期作为原发表现也有报道。

不出现加速期的患儿通常没有或很少有感染,但通常出现进展性致残性神经特征。CHS 的表型谱还包括迟发的、缓慢进展的神经系统异常。具有 *LYST* 基因(c.4189T>G,F1397V)突变患儿无皮肤或眼部的素色异常,无免疫缺陷特征,无出血倾向。在 CHS 早期阶段,患儿发育迟缓、学习困难和注意力缺陷 / 多动特征常见,颅后窝的结构异常支持上述表现。这种非特异性异常可能反映不同程度的小脑发育不良,尤其是小脑中线发育不良。疾病的第二阶段出现于青少年晚期,特征为阶段性、进展性神经倒退。轻度、非特异的不协调出现于学龄期。小脑中线失功能和肢体辨距障碍出现于成人早期。年轻 CHS 成人具有深反射减弱或消失,源于长度依赖的主要轴突的多神经病,主要表现为足下垂,一旦出现,病情急剧进展。上束征,包括痉挛和巴氏征阳性常见,但经常被共存的外周神经病相关的无力和萎缩所掩盖。晚期阶段患儿失去运动和从事日常活动的能力。

特殊的恶性淋巴瘤可出现,1 例 13 岁 CHS 女孩出现卵巢硬化性基质肿瘤。有的患儿可具有明显的牙周病。

【实验室检查】

在白细胞内有巨大的溶酶体颗粒(图 5-2-1C)。所有不典型患儿在白细胞内也有不正常颗粒,但该异常可能很轻微,需要仔细甄别。中性粒细胞趋化和杀菌能力降低,微管异常。

大部分 CHS 患儿血小板缺乏致密体,少部分血小板具有大的、不规则形态的致密体(需要血小板的第二波聚集)。血小板聚集不正常。

光镜检查发杆示规则排列的小的黑色素块(图 5-2-1B)。皮肤病理显示黑色素细胞内有大的黑色素体,不能转运到周围的角质细胞。在皮肤成纤维细胞,增大的溶酶体呈核周分布,在伤口愈合过程中,与浆膜的融合被阻断。

静止的 NK 细胞脱颗粒缺陷(<5%)见于 77% 的 CHS 患儿。除 1 例外,所有 CHS 患儿活化的 NK 细胞脱颗粒不正常。单独 NK 细胞毒活性分析不具有建设性意见,而且,在活动性 HLH 经常可见 NK 细胞数目降低使这些分析解释困难。在 NK 细胞内观察到基因型和表型的相关性。ARM/HEAT 结构域的变异导致数量减少但明显增大的溶解颗粒,可转移到免疫突触处,但不能与浆膜融合。BEACH 结构域的变异导致正常的或轻微增大的颗粒,但不能极化到免疫突触处。

CTL 脱颗粒不正常见于所有 CHS 患儿。在 anti-CD3 标记的 L1210 细胞用再定向的溶解分析方法检测 CTL 细胞毒活性,结果提示方式可变。所有早发的 CHS 患儿 CTL 细胞毒活性缺陷,但在不出现 HLH 患儿 CTL 细胞毒活性低于正常低限,在延迟发病患儿,3 例具有正常的 CTL 细胞毒活性,1 例具有受损的 CTL 细胞毒活性。提示对 HLH 的发病来讲,CTL 细胞毒活性受损较 NK 细胞毒活性受损更重要。

【鉴别诊断】

1. Hermansky-Pudlak 综合征 2 型(HPS2) HPS2 属于血小板贮积病,多种组织细胞中存在溶酶体蜡样贮积。先天性中性粒细胞缺乏,发育停滞于早幼粒细胞阶段,无巨大的溶酶体颗粒。轻微出血异常。仅 1 例患儿出现 HLH。可有异常面容,发育延迟,肝脾肿大。疾病后期可有肺纤维化。

2. Griscelli 综合征 2 型(GS2) GS2 临床表现与 CHS 相似,通常缺乏原发性神经异常。患儿中性粒细胞内无巨大的溶酶体颗粒,血小板功能正常。光镜检查毛发杆示大小不均匀的大块状黑色素颗粒聚集。皮肤病理切片 Fontana-Masson 染色示大的色素沉着的黑色素颗粒,与相邻的色素非常减低的角化细胞形成鲜明对比。电镜检查示在黑色素细胞质内充满大量的黑色素体,相邻的角质细胞缺乏这些色素细胞器。

【治疗及预后】

早发严重病例治疗困难,大部分需要 HSCT,不移植,死亡经常出现于第一个 10 年,通常由于感染、出血或出现 HLH。HSCT 可治愈免疫缺陷,但目前没有证据证明 HSCT 可以延缓或阻断进展性神经失功能,后者可能源于神经元或胶质细胞内溶酶体缺陷。因可加重出血倾向,应尽量避免非甾体抗炎药物。还应避免使用活疫苗。在做侵袭性手术前用去氨加压素(DDAVP)帮助控制出血。平常戴墨镜保护眼睛,皮肤采取防护措施,防止日光照射。注意卫生、口腔和牙的护理。

二、Griscelli 综合征 2 型

【概述】

Griscelli 综合征 2 型(Griscelli syndrome type 2,GS2)特征为低黑色素伴免疫异常,由位于 $15q^{21.3}$ 的常染色体隐性 *RAB27A* 基因突变所致。

【发病机制】

细胞内蛋白转运是真核细胞的重要过程。在真核细胞,不利用蛋白转运通路的是连续分泌,导致蛋白出胞和蛋白脂质整合入浆膜。特殊分泌细胞显示调节分泌,除非外源配体或刺激提供一个信号,分泌颗粒先不与浆膜融合。分泌颗粒的生物合成始于跨高尔基体网络(TGN),在此处新的颗粒形成并再成熟为成熟的分泌颗粒准备释放。分泌颗粒的生物合成特征为直接的 TGN 到分泌颗粒蛋白的转运,而分泌囊泡的生物合成受内体系统的严密调控。分泌囊泡具有独一无二的膜蛋白的集合,提示这些蛋白为了正确靶位到最终的归宿含有特定的信号。在一些细胞如肥大细胞和细胞毒 T 细胞,分泌系统和内体系统具有紧密的联系。分泌溶酶体是一种特殊化的调节分泌颗粒,其生物合成也与内体密切相关。分泌溶酶体具有酸性的 pH,含有溶酶体酶,与通常的溶酶体明显不同。

Rab 是 Rab 样的小 GTPase,通过香叶草基 - 香叶草基组与出胞和入胞的组分相互作用。Rab 蛋白通过 GTP 结合的活性形式和 GDP 结合的非活性形式的循环作为一个分子开关。GTP 结合的活性形式募集特异的效应蛋白,后者通常联系囊泡和靶膜到细胞骨骼。低分子量的 GTPase 的 Rab 家族通过控制细胞内空间的膜转运,在细胞内囊泡转运中起重要作用。Rab GTPase 特异地与一组效应蛋白相互作用,后者在囊泡转位、锚定、融合水平提供膜转运的特异性。

在黑色素细胞,黑素亲和素(Mlph)、Rab27a 和肌球蛋白(myosin)Va,三者形成蛋白复合体,在黑色素体的外周转运中起重要作用。Rab27a 在细胞毒淋巴细胞中的作用不依赖于 Mlph。除了影响颗粒转运,Rab27a 也参与造血细胞的颗粒锚定和细胞 - 细胞界面的分泌。Bizario 于 2004 年用反转录病毒转染具有复合杂合 *RAB27A* 突变的 GS2 患儿的 CD8[+]T 细胞,患儿突变细胞的细胞毒功能被挽救,证实 Rab27a GTPase 在溶解颗粒释放中起重要作用。Rab27a 缺陷的 GS2 患儿 CTL 细胞溶解颗粒不能锚位在免疫突触处,使脱颗粒受损和细胞毒功能缺陷。在细胞毒 T 细胞和 NK 细胞,Rab27a 利用其他效应分子如 Munc13-4 参与溶解颗粒的出胞。Munc13-4 是分泌溶酶体出胞的正调节子。Munc13-4 是 Rab27a 一类新的效应分子,主要与 GTP 结合形式的 Rab27a 相互作用。溶解颗粒的成熟通过不同囊泡融合。Rab27a 募集或停留在溶解颗粒是 Munc13-4 依赖的,相反也一样。Rab27a 或 Munc13-4 募集含穿孔素的颗粒受不同的受体信号控制。在 T 细胞,Rab27a 募集一系列突触蛋白(synaptotagmin)- 样蛋白家族如突触蛋白样蛋白 2a(Slp2a)到囊泡结构,后者通过一个保守的氨基端的 Slp 同源结构域(SHD)与 Rab27a 相互作用。Rab27-Slp2a 复合物的形成为溶解颗粒的出胞所需。Rab27a 被 NK 细胞的自然细胞毒活性和抗体依赖细胞介导细胞毒活性(ADCC)所需。

【分子特征】

RAB27A 位于 15q^{21},包含 9 个外显子,占据 86 200bp 基因组,转录物 666bp。至目前大约 50 例 GS2 突变被报道,大部分为移码突变或无义突变,所有相关的基因突变都限于编码区或接近剪接位点。数个错义突变,大的缺失突变和累及外显子 2~5 的纯合串联重复被报道。Rab27a 的 Thr23Asn 突变,导致蛋白无活性的 GDP 结合形式,与黑素亲和素的 SHD 结构域的结合缺失。Rab27a 的 GTP 结合模体的突变,影响与 Munc13-4 的直接相互作用。

【临床表现】

GS2 儿童具有部分白化病,对化脓菌敏感性高,经常表现反复发热,肝脾肿大和淋巴结肿大,加速期大部分出现于 6~12 个月。有以神经系统为主要表现的报道。新生儿期起病偶有报道。HLH 有反复发作的报道,但最终预后不良。可见低丙种球蛋白血症及白细胞减少。也存在白质病变和缺乏 HLH 的病例报道。有不伴有白化病的病例报道。

【实验室检查】

光镜检查 GS2 患儿发杆示大块状的黑色素颗粒呈不规则分布。电镜检查皮肤病理切片示大量成熟的黑色素体聚集,与相邻的角质细胞内非常稀疏的黑色素体形成鲜明对比。

NK 细胞和 CD8$^+$T 细胞细胞毒活性降低,溶解颗粒释放缺陷。RAB27A 缺陷患儿的 CTL 中,颗粒锚定在浆膜和随后的脱颗粒受损。

【鉴别诊断】

1. Griscelli 综合征 1 型(GS1)　*MYO5A* 突变患儿具有 Elejalde 综合征,也叫神经外胚层黑色素溶酶体病,特征为轻度色素减低,严重原发神经异常,不具有感染高敏感和 HLH。

2. Chediak-Higashi 综合征(CHS)　GS2 与 CHS 的区别在于 GS2 患儿多形核白细胞内无巨大颗粒,通常不具有原发神经异常。

【治疗及预后】

GS2 患儿预后不良,几乎均迅速出现 HLH。HSCT 为根治方法,应在诊断后紧急进行。由于 HLH 出现会导致致命的后果,在婴儿进入加速期前行 HSCT 会挽救生命。HSCT 前有神经系统受累的患儿,可表现神经系统后遗症。HSCT 前无神经系统受累患儿,HSCT 后可出现长期的神经系统后遗症。

三、Hermansky-Pudlak 综合征 2 型

【概述】

Hermansky-Pudlak 综合征(Hermansky-Pudlak syndrome,HPS)是常染色体隐性异常,特征为眼皮肤白化病和血小板贮积池病,源自于细胞质内细胞器的缺陷,如黑色素体和血小板致密颗粒。经过一段时间,一些患儿出现肺纤维化和肉芽肿性结肠炎。目前 HPS 分为 1-9 型。Hermansky-Pudlak 综合征 2 型(HPS2)由位于 5q^{14} 纯合或复合杂合的适配子蛋白 3 的 β 亚单位基因(the beta chain of the adaptor protein-3,*AP3B1*)突变所致,与其他 HPS 的区别是先天性中性粒细胞减少和反复感染。

【发病机制】

循环的血小板是无核细胞,具有三种颗粒:致密体颗粒(dense granule,DG)、α 颗粒和溶酶体。致密体颗粒含有相对少量的高浓度的小分子,这些小分子主要从巨核细胞和血小板的细胞质被转运到致密体颗粒。血小板致密体颗粒属于酸性结构家族如已知的溶酶体相关

的细胞器(lysosome related-orgenelle,LRO)。直接的致密体颗粒生物合成知识的相对缺乏源自于对巨核细胞开展细胞生物研究比较困难。DG 的生物合成包括特殊的生物合成机制,其连接分泌和内吞通路。首先内体系统的囊泡区形成多囊体(multivesicular bodies,MVB)。MVB 包括 DG、α 颗粒和寻常溶酶体的前体。发育为成熟 DG 需要新合成的对 DG 特异的蛋白的转运,如 5- 羟色胺和 ADP 转运子。

适配子蛋白 3(adaptor protein-3,AP-3) 复合体是四聚体,由 δ、β3、μ3、σ3 亚单位组成。存在两种形式,一种广泛表达(δ、β3A、μ3A、σ3A/σ3B),一种为神经元形式(δ、β3B、μ3B、σ3A/σ3B)。AP-3 介导整合膜蛋白的转运,从早期 / 再循环内体管状结构域到溶酶体和LRO。AP-3 配置导致整合膜蛋白细胞质尾部的双亮氨酸和酪氨酸为基础的分选信号,将其转运至囊泡,最终至 LRO。AP-3 也与其他转运机制成分结合,包括网格蛋白重链末端结构域,促进转运囊泡形成。

AP-3 缺陷导致微管介导的扩大的含有穿孔素和颗粒酶的溶解颗粒转运到免疫突触处失败。自然杀伤 T 细胞(NKT)是明显不同的淋巴细胞亚群,特征为 CD3 和 CD56 表达,表达由 Ja18-Vα24 和 Vβ11 重组形成的不变的 TCR,该 TCR 对 CD1d 呈递的糖鞘脂类是特异的。在人类,AP-3 与 CD1b 结合,不与 CD1d 结合,目前不能解释观察到的 HPS2 患儿 CD1d 依赖的 NKT 细胞发育缺陷。患儿细胞中 CD1b 不能有效靠近溶酶体,错误定位到浆膜和早期内体。CD1b 转运障碍导致不能有效呈递微生物脂类抗原。

AP-3 通过 μ3A 分选信号指导另一个与嗜天青颗粒相关的蛋白中性粒细胞弹性蛋白酶。HPS2 患儿中性粒细胞中弹性蛋白酶被错误分选至浆膜,介导破环效果。在严重先天性中性粒细胞缺乏中,*ELANE(ELA2)* 突变导致合成的弹性蛋白酶改变,不能与 AP-3 相互作用,导致粒细胞系分化成熟受阻于嗜天青颗粒形成阶段。AP-3 缺陷导致单核细胞来源的树突状细胞的不正常成熟,总的抗原呈递细胞活性受损。

改变的 *AP3B1* 基因产物在肺泡 II 型上皮细胞内导致缺陷的肺表面活性蛋白 -B、SP-C 的细胞内处理,血浆内质网应激,凋亡和纤维化的肺表型。1 例患儿支气管肺泡灌洗液(BALF)中可见非常轻的嗜酸性粒细胞增多和中性粒细胞增多。1 例患儿 BALF 具有明显中性粒细胞增多,外周血中性粒细胞减少。

1 例 HPS2 患儿出现结节样淋巴细胞为主的霍奇金淋巴瘤(NLPHL)。原发性免疫缺陷病(PID)患儿经常出现高分化的 B 细胞肿瘤,经常与 EBV 感染相关。霍奇金淋巴瘤很少见于 PID 患儿。NLPHL 代表霍奇金淋巴瘤的一小部分,源自于生发中心母细胞阶段 B 细胞肿瘤形成,经常见于自身免疫性淋巴增殖综合征(ALPS)患儿。家族性 NLPHL 很少见于免疫健全的个体。

【分子特征】

在每一个适配子蛋白(adaptor protein,AP)中,一个大的亚单位(γ、α、δ、ε)介导与靶膜的结合,另一个大的亚单位(β1-3)通过网格蛋白结合序列募集网格蛋白,中间亚单位(μ1A/B、μ2、μ3A/B、μ4)负责负载识别。μ 亚单位直接识别位于负载膜蛋白细胞质尾部的以酪氨酸为基础的分选信号,小亚单位(σ1、σ2、σ3A/B、σ4)参与复合体的稳定性。溶酶体膜蛋白在细胞质结构域包含一个或多个溶酶体靶模体。这些分选信号经常符合一致序列 YXXΦ(酪氨酸模体,Φ 是一个疏水的氨基酸)或 EXXXLL(双亮氨酸模体,E 可被 D 替换,L 可用 I 或 V 替换),后二者均与四聚体的 AP 复合体相互作用,介导负载膜蛋白整合入转运囊泡。

正常的 β3A 链对稳定异源四聚体复合体至关重要。来源于 pearl 鼠 β3A 缺陷细胞研究显示 asaptin 结构域对异源四聚体复合体组装至关重要,羧基端铰链区和耳结构域介导 AP-3 功能。截至目前,不到 40 例 HPS2 被报道,均为移码突变或无义突变。

【临床表现】

患儿生后既有水平震颤,稀疏的白发随时间会变黑,眼底有色素减低的典型征象,包括虹膜透照和眼底色素减低区域,其他特征还包括面容异常,前肋明显胸廓畸形,轻度发育迟滞,平衡欠佳,意向性震颤,轻度双侧传导听力丧失,发育不良的髋臼,肝脾肿大,中度血小板减少。所有患儿均具有先天性中性粒细胞减少。大部分患儿有反复鼻出血和拔牙后出血延长。

患儿具有反复呼吸道感染、中耳炎和肺炎。对病毒感染敏感性增强并可伴严重病程,如巨细胞病毒、EBV、RSV、流感 A 和副流感病毒。所有患儿对活疫苗耐受好,如水痘、麻疹 / 风疹 / 腮腺炎疫苗。

1 例患儿出现严重 HLH,1 例患儿出现暂时性 HLH,1 例患儿出现反复炎症发作,但不够 HLH 诊断标准。30%~50% 的患儿出现弥漫性实质性肺疾病,至成人期出现严重肺纤维化。患儿可有严重牙齿脱落及细菌性牙周炎。结节样淋巴细胞为主的霍奇金淋巴瘤(NLPHL)可见报道。

【实验室检查】

中性粒细胞减少,发育部分停滞于早幼粒细胞阶段。血小板减少,出血时间延长 >15 分钟。患儿皮肤成纤维细胞 AP-3 水平明显降低,其他 AP-3 亚单位不稳定,细胞表面溶酶体膜蛋白 CD63、LAMP1、LAMP2 表达增加。CTL 介导的杀伤明显失败。患儿新鲜的或 IL-2 活化的 NK 细胞的溶解活性明显降低,非刺激的 NK 细胞穿孔素水平降低。中性粒细胞弹性蛋白酶含量明显降低。NK 和 NKT 细胞缺如。

致密颗粒异常诊断方法包括:①血小板聚集缺陷,尤其针对外源刺激的第二次聚集反应缺陷;② ADP/ATP 比例降低,ATP 释放降低;③ 5- 羟色胺聚集缺陷;④荧光染料阿的平和二脒基苯基吲哚染色荧光显微镜观察致密体的存在;⑤阿的平摄取和抗 5- 羟色胺染色的流式细胞分析检测致密颗粒异常;⑥抗 CD63 荧光染色显微镜观察。这些方法不能区分 DG 生物合成缺陷还是释放缺陷,对 DG 缺陷的检测也不是完全特异。电子显微镜观察是判断致密颗粒存在与否的最好方法。

肺组织病理活检示间质性肺炎症,局灶间质纤维化,肺泡上皮细胞过度增生,肺泡内含铁血黄素细胞,泡沫样肺泡巨噬细胞,纤维性血管腔粘连和轻度的肺动脉平滑肌过度增殖。肺组织电子显微镜观察示明显 Ⅱ 型肺泡上皮细胞过度增殖,不伴层状体扩大,一些 Ⅱ 型肺泡上皮细胞具有针尖样细胞器空间,间质肌纤维母细胞,胶原纤维束和毛细血管基底膜增厚。

【鉴别诊断】

1. Hermansky-Pudlak 综合征 1 型(HPS1)　HPS1 是最常见的 HPS。除了部分白化病和血小板贮积池病,肺纤维化出现于儿童期,而 HPS2 肺纤维化主要在成人期出现。HPS1 患者不具有先天性中性粒细胞减少和反复感染。

2. Chediak-Higashi 综合征(CHS)　部分白化病,反复感染,发热,肝脾肿大,HLH。巨大的溶酶体颗粒。中性粒细胞减少,血细胞减少,出血倾向。进展性神经失功能。

3. Griscelli 综合征 2 型(GS2)　部分白化病,发热,肝脾肿大,HLH,血细胞减少。

4. **家族性噬血细胞性淋巴组织细胞病（FHL）**　起病早，表现为家族性 HLH。不具有白化病。无反复感染。无先天性中性粒细胞减少。无血小板贮积池病。

【治疗及预后】

通常感染对抗生素治疗有反应。感染时中性粒细胞可升至正常，先天性中性粒细胞减少对 G-CSF 治疗有效。由于患儿数量有限，受累患儿的预后知之甚少，使治疗选择困难。危及生命的事件包括严重出血发作，严重感染，由进展性肺纤维化引起的呼吸衰竭。14%（3/22）死亡，2 例死于肺纤维化基础上的肺炎。有报道数例 HPS1 患儿肺移植可延长存活。仅 1 例 HSP2 患儿出现严重 HLH，HPS2 患儿出现 HLH 的风险低于 GS2，CHS 或 FHL 患儿，有作者不建议优先选择 HSCT 治疗。需监测肿瘤发生可能。仅有 1 例患儿出现反复且有临床意义的出血，行外科手术时应评估出血风险。

附：Hermansky-Pudlak 综合征 9 型

【病因】

Hermansky-Pudlak 综合征 9 型（Hermansky-Pudlak syndrome type 9，HPS9）由常染色体隐性纯合的位于 $15q^{21}$ 的 *PLDN* 基因突变引起，其编码溶酶体相关细胞器复合体 1 亚单位（lysosome-related organelles complex-1 subunit，pallidin）。

【发病机制】

患儿 NK 细胞不正常的溶酶体标记近似又不同于 HPS2。pallidin 补充患儿 NK 细胞可降低 CD107a 的表达至正常。pallid 鼠皮毛和眼色素，溶酶体酶分泌，中性粒细胞弹性蛋白酶的趋化释放，中性粒细胞对利什曼原虫的杀伤均降低，由于贮积池缺陷出血延长。

【分子特征】

PLDN 基因纯合 c.232C>T（p.Q78X）突变，导致蛋白表达缺失。父母均为携带者。

【临床表现】

仅 1 例患儿被报道。Badolato 等于 2012 年研究 1 例 17 岁北意大利女孩，具有眼皮肤白化病，眼震，神经发育正常，反复皮肤感染，无出血发作。

【实验室检查】

血小板减少和白细胞减少，血小板聚集正常。静止的和 IL-2 活化的 NK 细胞表面表达 CD107a 细胞比例增加，CD63 表达中度增加。IL-2 活化的 NK 细胞脱颗粒降低，静止和 IL-2 活化的 NK 细胞溶解活性降低。

第三节　调节性 T 细胞异常

一、X 连锁免疫失调节、多内分泌病和肠病

【概述】

X 连锁免疫失调节、多内分泌病和肠病（immunodysregulation、polyendocrinopathy and enteropathy，X-linked，IPEX）是一种 X 连锁隐性免疫异常，由叉形头盒子蛋白 3（forkhead box P3，*FOXP3*）突变所致。特征为婴儿期早发的肠病造成的难治腹泻，1 型糖尿病和皮炎。其他特征包括甲状旁腺功能减低，自身免疫性溶血性贫血，血小板减少，淋巴结肿大，肝炎和肾炎。如果不积极治疗，患儿 2 岁前病情是致命的。干细胞移植可治愈。

【发病机制】

FOXP3 突变是 Scurfy 鼠的病因。Scurfy 鼠出现致命的淋巴增殖异常伴多器官浸润和自身进展病情，同时缺乏 Treg。正常人 5%~7%CD4⁺T 细胞具有 Treg 细胞特性。自然 Treg（nTreg）细胞发生于胸腺，诱导于外周原始 CD4⁺T 效应细胞的 Treg 细胞被定义为诱导 Treg（iTreg）细胞。nTreg 细胞特征为 CD25、CTLA-4、激素诱导的肿瘤坏死因子受体相关基因（glucocorticoid-induced TNFR-related gene，GITR）的表达。nTreg 细胞最特异的标志是连续性高水平表达的 Foxp3。*FOXP3* 基因转导入鼠原始 T 细胞诱导 CD25 表面表达。鼠的模型示 Foxp3 对 Treg 细胞胸腺发生可有可无，但对 Treg 细胞外周维持至关重要。Scurfy 表型可被 *FOXP3* 转基因或骨髓重建所挽救。将 Foxp3 缺陷鼠骨髓输注入野生型宿主产生骨髓嵌合，可诱导一种类似于 Scurfy 鼠的自身免疫综合征。在雄性的 Scurfy 鼠新生儿期切除胸腺可缓解疾病和延长生存期。以上研究均提示 Foxp3 在血细胞中起作用。

输注清除 CD4/CD25ʰⁱᵍʰTreg 细胞的 T 细胞进入 T 细胞缺陷鼠可诱导 Scurfy 样表型。过继输注来自突变鼠的 CD4⁺T 细胞而非 CD8⁺T 细胞给野生鼠可诱导疾病。Scurfy 鼠的外周 CD4⁺T 细胞对抗原过度反应，对 CD28 的需求降低。Scurfy 双突变模型显示自身耐受由 CD4⁺Foxp3⁺Treg 细胞介导，Treg 细胞的产生依赖于 Foxp3 的表达。在鼠，这种自身免疫表型可通过生后清除 Treg 细胞来重现，选择性清除 Treg 细胞在成年鼠可导致 3 周内继发于自身免疫的死亡。过继输注 Treg 细胞可挽救这种表型。鼠的实验证明 CD4⁺CD25⁺Treg 细胞参与口服耐受的诱导。以上研究提示表达 Foxp3 的 Treg 细胞的缺乏足以打破自身耐受和诱导自身免疫性疾病。

CD4⁺CD25⁺Treg 细胞是无能的，活化后通过接触依赖的细胞因子非依赖的机制抑制原始、记忆 T 细胞的增殖和 IL-2 产生。Scurfy 鼠，除了完全缺乏 Treg 细胞，细胞因子产生增多和记忆 T 细胞数目增多，活化标志表达增多。转基因鼠过度表达 Foxp3 导致 T 细胞缺陷和细胞因子产生缺乏。人或鼠 CD4⁺CD25⁻T 细胞转基因表达 Foxp3，足以逆转该细胞为 Treg-样表型，这些细胞在体内和体外可抑制效应 T 细胞（effector T cell，Teff）功能。胸腺野生型 Foxp3 的过度表达不影响外周 T 细胞数目和功能，提示这种抑制效果完全依赖于外周 T 细胞。Treg 细胞产生抑制效应或者通过直接的细胞 - 细胞接触，允许免疫调节受体如 CTLA-4 配置和通过共刺激分子（CD80/CD86）下调抗原呈递细胞包括活化的 B 细胞，或通过不伴直接细胞 - 细胞接触分泌免疫调节细胞因子如 IL-10 和 TGF-β 来抑制旁观者 Teff 细胞功能。表达 CD25 的 Treg 细胞可通过过度表达 IL2Rα 使自由的 IL-2 被吸收，使 Teff 细胞缺乏这个关键细胞因子，Treg 细胞作为 IL-2 的洗涤槽诱导抑制。Tr1 调节 T 细胞亦参与抑制自身免疫发生。

估计 50%~70% 的新生成的 B 细胞是自身反应性的。Scurfy 鼠 B 细胞耐受被打破，导致 B 细胞发育改变，高丙种球蛋白血症和自身抗体产生，上述机制也参与组织炎症和天然免疫效应细胞的募集。Treg 细胞可直接杀死 B 细胞。Treg 细胞在体内和体外抑制自身抗体产生。Treg 细胞可能代表一个主要的，然而未明确的自身免疫 B 细胞的调节子。调节性 Tfh 直接调节生发中心 B 细胞反应，可部分解释 Scurfy 鼠 B 细胞晚期发育阶段的不正常扩张。细胞表面 IgM 低表达是无能的 B 细胞的共同特征,细胞表面 IgM 表达增加与 B 细胞无能缺失有关。

在人类,*FOXP3* 突变与功能性 Treg 细胞缺乏、IPEX 表型的相关性尚未被证实。IPEX 患儿 *FOXP3* 突变的 Treg 细胞生理上存在但功能受损。来自 IPEX 患儿或正常供者的 CD4$^+$CD25^{high}T 细胞是无能的,不增殖或经 TCR 介导活化后 IL-2 和 IFN-γ 产生能力明显下降。与鼠不同,人类 IPEX 自身免疫不是由于 Treg 细胞的缺乏,而是由于其呈递的抑制功能缺陷。尽管 CD4$^+$CD25$^+$T 细胞数目可正常,依赖于突变类型、TCR 刺激强度和效应细胞基因型的抑制能力受损。当自主效应 T 细胞存在时,IPEX 患儿的 Treg 细胞缺陷更明显。IPEX 患儿 nTreg 细胞具有活化记忆表型,产生炎症细胞因子和诱导自身免疫。*FOXP3* 突变的 Treg 细胞体外显示抑制功能缺陷,在炎症状态下,行为不稳定,从调节性转变为效应性表型(如产生 IL-17)。IPEX 患儿 IL-10、IL-17、IFN-γ 产生增多,这些细胞因子的产生主要局限于 Foxp3$^-$T 细胞。IPEX 患儿 T 细胞炎症细胞因子产生增多提示效应 T 细胞炎症反应失调节。在活化的 Teff 细胞,Teff 细胞的参与严格依赖于突变的 Foxp3 的表达。

IPEX 患儿自身反应性成熟原始 B 细胞在外周血中积聚,提示外周 B 细胞耐受检查点的改变及 Treg 细胞在维持 B 细胞外周耐受中起重要作用。IPEX 患儿 Treg 细胞和 Teff 细胞显示活化表型,表达 PD-1、CD40L 和 Icos 升高,可对新的输出的 / 过渡的 B 细胞提供存活信号,有利于在成熟原始 B 细胞群中存活。Treg 细胞缺乏间接导致 Teff 细胞失调节,伴 Th2 细胞富集,IL-17 产生增多和自身反应性 B 细胞失调节。在功能性 Treg 细胞缺失下,Tfh 样细胞在 IPEX 患儿外周血中循环,推测 Treg 细胞可抑制 Tfh 细胞。

【分子特征】

FOXP3 基因位于 Xp$^{11.23}$,具有 11 个外显子,编码 431 位氨基酸组成的 48kDa 蛋白。Fox 蛋白最重要的特征是叉形头盒子(forkhead box),是由 80~100 位氨基酸形成的 DNA 结合模体。在人类,Foxp3 有两个条带,上面相当于经典序列,下面条带缺乏外显子 2。Foxp3 表达主要限于一小群 TCRαβT 细胞,定义 2 个具有抑制性活性的 Treg 细胞池:CD4$^+$CD25^{high} 和小部分 CD4$^+$CD25$^{low/-}$T 细胞。Foxp3 体内或体外异位表达足以将鼠原始 CD4$^+$T 细胞转变为 Treg 细胞。相反,在人类 CD4$^+$CD25$^-$细胞 Foxp3 过度表达不足以产生强力的抑制活性。CD4$^+$CD25$^+$T 细胞不能扩张至足够数量来行蛋白分析。在人类,T 细胞活化后,原始 CD4$^+$T 细胞瞬时表达低水平的 Foxp3 使 Treg 细胞与 Teff 细胞鉴别困难。人类 Treg 被定义为 Foxp3 高表达,与启动子完全去甲基化有关。Foxp3 高表达于 CD4$^+$CD25$^+$Treg 细胞,该细胞参与限制其他细胞的免疫反应。CD4$^+$CD25$^+$Treg 细胞活化后导致 NFAT 的诱导,NFAT 与 Foxp3 结合,导致与 conventional T 细胞不同的基因转录,导致免疫抑制。为具有功能活性,Foxp3 呈同源二聚体化,依赖于完整的亮氨酸拉链序列。在 N 端有一个新的功能结构域参与 NFAT 控制的 Foxp3 介导的基因转录的抑制。Foxp3 作为转录因子,允许通过在细胞因子启动子区与 NFAT 调节位点相邻的含有 Foxp3 结合位点的 DNA 序列对 T 细胞活性进行负调控如 IL-2 或 GM-CSF 增强子。Foxp3 生理上和功能上与 NF-κB 和 NFAT 蛋白相关。结果,CD4$^+$Teff 细胞的 IL-2、IL-4 和 IFN-γ 产生被抑制。

Foxp3 具有多个功能结构域:位于 N 端的富脯氨酸结构域(proline-rich region,PRR),与 NFAT 结合;中间结构域包括一个含有一个 C2H2 的锌指结构域和一个亮氨酸拉链(leucine zipper,LZ),参与蛋白 - 蛋白相互作用;C 端结构域包括叉形头(forkhead,FKH)DNA 结合结构域和核靶序列。位于 winged-helix/forkhead(FKH)结构域的突变影响 Foxp3 入核转运和 DNA 结合。位于亮氨酸拉链的突变损害 Foxp3 二聚体化及 DNA 结合。位于 N 端的功能结构域参与所有转录抑制和 NFAT 介导的转录抑制。

大部分突变改变 C 端叉形头(FKH)DNA 结合结构域,其他突变位于 FKH 结构域之外,包括 PRR,LZ,LZ-FKH 环,启动子 ATG 上游区域和 C 端。5 个突变占 35% 的家系:exon 9(c.1010G>A/p.R337Q)、exon 11(c.1150G>A/p.A384T;c.1157G>A/p.R386H)、exon 7(250del;251del)。影响第一个经典多腺苷化区域(AAUAAA)的点突变,位于终止密码子下游 798bp,使 mRNA 不稳定,导致严重早发疾病。外显子上游大片段缺失导致剪接起始失败。框内或移码缺失或多腺苷化位点突变导致蛋白表达极度降低或缺失,错义或剪接突变导致蛋白表达可变。蛋白表达水平不一定与疾病严重程度相关。完全表型主要见于框内缺失和移码突变患儿。遗传测序和蛋白表达均与 IPEX 临床特征不具有可靠的相关性。

【临床表现】

男性受累,生后数月发病,也有早至生后数天或数周发病。新生儿病例在逐渐增多,胎儿和新生儿病例提示可以宫内起病。有死胎和早产报道。迟发病例散见报道。临床表现为三联症:难治腹泻、1 型糖尿病(T1D)和湿疹。

腹泻是最主要的特征,经常是致命的。68% 首发症状为腹泻,几乎 100% 患儿在疾病过程中出现腹泻。有 5 例无胃肠道症状。腹泻为水样、黏液样或血样,与饮食中牛奶或麸质无关,尽管饮食控制和静脉营养腹泻仍持续存在。1 例出现胰腺外分泌细胞的自身免疫破坏参与腹泻过程。

一半的患儿具有 T1D,大部分为首发表现。75% 的患儿具有抗谷氨酸脱羧酶抗体或抗胰岛抗体。少数 T1D 患儿不伴有自身抗体。

湿疹样皮损见于 3/4 患儿,与腹泻相关。2 例以红皮病为首发和主要症状。皮疹严重,弥漫,瘙痒,可并发细菌感染出现败血症,累及皮肤衍生系统的其他特征包括痛的裂的唇炎、甲发育不良和脱发。

超过一半的患儿具有严重感染,很多感染在免疫抑制治疗前出现,也经常是多种免疫抑制治疗和临床状态差的结果。败血症、脑膜炎、腹膜炎和肺炎(图 5-3-1)常见。肠球菌和金黄色葡萄球菌可导致危及生命的败血症。其他常见病原包括艰难梭菌、白色念珠菌、卡氏肺孢菌、巨细胞病毒和 EBV。

超过 50% 的患儿会具有肾异常。一些患儿,肾脏疾病可由环孢 A、FK506 或西罗莫司直接引起或加重。肾脏疾病可出现于未接受免疫抑制治疗的患儿。在不寻常表型中肾脏异常可作为首发表现。

其他异常包括血液异常,但自身免疫性溶血性贫血、血小板减少或中性粒细胞减少不是一直存在;自身免疫性肝炎,伴 2 例出现抗平滑肌抗体,1 例肝炎出现于 6-巯基嘌呤治疗过程中;2 例患儿在缺乏内分泌病情况下出现针对食物或其他过敏原的严重过敏,引起哮喘、皮疹、胃肠道症状;肺疾病包括哮喘和弥漫性实质性肺疾病;淋巴结肿大;关节炎;血管炎;心血管疾病包括心包炎、心房扑动、主动脉根部扩张、心包疾病、动脉瘤;神经异常;类天疱疮样结节。

3 例为不典型表型。2 例早期表现严重腹泻,未行免疫抑制治疗腹泻自然缓解。其中 1 例 4 岁时出现严重食物过敏,第 2 例出现 T1D。第 3 例在 13 个月时表现迟发的糖尿病不伴胃肠受累,后来出现乳糜泻样病伴阳性的抗转谷氨酰胺酶抗体和严重绒毛萎缩。

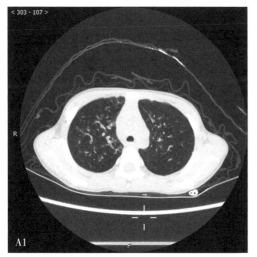

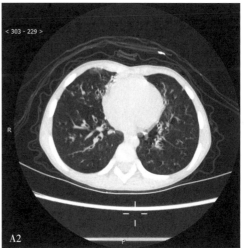

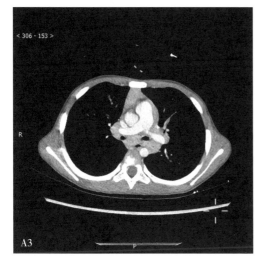

图 5-3-1 FOXP3 缺陷患儿肺 CT(A1~3)示多发支气管管腔增粗,壁增厚,多发淋巴结肿大
患儿 8 岁零 7 月,男。反复发热、咳嗽、喘息 23 天。5 月龄开始反复喘息。经常有血便,有支气管扩张。WBC 17.53×10^9/L,N 14.18×10^9/L,L 2.15×10^9/L,Hb 142g/L,PLT 192×10^9/L。IgG 15.6g/L,IgA 0.277g/L,IgM 0.692g/L,IgE 6 840IU/ml。CD3 68.8%,CD4 27.5%,CD8 30.2%,B 7.5%,NK 19.9%。二代测序示 *FOXP3* 基因 Arg337Gln 突变

【实验室检查】

IPEX 患儿通常具有 IgE、IgA 水平升高和明显的嗜酸性粒细胞升高。可由于蛋白丢失肠病至 IgG、IgA、IgM 水平降低。91% 的患儿 IgE 升高 94~12 000kIU/L(<40kIU/L)。受累患儿缺乏血清可检测的胰岛素。除了几例患儿外,对蛋白和多糖的抗体反应大部分患儿正常。经常在 IPEX 患儿血清中检测到多种组织特异的自身抗体,而不单是针对肠细胞抗原的自身抗体,如抗胰岛细胞、抗胰岛素、抗谷氨酸脱羧酶、抗甲状腺球蛋白、抗平滑肌、抗小肠组织。自身免疫性肠病相关的 75kDa 抗原(AIE-75)表达于小肠刷状缘和肾的近曲小管,是 IPEX 特异的标靶,95% 的患儿具有抗 AIE 75kDa 抗体。Villin,一个 95kDa 的肌动蛋白结合的蛋白,是另一个刷状缘抗原,高水平的抗 Villin 自身抗体仅见于 IPEX 儿童。大部分患儿表达 Foxp3 的 CD4$^+$CD25$^+$T 细胞<1%CD4$^+$T(正常值 5%~10%),少部分略减低或正常,但 Foxp3 表达可降低。IPEX 患儿 CD4$^+$CD25$^+$T 细胞抑制 CD4$^+$CD25$^-$T 细胞增殖能力不同程度受损。

IPEX 的肠道组织病理特征包括 GVHD、乳糜泻样、针对杯状细胞抗体的杯状细胞缺如。GVHD 形式为完全绒毛萎缩,固有层中度浸润,凋亡小体,隐窝脓肿,杯状细胞缺如。乳糜泻样形式为部分绒毛萎缩,固有层浸润,上皮内淋巴细胞增多,隐窝过度增殖。IPEX 胃肠道的主要病理发现是完全或不完全绒毛萎缩伴黏膜淋巴细胞和嗜酸性粒细胞浸润,但呈非特异性。GVHD 样伴阳性的抗肠细胞抗体是 IPEX 综合征最常见的肠道表现。针对肠上皮细胞,杯状细胞尤其针对 AIE 75kDa 自身抗原的抗体可帮助确定 IPEX 综合征中自身免疫肠病的诊断。

皮炎表现为亚急性慢性海绵样或牛皮癣样改变。组织上,牛皮癣样皮肤损害是不规则的表皮增殖伴叠加的角化不全和淋巴浸润。也被描述与慢性苔藓样湿疹一致。真皮上部轻度血管周围淋巴浸润。中度到重度浅表真皮嗜酸性粒细胞或淋巴细胞同时浸润。尽管大部分皮肤改变与特应性或牛皮癣样皮炎近似,IPEX 患儿可出现过敏性、自身免疫性或感染性的皮肤并发症。尸检病理示胰腺慢性间质淋巴浸润和胰岛细胞缺乏。

【鉴别诊断】

1. 腹泻　食物过敏肠病、解剖异常、淋巴管扩张、转运或酶异常、胰腺疾病、原发的上皮肠病、代谢或内分泌病等原因均可导致腹泻。

2. 糖尿病　与其他单基因异常所致糖尿病鉴别(6 个月前发病),如 *Kir6.2*、*SUR1*、*Preproinsulin* 基因。在 6 月龄前胰腺抗原的特异自身抗体存在提示 *FOXP3* 突变可能。

3. 皮炎　金黄色葡萄球菌烫伤样皮肤综合征、先天性皮肤念珠菌病、重症联合免疫缺陷病(Omenn 综合征、GVHD)、鱼鳞病、代谢病、药物过敏。

4. IPEX 样综合征　*LRBA*、*STAT3* gain-of-funtion、*STAT1* gain-of-funtion、*CTLA-4*、*CD25*、*STAT5b* 基因突变均可导致 IPEX 样综合征。

5. 自身免疫性多内分泌病、念珠菌病、外胚层发育不良(autoimmune polyendocrinopathy-candidiasis-ectodermal dystrophy,APECED)　AIRE 表达于胸腺髓质上皮细胞(mTEC)和单核 / 树突状细胞。mTEC 通过 MHC Ⅱ 表达广泛的来自机体不同器官的组织限制性抗原(TRA)。*AIRE* 基因突变导致转录因子表达降低和 mTEC 和树突状细胞呈递至发育 T 细胞的自身抗原减少。对一些抗原的中枢耐受丢失,当自身反应性 T 细胞克隆逃逸入外周则引起多种自身免疫异常。APECED 诊断包括三联症中的 2 项:念珠菌感染、甲状旁腺功能减退、Addison 病。患儿具有多种抗 IFN 抗体,抗 IFN-ω 见于 100% 的患儿。黏膜皮肤念珠菌病若不治疗,可发展为皮肤癌。若无脾被证实,应给予针对肺炎双球菌、脑膜炎球菌和流感嗜血杆菌的疫苗。

【治疗及预后】

若不经过治疗,由于不生长及营养不良或免疫抑制导致的感染,IPEX 患儿通常在生后头 2 年内死亡。10 年存活率 43%。疾病的严重程度和进展与抗 AIE 75kDa 的滴度不呈相关性。影响叉形头结构域突变患儿预后差。由于毒性作用和感染并发症,免疫抑制剂的应用受到限制。单的或联合的免疫抑制治疗仅对部分患儿有效。若对泼尼松或甲泼尼龙的治疗反应不充分,倍他米松可能更有效。环孢素和 / 或他克莫司最常与激素联合应用。硫唑嘌呤也常与激素和 / 或他克莫司联合应用。钙调神经磷酸酶抑制剂毒性高,同时抑制 Teff 细胞、*Foxp3* 表达和 Treg 细胞功能。雷帕霉素特异性靶向 Teff 细胞,但不作为一线药物,如果钙调神经磷酸酶抑制剂治疗失败,雷帕霉素可作为二线选择。雷帕霉素耐受好及较少出现肾毒性。

在疾病发展过程中早期考虑 HSCT,来恢复调节性 T 细胞功能,限制对内分泌器官的自身免疫损伤,降低慢性免疫抑制导致的感染并发症。22.5% 的 IPEX 患儿 HSCT 后死亡,死于移植和疾病相关的并发症。移植时 T1D 存在,则移植后 T1D 仍存在。HSCT 后,只要在 Treg 细胞群达到完全植入,部分嵌合也可使疾病完全缓解。在 *FOXP3* 突变的女性健康携带者,只有野生型位点在 Treg 细胞是活性的,产生功能性的 Treg 细胞群,无疾病症状,尽管循环 Teff 和 B 细胞是随机灭活。

Treg 细胞为基础的免疫治疗的一个主要问题是在临床前研究很难评估 $CD4^{Foxp3}T$ 细胞的寿命。另一个缺点是体内 $CD4^{Foxp3}T$ 细胞免疫抑制的广泛作用。用基因转移的慢病毒策略对 IPEX 行基因治疗是有前途的,但 Treg 细胞特异表达仍有疑问。因血细胞前体细胞在生理状态下不表达 Foxp3,干细胞连续性 Foxp3 过度表达对血细胞前体细胞会有伤害作用。基因编辑 / 基因校正可能是最好的长期基因治疗策略。

二、功能获得性 STAT3 突变

【概述】

婴儿起病的多系统自身免疫性疾病 1 型(autoimmune disease,multisystem,infantile-onset 1,ADMIO1)特征为婴儿早发的累及多器官的自身免疫异常。常见特征包括胰岛素依赖型糖尿病、自身免疫性肠病或乳糜泻、自身免疫性血液系统异常。其他特征包括身材矮小、非特异皮炎、甲状腺功能减退、自身免疫性关节炎和青春期发育延迟。一些患儿表现反复感染。该异常由 *STAT3* 基因杂合的功能获得性(gain-of-function,GOF)突变引起。

【发病机制】

STAT3 属于转录因子家族 7 成员之一(STAT1、STAT2、STAT3、STAT4、STAT5a、STAT5b、STAT6),负责将不同细胞因子信号从细胞膜传递入细胞核来改变基因表达。与 STAT1 不同,STAT3 出现于很多受体家族的下游。Ⅰ、Ⅱ、Ⅲ型干扰素主要活化 STAT1。IL-6、γ 链细胞因子、IL-10 家族细胞因子和 IL-23 主要活化 STAT3。多种刺激下游的 STAT3 活化的部分特异性源自于细胞表型特异性,其他特异性源自于 STAT3 的非经典功能。

鼠生殖删除 STAT3 导致早期致死性胚胎发育。细胞特异敲除鼠揭示 STAT3 在 Th17 细胞中起重要作用,可抑制 iTreg 细胞发生,参与 Tfh 细胞的形成。在 B 细胞,$CD8^+T$ 细胞,巨噬细胞 / 中性粒细胞和 NK 细胞中条件性删除 STAT3,结果提示 STAT3 参与 T 细胞依赖抗体产生,记忆 T 细胞形成,通过 IL-10 通路的粒细胞调节,NK 细胞抗肿瘤反应的抑制。

用 STAT3 反应的双荧光素酶报告分析评价 *STAT3* GOF 突变的活性。STAT3 高活性不与高磷酸化相关,但与基础的或 IL-6 或 TNF-α 刺激后的转录活性升高相关。一些患儿存在延迟的去磷酸化。STAT3 高活性上调下游靶基因 SOCS3 表达。SOCS3 增加 STAT5b 的去磷酸化,导致 Treg 细胞发生和功能受损。SOCS3 上调使 IFN-γ 刺激下的 STAT1 磷酸化降低。

根据明显不同的分子反应方式,如(去)磷酸化、二聚体化、核转运、DNA 结合和转录活性,将突变特征归为 3 类,大部分不依赖于功能蛋白结构域。组 1：荧光素酶报告分析示基础转录活性增加。静息和刺激细胞 STAT3 磷酸化增加和延迟的去磷酸化,导致 pSTAT3 在细胞质和细胞核的积聚。STAT3 靶基因高表达如 SOCS3。该类型突变与淋巴增殖、自身免疫性血细胞减少、身材矮小的高外显相关。组 2：基础转录活性轻微增加，但刺激后转录活性增加。STAT3 靶基因表达增加包括 SOCS3。临床表型呈低外显。患儿 Treg 细胞计数最低。组 3：磷酸化延长，DNA 结合力增加，细胞因子刺激后报告活性降低。若荧光素酶报告分析结果显示阴性也不能除外 *STAT3* 突变的功能获得性效应。患儿缺乏明显基因型 - 表型相关性。STAT3 高活性不与表型严重度相关。高 IgA 与肠病相关。

患儿低丙种球蛋白血症与转换记忆 B 细胞、NK 细胞、浆细胞样树突状细胞降低有关。患儿循环 FOXP3⁺Treg 细胞降低，CD25，FOXP3 表达降低，功能性抑制活性降低。患儿原始 T 细胞 IL-17 产生增加，IL-6 不能进一步增加 IL-17 产生，IL-10 可降低 Th17 细胞数目。患儿 FAS 介导的凋亡降低，Bcl-2 家族蛋白表达被打乱，对内源凋亡刺激剂抵抗，对 Bcl-2 抑制剂 ABT-737 诱导的凋亡更敏感。

【分子特征】

STAT3 基因由 24 个外显子组成，位于 17q²¹。STAT3 在物种间高度保守，鼠和人之间仅有 1 个氨基酸区别。主要异构体 STAT3α，是一个含有 6 个结构域的由 770 位氨基酸组成的 92KDa 蛋白。异构体 STAT3β 利用位于外显子 23 的替代剪接受体，导致 STAT3α 的最后 55 位氨基酸被 STAT3β 特异的 7 位氨基酸序列替代。卷曲螺旋（coiled-coil）结构域参与二聚体化 / 核定位。DNA 结合结构域导致靶基因结合。一个连接和一个 SH2 结构域通过同源或异源二聚体介导 STAT3 相互作用。反式活化结构域（transactivation）促进转录。STAT3 活化及入核后，与经典序列 CCT（N）3 GAA 结合来活化或抑制基因转录。

截至目前，共报道 42 例患儿，28 种不同的杂合突变。除了 1 例框内氨基酸缺失，其他均为杂合错义突变，位于整个基因，影响多个蛋白结构域。位于氨基端结构域（p. R103W），卷曲螺旋结构域（p. R152W、p. F174S、p. R246Q、p. R278H、p. E286G、p. K290N、p. F313L），DNA 结合结构域（p. P330S、p. Q344H、p. V353F、p. K392R、p. V392A、p. M394T、p. E415L/K、p. G419R、p. N420K、p. G421R、p. C426R、p. P471R），SH2 结构域（p. N616del、p. N646K、p. K658N、p. T663I），反式活化结构域（p. A703T、p. P715L、p. T716M）。6 例携带者未受累提示不完全外显。

【临床表现】

患儿起病非常早，平均起病年龄 3 岁（0.5~5 岁），17 例起病于 1 岁前。最常见特征为自身免疫性血细胞减少、淋巴增殖、肠病、间质肺病、甲状腺炎、糖尿病、生长发育失败。其他常见特征包括青少年发病的关节炎、原发性甲状腺功能减退、湿疹、青春期发育延迟、牙齿异常和面容异常。少部分患儿具有免疫缺陷相关的反复呼吸系统感染，与 *STAT3* 功能缺失性（loss-of-function，LOF）突变患儿不同，没有特异的病原敏感性被证明。其他孤立的特征存在于 1 例或 2 例患儿，包括葡萄膜炎、血栓和分枝杆菌感染。1 例患儿出现 HLH。1 例患儿 14 岁时出现大颗粒淋巴细胞白血病，1 例成人出现霍奇金淋巴瘤。

1 例 22 岁女性儿童期有反复耳部感染，但对疫苗的反应正常，包括卡介苗。十几岁时，表现为淋巴细胞结肠炎、自身免疫血小板减少、低丙种球蛋白血症、关节痛、湿疹和鸟分枝杆菌肺炎。

【实验室检查】

淋巴细胞减少（主要 T 细胞）和低丙种球蛋白血症常见。转换记忆 B 细胞、NK 细胞、浆细胞样树突状细胞降低。嗜酸性粒细胞减少见于 3 例患儿。循环 FOXP3⁺Treg 细胞降低，CD25 和 FOXP3 表达降低，功能性抑制活性降低。患儿细胞 STAT1 和 STAT5 磷酸化受损，

SOCS3 表达升高。大部分患儿具有正常或降低的 Th17 细胞数目。CD4[+]T 细胞在刺激下产生 IFN-γ 和 TNF 增加。双阴性 αβ-TCR[+]T 细胞增加。

【鉴别诊断】

1. 体细胞 *STAT3* GOF 突变　40% 大颗粒淋巴细胞白血病患儿具有体细胞 *STAT3* GOF 突变。突变主要位于 SH2 结构域。与基础高磷酸化有关。

2. 常染色体显性高 IgE 综合征　由杂合显性负的 *STAT3* 突变引起,突变主要位于 DNA 结合结构域及 SH2 结构域。患儿表现为皮炎、疖肿、肺炎伴囊腔形成、高 IgE、乳牙不脱落和骨骼异常。最明显的实验室检查为降低的、经常缺失的 Th17 细胞。T 细胞依赖的抗原特异抗体反应降低。记忆 B 细胞和浆细胞产生降低。Tfh 细胞降低。中枢记忆 T 细胞,黏膜相关不变 T 细胞,NKT 细胞和树突状细胞不正常。

【治疗及预后】

大部分患儿需要免疫抑制治疗,激素、雷帕霉素、马替麦考酚酯、美罗华被应用。8 例死亡,平均死亡年龄 12.5 岁(5.5~18.25 岁)。5 例行干细胞移植,其中 4 例死于并发症,1 例移植成功伴自身免疫疾病缓解。靶向通过 STAT3 信号的细胞因子通路的治疗使 89%(8/9)的患儿症状改善。托法替尼倾向阻断 JAK1 和 JAK3。鲁索替尼倾向阻断 JAK1 和 JAK2。托珠单抗是人源化的 IL-6 受体拮抗剂。JAK 抑制剂治疗的副作用包括一过性血小板减少,短时转氨酶和胆红素增加,伴发的病毒感染(鼻病毒,偏肺病毒,副流感病毒 I 型,诺如病毒和腺病毒)。JAK 抑制剂治疗类风湿关节炎与带状疱疹病毒感染增加有关,在病情严重前应用更有效,应定期监测侵袭病毒感染,也可口服阿昔洛韦预防用药。IL-6 阻断剂和 JAK 抑制剂的结合应用是 *STAT3* GOF 患儿的有效治疗方案。由于大部分 *STAT3* GOF 患儿是年轻儿童,血液肿瘤出现可能会随年龄增加,临床医师应考虑密切监测患儿血液肿瘤的出现。基因治疗在原发性免疫缺陷病中的作用正在增加,但仅对于隐性遗传疾病,因为一个野生型位点的增加会改善预后。对于杂合的 STAT3 疾病,基因编辑是需要的。

第四节　自身免疫性淋巴增殖综合征

【定义】

自身免疫性淋巴增殖综合征(autoimmune lymphoproliferative syndrome,ALPS)是 T 细胞调节异常,由 Fas 介导的凋亡通路缺陷引起自身反应性淋巴细胞积聚。患儿出现慢性淋巴增殖如淋巴结肿大伴肝脾肿大,自身免疫特征如免疫性血细胞减少和肿瘤倾向。

【发病机制】

免疫系统是相互作用的细胞群体,包括 T 细胞、B 细胞、NK 细胞、巨噬细胞、专职的抗原呈递细胞及各自的不同亚群。免疫系统的几个特征是独一无二的,一个是特异性:T 和 B 淋巴细胞谱通过最初的随机选择的抗体和 TCR 可变区基因修饰来对抗大量病原,同时伴自身免疫风险。另一特征是稳态控制:在克隆扩张时相后,通过精细调节生长/扩张和凋亡性死亡之间的平衡,使抗原驱动的淋巴细胞重新调整回到基础淋巴池水平。通常由于淋巴细胞抗原特异受体未被刺激或淋巴细胞缺乏趋向细胞因子导致淋巴细胞由于忽略而死亡。更积极的方式是死亡受体/死亡配体系统引起的凋亡(或程序性细胞死亡)。肿瘤坏死因子受体家族的一个亚群参与死亡信号诱导,被称为死亡受体,CD95(Fas/Apo-1)是该家族的重要一员,是Ⅰ型跨膜受体。CD95介导的凋亡由CD95配体促发,后者是Ⅱ型跨膜受体,可见于杀伤细胞的囊泡,也可通过金属蛋白酶从细胞膜裂解。CD95的寡聚体,很可能三聚体被凋亡信号诱导所需。一个蛋白复合体与活化的CD95相关。这个死亡诱导信号复合体(death-inducing signaling complex,DISC)在受体配置后迅速形成。首先,含有Fas相关死亡结构域蛋白(Fas-associated death domain-containing protein,FADD)的适配子通过自己的死亡结构域与CD95的死亡结构域结合。FADD具有死亡效应子结构域(death effector domain,DED),通过同源的相互作用,募集含有DED的Caspase8(也被称为FLICE)到DISC。Caspase8通过自身蛋白水解活化,活化的Caspase8以异源四聚体的形式从DISC释放入细胞质。活化的Caspase8裂解细胞内各种蛋白,包括Caspase3,导致细胞死亡程序的活化和完成。在Ⅰ型细胞,死亡信号经Caspase级联所放大。在Ⅱ型细胞,基本不形成DISC,Caspase级联通过线粒体放大。Caspase8剪接Bcl-2家族成员B2d。截断的B2d活化线粒体。线粒体一旦活化释放促凋亡分子如细胞色素C和Smac/DIABLO,后者与细胞质内的凋亡蛋白酶活化因子Apaf1和Procaspase9,形成凋亡复合体,是第二个凋亡启动复合体。

凋亡不仅在T细胞发生过程中,而且也在累及外周成熟T细胞的免疫反应过程中起决定性调节作用。在胸腺发育过程中,含有自身反应性受体的不成熟胸腺细胞当遇见配体时被有效清除。在适当条件下,外周成熟T细胞也出现抗原刺激的凋亡。体外超抗原或肽链抗原免疫后,特异T细胞克隆扩张,再刺激后减少或被清除,尤其通过高浓度抗原刺激时。作为免疫反应正常下调的一部分,活化的T细胞上调Fas表达,活化的B淋巴细胞和T细胞上调Fas配体表达。凋亡通过在外周清除自身反应性细胞参与针对自身免疫的第二线防御。由于免疫系统不能通过凋亡来清除自身反应性淋巴细胞可引起自身免疫,推测自身抗原驱动的延长的T细胞活化可将T细胞锁定入凋亡抵抗状态,换句话说,凋亡可产生细胞组分改变,影响抗原呈递和自身耐受。BCR活化通过线粒体通路诱导凋亡。Fas-FasL相互作用对B细胞的稳态也至关重要并参与免疫反应控制。

Fas在淋巴细胞稳态中的重要作用最初见于MRL lpr/lpr鼠,具有常染色体隐性 *Fas* 生殖突变,导致淋巴增殖异常和相关的狼疮样综合征。该模型提示除了调节针对外源抗原的反应,成熟T细胞的凋亡保持对自身抗原的耐受。Fas诱导的凋亡缺陷导致这些鼠具有不被完全清除的外周自身反应性细胞。其中大量的TCRα/βCD4⁻CD8⁻T细胞群(double negative T cell,DNT)源自于不能凋亡慢性活化的CD8表达下调的CD8⁺T细胞。该大量的双阴性T细胞在自身免疫中的确切机制尚不清楚。人的TCRα/βCD4⁻CD8⁻T细胞系具有细胞毒活性,产生IFN-γ和TNF。

1967年Canale和Smith首次描述一个儿童综合征,表现为淋巴结肿大和脾肿大伴自身免疫性溶血性贫血和血小板减少。患儿双阴性T细胞表达成熟T细胞表面蛋白如CD2、CD3、CD57,不表达胸腺细胞标志CD1及NK标志(CD16,CD56)。在未分离的单阳性和扩张的双阴性T细胞中未发现T细胞谱受限的证据。患儿双阴性T细胞CD3/TCR和CD2相关的活化通路缺陷,但CD28活化通路正常。ALPS患儿双阴性T细胞对丝裂原和抗原的反应弱,不能产生促进生长和存活的因子如IL-2。患儿不正常双阴性T细胞扩张可能是由于T细胞成熟内在缺陷、胸腺内T细胞处理缺陷或两种因素均存在。ALPS患儿在外周不能终止对外源抗原,也可能对内源抗原的免疫反应伴慢性淋巴细胞活化。事实上,一部分 CD3⁺T 细胞共表达 HLA-DR 活化抗原。此外,血清可溶性 IL-2R 和可溶性 CD30 水平也升高。最近研究提示,Fas 介导的凋亡除了调节 T 细胞反应,也调节体液免疫反应和清除自身反应 B 细胞。高丙种球蛋白血症、B 淋巴细胞增多和病理性自身抗体产生是 ALPS 的明显特征,提示体液免疫明显失调节。ALPS 患儿 EBV 转染的 B 淋巴系 Fas 介导的凋亡缺陷,直接证明 Fas/Fas 配体系统在清除自身反应 B 淋巴细胞和限制体液免疫反应的尺度中起重要作用。

体细胞突变的 ALPS 患儿植物血凝素(PHA)活化的 T 细胞具有正常的 Fas 介导的凋亡。在静止 T 细胞群内可检测到双阴性 T 细胞,但 PHA 刺激 9 天或用 T 细胞受体的抗体刺激,则不能检测到双阴性 T 细胞。体外 PHA 刺激后突变双阴性 T 细胞的消失是 ALPS Ⅲ 型患儿未分层的淋巴细胞凋亡正常的原因。双阴性 T 细胞体外高死亡率可能是由于体外培养基中缺乏活信号。在体内,自身抗原可提供该信号,自身抗原慢性刺激凋亡抵抗细胞导致 ALPS 的自身免疫和淋巴增殖,但双阴性 T 细胞数目和自身免疫无明确相关性,是否这些细胞识别和反应自身抗原也不清楚。ALPS 患儿双阴性 T 细胞产生 IL-10 增加,后者是重要的 B 细胞刺激剂和 Th2 反应的驱动者。因此,废弃的双阴性 T 细胞可以促进非突变淋巴细胞增殖,间接导致自身免疫疾病。

【分子特征】

Fas 属于 TNF 受体超家族。这些跨膜受体具有 20%~25% 同源性,包含可变数目的富含半胱氨酸的细胞外结构域(cysteine-rich domain,CRD),大约 40 个氨基酸长度在保守位置有 6 个半胱氨酸残基,是伴三次折叠的对称的轴垂直于细胞膜的三聚体复合物。TNFR 家族蛋白细胞质区域很少具有氨基酸保守性,除了 Fas 和 P55。这两个受体具有一个 70 位氨基酸的细胞内死亡结构域,为细胞死亡转导信号。当配体结合,被受体亚单位从三个方向包绕,形成伸展的线样构象,使长轴相互平行,从膜突出。通过半胱氨酸的二硫键,CRD 维持受体亚单位构象使之与配体相互作用发生。

大部分突变为杂合的生殖 *FAS* 突变,对野生型产生显性负的调节作用。有数例隐性生殖突变病例报道,与起病早及严重病情有关。由于未携带 *FAS* 突变的双亲一方具有降低的但非缺陷的 Fas 诱导的凋亡,因此有作者提出 2 个生殖基因异常假说。一部分患儿可具有杂合的生殖突变伴体细胞突变,导致 2 次打击疾病机制假说的提出。累及细胞内结构域的突变较累及细胞外结构的生殖突变外显率高。淋巴瘤的出现也与 *FAS* 受体细胞质死亡结构域生殖突变高度相关。体细胞突变主要位于双阴性 T 细胞,均为细胞内结构域突变,理论上与淋巴瘤高风险有关,因为一部分散发的淋巴瘤患者和既往健康其他肿瘤患者具有 *FAS* 体细胞突变,但缺乏明确的体细胞突变 ALPS 患儿淋巴瘤数据支持。

FAS 基因位于 10q²³·³¹,具有 9 个外显子。CD95 是广泛表达的糖基化的细胞表面分子,替代剪接可产生可溶形式,但可溶形式具体功能不清楚。相对分子量 48kDa(335 位氨基酸),包括信号肽序列,三个富含半胱氨酸结构域,一个跨膜结构域和细胞质死亡结构域。世界范围内有 500 例 ALPS 患儿被报道,其中 200 个家系具有 *FAS* 突变。所有突变累及一个或数个氨基酸,除了外显子 8 的 5′ 端的 331bp 插入和外显子 9 的末端 290bp 的缺失。最常见的突变区域为位于外显子 9 的细胞内死亡结构域。突变导致蛋白合成的早期截断(插入 / 缺失,无义突变)或单个氨基酸替代(错义突变)。死亡结构域的三个错义突变包括 G237V、

G237S、G237D,影响结构域与 FADD 的相互作用。影响细胞外结构域和细胞内较近端区域的突变与临床病情程度轻有关。由于基于遗传突变不能预测外显率,遗传咨询要分析所有遗传 *FAS* 突变的未受累家庭成员。

【临床表现】

起病年龄早(平均中位年龄 11.5 个月),也有青春期后起病的报道。80% 的患儿具有淋巴结肿大,85% 的患儿具有脾肿大,45% 的患儿具有肝肿大。淋巴增殖必须是慢性的(>6月),若局限于淋巴结,必须是两个不同的淋巴结组群受累。淋巴增殖随年龄好转(经典青春期后)。

自身免疫是第二位常见的临床特征,通常于儿童早期起病,也可于淋巴增殖数月或数年后出现,系统性自身免疫性疾病经常需要临床干预。自身免疫性血细胞破坏是最常见的自身免疫表现。70% 的患儿受累,红细胞、血小板和中性粒细胞均可受累。很多患儿多个细胞系受累。病情由轻(仅实验室检测到)到慢性严重(需要免疫抑制治疗)。很多患儿自身免疫波动,伴系统损伤(仅实验室检测到),可复燃,也可随年龄改善。其他少见自身免疫特征包括肾(肾炎)、肝(肝炎)、关节(关节炎)、眼(葡萄膜炎)、神经系统(自身免疫小脑综合征,吉兰 - 巴雷综合征)、肠道(结肠炎)。皮疹,尤其荨麻疹常见。ALPS 患儿随访入成年期后可出现免疫介导的肺纤维化,偶尔伴闭塞性细支气管炎 / 机化性肺炎。

淋巴瘤的出现率推测为 10%~20%。最常出现非霍奇金淋巴瘤或霍奇金淋巴瘤,白血病和实体瘤(甲状腺、乳腺、肝)也有报道。ALPS 患儿未受累家族成员肿瘤的风险增加,这些家族成员可遗传同样的突变但不出现明显的 ALPS 表型。正常人群淋巴瘤中凋亡通路(*FAS*、*FASL*、*CASP10*)体细胞突变高流行。1 例 43 岁女性 ALPS 患者,持续有淋巴结肿大和高丙种球蛋白血症,也具有几次肿瘤损伤,包括一次乳腺腺瘤,3 次甲状腺腺瘤,2 次基底细胞癌。

除了个别病例,感染的风险不增加。一小部分患儿具有共同发病的 CVID,占 5%~10%。

【实验室检查】

双阴性 T 细胞(DNT)明显升高>5%,严重淋巴细胞减少患儿可具有假的 DNT 升高,因为淋巴细胞总数降低使流式细胞定量分析任何亚群不准确。由于 DNT 体外培养不存活,凋亡分析仅鉴定存活细胞的 Fas 缺陷,尤其 CD4⁺T 和 CD8⁺T 细胞,仅生殖突变患儿会有不正常的凋亡分析。其他实验室异常包括 B 和 T 细胞增多、阳性自身抗体、阳性抗核抗体、多克隆高丙种球蛋白血症。<10% 的患儿具有低丙种球蛋白血症,一小部分具有 CVID。血清 IL-10、VB12 和 Fas 配体经常明显升高。无影像模型可鉴别良性和恶性淋巴增殖,包括 PDG-PET,ALPS 中淋巴增殖是嗜 PDG-PET 性的。

组织病理可区分 ALPS 中淋巴增殖与恶性病、感染和其他淋巴增殖病。淋巴结副皮质区 T 细胞明显扩张。很多这些 T 细胞是 DNT,CD45RO 表达阴性。很多副皮质区淋巴细胞表达穿孔素、T2A-1 和 CD57,CD25 表达阴性。其他特征包括滤泡过度增殖,浆细胞增多,滤泡间区域血管明显。T 细胞经常增殖指数高伴大量有丝分裂和 Ki67 表达增加。

附:【ALPS 的诊断标准(相关分类见表 5-4-1 和表 5-4-2)】

1. *最初的诊断标准(Bleesing, et al)2000*

诊断标准:

(1)慢性非恶性淋巴增殖。

(2)外周血 DNT 升高。

(3)体外 Fas 介导的凋亡缺陷。

支持标准:ALPS 阳性家族史;特征性组织病理;自身免疫。

诊断条件:必须满足 3 个诊断标准。

2. 新的诊断标准(Seif,et al)2008)

(1)必需的诊断标准

1)慢性(>6 个月)、非恶性、非感染性淋巴结肿大或脾肿大或二者均存在。

2)外周血 CD3$^+$TCR α β $^+$CD4$^-$CD8$^-$DNT 明显升高(≥1.5% 总淋巴细胞或 2.5%CD3$^+$T 细胞)(在淋巴细胞计数正常或升高情况下检测)。

(2)辅助诊断标准

主要标准:

1)体外 Fas 介导的凋亡缺陷(2 个独立实验)。

2)找到遗传突变(*FAS,FASL,CASP10*):生殖或体细胞突变。

次要标准:

1)血浆可溶性 Fas 配体水平升高(>200pg/ml)或血清 IL-10 水平升高(>20pg/ml)或血清或血浆 VB12 水平升高(>1 500ng/l)或血浆 IL-18 水平升高(>500pg/ml)。

2)典型的免疫组织发现。

3)自身免疫性血细胞减少(溶血性贫血、血小板减少或中性粒细胞减少)和 IgG 水平升高(多克隆高丙种球蛋白血症)。

4)非恶性/非感染性淋巴增殖伴或不伴自身免疫家族史。

注:明确诊断基于必须条件加 1 个主要标准;可能诊断基于必须条件加 1 个次要标准。

表 5-4-1 ALPS 的修订分类

既往命名	修订命名	基因	定义
ALPS 0 型	ALPS-FAS	*FAS*	满足 ALPS 诊断标准和生殖纯合 *FAS* 突变
ALPS Ⅰa 型	ALPS-FAS	*FAS*	满足 ALPS 诊断标准和生殖杂合 *FAS* 突变
ALPS Ⅰm 型	ALPS-sFAS	*FAS*	满足 ALPS 诊断标准和体细胞杂合 *FAS* 突变
ALPS Ⅰb 型	ALPS-FASL	*FASL*	满足 ALPS 诊断标准和生殖 FAS 配体突变
ALPS Ⅱa 型	ALPS-CASP10	*CASP10*	满足 ALPS 诊断标准和生殖 *caspase10* 突变
ALPS Ⅲ型	ALPS-u	unkown	符合 ALPS 诊断标准但遗传缺陷未明确

表 5-4-2 ALPS 相关异常的修订分类

既往命名	修订命名	基因	定义
ALPS Ⅱb 型	CEDS	*caspase8*	患儿表现淋巴结肿大和/或脾肿大,边界性 DNT 升高,反复感染,生殖 *caspase8* 突变
ALPS Ⅳ型	RALD	*NRAS*	患儿表现自身免疫,淋巴结肿大和/或脾肿大,升高或正常的 DNT,体细胞 NRAS 突变

续表

既往命名	修订命名	基因	定义
DALD	DALD	unkown	患儿表现自身免疫,淋巴结肿大和/或脾肿大,DNT 正常,体外 Fas 介导的凋亡缺陷
XLP1	XLP1	*SH2D1A*	患儿表现暴发 EBV 感染,低丙种球蛋白血症或淋巴瘤

注:半胱天冬酶 8 缺乏症(caspase8 deficiency state,CEDS);Dianzani 自身免疫性淋巴增殖疾病(Dianzani autoimmune lymphoproliferative disease,DALD)

【鉴别诊断】

1. 其他淋巴增殖异常

(1)Castleman 病:是原因不明的反应性淋巴结病。根据受累程度分为单中心型和多中心型。根据病理特点分为透明样血管型、浆细胞型和混合型。多中心型病理上为混合型。透明样血管型的病理示淋巴滤泡和滤泡间区域透明样化和毛细血管增殖,有时滤泡树突状细胞发育不良,基质细胞可有克隆性。浆细胞型的病理示滤泡间有明显的浆细胞。混合型的病理示三联症:a. 弥漫明显的浆细胞化;b. 生发中心明显的透明样血管改变;c. 保留淋巴结结构。

(2)Rosai-Dorfman 病:又被称为窦组织细胞病,是良性的少见的组织细胞增殖异常,病因不清楚,经典类型表现为巨大的无痛的淋巴结肿大,伴发热、白细胞增多、高丙种球蛋白血症、血沉增快和贫血。淋巴结外受累占 40%,常累及的器官包括皮肤、上呼吸道、骨、睾丸和眼眶。组织病理示淋巴结窦扩张,内充满组织细胞伴浆细胞和淋巴细胞。组织细胞的细胞质内可有淋巴细胞和红细胞,被称为伸入运动。免疫组化示组织细胞 S100 和 CD68 阳性,通常 CD1a 阴性。

(3)Dianzani 自身免疫性淋巴增殖疾病:属于 ALPS 相关异常的 DALD 分类。符合 ALPS 的诊断标准,体外 Fas 介导的凋亡缺陷,DNT 正常,未找到明确的致病突变。

(4)Kikuchi-Fujimoto 病:又叫组织细胞坏死性淋巴结炎,是少见的不明原因的淋巴结炎,预后良好。1~3 周内发病,1~4 个月自然缓解。主要表现颈部淋巴结肿大,尤其颈部后三角区出现大的痛的淋巴结,通常影响一侧。少数病例可全身淋巴结受累。伴发症状包括恶心、呕吐、体重减轻、乏力、头痛和关节痛。淋巴结外受累少见,如皮肤、眼、骨髓。大部分患儿白细胞减少或伴白细胞相对增多的中性粒细胞减少。淋巴结超声示中心低回声,外周高回声。组织病理示皮质周围局灶性的包含核破裂残骸的凝固坏死,环绕以大量的 CD68[+]/MPO[+] 的组织细胞,CD68[+]/CD123[+] 浆细胞样树突细胞及小部分从小到大的 CD8[+]T 细胞和免疫母细胞。鉴别诊断主要为 SLE 相关的淋巴结病和大细胞淋巴瘤。组织病理缺乏中性粒细胞、浆细胞和苏木紫小体,不支持 SLE。

2. 常见变异型免疫缺陷病　常见变异型免疫缺陷病(CVID)患者基本特征为低丙种球蛋白血症,蛋白抗体反应缺陷和反复感染,同时伴有自身免疫、淋巴增殖和淋巴瘤。大部分 CVID 患者不具有凋亡缺陷。ALPS 患儿通常无反复感染。DNT 升高。需注意一部分 ALPS 患儿可共患 CVID。

3. Evans 综合征　Evans 综合征患儿中一部分可查到 *Fas* 突变,提示 ALPS 患儿可先单独表现自身免疫性血细胞减少,而不出现淋巴增殖。高丙种球蛋白血症、DNT 升高和凋亡缺陷可提示 ALPS 诊断。

4. 家族性噬血细胞性淋巴组织细胞病 由于颗粒依赖的细胞毒通路缺陷不能杀死外源病原,导致 T 细胞和巨噬细胞活化、增殖并浸润脏器,产生大量细胞因子,造成器官功能衰竭。起病急骤,病情进展迅速,受累脏器广泛,尤其肝脏和中枢神经系统。不具有自身免疫特征。而 ALPS 表现为缓慢进展的淋巴增殖和自身免疫疾病,机制为凋亡缺陷。

【治疗及预后】

ALPS 患儿的血细胞减少对 IVIG 治疗无反应,但一小部分患儿有反应。除了激素,吗替麦考酚酯(MMF)最常用于 ALPS 患儿。MMF 口服后水解为活性产物霉酚酸(MPA),MPA 抑制次黄嘌呤核苷磷酸脱氢酶,使鸟嘌呤核苷酸的合成减少,导致增殖的 T 和 B 淋巴细胞抑制。应用 MMF 的患儿可出现腹泻和血细胞减少,主要为中性粒细胞减少。雷帕霉素近年应用于恶性和非恶性淋巴疾病,推测在 ALPS 患儿中会有益处。雷帕霉素常见毒性作用包括高胆固醇血症、高血压和脂膜炎。其他报道有治疗反应的免疫抑制剂包括环孢素、依托泊苷、巯嘌呤和甲氨蝶呤。抗 CD20 使 ALPS 患儿出现低丙种球蛋白血症的风险增加,在所有治疗均无效的情况下方可考虑应用。ALPS 患儿脾切除后,即使给予适当的疫苗接种和抗生素预防,肺炎双球菌败血症的风险仍增加。伴有自身免疫性中性粒细胞减少的 ALPS 患儿感染时可出现中性粒细胞反应,侵袭感染的风险不增加。相反,免疫抑制治疗增加感染风险。干细胞移植在 ALPS 患儿中的作用尚不明确。减强度的预处理方案的移植更安全,近些年移植是 ALPS 患儿的一个较有吸引力的治疗选择,可考虑应用于高度难治的患儿。

第五节 免疫失调节伴结肠炎

【概述】

常染色体隐性的 IL-10/IL-10R 缺陷患儿主要在生命早期表现炎性肠病。肛周疾病尤其严重,也出现其他临床特征,包括慢性毛囊炎、反复呼吸道感染和关节炎。严重的肠道炎症,多发脓肿形成,肛裂和瘘(如小肠皮肤瘘和直肠会阴瘘)经常需要外科干预,有时需要部分或全结肠切除。组织病理示肠黏膜溃疡伴上皮炎症浸润和脓肿经常出现。对免疫抑制治疗通常无反应如激素、甲氨蝶呤、沙利度胺和抗 TNF-α 抗体。干细胞移植可导致持续的缓解。

【发病机制】

IL-10 最初被描述为可溶性的因子,由 Th2 细胞释放,抑制 Th1 细胞因子分泌,如 IL-2 和 IFN-γ。IL-10 是 Ⅱ 型细胞因子的最重要成员,是非共价连接的同源二聚体。人类 IL-10 的 N 端非糖基化,可作用于人和鼠的细胞。IL-10 是一个关键的抗炎细胞因子,由活化的 T 细胞、B 细胞、角化细胞和单核巨噬细胞产生。在白细胞,IL-10 作用于天然和获得性免疫细胞,具有广泛的免疫调节活性,如抑制增殖、细胞因子分泌和促炎性免疫细胞的共刺激分子的表达。IL-10 抑制 IFN-γ 诱导的巨噬细胞活化。IL-10 降低树突状细胞和巨噬细胞上 MHC Ⅱ 和共刺激分子的表达和促炎细胞因子分泌。体外 IL-10 提前处理未成熟树突状细胞以剂量依赖的方式降低刺激 CD4⁺T 细胞的能力。树突状细胞自分泌或旁分泌的 IL-10 感知对限制效应 T 细胞诱导的炎症是至关重要的。IL-10 也调节中性粒细胞和 NK 细胞的反应。完整的 IL-10 信号限制不适当的 Th17 细胞扩张。Th17 细胞是一种效应细胞,与克罗恩病有关。IL-10 依赖的信号被调节性 T 细胞的功能而非维持所需。

IL-10 在维持肠道稳态中的关键作用的最初证据来自于 IL-10 缺陷鼠的描述。IL-10 缺陷鼠出现由肠道微生物抗原促发的免疫高活性所致的自发的小肠结肠炎。过继输注野生型的 CD4⁺CD45RB^{high}T 细胞给淋巴细胞减少的 SCID 鼠可诱导结肠炎,而外源重组 IL-10 的应用可阻断结肠炎的出现。而输注在 IL-2 启动子含 IL-10 转基因的 CD4⁺CD45RB^{high} T 细胞可阻断结肠炎的发生。肠上皮细胞转基因表达 IL-10 可保护鼠不出现由右旋糖苷硫酸酯钠(DSS)诱导的或 CD4⁺CD45RB^{high}T 细胞过继输注诱导的结肠炎。黏膜移植物耗竭 IL-10 导致 IL-10 诱导基因的下调和 IFN-γ、TNF、IL-17 的上调。胃内应用产生 IL-10 的乳酸乳球菌可保护鼠不出现 DSS 诱导的结肠炎和阻断 IL10^{-/-} 缺陷鼠自发结肠炎的出现。以上研究提示 IL-10 是肠道免疫反应的重要调节子。尽管缺陷的 IL-10 信号在人和鼠引起强的胃肠道炎症表型,但仍然不清楚需要 IL-10 信号的哪一种细胞在炎症性肠病发病机制中是最重要的。

功能性 IL-10 受体由两个链组成:IL-10RA 和 IL-10RB,IL-10RA 作为配体结合蛋白,IL-10RB 参与信号转导。当与 IL-10 结合后,IL-10RA 诱导 IL-10RB 构象改变,允许 IL-10RB 也与 IL-10 结合。与 IL-10RA 不同,IL-10RB 被其他 II 型细胞因子包括 IL-22、IL-26、IFN-λ 的受体共享。IL-10 与 IL-10RA 结合启动受体组装,复合体再与 IL-10RB 结合,形成异源四聚体。信号复合体组装完成后活化两个受体相关的 JAK1 和 TYK2,分别持续与 IL-10RA 和 IL-10RB 相关。JAK1 持续与 IL-10RA 结合,这种持续的相互作用由 IL-10RA 细胞内结构域的 N 端的 SVLLFKK 与 JAK1 的 FERM 结构域介导。IL-10RA 细胞内结构域的磷酸化的酪氨酸残基(427、477)作为 STAT3 的锚位,介导 STAT3 与 IL-10R 复合体直接相互作用。JAK1 和 TYK2 再磷酸化 STAT3,导致 STAT3 同源二聚体化,移入细胞核,与 IL-10 反应基因的 STAT3 结合元素结合。STAT 池诱导 SOCS3 表达。除了 STAT3,也有报道 IL-10R 活化 STAT1 和 STAT5。

IL-10R 缺陷鼠也出现自发的结肠炎。Treg 细胞上的 IL-10R 信号对肠道免疫反应的调节至关重要。IL-10R 信号可限制 Th17 细胞反应。其他免疫细胞的证据提示 IL-10R 信号在各种天然免疫细胞的分泌和功能中起重要作用。IL-10R 信号促进单核细胞发育为腹膜巨噬细胞的不同亚类。

在 293T 细胞,用慢病毒载体介导过度表达野生型和突变的 *IL-10* 的 cDNA,用 ELISA 方法检测培养上清中 IL-10 的浓度,分析 LPS/IL-10 共刺激对健康供者 PBMC 分泌 TNF-α 的抑制作用,突变的 IL-10 抑制作用缺失。

用 IL-10 刺激 IL-10RB 缺陷患儿 PBMC 或 EBV 转化的 B 细胞,用免疫印迹方法分析 STAT3 的 705 位酪氨酸的磷酸化,患儿 STAT3 的 705 位酪氨酸磷酸化缺失。用慢病毒载体转染 IL-10RB 缺陷患儿 EBV 转化的 B 细胞,转染野生型 *IL-10RB* 可诱导患儿 EBV 转化的 B 细胞完整的 STAT3 的 705 位酪氨酸的磷酸化。在不表达 IL-10R 的 Hela 细胞,共表达 *IL-10RA* 的 G14R 突变和野生型 *IL-10RB* 不导致 IL-10 诱导的 STAT3 的 705 位酪氨酸的磷酸化。IL-10R 缺陷患儿单核细胞或单核细胞来源的巨噬细胞暴露于 LPS 或 LPS 加 IL-10,

IL-10 明显降低正常对照细胞的 TNF-α 的释放,但在 IL-10R 缺陷患儿这种抑制作用缺乏。用蛋白阵列分析方法检测 IL-10RA 缺陷患儿其他促炎细胞因子分泌,水平升高的细胞因子包括 TNF-α、TGF-β1、IL-1α、IL-1β、IL-2、IL-6、可溶性 IL-6 受体、RANTES、MCP1 和 MIP-1α 和 MIP-1β。用实时定量 PCR 的方法检测 PBMC 经 IL-10 暴露后 SOCS3 的 mRNA 表达,正常对照呈 4 倍增加,IL-10RB 缺陷患儿 SOSC3 水平无变化。

【分子特征】

IL-10 具有 178 位氨基酸,呈 α 螺旋束结构,为 17~18kDa 的 N 端非糖基化的多肽。人类 IL-10 对鼠和人细胞都是有活性的。鼠 IL-10 仅作用于鼠细胞。IL-10 是酸敏感、非共价的同源二聚体。*IL-10* 基因位于 1q$^{32.1}$,编码的 IL-10 基因结构推测是高度保守的:第一外显子编码信号肽和 A 螺旋,第二外显子编码 AB 环和 B 螺旋,第三外显子编码 C 和 D 螺旋,第四外显子编码 DE 环和 E 螺旋,第五外显子编码 F 螺旋、COOH 尾和包含 AUUUA 反应元素的未翻译片段,其与 AUF1 结合,降低 IL-10 mRNA 的稳定性。几个多态位点位于 *IL-10* 基因的 5′ 交界区。

IL-10RA 位于 11q$^{23.3}$,IL10RA 表达是诱导的而非连续性的,也表达于非血细胞。*IL-10RB* 位于 21q$^{22.11}$,IL10RB 连续表达于大部分细胞和组织。在免疫细胞,未观察到活化相关的 IL-10RB 表达调节。编码 IL-10RA 和 IL-10RB 的基因结构高度相似:第一外显子编码信号肽和成熟肽链的开始氨基酸。第二和三外显子编码第一个 SD100 结构域,第四和第五外显子编码第二个 SD100 结构域,第六外显子编码跨膜结构域,第七外显子编码细胞内结构域和未翻译序列,参与 mRNA 的稳定性。截至目前,*IL-10*、*IL-10RA* 和 *IL-10RB* mRNA 无剪接变异。

IL-10/IL-10R 突变包括无义、错义、大的外显子缺失、剪接突变和 3′ 非翻译区突变。3′ 非翻译区突变的生物信息学分析示这个序列的变异标靶一个潜在的 SR- 蛋白结合位点。在中国 *IL-10R* 突变的比例也比较高,中国 38.5% 的非常早发的炎症性肠病患儿为 *IL-10RA* 或 *IL-10RB* 突变。东亚国家热点突变为 *IL-10RA* 基因的 c.C301T 和 c.G537A 突变。

【临床表现】

自 2009 年最初描述以来,70 多例 *IL-10* 和 *IL-10R* 基因突变的非常早发的炎症性肠病患儿被报道。2018 年,中国的报道增加了 61 例患儿。在西方国家,*IL-10RA* 和 *IL-10RB* 基因突变病例比例近似。在东亚国家 *IL-10RA* 突变比例高。

70.3% 的患儿生后 30 天起病,94.5% 的患儿生后 6 个月内起病。通常起病表现为稀便,腹泻伴血,便的炎症指标升高。除了个别患儿,腹泻均为血性。在生后头一年,所有婴儿具有反复的血性腹泻发作伴黏液,出现明显的体重减轻和生长迟缓。94.2% 的患儿具有典型肛周损伤,表现为明显、多发、持续的肛裂和进展性脓肿及肛瘘,一些患儿出现肛门狭窄(图 5-5-1)。随时间进展,大部分患儿出现从直肠到右半结肠的连续炎症。大部分患儿盲肠受累,除了个别病例,在首次内镜或随访观察中无回肠受累。在 10 年随访中,其他患儿未观察到疾病进展到小肠。

患儿具有早发的反复的皮肤毛囊炎。还有的患儿具有湿疹样皮肤损伤,反复感染如中耳炎、支气管炎、膝关节炎。生长迟缓较常见。进展性听力受损和食物过敏也有报道。无一例患儿具有自身免疫,个别患儿具有弱阳性的抗核抗体。一部分患儿出现 B 细胞淋巴瘤,有的与 EB 病毒相关。起病年龄、肛周损伤、病死率在 *IL-10RA* 突变组、*IL-10RB* 突变组

和 *IL-10* 突变组无区别。与 *IL-10RA* 突变组和 *IL-10* 突变组比较,*IL-10RB* 突变组外科手术率高。与 *IL-10RA* 突变组比较,*IL-10RB* 突变组淋巴瘤比例高。

【实验室检查】

血清 IgG、IgA、IgM 升高,IgE 正常。外周血 T、B 细胞数量和功能正常。中性粒细胞呼吸爆发正常。

IL-10 缺陷患儿缺乏功能性 IL-10。IL-10R 缺陷患儿白细胞对 IL-10 无反应。

小肠和结肠影像显示炎症过程限于结肠伴典型结肠壁增厚伴肠系膜浸润,类似于克罗恩病。

内镜评估显示类似于克罗恩病的阿弗他溃疡,深的鹅卵石样和裂隙样溃疡见于所有患儿,可有假息肉形成。

组织分析显示伴巨细胞的上皮样肉芽肿,巨大的结肠黏膜浸润,包含单个核细胞和多形核细胞(中性粒细胞和嗜酸性粒细胞)增多,溃疡经常深达肌层,隐窝脓肿常见。个别患儿回肠和小肠黏膜淋巴滤泡数目增加,无其他炎症表现。

【鉴别诊断】

1. 炎性肠病(inflammatory bowel disease,IBD) 为一组异质性疾病,与遗传易感性相关。儿童 IBD 指 <16 岁,占所有 IBD 的 20%~25%,<10 岁 IBD 占所有 IBD 的 5%,<2 岁 IBD 占所有 IBD 的 1%。

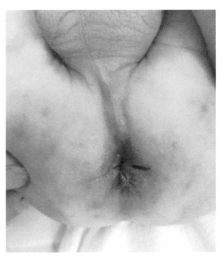

图 5-5-1　IL10RA 缺陷患儿仰卧位顺时针 3 点、5 点和 9 点处肛裂

患儿 2 个月零 21 天,男。间断发热、腹泻 33 天。生后 15 天因“肛周脓肿、口腔溃疡”于当地医院住院。WBC 14.1×10^9/L,N 3.14×10^9/L,L 9.24×10^9/L,Hb 98g/L,PLT 211×10^9/L。IgG 7g/L,IgA 0.106g/L,IgM 2.06g/L,IgE 20.9IU/ml。CD3 76.8%,CD4 18.6%,CD8 56.1%,B 7.5%,NK 10.1%。二代测序示 *IL10RA* 复合杂合 R101W/T179T 突变

克罗恩病的炎症经常是跨肠壁的,溃疡性结肠炎的炎症特征局限于肠道黏膜。克罗恩病与肠肉芽肿、狭窄、瘘有关,而这些表现不是溃疡性结肠炎的典型发现。目前儿童 IBD 治疗策略包括全肠内营养、激素、美沙拉嗪、柳氮磺吡啶、免疫调节剂(硫唑嘌呤、6- 巯基嘌呤、甲氨蝶呤)和抗 TNF-α 抗体。*IL-10/IL-10R* 突变患儿通常表现为婴儿起病的 IBD,临床表现严重,并发症多,对免疫抑制治疗抵抗,干细胞移植可导致病情缓解。

2. 可引起肠道病变的其他单基因异常,如 *JAK3*、*FOXP3*、*RMRP*、*IL2RA*、*IRAK4*、*TRAPS*、*XIAP*、*NCF1*、*PIK3R1*。

【治疗及预后】

IL-10/IL-10R 突变患儿具有较严重的临床过程,如反复血便、明显体重减轻、生长倒退。患儿具有较多、严重、且难治的并发症如反复肛周炎症伴脓肿、瘘和裂,一些患儿需要肠切除、回肠造瘘或结肠造瘘术。对多种免疫抑制治疗抵抗如硫唑嘌呤、甲氨蝶呤、激素和英夫利昔单抗。

骨髓移植可缓解 IL-10 缺陷鼠结肠炎的病情。西方国家 20 余例患儿行 HSCT,大部分为 IL-10R 缺陷患儿,所有患儿均诱导持续缓解。但由于随访时间短,最终结局需要进一步观察。尽管结肠炎明显改善,可出现低的 CD4/CD8、CD4⁺T 和 CD8⁺T 细胞计数明显降低,CD8⁺T 细胞计数明显升高,对丝裂原的反应降低,然而这些免疫异常可随时间恢复正常。

HSCT 后再预防接种可产生针对脊髓灰质炎和破伤风的保护性抗体。来自中国 2018 年的报道示 40 例患儿行干细胞移植,临床有效,但病死率较高为 17.5%(7/40),提示优化移植方案的必要性。

第六节 X 连锁淋巴增殖综合征 -1 型

【概述】

X 连锁淋巴增殖综合征 1 型(X-linked lymphoproliferative syndrome type 1,XLP1)最初于 20 世纪 70 年代早期在 Duncan 家系被描述,在 90 年代末期大部分患儿的致病基因 *SH2D1A* 被鉴定。*SH2D1A* 编码淋巴细胞信号活化分子(signaling lymphocytic activation molecule,SLAM)相关蛋白(SLAM associated protein,SAP)。XLP1 患儿特征为严重或致命的传染性单核细胞增多症(infectious mononucleosis,IM)、低丙种球蛋白血症、噬血细胞性淋巴组织细胞病(HLH)和 / 或淋巴瘤。其他特征包括再生障碍性贫血、纯红细胞性再生障碍性贫血、血管炎和肺淋巴样肉芽肿。

【发病机制】

XLP1 发病机制主要为病毒感染后的免疫失调节,尤其与 EB 病毒感染相关。由于 B 淋巴细胞上有与补体的 C3d 成分近似的 EBV 的受体,EBV 对淋巴细胞尤其是 B 细胞具有趋向性。当 B 细胞作为抗原呈递细胞(APC)时,表达 SAP 的原始 CD8$^+$T 细胞对抗原驱动的增殖和分化是重要的。B 细胞表面的 CD48 与原始 CD8$^+$T 细胞的 2B4 配置可驱动 SAP 依赖的信号促进抗原驱动的 CD8$^+$T 细胞分化。原始 CD8$^+$T 细胞在 B 细胞特异引导下迅速表达 2B4,其表达是非 SAP 依赖的。在抗原呈递 B 细胞引导原始 CD8$^+$T 细胞分化过程中 2B4 具有选择性作用。EBV 特异的 CD8$^+$T 细胞无一例外地存在于 SAP$^+$ 细胞群。SAP$^+$CD8$^+$T 细胞在抗 EBV 免疫中有选择优势,而不是在抗巨细胞病毒或流感病毒免疫中。SAP 被 B 细胞介导的 CD8$^+$T 细胞反应所需。SAP 的重要作用是阻断 CD8$^+$T 细胞 SLAM 家族受体与靶 B 细胞上的配体相互作用后的下游抑制性信号的传递。

XLP1 患儿对 EBV 独一无二的敏感性是由于 SLAM 家族介导的抑制性信号使 SAP$^-$CD8$^+$T 细胞不能与抗原呈递的 B 细胞反应,因此也不能识别和反应 EBV 抗原,使 EBV 感染的 B 细胞特异的 T 细胞谱受限制。来自 XLP1 患儿的 CD8$^+$T 效应细胞,当配置 B 细胞而非其他靶细胞时细胞毒活性和细胞因子分泌降低。在急性 EBV 感染,XLP1 患儿出现正常的或高水平的抗病毒衣壳抗原 IgM 抗体,但通常缺乏嗜异性抗体,最开始这些患儿不出现 EBV 特异细胞毒 T 细胞,导致淋巴结和其他组织内大量、急骤的多克隆 B 细胞增殖。CD4$^+$T 细胞缺陷也可能与 XLP1 中抗 EBV 免疫受损有关,因为体外分析 XLP1 携带者 CD4$^+$T 细胞示 SAP$^+$CD4$^+$T 对 EBV 溶解物起主要反应。

在 EBV 原发感染和终身持续感染状态下,EBV 特异的 CD8$^+$T 细胞主要集中于 CD27$^+$CD28$^+$(大部分 CCR7$^+$,早期分化细胞)和 CD27$^+$CD28$^-$(中间的)CD8$^+$T 细胞。相反,慢性巨细胞病毒感染,CD8$^+$T 细胞集中于 CD27$^-$CD28$^-$ 细胞(晚期效应细胞)。缺乏表达淋巴结归巢受体(CD62L 和 CCR7)的记忆 CD8$^+$T 细胞被定义为效应记忆 T(T$_{em}$)细胞,表达二者的记忆 CD8⁺T 细胞被定义为中枢记忆(T$_{cm}$)细胞。XLP1 患儿大部分 CD8⁺T 细胞缺乏 CCR7 和 CD62L 表达,提示 T$_{em}$ 表型。在急性感染缓解后,EBV 在一小部分含有病毒基因组的循环 B 细胞中建立长期病毒库。EBV 感染正常人后病毒选择性存在于经典的类别转换记忆 B 细胞群(IgD⁻CD27⁺ 细胞)中,这群细胞源自于原始 B 细胞(IgD⁺IgM⁺CD27⁻)。XLP1 患儿 EBV 主要存在于未转换的记忆 B 细胞(IgD⁺IgM⁺CD27⁺)中,这些 B 细胞不是抗原指导的记忆 B 细胞,而是在免疫前谱系产生过程中进行体细胞高频突变,后来针对 T 细胞非依赖的抗原产生抗体反应的 B 细胞。

　　SAP 是 SLAM 家族受体的适配子,SLAM 家族受体是含有 Ig 结构域分子 CD2 超家族的子集。SAP 作为适配子控制几个 SLAM 家族跨膜受体下游信号。2B4(CD244,slamf 4)是 CD2 相关受体 SLAM 家族一员,这个家族包括 SLAM(cd150/slamf 1)、CD48(slamf 2)、Ly9(slamf 3)、CD84(slamf 5)、NK-T-B(人类 NTB-A、鼠 Ly108、CD352/slamf6)和 CD2 样受体活化细胞毒细胞(RACC/CS1/CD319/slamf7)。除了 CD48,每一个受体具有 2 个或多个细胞质免疫受体酪氨酸转换模体(immunoreceptor tyrosine-based switch motif,ITSM)。这个模体的酪氨酸磷酸化有利于 SAP、EAT2、ERT 的结合。大部分 SLAM 家族受体参与自身相互作用,2B4 与 CD48 相互作用。NK 细胞内 2B4 的双向功能通过 CD48 配体浓度、2B4 受体表达水平和细胞内 SAP 蛋白的供给被动态调节。尽管应用 2B4 缺陷鼠模型,抗鼠和人 2B4 单克隆抗体的实验结果具有不一致性,分别提示 2B4 对 NK 细胞具有抑制性和兴奋性作用,具体原因不清楚,但均提示 2B4 对 NK 细胞功能具有重要的调节作用。2B4-CD48 相互作用有两种效应,当与靶细胞上的 CD48 配置后,2B4 是抑制性的,但被其他 NK 细胞的 CD48 引导,变成活化性的。在 SAP 缺陷的人类 NK 细胞,2B4 和 NTB-A 的兴奋到抑制的功能转换也存在,也见于 SAP 表达低的正常未成熟的 NK 细胞和人类子宫 NK 细胞。在 SAP 存在下,2B4 通过靶细胞介导阳性信号促进 NK 活性,这是因为 SAP 介导的信号超过抑制性效应子介导的信号,后者可能结合不同的酪氨酸为基础的模体。在 SAP 缺乏情况下,2B4 介导抑制信号,通过靶细胞抑制 NK 细胞活性,这是因为以抑制性信号为主。XLP1 患儿 NK 细胞 2B4 和 NTB-A 介导的细胞毒活性缺陷。

　　SAP 缺陷鼠对 T 细胞依赖抗原的抗体反应缺陷,而非 T 细胞非依赖抗原。鼠 SAP 缺陷的 T 细胞与 B 细胞黏附受损,B 细胞的特异性与活化的 B 细胞表面多个 SLAM 家族成员高水平表达有关。在 SAP 缺乏情况下,一些配体促发 SAP 缺陷 T 细胞的抑制性反应,可能通过影响 TCR 诱导的由内到外的整合素信号来阻断完全活化和与 B 细胞的黏附。与刺激性信号不同,抑制性信号不依赖于 SAP 募集 FYN 无能。SAP 缺陷 T 细胞不能形成成熟的 Tfh 细胞,该过程需要 B 细胞的相互作用,与 B 细胞的黏附缺陷提示 SAP 缺陷 T 细胞不能对生发中心形成提供接触依赖的帮助。SAP 缺陷使 CD4⁺T 细胞不能帮助 B 细胞来产生功能性的生发中心,因此不能产生类别转换记忆 B 细胞。XLP1 患儿的一个主要特征是低丙种球蛋白血症,不能产生 IgG 或 IgA 抗体反应。XLP1 患儿缺乏 IgG⁺ 记忆 B 细胞(CD27⁺)。脾组织分析示不能形成可识别的生发中心结构。XLP1 患儿尸检病理示淋巴结缺乏生发中心。从形态和表型及体外 T 细胞依赖及非依赖刺激下增殖和分化能力上看,XLP1 患儿 CD27⁺B 细胞类似经典记忆 B 细胞,*IgV* 区基因表达与正常对照比较具有相似的体细胞高频突变频率和方式,提示抗原驱动选择。XLP1 患儿的 IgM⁺CD27⁺B 细胞是真正的记忆 B 细胞,在不利于 GC 依赖的类别转换记忆 B 细胞形成下被产生。XLP1 患儿 CD27⁺B 细胞 *IgV* 区的

CDR1 总的突变量低于正常对照,可能是由于脾的 GC 数量降低,在此处高亲和力的 B 细胞被抗原呈递滤泡树突状细胞所选择。T 细胞非依赖的 GC 不产生高亲和力成熟的记忆 B 细胞。

NKT 细胞 SAP 表达可提供抗原特异 B 细胞相关的帮助,促进抗体产生,如通过滤泡外浆细胞形成和不典型 GC 反应。SAP 缺乏导致胸腺内 NKT 完全缺如。SAP 依赖的阳性 SLAM 家族受体信号对 NKT 的选择至关重要。XLP1 患儿的活化的 T 细胞对再刺激诱导的细胞死亡(restimulation-induced cell death,RICD)低敏感。正常 T 细胞 SAP 或 NTB-A 沉默表达可出现类似的 RICD 耐受。TCR 再刺激促发 SAP 募集至 NTB-A 增加,这些蛋白可放大 TCR 诱导的信号强度和下游的促凋亡靶基因的诱导,包括 FASL 和 BIM。

【分子特征】

SAP 具有一个单一的 Src 同源 2(Src homology 2,SH2)结构域,SH2 结构域是保守的蛋白相互作用单元。SAP 通过 SH2 结构域与 SLAM 或相关受体细胞质尾部的以酪氨酸为基础的模体 TI/VYxxV/I(T 是苏氨酸,I 是异亮氨酸,V 是缬氨酸,Y 是酪氨酸,x 是任何氨基酸)相互作用。在 SAP 存在时,SLAM 或相关受体可募集 FYN 酪氨酸激酶,导致 SLAM 家族成员被进一步酪氨酸磷酸化和与其他信号分子相互作用。当 SAP 不表达时,SLAM 家族成员的相同酪氨酸结合一些强的抑制性分子,包括酪氨酸磷酸酶(SHP1/SHP2)和肌醇磷酸酶(SHIP)。

SH2D1A 基因位于 Xq^{25},基因组 DNA 为 2 530bp,开放阅读框为 462bp,从开放阅读框开始 79bp 为起始密码子。4 个外显子编码 128 位氨基酸,包括一个 5 位氨基酸的氨基端,SH2 结构域和一个 25 位氨基酸的羧基端尾部。保守的 SH2 结构域的二级结构被推测为夹在 2 个 α 螺旋中间的中心 β 片层。磷酸酪氨酸结合口袋包含 3 个带正电荷的残基(对应 SAP 的精氨酸 13、精氨酸 32 和精氨酸 55)和 BP 环中的残基(连接 β 片层 B 和 C)。累及外显子 2 的第 55 位精氨酸残基的突变最常见。无义、移码、剪接突变也有报道。60%(3/5)大的缺失突变与结肠炎和胃炎有关。

【临床表现】

男性发病,偶有女性携带者发病报道。主要有 4 个相关表型:传染性单核细胞增多症、恶性 B 细胞淋巴瘤、再生障碍性贫血、低丙种球蛋白血症。平均起病时间 3 岁零 2 个月(范围 8 个月~9 岁)。

EBV 感染相关的 HLH 是最常见的首发特征 39.6%,致死性 IM 最早发生于 2 月龄,最晚发生于 22 岁。HLH 通常在 6 周内急剧进展甚至导致死亡。有 2 例淋巴瘤治愈后数年死于暴发性 IM。

25% 的患儿出现淋巴瘤,淋巴瘤中的 81.8% 为 B 细胞非霍奇金淋巴瘤,也有霍奇金淋巴瘤及 T 细胞表型淋巴瘤被报道,均是淋巴结外的,最常累及回盲部,也可见于中枢神经系统、肝、肾、胸腺、结肠、扁桃体、腰肌。肺的假淋巴瘤有报道。少部分累及 2 处以上位置,数例肿瘤复发。淋巴瘤可在无 EBV 感染证据下出现。25% 的淋巴瘤与 IM 有关,平均年龄为 4 岁,IM 后 1 周到 1 年出现淋巴瘤。43% 的单纯淋巴瘤患儿起病年龄从 5 岁到 15 岁。

再生障碍性贫血不出现于淋巴瘤患儿。暴发性 IM 伴病毒相关 HLH 导致骨髓衰竭所致的再生障碍性贫血患儿多于 1 周内死亡,少部分患儿 EBV 感染后出现孤立的再生障碍性贫血。

低丙种球蛋白血症是在疾病过程中最常见的特征(图 5-6-1),<50% 低丙种球蛋白血症与 IM 有关。17% 淋巴瘤患儿具有低丙种球蛋白血症。经常导致死亡的感染病原包括金黄色葡萄球菌、肺炎双球菌、铜绿假单胞菌。可见由单纯疱疹病毒感染引起的食管和气管局灶溃疡,播散性念珠菌病也有报道。在出现致命的 IM 前,有的患儿出现严重的麻疹肺炎,接种后出现播散性皮肤水痘。

中枢神经系统血管炎散见报道,可与 EBV 感染相关或不相关。1 例患儿同时出现中枢神经系统血管炎、颅内出血、心肌纤维化和嗜酸性粒细胞增多。1 例 14 岁患儿表现 EBV 诱导的中枢神经系统 B 细胞淋巴瘤和 B 细胞缺如。淋巴结可表现广泛钙化。

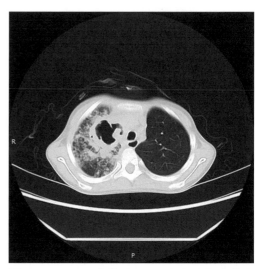

图 5-6-1　XLP1 患儿肺 CT 示右上可见大片高密度影,其内可见不规则空洞形成

患儿 11 岁零 5 个月,男。间断咳嗽、咳痰伴发热 6 年,加重 17 天。有肝脾肿大、鼻窦炎,左室收缩功能轻度减低。WBC $16.06 \times 10^9/L$,N $10.46 \times 10^9/L$,L $5.03 \times 10^9/L$,Hb 83g/L,PLT $339 \times 10^9/L$。IgG 0.63g/L,IgA <0.667g/L,IgM 0.251g/L,IgE <5.00IU/ml。CD3 75%,CD4 41.6%,CD8 30.3%,B 22.8%,NK 0.5%。二代测序示 *SH2D1A* 基因 c.239-240insA 突变

【实验室检查】

患儿具有针对 EBV 特异抗原的不正常低的抗体滴度,尤其针对 EBNA 的 IgG 反应缺陷。杂合母亲 EBV 抗体不正常升高。免疫球蛋白降低、类别转换受损、生发中心形成缺陷、记忆 B 细胞严重缺乏。CD4$^+$T 细胞分化受损如体外辅助 B 细胞能力下降,伴 IL-10 分泌降低和 ICOS 表达降低。NK 细胞毒降低。NKT 几近缺如。T 细胞活化诱导细胞死亡(activation induced cell death,AICD)降低。

尸检病理示胸腺、淋巴结的胸腺依赖区和脾淋巴细胞耗竭。造血器官、内脏、中枢神经系统弥漫淋巴细胞、浆细胞、组织细胞(一些含有红细胞)浸润。系统性血管炎患儿尸检示广泛的小和中血管炎,累及视网膜、脑、冠状动脉、肾的段血管、睾丸、胰腺,免疫化学示浸润的细胞为 CD8$^+$T 细胞,动脉壁组织 EBV-PCR 阳性。

【鉴别诊断】

1. X 连锁淋巴增殖综合征 2 型(X-linked lymphoproliferative syndrome type 2,XLP2) X 连锁隐性 *XIAP* 基因位于 Xq^{25}。XIAP 是凋亡抑制子(inhibitor of apoptosis,IAP)蛋白家族成员,其作为凋亡性细胞死亡通路的抑制剂。87% 患儿经常有脾肿大伴血细胞减少和发热,而且可以是首发临床表现。17% 的患儿具有慢性出血性结肠炎。HLH 出现率高达 76%,而且经常反复。低丙种球蛋白血症出现率 33%。无患儿出现淋巴瘤。一些患儿皮肤出现水疱和结节红斑。女性携带者具有不同程度的结节红斑和 / 或肠道症状,包括炎性肠病和激惹性肠综合征。XIAP 表达降低,NOD2 通路受损伴 TNF-α 产生增多,外周血单个核细胞 AICD 增强。血清 IL-18 水平升高。不典型患儿 XIAP 表达可正常,CD19$^+$ 类别转换 B 细胞降低,T 细胞 AICD 不升高(图 5-6-2)。

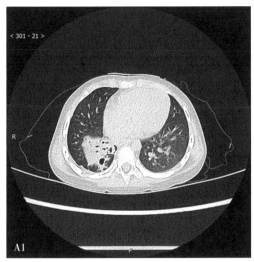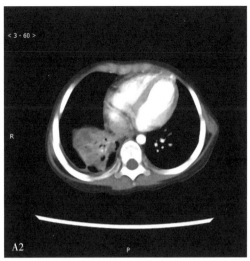

图 5-6-2　XLP2 患儿肺 CT A1~2 示右下肺可见团片状高密度并体积缩小，其内少量
散在小气腔及支气管充气征，右下肺支气管分支多发显示不清，增强后强化不均匀

患儿 3 岁零 16 天，男。间断咳嗽、发热 4 个月余。WBC 9.41 × 10⁹/L，N 1.78 × 10⁹/L，L 6.52 × 10⁹/L，
Hb 96g/L，PLT 310 × 10⁹/L。IgG 8.79g/L，IgA 0.490 0g/L，IgM 1.040g/L，IgE 6.36IU/ml。CD3 96.8%，
CD4 25.7%，CD8 70.3%，B 0.1%，NK 0.7%。血 EBV-DNA 阳性。后因噬血细胞性淋巴组织细胞病
转入血液病房。二代测序示 *XIAP* 基因 exon4-5del，经定量 PCR 验证

2. **家族性噬血细胞性淋巴组织细胞病（FHL）**　是常染色体隐性免疫失调节异常，临
床特征为 HLH。一些家系的 FHL1 与 9q 连锁。FHL2-5 分别由 *PRF1*、*UNC13D*、*STX11* 和
STXBP2 突变引起。各种突变蛋白均导致细胞毒颗粒介导的细胞死亡通路缺陷。细胞因子
产生增多，如 IFN-γ 和 TNF-α。细胞毒 T 细胞和 NK 细胞活性降低。与 EBV 感染无相关
性，基本不出现低丙种球蛋白血症（FHL5 除外）及淋巴瘤。

3. **ITK 缺陷**　*ITK* 基因位于 5q³³，参与 TCR 介导的活化，为常染色体隐性遗传。临床
特征为 EBV 相关的 B 细胞淋巴增殖、淋巴瘤。IgG 正常或降低。循环 T 细胞进行性下降。

4. **CD27 缺陷**　*TNFRSF7*（CD27）基因位于 12p¹³，为常染色体隐性遗传，参与 T 细胞免
疫的产生和维持。临床特征为 EBV 感染促发的 HLH，再生障碍性贫血，淋巴瘤，低丙种球
蛋白血症。iNKT 降低。记忆 B 细胞缺乏。

【治疗及预后】

1982 年的注册研究报道平均存活时间为 2 年零 5 个月。1995 年的注册研究报道 XLP
总死亡率 75%，70% 的患儿 10 岁前夭折。2011 年 Booth 等的回顾性研究表明未移植患儿
总存活率 62.5%，大部分患儿给予 IVIG，但出现 HLH 后存活率降低为 18.8%。出现 HLH 患
儿的死亡率为 65.6%，EBV⁻ 与 EBV⁺ 患儿的病死率无差别。出现爆发性传染性单核细胞增
多症和病毒相关的 HLH 患儿通常在起病 1 个月内死亡，经常死于胃肠道出血或化脓感染，
与肝功能衰竭、再生障碍性贫血或获得性低丙种球蛋白血症有关。尽管低丙种球蛋白血症
和恶性淋巴瘤与存活期长有关，但没有患儿存活至 50 岁。

抗 CD-20 单抗可降低或清除 EBV 病毒血症，但可增加 B 细胞耗竭的风险，包括加重长
期低丙种球蛋白血症。T 细胞感染 EBV 也见于 XLP1 患儿，此时抗 CD-20 单抗治疗可能无
帮助。淋巴瘤的治疗依据标准方案，近些年与此相关的死亡率也下降。其他免疫失调节特

征如再生障碍性贫血和血管炎可能对激素或免疫抑制剂治疗有反应。

1999 年 Schuster 和 Kreth 阐述预防晚期 EBV 和非 EBV 相关并发症的唯一方法为早期 HSCT，15 岁前移植效果好。HSCT 后总存活率 71%。HSCT 最重要的危险因素是移植之前的 HLH，使存活率降低至 50%。死亡的患儿均在移植前或过程中出现 HLH，而无 HLH 的患儿均存活过移植过程。死亡的主要原因是败血症，但疾病进展也导致死亡。非清髓的预处理方案不影响存活或远期嵌合状态。50% 患儿有某种程度的 GVHD，仅有 2 例出现慢性 GVHD。存活的 25 例中，5 例具有远期的问题如 EBV 血症、支气管扩张、自身免疫疾病，慢性鱼鳞病和中性粒细胞减少。移植后可出现体液免疫功能建立失败。EBV 促发疾病倾向于选择 EBV 阳性的供者。

潜在的将来治疗包括 SLAM 家族抑制剂如人源的阻断抗体，与不同 SLAM 受体具有高亲和力的肽链或小分子，小的分子抑制剂。利用内在的哺乳动物启动子新的自身灭活反转录病毒或慢病毒载体的基因治疗，已应用于其他原发性免疫缺陷病，截至目前无插入诱变的报道，将来有望用于治疗 XLP1 患儿。用基因校正的患儿自体 T 细胞可行过继输注的 T 细胞基因治疗。

参考文献

1. ZHANG L, LI Z, LIU W, et al. Genetic characterization of pediatric primary hemophagocytic lymphohistiocytosis in China: a single-center study. Ann Hematol, 2019, 98 (10): 2303-2310.

2. MIAN A, KUMARI K, KAUSHAL S, et al. Fatal familial hemophagocytic lymphohistiocytosis with perforin gene (PRF1) mutation and EBV-associated T-cell lymphoproliferative disorder of the thyroid. Autops Case Rep, 2019, 9 (3): e2019101.

3. KRAM DE, SANTARELLI MD, RUSSELL TB, et al. STX11-deficient familial hemophagocytic lymphohistiocytosis type 4 is associated with self-resolving flares and a milder course. Pediatr Blood Cancer, 2019, 66 (9): e27890.

4. VIÑAS-GIMÉNEZ L, DONADEU L, ALSINA L, et al. Molecular analysis of the novel L243R mutation in STXBP2 reveals impairment of degranulation activity. Int J Hematol, 2020, 111 (3): 440-450.

5. CARNEIRO IM, RODRIGUES A, PINHO L, et al. Chediak-Higashi syndrome: lessons from a single-centre case series. Allergol Immunopathol (Madr), 2019, 47 (6): 598-603.

6. VERAITCH O, ALLISON L, VIZCAY-BARRENA G, et al. Detailed hair shaft analysis in a man with delayed-onset Chediak-Higashi syndrome. Br J Dermatol, 2020, 182 (1): 223-225.

7. UMEDA K, ADACHI S, HORIKOSHI Y, et al. Allogeneic hematopoietic stem cell transplantation for Chediak-Higashi syndrome. Pediatr Transplant, 2016, 20 (2): 271-275.

8. NETTER P, CHAN SK, BANERJEE PP, et al. A novel Rab27a mutation binds melanophillin, but not Munc13-4, causing immunodeficiency without albinism. J Allergy Clin Immunol, 2016, 138 (2): 599-601.

9. NISHIKAWA T, OKAMURA K, MORIYAMA M, et al. Novel AP3B1 compound heterozygous mutations in a Japanese patient. J Dermatol, 2020, 47 (2): 185-189.

10. HENGST M, NAEHRLICH L, MAHAVADI P, et al. Hermansky-Pudlak syndrome type 2 manifests with fibrosing lung disease early in childhood. Ophanet J Rare Dis, 2018, 13 (1): 42.

11. GAMBINERI E, MANNURITA SC, HAGIN D, et al. Clinical, immunological, and molecular heterogeneity of 173 patients with the phenotype of immune dysregulation, polyendocrinopathy, enteropathy,

X-linked (IPEX) syndrome. Front Immunol, 2018, 9: 2411.

12. DUCLAUX-LORAS R, CHARBIT-HENRION F, NEVEN B, et al. Clinical heterogeneity of immune dysregulation, polyendocrinopathy, enteropathy, X-linked syndrome: a French multicenter retrospective study. Clin Transl Gastroenterol, 2018, 9 (10): 201.

13. JÄGLE S, HEEG M, GRÜN S, et al. Distinct molecular response patterns of activating STAT3 mutations associate with penetrance of lymphoproliferation and autoimmunity. Clin Immunol, 2020, 210: 108316.

14. MATSON DR, YANG DT. Autoimmune lymphoproliferative syndrome: an overview. Arch Pathol Lab Med, 2020, 144 (2): 245-251.

15. CARRASQUILLO JA, CHEN CC, PRICE S, et al. 18F-FDG PET imaging features of patients with Autoimmune lymphoproliferative syndrome. Clin Nucl Med, 2019, 44 (12): 949-955.

16. ZHU L, SHI T, ZHONG C, et al. IL-10 and IL-10 receptor mutations in very early onset inflammatory bowel disease. Gastroenterology Res, 2017, 10 (2): 65-69.

17. ZHENG C, HUANG Y, HU W, et al. Phenotypic characterization of very early-onset inflammatory bowel disease with interleukin-10 signaling deficiency: based on a large cohort study. Inflamm Bowel Dis, 2019, 25 (4): 756-766.

18. XU T, ZHAO Q, LI W, et al. X-linked lymphoproliferative syndrome in mainland China: review of clinical, genetic, and immunological characteristics. Eur J Pediatr, 2020, 179 (2): 327-338.

19. YANG X, HOSHINO A, TAGA T, et al. A female patient with incomplete hemophagocytic lymphohistiocytosis caused by a heterozygous XIAP mutation associated with non-random X-chromosome inactivation skewed towards the wild-type XIAP allele. J Clin Immunol, 2015, 35 (3): 244-248.

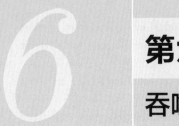

第六章

吞噬细胞数量或功能先天缺陷

第一节　中性粒细胞减少

一、严重先天性中性粒细胞减少

【概述】

中性粒细胞减少的定义为婴儿$<1 \times 10^9/L$，儿童$<1.5 \times 10^9/L$。黑种人群体循环中性粒细胞生理上是降低的，因此界值更低。根据循环中性粒细胞绝对计数定义中性粒细胞减少的严重度：>1 岁，$(1\sim1.5) \times 10^9/L$ 为轻度，$(0.5\sim1) \times 10^9/L$ 为中度，$<0.5 \times 10^9/L$ 为重度。广泛接受的观点认为感染的频度和严重度与中性粒细胞减少的程度相关。然而，很多中 - 重度孤立的中性粒细胞减少儿童呈良性过程，提示其他因素影响感染的敏感度，如中性粒细胞减少出现的速度和持续时间、骨髓髓系储备、循环单核细胞绝对计数、吞噬细胞的功能状态。急性和慢性的定义不同，有的作者认为 3 个月为界限，有的作者认为 6 个月为界限。严重先天性中性粒细胞减少（severe congenital neutropenia，SCN）是异质性骨髓衰竭综合征，由于髓系成熟障碍，粒细胞发育停滞于早幼粒细胞阶段。ELANE、GFI1、HAX1、G6PC3、VPS45 突变分别引起 1~5 型 SCN。目前认为属于前白血病综合征。中性粒细胞和前体细胞凋亡增加被认为是主要发病机制。由于 VPS45 突变引起新生儿骨髓纤维化，预后极其恶劣，不属于本章节经典 SCN 的讨论范畴。

【发病机制】

大部分 SCN 由杂合的 ELANE（既往被称为 ELA2）突变引起，编码中性粒细胞颗粒丝氨酸蛋白酶（中性粒细胞弹性蛋白酶），存在于早幼粒细胞和早幼单核细胞细胞质的嗜天青颗粒中，具有蛋白水解和抗细菌特性。弹性蛋白酶与天青杀素和蛋白酶 3 密切相关，三者均由 19p 上的基因簇编码，这三者也与组织蛋白酶 G 密切相关，均为嗜天青颗粒的主要组成部分。ELANE 突变产生变异的多肽，但未鉴定出常见的生化异常，包括对蛋白水解的影响。SCN 患儿的髓前体细胞电镜显示中性粒细胞的原始颗粒的超微结构异常，包括参与有效抗微生物的水解酶。SCN 患儿的中性粒细胞缺乏抗微生物肽，如 α - 防御素。编码其他中性粒细胞颗粒成分基因的转录也降低。两种不相互排斥的理论解释可能机制。真核生物中大部分分泌的蛋白在内质网中折叠和成熟。非折叠蛋白的载量和内质网处理能力的失平衡会导致内质网应激。非折叠蛋白反应（UPR）是指一个协调的获得的程序，如通过削弱蛋白合成、增加内质网的处理能力、降解错误折叠蛋白等方式，用于保护细胞免于内质网（ER）应激。在明显的内质网应激下，凋亡会被诱发。错误定位理论推测突变使弹性蛋白酶聚集于细胞膜下的不适当位置。突变的弹性蛋白酶细胞内积聚和错误定位诱导内质网的应激和活化非折叠蛋白反应，导致凋亡增加。*ELANE* 突变患儿骨髓前体细胞凋亡增加。

造血细胞特异 lyn 底物 1 相关的蛋白 X-1 ［hematopoietic cell-specific lyn substrate（HCLS1）associated protein X-1，HAX1］广泛表达，维持线粒体内膜电势，保护髓细胞免于凋亡，其缺乏导致凋亡增加。*HAX1* 突变患儿髓前体细胞的 BCL2 选择性表达降低。髓前体细胞体外凋亡增加，CD34$^+$ 和 CD33$^+$ 前体细胞线粒体释放细胞色素 C。G-CSF 应用恢复 BCL2 表达和促进髓前体细胞存活。

生长因子非依赖 1（growth factor independence 1，Gfi1），属于 ELANE 的一个转录抑制子。*GFI1* 突变以显性负调节方式取消 Gfi1 与 Elane 的结合，导致 Elane 表达上调，推测表达上调的 Elane 诱导凋亡，但目前未被证实。

葡萄糖 6 磷酸酶催化亚单位 3（glucose-6-phosphatase catalytic subunit 3，*G6PC3*）突变患儿骨髓早幼粒细胞 Bip 表达升高，提示 ER 应激，在 TNF-α 或诱导 ER 应激的刺激剂诱导下，患儿中性粒细胞和皮肤成纤维细胞凋亡频率增加。G6PC3 缺陷患儿中性粒细胞活性受损，N- 和 O- 多聚糖合成严重受损。中性粒细胞继发颗粒内 gp91phox 的 N- 糖基化呈截断样。G6PC3 缺陷鼠中性粒细胞蛋白激酶 RNA 样的内质网激酶（PERK）通路活化。

G-CSF/CSF3 和 G-CSF 受体（G-CSFR/CSF3R）缺陷鼠产生严重中性粒细胞缺乏。CSF3 通过诱导髓前体细胞增殖和存活产生作用，紧接着一个细胞周期停滞和中性粒细胞分化。在 SCN 患儿，CSF3 治疗可活化烟酰胺磷酸核糖转移酶（NAMPT）和 NAD 依赖的脱酰基酶（SIRT1）诱导的 CCAAT/ 增强子结合蛋白 β（c/EBPβ）依赖的粒细胞生成。CSF3 也通过很多方面增加中性粒细胞功能，如激发吞噬相关的代谢爆发，促进一定数量的抗微生物蛋白的产生。CSF3R 细胞质远端区域的大约 100 位氨基酸对 CSF3 诱导的中性粒细胞分化至关重要。与 CSF3R 远端 C 端相关的 CSF3 信号的负调节子包括 SHP-1 和 SOCS3。

SCN 最大特征是进展为骨髓增生异常综合征（MDS）/ 急性髓细胞白血病（AML）的风险明显升高。SCN 的白血病转化与获得性体细胞 *CSF3R* 突变有关，大部分为无义突变，引起受体细胞质结构域大约 100 位氨基酸的截断。*CSF3R* 突变见于 1/3 中性粒细胞减少阶段的 SCN 患儿。在恶性转化患儿中，78% 具有 *CSF3R* 突变。体细胞 *CSF3R* 细胞质截断突变对 CSF3 具有正常的亲和力，将伴有截断突变的 *CSF3R* 转染入鼠细胞系诱导对 CSF3 的高增殖反应，截断突变的 *CSF3R* 阻断 CSF3 诱导的中性粒细胞分化和成熟，共转染野生型和截断突变受体也观察到此效应。伴 *CSF3R* 突变的 SCN 患儿具有 MDS/AML 倾向的机制可能是由于强的克隆的造血干细胞（hematopoietic stem cell，HSC）优势。*CSF3R* 截断突变使蛋白在浆膜的半衰期延长，对野生型产生显性影响，导致髓前体细胞 CSF3 诱导的增殖反应和 STAT5 持续活化的增强，促进干细胞和前体细胞的克隆扩张。截断突变也引起由于移除酪氨酸磷酸酶（SHP-1、SHP-2）和 SOCS 家族成员的结合位点引起直接负调节的丢失，导致受体运输回溶酶体减少。

患儿存活时间延长可能仅揭示白血病转化的内在风险增加。重组的 CSF3 作为一个启动子的致癌物,通过增加髓系有丝分裂活性或通过保护突变的髓前体细胞免于凋亡可能直接参与白血病转化。小鼠研究表明,只有应用外源的 CSF3 的情况下,SCN 相关的 *CSF3R* 突变才有克隆特性。CSF3 促进 SCN 患儿白血病克隆扩张的直接证据来源于 SCN/AML 患儿终止 CSF3 治疗后白血病缓解,但仅属于偶发事件。CSF3 治疗 8 年后累计 MDS/AML 出现率 13%,10 年后 21%。但有作者报道 MDS/AML 进展与 CSF3 剂量和疗程未发现相关性。需要高于平均剂量 CSF3(每天 8μg/kg)治疗 6~18 个月不能达到平均中性粒细胞计数的患儿 12 年后 MDS/AML 出现率 40%,而对低剂量 CSF3 有反应者为 11%。在 CSF3 治疗的一段时间内 *CSF3R* 截断突变克隆保持惰性,在 SCN 进展为白血病过程中消失。在疾病进展阶段,大部分截断突变不能被检测到,但一个特异克隆 Δ715-CSF3R 明显。SCN 的白血病进展是一个多步骤的过程,具有早期出现突变的克隆(CSF3R-d715、LIGL2、IL3H18)选择性扩张,在白血病进展后期获得额外的突变(*SUZ12*、*ASXL1*、*RunX1*、*CSF3R-T595I*)。深度测序会提高检测的阳性率,外周血中性粒细胞的 cDNA 具有最高的敏感性。将患儿来源的 mRNA 克隆,在大肠埃希菌内的重组质粒中扩增,5% 含有突变的 RNA 可被检测到。而利用 Sanger 测序,至少 15%~20% 细胞出现突变才能产生阳性结果。

【分子特征】

弹性蛋白酶最初合成时是 267 个氨基酸的酶原,为了细胞膜内的插入和最后细胞外的分泌,翻译后先移除原信号序列的 27 个氨基酸,然后通过双肽链的肽酶 I(DPPI)的作用从氨基端移除 2 个氨基酸的前肽,也包括被未知蛋白酶移除的一个羧基端的 20 个氨基酸的前肽。成熟的弹性蛋白酶为 218 位氨基酸的蛋白,含有 2 个 N- 糖基化位点。其三级结构包括 2 个 β- 圆桶,包含 6 个由链接区衔接的不平行 β- 片层和一个羧基端 α 螺旋结构域,在 3 个催化位点(S195、D102、H57)形成电子传递系统。截至 2015 年,北美 SCN 数据库显示有 187 例患儿,90 多种 *ELANE* 突变,类型包括错义、移码、无义、内含子、缺失或插入突变。错义突变最常见,占 94%。出现 MDS/AML 聚集 *ELANE* 突变位点为 C151Y(2/3),G214R(3/9),S126L 突变的 MDS/AML 出现率为 8.3%,其他位点均有 1 例出现。具有 *ELANE* 基因 A57T(4/4)、C151Y(3/4)、G214R(3/4)突变患儿经常出现非常低的中性粒细胞绝对计数。高剂量 CSF3 应用与 5′、3′ 突变有关,也与 C151Y、G214R 突变有关,低剂量 CSF3 应用与 P139L、IVS4+5G>A 突变有关。对于 G214R 突变,5 例对 CSF3 无反应(中位剂量每天 80μg/kg)患儿行干细胞移植。*ELANE* 突变占所有 SCN 的 50%~60%。

GFI1 编码一个锌指转录抑制原癌蛋白。Gfi1 缺陷鼠无中性粒细胞产生。作为候选基因,发现少部分非 *ELANE* 突变的 SCN 患儿由 *Gfi1* 显性负调节的锌指突变引起(1412A>G/N382S 和 1475A>G/K403R)。*GFI1* 基因 1412A>G(N382S)突变患儿循环单核细胞明显增多,具有相同突变父亲的外周血示髓细胞不成熟,培养的外周血的髓克隆形成潜能较正常低。非红系克隆可分化为单核和巨噬细胞,但有过多的髓前体,无成熟的中性粒细胞。1475A>G(K403R)突变患儿表型与鼠的表型类似,如对 CSF3 反应,单核细胞增多,淋巴细胞减少,不正常的细胞表型如不成熟的中性粒细胞和单核细胞。患儿外周血单核细胞弹性蛋白酶活性为正常对照的 2.33 倍。外周血体外非红系克隆 ELA2 转录增加。

HAX1 编码线粒体 HCLS1 相关的蛋白 X-1(HAX1),HAX1 的结合伙伴 HCLS1 是 CSF3R 通路的重要适配子蛋白。HAX1 有 2 个不同的异构体 A 和 B。累及异构体 A 的突变(Trp44X、Glu59X、Gln60fs)导致孤立的 SCN,累及异构体 A 和 B 的突变(Arg86X、

Gln123fs、Val144fs、Gln190X）导致伴有神经系统异常的 SCN。*HAX1* 突变占所有 SCN 的 4%~30%。

G6PC3 基因编码广泛表达的葡萄糖 -6- 磷酸酶。葡萄糖 -6- 磷酸酶催化肝糖分解的最后一步骤，内质网内的葡萄糖 -6- 磷酸的水解。*G6PC3* 位于 17q$^{21.31}$，含有 6 个外显子，346 位氨基酸。通过 9 个跨膜螺旋锚定于内质网。第 167 位组氨酸是磷酸酶的接受点，第 79 位精氨酸和第 114 位组氨酸是电子供者。磷酸酶标签模体，K-X6-RP-(X_{12-54})-PSGH-(X_{31-54})-SR-X_5-H-X_3-D，位于 66~171 位氨基酸之间。截至目前，有 57 例患儿，114 种突变，错义突变最常见（66/114），多位于外显子 6，未见有错义突变位于外显子 2。其他突变包括无义、移码和剪接突变。有建立者效应，P44S 突变见于巴基斯坦裔，R253H 突变见于中东裔，G260R 突变见于高加索裔，G277X 突变见于欧洲裔，N313fs 突变见于波斯裔，I70fsX46 突变见于西班牙裔。P44S 突变与非综合征的中性粒细胞减少有关。数例 SCN 患儿具有共同突变如 *ELANE* 加 *HAX1*、*ELANE* 加 *G6PC3*、*HAX1* 加 *G6PC3*，约 20% 的 SCN 患儿未找到明确致病突变。

【临床表现】

SCN 的发病率 3~8.5/100 万，或者 1/20 万。男女均可患病，通常于婴儿期获得诊断。在新生儿，诊断线索可以是急性和严重的脐部感染，可于生后前几天内出现。侵袭性细菌感染常见如皮肤脓肿、肺炎（图 6-1-1）或败血症。感染部位脓形成相对少（图 6-1-2）。长期中性粒细胞缺乏可致侵袭性真菌感染。即使经 CSF3 治疗，中性粒细胞可达 1 000/μl，严重牙龈炎和牙周病可于前 2 年出现。经常最相关的线索是患儿病情较预期严重得多。反复且疼痛的口腔疱疹或牙龈的问题也是重要线索。在严重感染时，中性粒细胞绝对计数或高于或低于该患儿平常的检测值。

早发的骨质稀少和骨质疏松见于 40% 的 SCN 患儿，但骨折少见。骨质稀少和骨质疏松也可能是 CSF3 治疗的副作用。CSF3 通过活化破骨细胞和抑制成骨细胞来降低骨矿物质密度。骨重构也可能继发于失调节的中性粒细胞产生和 / 或活化所致的骨髓微环境异常。

HAX1 突变影响完整异构体时，患儿仅具有中性粒细胞减少。*HAX1* 突变同时影响完整异构体和短的异构体时，患儿除具有中性粒细胞减少外，还具有神经缺陷。神经缺陷包括从轻度的认知障碍到严重发育迟缓和 / 或癫痫，通常开始于第二个十年。

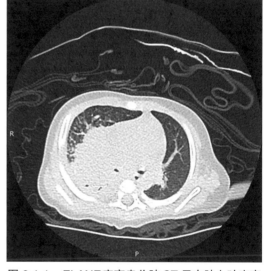

图 6-1-1　*ELANE* 突变患儿肺 CT 示右肺上叶实变
患儿 3 月龄，女。发热 1.5 个月，咳嗽 1 个月，喘息 17 天。生后中性粒细胞减少。外院血培养铜绿假单胞菌阳性。骨髓涂片示粒细胞发育停滞于早幼粒细胞阶段。WBC 7.29×10^9/L，N 0.52×10^9/L，L 2.73×10^9/L，Hb 69g/L，PLT 714×10^9/L。IgG 14.2g/L，IgA 0.49g/L，IgM 0.735g/L，IgE 161IU/ml。CD3 55%，CD4 38.4%，CD8 14.2%，B 29.7%，NK 17.2%。经 CSF3 及抗生素治疗，病灶吸收缓慢，无明显空腔出现。患儿具有 *ELANE* 新生的杂合的 Gly85Arg 突变

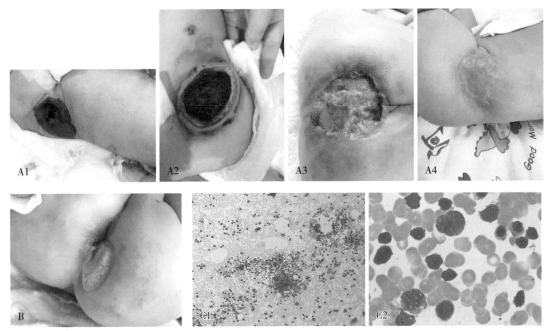

图 6-1-2 严重型 *ELANE* 突变患儿皮肤损害特征

A1~4：左侧腹部皮肤脓疱和蜂窝织炎初期，进展坏疽期和恢复期；B：肛周皮肤损害；C1、C2：骨髓粒细胞发育停滞于早幼粒细胞阶段

（骨髓图片来自于笔者医院血检室的友情支持）

患儿 5 月龄，女。发现左颈部肿块首次住院。WBC 12.93×10⁹/L，N 0.4×10⁹/L，L 8.06×10⁹/L，Hb 124g/L，PLT 496×10⁹/L，Eo 1.61×10⁹/L，M 2.82×10⁹/L。IgG 12.8g/L，IgA 1.03g/L，IgM 1.39g/L，IgE 5.24IU/ml。CD3 57.1%，CD4 41%，CD8 14%，B 28.5%，NK 11.2%。后因皮肤感染，败血症再次住院。高剂量 CSF3 方能维持中性粒细胞>1.0×10⁹/L。已骨髓移植出仓，随访中。二代测序示 *ELANE* 新生的杂合的 Gly214Arg 突变，属于严重型突变

 G6PC3 突变患儿除具有中性粒细胞减少外，66.6% 的患儿具有浅静脉显露（图 6-1-3），在婴儿期浅静脉显露可不明显。77.1% 的患儿有先天性心脏病。43.8% 的患儿具有肾和生殖系统异常。其他异常还包括炎性肠病、内分泌疾病、胎儿生长受限、不发育、生长缓慢、轻度面部异常。神经肌肉疾病包括小头、感觉听力丧失、肌病、肌炎、肌力弱、先天性上睑下垂。10% 的患儿具有非综合征性的 *G6PC3* 突变。

【实验室检查】

生后即出现持续存在的循环中性粒细胞减少，中性粒细胞绝对计数通常<500/μl。骨髓细胞学分析示缺乏成熟中性粒细胞，中性粒细胞发育停滞于早幼粒细胞阶段（见图 6-1-2），早幼粒细胞可有细胞质空泡化和嗜天青颗粒异常。中性粒细胞移动和杀菌功能缺陷，凋亡增加。

 GFI1 突变患儿可有单核细胞增多，外周血示不成熟的中性粒细胞和单核细胞。CD4⁺T 细胞和原始 CD4⁺T 细胞降低，B 淋巴细胞降低，淋巴细胞经植物血凝素、同种抗原、白色念珠菌刺激后 ³H-胸腺嘧啶脱氧核苷摄取下降。对免疫原具有足够的循环抗体滴度，各种免疫球蛋白正常。

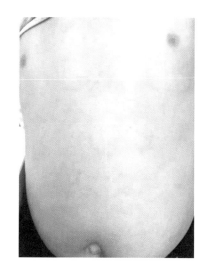

图 6-1-3　*G6PC3* 突变患儿腹壁静脉显露
患儿 7 岁零 10 个月,男。5 岁零 10 个月时因间断发热 20 天,伴化脓性扁桃体炎、口腔溃疡 6 天入院。WBC 2.75×10^9/L,N 0.36×10^9/L,L 1.67×10^9/L,Hb 97g/L,PLT 441×10^9/L。IgG 19.2g/L,IgA 0.879g/L,IgM 2.56g/L,IgE 6.99IU/ml。CD3 62.1%,CD4 31.5%,CD8 21.7%,B 28.4%,NK 8%。7 岁零 9 个月时因间断腹痛 2 年入院。有轻度营养不良。二代测序示复合杂合 *G6PC3* 基因 R253H/Y199C 突变

　　G6PC3 突变患儿有严重淋巴细胞减少和胸腺发育不良,原始 CD4$^+$T 细胞降低。骨髓细胞形态显示髓系发育停滞,但一些患儿可有高的或正常的骨髓细胞形态。1/3 的 *G6PC3* 突变患儿有间断血小板减少。

【鉴别诊断】

　　1. **周期性中性粒细胞减少**(cyclic neutropenia,CyN)　特征为循环中性粒细胞从正常到严重减少($<0.2 \times 10^9$/L)呈周期性波动,以 21 天的周期反复出现,伴周期性发热、口腔溃疡和感染。由常染色体显性的 *ELANE* 突变引起。大部分患儿预后良好,少部分患儿治疗不及时可因感染死亡,仅 1 例恶性转化。

　　2. **自身免疫性中性粒细胞减少**(autoimmune neutropenia,AIN)　婴儿期出现,通常无严重感染,大部分患儿 3~4 岁时可缓解。外周血中可检测到抗中性粒细胞膜蛋白的抗体。无恶性转变危险。

　　3. **慢性特发性中性粒细胞减少**(chronic idiopathic neutropenia,CIN)　也被称为慢性免疫性中性粒细胞减少,机制为 T 细胞或细胞因子介导的粒细胞生成抑制。为排除性诊断,成人多见。感染轻微。成人患者有恶性转变的报道。

　　4. **X 连锁中性粒细胞减少**　导致 X 连锁中性粒细胞减少的 *WAS* 基因功能获得性突变均位于外显子 9,编码 GTP-ase 结合结构域的一部分。突变的 WASp 蛋白使对自身抑制的结构很重要的疏水的相互作用不稳定,导致 WASp 持续活化,诱导肌动蛋白极化增加。2 例出现髓系恶性病,在白血病阶段均检测到 *CSF3R* 突变。其他特征包括单核细胞减少和非常低的 NK 细胞。B 细胞降低。血小板处于正常低限。CD4/CD8 比例倒置。IgA 正常低限。

　　5. **VPS45 缺陷**　*VPS45* 编码蛋白调节通过内体系统的膜的转运。纯合的 671C>A(Thr224Asn)、712G>A(Glu238Lys)突变被报道。骨髓活检显示高的细胞形态,造血组织扭曲,明显的网硬蛋白纤维化和胶样纤维化。白细胞明显,成熟中性粒细胞增多,很多从正常的中间的骨小梁处移入骨小梁周围区域。在纤维化区域,中性粒细胞主要特征为核分叶少和细胞质苍白。可见大量的凋亡的核。*VPS45* 突变患儿 VPS45 蛋白水平降低,VPS45 结合的 ravenosyn-5 和 syntaxin-16 也降低。*VPS45* 突变患儿中性粒细胞和成纤维细胞表面 β1 整合素水平降低,成纤维细胞表现为移动受损和凋亡增加。VPS45 缺陷的斑马鱼模型示明显

缺少髓过氧化物酶阳性细胞。用野生型 *VPS45* 转染患儿细胞可纠正移动缺陷和降低凋亡。

【治疗及预后】

在前抗生素时代,SCN 患儿的死亡率为 90%,在抗生素时代,78% 的患儿死于严重细菌感染。在 CSF3(G-CSF)治疗下,10% 的患儿仍死于败血症或严重细菌感染,主要为 CSF3 不反应者。在大部分患儿,GM-CSF 不导致中性粒细胞的增加。无证据支持预防抗生素的益处。

CSF3 是 SCN 目前有效的治疗方法,可使 95% 的患儿受益。应用 CSF3 后,败血症死亡率每年降至 0.9%。CSF3 通常(5~20)μg/(kg·d)剂量可使中性粒细胞绝对计数达 1 000/μl 以上。有的患儿甚至需要高达 120μg/(kg·d)剂量的 CSF3,可能需要多次皮下注射或静脉输注,有的患儿 CSF3 剂量可低至 0.01μg/(kg·d)。CSF3 无反应者定义为应用剂量 50μg/(kg·d),但 ANC 仍 <0.5×10^9/L,有作者采用 25μg/(kg·d)的剂量为标准。血小板减少与 CSF3 应用疗程和剂量无关,提示恶性转变可能,大部分患儿 CSF3 减量或暂停,之后可再用低剂量。3% 的患儿出现皮肤血管炎,一般为白细胞破碎性血管炎,大部分可用相同或减低 CSF3 剂量持续治疗。有的患儿 CSF3 皮下注射后会有骨/肌肉痛和脾大。其他副作用少见,如注射部位反应、皮疹、肝大、关节痛、骨质疏松、血尿/蛋白尿、秃发、原先存在的皮肤病加重(鱼鳞病)等。注射前 4~10 周,应每周监测中性粒细胞绝对计数,剂量稳定后再每月监测。应在注射后 18 小时取血,若注射间隔时间长,于下次注射前取血,监测谷值。

激素促进中性粒细胞离开骨髓进入血液循环,但不增加骨髓新的中性粒细胞产生,且可降低其他白细胞数目,增加感染风险。激素通常情况下对 SCN 患儿无效,除非对其他治疗无效的极少数患儿。白细胞输注很少应用,通常用于有严重危及生命感染的患儿。

注意口腔卫生,定期口腔科检查,推荐应用抗微生物漱口水。牙龈屏障的完整性有助于防止细菌侵犯到釉质边界的下面,一旦破坏通常难以修复,导致牙周病发生且持续终身。SCN 患儿具有完善的免疫系统可产生正常抗体,可根据标准疫苗程序接种所有常规疫苗。

SCN 恶性转变主要为急性髓细胞白血病,急性淋巴细胞白血病、慢性单核细胞白血病和双表型白血病亦有报道。*CSF3R* 突变不足以引起恶性转变或被恶性转变所必须,大部分突变出现于恶性转变前。从 *CSF3R* 突变首次检测阳性到 MDS/AML 诊断的时间间隔变化大,介于数月到十多年间。然而,必须考虑具有 *CSF3R* 突变的所有患儿会最终进展为 AML。8 例 *HAX1* 突变患儿伴 *CSF3R* 突变,其中 1 例出现 MDS。2 例 XLN 患儿具有 *CSF3R* 突变和髓系恶性病。恶性转变和 *CSF3R* 突变未见于延长应用 CSF3 的周期性中性粒细胞减少和 Shwachman-Diamond 综合征患儿。

需要高于平均剂量的 CSF3 但中性粒细胞反应低下是恶性转变的高危因素。CSF3 剂量高至 100μg/(kg·d)应用 2 周时仍无疗效,需立即寻找移植的供者。SCN/AML 最常见的遗传异常是 7 号染色体异常(7 号单体,7q⁻)和 21 三体。7 号染色单体对高剂量 CSF3 更敏感。CSF3 治疗可能促进已经存在的 7 号染色单体的选择性扩张。单亲二体(UPD)也是 AML 的标志之一。具有高风险患儿,推荐每年监测骨髓细胞染色体核型和筛查 *CSF3R* 突变。骨髓细胞染色体核型异常或白血病相关突变如 *Runx1* 的出现早于白血病,由于大部分 SCN 患儿进展为 MDS/AML 后治疗结局是悲观的,建议检测阳性者在明显白血病发生前启动骨髓移植。同种异体干细胞移植 5 年存活率 80%,3 年无事件存活率 71%。

在来源于 *ELANE* 突变患儿的诱导的多能干细胞(iPSC),弹性蛋白酶抑制剂西维来司钠促进早幼粒细胞分化为成熟中性粒细胞。烟酰胺(维生素 B$_3$)通过活化 NAMPT/SIRT 通路促进紧急粒细胞生成,降低 CSF3 剂量,降低获得 *CSF3R* 突变风险和白血病转化。体外用 CRISPR/CAS9 技术校正突变基因,之后自体细胞移植是一种有前景的治疗选择。

二、慢性良性中性粒细胞减少

指中性粒细胞 ≤ 1 500/μl,持续至少 3 个月。机制为成熟中性粒细胞慢性耗竭状态,骨髓中不成熟粒细胞代偿性增高。包括两组异常:自身免疫性中性粒细胞减少(AIN)和慢性特发性中性粒细胞减少(CIN)。

(一)自身免疫性中性粒细胞减少

【发病机制】

AIN 的发病机制为针对成熟和 / 或干细胞 / 前体细胞的抗中性粒细胞抗体介导的体液免疫机制导致粒细胞更新增加。粒细胞结合的抗体不仅引起粒细胞数目下降,也导致很多质的缺陷如黏附受损、聚集、趋化、吞噬和代谢活性缺陷。也可通过靶向髓前体细胞的抗原来损伤粒细胞的生成,但临床少见,出现率 17%。促进抗中性粒细胞抗体产生的机制尚不清楚,与其他自身免疫反应类似,包括微生物抗原的分子模拟、内生抗原的药物修饰、HLA 抗原增加或不正常表达或不能抑制自身反应克隆。

【临床表现】

原发性自身免疫性中性粒细胞减少(AIN)通常见于婴儿,发病率为 1/10 万。平均诊断年龄为 8 月龄,大部分 5~15 月龄获得诊断。有严重中性粒细胞减少,感染多呈轻度如皮肤感染、中耳炎、上呼吸道感染,8% 的患儿偶然发现,12% 的患儿有严重感染如肺炎、脑膜炎、败血症。感染时少部分患儿中性粒细胞可升至 1 500 个 /μl 以上,感染控制后中性粒细胞恢复至感染前的低水平。严重临床过程提示抗体可能针对髓前体细胞,通常伴骨髓低发育和粒系发育停滞。

【实验室检查】

97% 的患儿骨髓涂片示正常或升高的细胞形态,伴有或不伴有晚幼粒细胞、杆状核粒细胞及成熟中性粒细胞数目减少。AIN 患儿抗体介导的分叶核粒细胞和杆状核粒细胞破坏可类似于中幼粒 / 晚幼粒发育停滞。3% 的 AIN 患儿具有低细胞性骨髓,可能由于抗体不仅结合于成熟中性粒细胞,也结合于原始造血细胞。中性粒细胞破坏明显增加的病例,由于骨髓巨噬细胞中膜来源的大量的脂质积聚超过代谢能力,骨髓可出现海蓝组织细胞。原发性 AIN 患儿骨髓 CD34$^+$ 细胞增加和骨髓单个核细胞克隆潜能增加,基质细胞功能正常。通常用粒细胞凝集试验(GAT)和粒细胞免疫荧光试验(GIFT)检测抗中性粒细胞膜抗原的抗体,主要为 IgG 抗体,大部分针对人类中性粒细胞抗原(HNA)1 和 HNA2,少部分针对 CD11b(HNA5a)或 pan-FcγRⅢb。由于同时需要 HNA 配型明确的新鲜对照标本,所有方法应用均受限,由于中性粒细胞表面有丰富的 Fc 受体,特别是在高水平的循环抗体及免疫复合物存在情况下,易出现假阳性结果。同时由于中性粒细胞较脆弱,体外自动凝集,操作过程中容易溶解,均使直接分析试验更困难。这可能是正常人群可检测到抗体及抗体水平与中性粒细胞减少程度相关性差的原因。

【治疗及预后】

AIN 通常是良性和自限性异常,大部分病例不需要特异治疗。感染通常少见且不严重。

仅仅增加中性粒细胞绝对计数的治疗并不需要。足够的个人卫生,针对轻微感染的抗生素治疗是足够的。复方新诺明预防应用可降低感染并发症,对反复轻微感染患儿有帮助,尤其是中耳炎。严重感染患儿或行外科手术患儿用 CSF3 治疗。CSF3 通过降低骨髓中发育的粒细胞的运输时间和促进粒细胞前体细胞的增殖和成熟来增加 ANC。CSF3 应用导致中性粒细胞膜抗原表达降低和同时血浆中可溶性的 FcrRⅢb 水平升高,可吸收和清除体内的自身抗体。CSF3 可通过降低凋亡细胞死亡及增加吞噬、趋化和对细菌、真菌杀灭活性来促进中性粒细胞功能。CSF3 应用后 4 天内均有反应。严重感染患儿的替代治疗包括高剂量丙种球蛋白、激素、细胞毒性药物、免疫抑制药物和脾切除。IVIG 的效应机制包括巨噬细胞受体的暂时阻断、自身抗体的抗同种型抑制和 T、B 淋巴细胞的免疫调节。IVIG 诱导的缓解仅持续 1 周。抗 CD20 单克隆抗体通过补体和抗体依赖的细胞性的细胞毒活性诱导 B 细胞迅速耗竭,也诱导凋亡和阻断靶细胞增殖。自身抗体消失早于中性粒细胞减少的自然缓解。80% 的患儿经 7~24 个月时间病情自然缓解,平均 17 个月(中位数 12 个月,范围 1~38 个月)。90% 的患儿 2 岁前恢复,大部分患儿 4~5 岁时恢复。

(二)慢性特发性中性粒细胞减少

【发病机制】

慢性特发性中性粒细胞减少(CIN)用于描述一组不明原因的获得性慢性中性粒细胞减少,需要除外周期性和家族性中性粒细胞减少,不存在潜在疾病的证据,粒细胞凝集和免疫荧光试验阴性。中性粒细胞产生受损是 CIN 的主要发病机制。由于潜在的炎症过程,一定程度的中性粒细胞血管外渗增加也参与发病。CIN 患者血清中内皮来源的可溶性黏附分子水平升高。骨髓单个核细胞、$CD34^+$ 细胞的粒细胞克隆形成受损、$CD34^+/CD33^+$ 粒细胞前体细胞频率低。患者外周血和骨髓中表达高水平 HLA-DR、CD25、CD38、CD69 和 fas 的活化的 T 淋巴细胞存在是 CIN 的重要发病机制。这些细胞代表患者骨髓微环境 IFN-γ 和 Fas 配体的重要来源,显示重要的骨髓抑制特性。通过流式细胞分析和分子研究已证实 T 淋巴细胞的寡克隆分布。CIN 可能与获得性骨髓衰竭综合征具有相似的发病机制,为 T 细胞介导的或细胞因子介导的血细胞生成抑制疾病谱的较轻形式,依据严重程度,其他疾病包括大颗粒淋巴细胞增殖异常、再生障碍性贫血和骨髓增生异常综合征。

【临床表现】

CIN 患者感染发生率很低,与中性粒细胞减少程度密切相关。主要是呼吸道、皮肤感染,慢性牙龈炎、牙周炎偶见,慢性牙周病与中性粒细胞减少持续时间、严重度相关。44.4% 的患者出现骨密度减低,15.6% 的患者出现骨质疏松。1.64% 的患者出现急性髓细胞白血病。

【实验室检查】

血常规示偶尔轻度贫血和血小板减少,单核细胞减少见于 10% 的患者,淋巴细胞减少见于 37% 的患者。骨髓涂片示细胞形态通常正常,粒系生长不良和核左移是一致性发现,导致成熟 / 增殖粒细胞比例减低。红系 / 粒系比例减低。淋巴细胞比例及多克隆浆细胞比例增多。

【治疗及预后】

CIN 患者很少显示感染并发症。严重或经常感染患者建议用 CSF3,治疗反应较 AIN 患者欠有效。无败血症相关的死亡报道。除了常规的骨矿物质密度监测,建议评估血清和尿骨代谢的生化指标。双磷酸盐足以改善 CIN 的骨密度减低和骨质疏松。应及早发现及治疗急性髓细胞白血病。

三、周期性中性粒细胞减少

【发病机制】

周期性中性粒细胞减少(CyN)是由 *ELANE* 突变引起的常染色体显性异常,其编码弹性蛋白酶。CD34$^+$ 前体细胞合成弹性蛋白酶,当成熟至早幼粒细胞阶段,该酶通常与髓过氧化物酶、蛋白酶 3 和其他酶共存于原发颗粒中。目前证据表明突变的 Elane 酶使中性粒细胞前体细胞凋亡增加,周期性是由于中性粒细胞分化通路的下游细胞流动被打断所致。

【临床表现】

外显率可变。家族史常见,也有散发病例。在严重中性粒细胞减少期,患儿可出现发热、黏膜溃疡、颈淋巴结炎、皮肤感染等症状,但严重感染不常见。源自于肠穿孔的败血症和骨盆区厌氧菌蜂窝织炎迅速播散是最危险的情况,可迅速致命。即便具有相对良性过程的一些患儿,也会在无预警的情况下出现严重的败血症事件。

【实验室检查】

中性粒细胞呈周期性波动,典型周期为 21 天(14~36 天),中性粒细胞计数可低至零,持续 3~10 天。单核细胞亦波动,但周期性与中性粒细胞相反。其他系细胞亦可呈周期性波动。骨髓涂片随周期性不同而不同,可表现很多、中量和无中性粒细胞。

【治疗及预后】

大部分 CyN 患儿对 2~3μg/kg 的 CSF3 治疗有反应,CSF3 不能消除中性粒细胞的周期性,但可通过缩短循环周期和增加波的高度来减少感染并发症。随年龄增加病情会改善,使 CSF3 治疗终止。CyN 患儿不具有或具有极低的出现髓系肿瘤的风险。

四、其他原因所致的先天性中性粒细胞减少

(一)部分白化病伴发

1. p14 缺陷　患儿具有部分白化病,生长障碍,持续性中性粒细胞减少。实验室检查示低丙种球蛋白血症,CD8$^+$T 细胞毒功能减低。

2. Chediak-Higashi 综合征　患儿具有色素减低,反复感染,迟发的原发性脑病,淋巴瘤风险增加,间歇性中性粒细胞减少。实验室检查示巨大溶酶体颗粒,NK 细胞和 CTL 细胞活性降低所致的 HLH,急性相标志增加。

3. Griscelli 综合征 2 型　患儿具有色素减低,脑病,间歇性中性粒细胞减少。实验室检查示 NK 细胞和 CTL 细胞活性降低所致的 HLH,急性相标志增加。

4. Hermansky-Pudlak 综合征 2 型　患儿具有色素减低,出血倾向,持续性中性粒细胞减少。实验室检查示 NK 细胞和 CTL 细胞活性降低所致的 HLH,急性相标志增加。

(二)其他遗传性骨髓衰竭综合征伴发

1. Shwachman-Diamond 综合征　特征为胰腺脂肪化,胰酶水平低及特征性软骨发育不良。

2. Diamond-Blackfan 贫血　少见的异质性疾病,特征为红细胞生成不良性贫血,先天

性异常和恶性疾病倾向。大部分患儿携带失功能的核糖体蛋白基因突变。

3. Fanconi 贫血 少见的隐性疾病,特征为多发先天异常,进展性骨髓衰竭,恶性疾病倾向。突变的蛋白参与 DNA 链间的交联修复通路,来对抗内源性醛类造成的 DNA 损伤,尤其针对干细胞。

4. 先天性角化不良 一种端粒异常,特征为三联症:指甲发育不良,上胸部和 / 或颈部网状色素斑,口腔白斑。易进展为骨髓衰竭综合征、骨髓发育不良或急性髓系白血病、实体瘤和肺纤维化。不同基因的致病突变导致不正常短的端粒。

5. 先天性无巨核细胞血小板减少症 纯合或复合杂合 *MPL* 突变导致巨核细胞产生缺陷。出生时出现孤立性的血小板减少,早期骨髓涂片示轻 - 中度巨核细胞缺乏。随着时间的进展,可出现全血细胞减少,骨髓涂片示巨核细胞严重耗竭和低细胞形态。儿童可出现克隆性疾病,包括骨髓发育不良和白血病。

6. 伴桡骨缺如的血小板减少症 出生时即存在血小板减少,双侧桡骨缺如。其他骨骼或非骨骼异常常见,包括下肢短,心脏、肾和胃肠道异常,牛奶蛋白过敏高发。2 岁后血小板减少好转。通常不出现其他血细胞减少。有白血病出现的报道。

(三) 原发性免疫缺陷病伴发

1. X 连锁高 IgM 综合征 患儿通常具有机会性感染尤其是卡氏肺孢菌,口腔溃疡,自身免疫性疾病,肿瘤倾向。实验室检查示无丙种球蛋白血症(除 IgM),外周 B 细胞正常。由 X 连锁隐性 *CD154*(CD40 配体)突变所致。

2. 布鲁顿无丙种球蛋白血症 患儿通常具有荚膜菌感染。实验室检查示无丙种球蛋白血症,骨髓早期 B 细胞发育停滞,外周 B 细胞缺失。由 X 连锁隐性 *BTK* 突变所致。

3. WHIM 综合征 患儿通常具有疣(warts)、低丙种球蛋白血症(hypogammaglobulinemia)、反复感染(infections)、骨髓中性粒细胞释放障碍(myelokathexis)和明显 T 淋巴细胞减少。由常染色体显性功能获得性 *CXCR4* 突变所致。

4. X 连锁免疫失调节、多内分泌病和肠病 患儿通常具有早发的肠病,1 型糖尿病,湿疹,还包括其他自身免疫特征。由 X 连锁隐性 *FOXP3* 突变所致。

5. 软骨毛发发育不良 为常染色体隐性综合征性免疫缺陷伴骨骼发育不良,身材矮小,毛发稀疏,不同程度免疫失功能,贫血,先天性巨结肠和肿瘤。由 *RMRP* 突变所致,其编码线粒体 RNA 处理内切核糖核酸酶未转运的 RNA 分子,参与细胞周期调节和端粒维持。

6. 网状发育不全 又被称为先天性无白细胞,属于极其少见的先天异常,表现为重症联合免疫缺陷病,无粒细胞和感音性耳聋的结合。由常染色体隐性 *AK2* 基因突变所致,其编码线粒体腺苷酸激酶 2,参与线粒体能量代谢。该病预后恶劣,干细胞移植过程复杂,对成功髓系植入的要求更高。

7. Wisckott-Aldrich 综合征 患儿具有湿疹,血小板减少伴血小板体积小,免疫缺陷。由 X 连锁隐性的 *WAS* 基因的严重突变引起,其编码的蛋白参与肌动蛋白的多聚化。

(四) 代谢病伴发

1. 糖原贮积症 I b 型 由常染色体隐性 *G6PT* 突变引起,除糖原贮积症的表现如禁食低血糖,乳酸酸中毒,高脂血症,肝肿大和中性粒细胞减少外,还有系统性并发症如肝腺瘤、肾病、骨矿物质缺乏、多囊卵巢、身材矮小、克罗恩炎性肠病和甲状腺功能减退。

2. **其他代谢病**　如甲基丙二酸血症,有机酸血症,均具有相关代谢病的其他特征。

（五）X 连锁全血细胞减少

由 X 连锁隐性 *GATA-1* 突变引起,编码 DNA 结合蛋白,参与巨核细胞分化,调节发育中红细胞尿卟啉原Ⅲ合成酶表达,参与珠蛋白链转换。临床表现为血小板减少和 / 或轻 - 严重贫血及以下一项或多项:如血小板功能异常,轻度 β 地中海贫血,中性粒细胞减少,先天性红细胞生成性卟啉病。婴儿期即出现血小板减少。血小板数目降低但比正常血小板体积大,贫血可为小细胞、正细胞和大细胞性,激动剂诱导的血小板聚集功能缺陷。电镜显示血小板α 颗粒数目减少和血小板、巨核细胞发育不良特征。此病应对症治疗,对严重病例采取骨髓移植可治愈。

（六）其他综合征伴发

1. **Barth 综合征**　表现为扩张型心肌病,骨骼肌病,卡尼汀缺乏症,3- 甲基戊二烯酸尿症。

2. **Cohen 综合征**　表现为向心性肥胖,低张力,精神障碍,颅骨面容异常,门牙大,四肢纤细,脊柱异常。

3. **Clericuzio 型皮肤异色病**　表现为皮肤异色,指甲过度角化,手心和足心弥漫过度角化,中性粒细胞减少,身材矮小,反复呼吸道感染。

4. **Schimke 免疫骨发育不良**　表现为身材矮小,脊柱骨骺发育不良,胎儿生长受限,肾病,细菌、病毒、真菌感染,可表现为 SCID,骨髓衰竭。

5. **夏科 - 马里 - 图思病（Charcot-Marie-Tooth disease）**　属于遗传性外周神经病,累及运动单元和感觉神经,多种遗传方式,致病基因广泛。临床表现为高足弓,腱反射受抑制,远端肌肉无力和肌萎缩,感觉消失,无症状的中性粒细胞减少,早发的白内障。

6. **三 A 综合征（Triple-A syndrome,TAS）**　属于少见的常染色体隐性异常,特征为肾上腺功能不全（ACTH 不敏感）,失迟缓症,无泪,伴可变的进展的神经异常和皮肤改变。由 *AAAS* 基因突变所致,编码 ALADIN 蛋白,属于 WD 重复家族蛋白成员,参与蛋白相互作用,RNA 处理,细胞骨架组装,细胞分裂控制,信号转录和凋亡。属于核膜孔复合体成员,参与 DNA 修复和氧化应激稳态蛋白的核内输入和有丝分裂纺锤丝组装的增强。

五、其他因素所致的中性粒细胞减少

如生成减少（放疗、化疗、骨髓被替换）;无效生成（维生素 B_{12} 或叶酸缺乏）;破坏增加（新生儿同种异体免疫性、药物性、自身免疫性疾病）;寿命缩短（感染性、网状内皮系统功能亢进）。

第二节　白细胞黏附分子缺陷

【概述】

中性粒细胞介导的炎症依赖于中性粒细胞与血管内皮的黏附、中性粒细胞穿过血管内皮迁移入炎症部位和中性粒细胞有毒产物的释放。20 世纪 70 年代就认识到一些患儿具有反复细菌感染,中性粒细胞移动缺陷,脐带脱落延迟,中性粒细胞缺乏某些糖蛋白,该类糖蛋白与黏附功能密切相关,被称为整合素,该类疾病被称为白细胞黏附分子缺陷-Ⅰ型(leukocyte adhesion deficiency-Ⅰ,LAD-Ⅰ)。90年代初期发现一组患儿除具有较LAD-Ⅰ型轻的感染表现外,还具有明显的综合征特征,被称为LAD-Ⅱ型。90年代末期发现一组患儿具有LAD-Ⅰ样临床严重感染表型和Glanzmann血小板无力症样出血,部分患儿具有骨硬化、异形红细胞和贫血,被称为LAD-Ⅰ变异型或LAD-Ⅲ型。

【发病机制】

在炎症过程中,循环内白细胞通过趋化过程沿着趋化因子梯度迁移到感染部位。趋化因子来源于感染的组织、局部补体的活化或直接来自于病原体本身,在组织内弥漫并进入血管系统。趋化因子梯度募集白细胞来与血管内皮细胞管腔侧表达的因子相互作用。白细胞沿着趋化因子梯度朝向感染部位迁移必须离开血液循环,该过程被称为外渗。外渗是多步骤过程,包括黏附分子。外渗第一步为血管内流动的白细胞边缘化并与内皮细胞接触,白细胞上的L-选择素在此起作用,与内皮细胞上的几个黏附分子结合。在局部炎症微环境中,内皮细胞开始表达黏附分子P-选择素和E-选择素,这些选择素与相对细胞上岩藻糖化的配体低亲和力相互作用,使白细胞减速并沿血管壁滚动。最后的牢固结合和后续的外渗依赖于白细胞上的整合素和内皮细胞上配体间稳定的相互作用。

20世纪70年代发现一组患儿颗粒刺激的中性粒细胞呼吸爆发始动缺陷,中性粒细胞趋化和吞噬缺陷。患儿的中性粒细胞不能黏附多种人工物质,电镜显示不能变平和形成小的伪足。患儿的中性粒细胞缺乏相对分子量110 000和/或150 000和/或180 000的表面蛋白。白细胞黏附缺陷患儿细胞缺乏3种分子(Mac-1、LFA-1和P150,95)表达,这些分子表达于白细胞和造血前体细胞,通过化学桥联的方法证实是αβ复合体,通过非共价相关,不存在亚单位间的二硫键。α和β亚单位作为前体来合成,共同翻译并糖基化为N端连接多聚糖碳水化合物组。当α和β亚单位相关后,大部分多聚糖组在高尔基体内被转变为复杂形式的碳水化合物。这些亚单位轻度增加相对分子量。成熟的糖蛋白被转运至细胞膜或在细胞内的分泌泡内储存。在非刺激的粒细胞和单核细胞,Mac-1和P150,95存在于细胞内颗粒中,也表达于细胞表面。炎症介质如C5a和f-Met-Leu-Phe使Mac-1和P150,95在细胞表面表达呈5~10倍增加,37℃10分钟最明显,不受蛋白合成抑制剂阻断。Mac-1位于中性粒细胞内的继发颗粒中。因为介质f-Met-Leu-Phe使Mac-1表达增加,但不伴有继发颗粒分泌,提示囊泡样储存空间也可能存在。目前18个α,8个β亚单位疏松组织成整合素家族。β$_2$整合素是由4个异源二聚体蛋白组成的家族,仅表达于白细胞。4个α亚单位与一个共同的β$_2$亚单位组合:α$_L$β$_2$(LFA-1,CD11a/CD18)、α$_M$β$_2$(MAC-1或CR3,CD11b/CD18)、α$_X$β$_2$(P150,95,CD11c/CD18)和α$_D$β$_2$(CR4,CD11d/CD18),后者仅表达于巨噬细胞。

生物合成方法显示正常人EBV转化的B淋巴系和PMA刺激的T淋巴系可合成LFA-1α亚单位和共同的β亚单位,细胞表面表达αβ复合体。但患儿的细胞系合成正常的LFA-1α亚单位前体,不能进行碳水化合物过程,不能形成αβ复合体,都不表达于细胞表面。在人鼠淋巴细胞杂交体,人类的LFA-1α和β可与鼠的LFA-1形成种间的αβ复合体,患儿细胞表面表达的α可被种间的复合体形成挽救,提示遗传缺陷细胞内的α亚单位在合适的鼠β亚单位的存在下可表达于细胞表面,提示遗传损伤影响β亚单位。用兔抗人

β 亚单位血清发现,不同患儿分别具有大的、正常的和无 β 亚单位前体。推测突变的 β 亚单位与 α 亚单位形成复合体的能力改变,决定复合物水平的表达。

趋化因子和趋化因子受体结合、配体与选择素结合或抗原结合于 T 细胞受体导致白细胞活化,后续的细胞内信号诱导 $β_2$ 整合素细胞外结构域的构象改变,导致与配体的结合能力增强,被称为"内 - 外"信号。$β_2$ 整合素与细胞外的配体结合引起进一步构象改变,导致更高亲和力和后续细胞质蛋白的募集,诱导下游级联信号,调节细胞散布和改变基因表达,细胞增殖、分化和凋亡,被称为"外 - 内"信号。白细胞上的 L- 选择素,内皮细胞上的 E- 选择素或 P- 选择素与对面细胞上的唾液酸化的岩藻糖基配体结合,但该结合力弱,通过其他膜受体的"内 - 外"信号使白细胞或血小板变活化。

在真核生物,一半的细胞蛋白是分泌的或膜结合的,均在膜结合的核糖体中合成,然后转运至内质网,再通过颗粒转运至高尔基体,从高尔基体再到细胞内或外。在内质网和高尔基体内,80% 的蛋白通过共价结合糖,被称为糖基化,直接与蛋白结合或结合于其他的糖。糖的供者是核苷酸糖,通过酶促反应将糖提供给受者。所有核苷衍生物必须从细胞质通过转运蛋白穿过高尔基体再进入有机体内的细胞器。

红细胞质膜上的鞘糖脂是 ABO 血型系统的血型抗原。血型免疫活性的分子基础是糖链的糖基组成。ABO 的 3 种血型抗原的糖链结构基本相同,区别在于糖链末端的糖基不同。A 型血的糖链末端为 N- 乙酰半乳糖胺,B 型血为半乳糖,AB 型血两种糖基均有,O 型血缺少这两种糖基。在 ABO 抗原的生物合成中,3 个等位基因 ABO 及 H 控制着 A、B 抗原的形成。ABO 抗原的前体是 H 抗原。α(1,2)- 岩藻糖转移酶(fucosyltransferase,FUT1/H,FUT2/Secretor/SE)转移末端岩藻糖(Fucose)残基到已经存在的半乳糖前体物质的 α(1,2) 链上形成 H 抗原。FUT1 产生 2 型 H 抗原,主要表达于红细胞和血管内皮。FUT2 表达于消化道和呼吸道上皮细胞,合成 1 型和 2 型 H 抗原,作为可溶性 ABH 抗原的前体。A 基因编码 N- 乙酰半乳糖胺转移酶,将 H 抗原转变为 A 抗原。B 基因编码半乳糖转移酶,将 H 抗原转变为 B 抗原。O 基因不能编码有活性的酶,只有 H 抗原。若 H 和 SE 基因均异常则导致 Bombay 表型,表现为分泌上皮和红细胞上均具有弱的或无 ABH 抗原。非功能的 h 等位基因的纯合状态伴 1 或 2 个活性 SE 等位基因导致 para-Bombay 表型,表现为分泌上皮具有 ABH 抗原,但红细胞上缺乏 ABH 抗原。FUT3 编码 α(1,3/1,4)- 岩藻糖转移酶,负责 Lewis 抗原的生物合成的最后一步骤。1 型和 2 型寡聚糖前体被 Lewis 酶修饰,分别导致 α(1,3)- 或 α(1,4)- 链的形成。Lewis 抗原被吸附到红细胞表面,决定 Lewis 表型。Lewis b(Le^b) 抗原的产生主要利用 1 型 H 抗原表位做底物,需要 FUT2 活性,Le(a–b+) 通常唾液呈分泌型。Le(a+b–) 见于 ABH 非分泌型,具有至少一个 FUT3 等位基因,但具有纯合非活性的 FUT2。Le(a+b+) 表型少见于高加索人,亚洲人频率为 22%~25%。Lewis 基因纯合失活性突变个体为 Le(a–b–),不考虑 ABH 分泌型。

LAD-Ⅱ,既往被称为 Rambam-Hasharon 综合征,又被称为先天性糖基化异常 -Ⅱc(congenital disorder of glycosylation-Ⅱc,CDG-Ⅱc),发病机制为 GDP- 岩藻糖进入患儿细胞分离的高尔基体系统的转运降低导致不同糖苷链上含有岩藻糖的糖复合物的低岩藻糖化,包括 α(1,2)- 岩藻糖基化抗原如 H 抗原,α(1,3)- 岩藻糖基化抗原如 Lewis-X(Le^x;CD15) 及唾液酸化 -Lewis-X(sialyl-Lewis-X,sLe^x;CD15s),α(1,4)- 岩藻糖基化抗原如 Lewis 血型抗原。LAD-Ⅱ患儿缺乏红细胞 H 抗原,表现为少见的 Bombay 血型(hh)。血型分析为非分泌型。Lewis 血型阴性。患儿唾液酸化的 Lewis X(sLe^x;CD15s)缺陷。Lewis X 是带有岩藻糖的细胞表面糖蛋白,是 E- 选择素、P- 选择素的配体。

LAD-Ⅱ免疫缺陷是由于中性粒细胞不能在炎症血管进行剪切流依赖的滚动和降速,而不是由于黏附级联的后续的剪切流非依赖的步骤失功能。LAD-Ⅱ中 β$_2$ 整合素活化的趋化因子和 T 细胞受体通路功能正常,因此感染的发作较 LAD-Ⅰ 轻。智力和动力发育迟缓提示岩藻糖参与脑发育或突触形成。在人和鼠,Le^x 是一种神经干细胞标志。在鼠,含有 N- 聚糖的 Le^x 通过活化 Notch 信号通路调节神经干细胞增殖来保持神经前体细胞的稳固。

整合素的细胞质结构域调节构象改变导致配体结合,是"内 - 外"信号的主要促发区域。整合素活化的部分机制被阐明。刺激信号产物二酰甘油、Ca^{2+} 活化蛋白激酶 C 和 / 或钙和二酰甘油调节的鸟嘌呤核苷交换蛋白 1(CaLDAG-GEF1),这些蛋白促进 Rap1 活化,Rap1 被 RIAM 带到膜。另一个关键步骤是踝蛋白(talin)被募集到 RIAM/Rap1 复合体,将 talin 带到合适的位置与整合素亚单位结合,这种结合稳定整合素构象,产生对配体的高亲和力。talin 是一个大的细胞骨架蛋白,通过配体亲和力作为构象活化子。黏着斑蛋白(Kindlin)家族也参与整合素活化,FERM 亚结构域 3 与整合素 β 亚单位结合,使 talin 的 FERM 结构域作为整合素的活化子。Kindlin-3 与 β$_1$、β$_2$、β$_3$ 整合素的细胞质结构域结合,与 tanlin 1 协同作用,tanlin 1 连接整合素尾部到肌动蛋白细胞骨架。

LAD-Ⅲ的发病机制为整合素活化的整体缺陷。趋化因子和趋化剂对所有白细胞整合素(β1,2 和 3)的活化严重受损。患儿中性粒细胞不能与纤维蛋白原黏附,证实 α$_M$β$_2$ 活化依赖功能选择性受损。患儿中性粒细胞与 fMLP 反应或 PMA 孵育后散布严重缺陷。PMA 不能聚集患儿血小板,患儿血小板可接触但不能形成伪足或散布。可溶性纤维蛋白原与患儿血小板 α$_{Ⅱb}$β$_3$ 整合素结合明显缺陷。患儿血小板与凝血酶孵育,α 颗粒、致密体 / 溶酶体分泌受损。以上实验结果提示患者出血是由于 α$_{Ⅱb}$β$_3$ 整合素活化缺陷。淋巴细胞不能停留在内皮细胞整合素配体上。Kindlin-3 稳定 TCR- 刺激的 LFA-1 :ICAM-1 间联系,后者对淋巴细胞在树突状细胞上的停留和散布至关重要。Kindlin-3 完整的 PH 结构域为 LFA-1 :ICAM-1 介导的 B 细胞黏附和移动所需。Kindlin-3$^{-/-}$ 缺陷鼠具有出血和白细胞黏附缺陷,破骨细胞黏附依赖的散布缺陷。缺乏 kindlin-3/LFA-1 组合的鼠淋巴结内具有不理想的 B 细胞数目和弱的体内抗体反应。用非调理的酵母多糖筛查中性粒细胞的 NADPH 氧化酶,由于在摄取酵母多糖前,需要 kindlin-3 依赖的 CR3 活化,在 LAD-Ⅰ 和 LAD-Ⅲ 反应均缺陷。但仅在 LAD-Ⅲ,高浓度 Mg^{2+} 可诱导活化和后续的酵母多糖摄取。

【分子特征】

ITGB2 基因编码整合素 β$_2$ 亚单位 CD18,位于 21q$^{22.3}$。突变包括错义 40.7%、缺失 26.7%,剪接 14.0%,无义 11.6%、缺失 / 插入 4.7%,插入 2.3%。大部分点突变位于 240 残基结构域,高度保守,由外显子 5~9 编码,这个 βI 结构域与 αI 结构域形成主要的配体结合位点。这两个 I 结构域也包含一个金属铁依赖的黏附位点(MIDAS)模体,包含一个 Asp-X-Ser-X-Ser 序列。不同突变引起缺失或降低的整合素 β$_2$ 亚单位的表达,导致 β$_2$ 整合素异源二聚体的表达降低。严重缺陷为 β$_2$ 整合素表达 <2% 正常对照;中度缺陷为 β$_2$ 整合素表达 2%~30% 正常对照。突变可引起无功能的但正常表达的 β$_2$ 整合素,在临床上非常少见。有体细胞逆转突变的报道。

SLC35C1 基因（solute carrier family 35 member C1）编码高尔基系统 GDP- 岩藻糖转运蛋白，位于 11p^11.2，常染色体隐性突变引起选择素糖蛋白配体的生物合成缺陷。功能分析提示存在两种突变类型：在常见类型，由于点突变使功能受损，突变蛋白正常定位于高尔基体。在第二种类型，除了功能受损，转运蛋白不正常地位于内质网。目前发现 5 种不同突变：错义（c.439C > T/p.Arg147Cys；c.923C > G/p.Thr308Arg；c.1010A > G/p.Tyr337Cys）、缺失（588delG）、无义（Trp323X）。多态位点包括 c.718A/G 和 c.772T/C。

FERMT3 基因位于 11q^31.1，编码 kindlin-3 蛋白，参与所有细胞表达的 β 整合素（β₁、β₂、β₃）的"内 - 外"信号。9 种突变被报道：错义（c.922G>A/p.G308R）、无义（c.48G>A/W16X；c.687G>A/W229X；c.1525C>T/p.Arg509X；c.1717C>T/p.R573X）、剪接（c.161-2A>C；c.1671-2A>G）、插入（c.238-244dupT）、缺失（c.1275delT）。热点 Arg509X 突变提示建立者效应，因为这些突变都来自于安纳托利亚的土耳其家庭。所有患者突变均取消 kindlin-3 蛋白表达。

【临床表现】

1. LAD- Ⅰ 临床有 300 余例 LAD- Ⅰ 被报道。中性粒细胞 CD18 表达<2% 的患儿前 3 个月表现脐炎，皮肤软组织感染，脐带脱落延迟，中耳炎和败血症。CD18 表达>30% 患儿最常见在生命后期出现皮肤溃疡。反复坏死、软组织感染主要累及皮肤、黏膜和小肠。身体表面感染可侵犯局部或系统。典型小的、红的、非化脓的皮肤损伤经常进展为大的、分界明显、溃疡的或火山口样或坏疽性脓皮病，愈合慢或伴发育不良的痂（图 6-2-1）。偶见感染部位有脓形成。尽管抗生素治疗，葡萄球菌或 G⁻ 肠球菌可生长数周。曾有患儿出现远端肢体气性坏疽需要立即外科截肢手术来挽救生命。皮肤损伤生后几年可消退，偶尔感染后再出现。创伤或外科痂愈合差。可出现不常见的薄纸样的或发育不良的皮肤瘢痕。伤口愈合不良可能源于失调节的巨噬细胞活性和巨噬细胞 - 中性粒细胞相互作用，导致不能清除凋亡的中性粒细、分子信号产生异常、炎症和修复调节失衡。

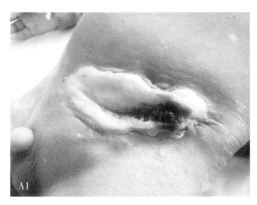
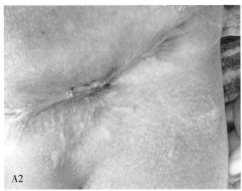

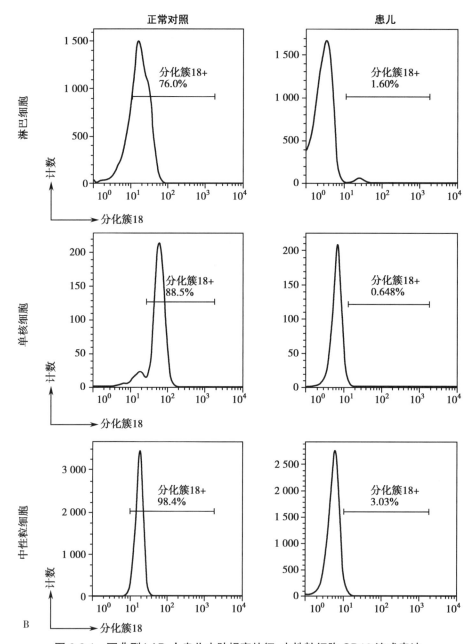

图 6-2-1　不典型 LAD-Ⅰ患儿皮肤损害特征、中性粒细胞 CD18 流式表达

A1：皮肤脓肿形成皮肤膀胱瘘；A2：经长期导尿，积极抗生素治疗，愈合后形成锡纸样瘢痕；B：患儿整合素 β（CD18）流式表达缺失

（CD18 表达流式图由笔者医院免疫室友情支持）

患儿 14 岁，男。8 岁开始出现泛发性湿疹。多次皮肤化脓感染。有特殊面容，发育缓慢，牙龈增生，牙胚发育不良，脊柱侧弯。曾临床诊断高 IgE 综合征。NIH 评分>40 分。WBC 25.14×10⁹/L，N 17.03×10⁹/L，L 6.36×10⁹/L，Hb 80g/L，PLT 263×10⁹/L。IgG 19.9g/L，IgA 2.63g/L，IgM 0.943g/L，IgE 1 082.18IU/ml。CD3 82%，CD4 40.1%，CD8 35.6%，B 3.1%，NK 7.5%。后因发热、腹部包块再次住院。二代测序示 ITGB2 纯合 IVS10-1C>T 突变，父母为表兄妹，均为携带者。患儿接受携带者妹妹骨髓移植成功

脐带脱落延迟可见于严重型婴儿,但不是所有严重病例均存在脐带脱落延迟。肛周脓肿或蜂窝织炎可引起腹膜炎和败血症。面部或深颈部蜂窝织炎可源自于口腔黏膜溃疡损伤。反复侵袭念珠菌食管炎和腐蚀性胃炎可见于数例患儿。反复中耳炎常见,可进展为乳突炎和面神经麻痹。严重铜绿假单胞菌喉支气管炎、反复肺炎、鼻窦炎常见。患儿 G⁺ 或 G⁻ 细菌和真菌感染微生物谱同中性粒细胞缺乏患儿近似,但未观察到深部位肉芽肿性改变。

活过婴儿期患儿严重牙龈炎、牙周炎明显。急性牙龈炎使乳牙突出,后续进展为青春期前的广泛牙周病。严重牙龈炎一直存在甚至是首发表现。长期存活的 LAD-Ⅰ 患儿可出现自身免疫性肾和肠道疾病。1 例部分型患儿进展为巨核细胞(M7)急性髓系白血病。患儿细胞毒 T 细胞出现体细胞逆转,均出现炎性肠病。不常见表现如 Budd-Chiari 综合征被报道。

2. LAD-Ⅱ 最少见,不到 20 例患儿被报道。感染并发症较 LAD-Ⅰ 轻。白细胞计数较 LAD-Ⅰ 相对低。大部分反复感染出现于发病的头一年,经常不严重,不导致明显的坏死性损伤。脐带脱落延迟不见于任何 LAD-Ⅱ 患儿。伤口愈合不受损。持续临床症状是慢性严重牙周炎。特殊面容包括通关手(猿猴纹)、鼻梁塌陷、脚趾异常、长睫毛。患儿也表现为身材矮小和发育迟缓。精神动力发育迟滞伴癫痫是明显的神经特征。其他神经特征包括小头、颅缝早闭、脑萎缩、自闭症。

3. LAD-Ⅲ 不到 40 例患儿被报道,主要来自中东及欧洲的马耳他和土耳其,个别来自非洲及北美洲的美国。患儿具有明显的婴儿出血素质。出生时即出现出血,多表现为轻到中度黏膜皮肤出血(出血点、颊出血、鼻出血)。出血的严重度可变,近似或重于 Glanzmann 血小板无力症的出血。颅内出血、胃肠道出血、肺出血出现率各为 15%、15%、6%,3 例患儿出血导致死亡。患儿表现轻的 LAD-Ⅰ 样免疫缺陷伴反复细菌和真菌感染,严重皮肤软组织感染不伴脓形成,脐带脱落延迟和伤口愈合差。严重细菌感染包括菌血症 47%,肺感染 47%,脐炎 12%,其他软组织感染 32%。真菌感染如曲霉菌肺炎、镰刀菌败血症也有报道。低丙种球蛋白血症出现于 2 例患儿。在活动感染时,可出现间断的中度血小板减少。独一无二的临床特征之一为骨硬化样的放射征象。32% 的患儿有骨硬化,大部分患儿来自土耳其,提示可能存在附加的基因缺陷。异形红细胞和贫血、肺孢子虫病和反复巨细胞病毒(CMV)血症也有报道。脾肿大或肝脾肿大几乎见于所有患儿,一些患儿出现于婴儿晚期,可能源于髓外造血。

【实验室检查】

83% 的 LAD-Ⅰ 患儿 CD18 表达<2%(LAD-1⁰),>2%~30% 为 LAD-1⁻,>30% 为 LAD-1⁺。由于 CD8 表达受炎症状态影响较大,有作者推荐同时检测 CD11a,会增加敏感性。严重型患儿皮肤或活组织病理示炎症浸润病灶缺乏中性粒细胞。

LAD-Ⅰ 患儿体外中性粒细胞功能研究示针对各种趋化剂的随机移动和趋化明显缺陷。与内皮细胞的黏附和穿过内皮细胞明显受损。在体的 Rebuck 皮肤窗实验示中性粒细胞不能移动到皮肤位置。

体外趋化因子或 PMA 刺激后正常人粒细胞表面 Mac-1 和 P150,95 表达呈 5~10 倍增加,而患儿无增加或很少增加。iC3b 调理的颗粒吞噬缺陷,因此不能始动呼吸爆发。黏附非依赖的细胞功能正常,如 f-Met-Leu-Phe 受体 - 配体结合,细胞双极化,可溶性刺激介导的氧代谢或脱颗粒均正常。细胞内杀菌功能在大部分患儿相对正常,提示缺陷的粒细胞上存在数量和功能正常的 IgG、Fc、CR1 和其他受体。

患儿淋巴细胞介导的杀伤、增殖反应、自然杀伤和抗体依赖杀伤缺陷。初级混合淋巴细胞培养、细胞毒、增殖反应和干扰素产生均受损,但再刺激后可升至正常水平。迟发皮肤超敏反应正常,特异抗体合成正常。但 T 细胞依赖的体内抗体反应受损。体内淋巴细胞反应缺陷见于严重型患儿。

LAD-Ⅱ患儿活体显微镜显示 5% 中性粒细胞滚动,正常对照或 LAD-Ⅰ患儿为 30%。同簇聚集缺陷。与 LAD-Ⅰ中性粒细胞不同,大部分中性粒细胞可平铺和广泛散布伴伪足形成,而 LAD-Ⅰ中性粒细胞不能平铺和散布于 PMA 处理的玻璃盖玻片上。流式细胞分析示中性粒细胞完全缺乏唾液酸化 -Lewis X 表达(sLeX,CD15s)。血清学特征为在红细胞表面缺乏 H、A、B 抗原,但相应抗体存在。患儿为非分泌型。Lewis 血型抗原为 Le(a–b–)。患儿的淋巴细胞体外转运 GDP- 岩藻糖至高尔基体的速度为对照的 1/3 Vmax。

LAD-Ⅲ患儿白细胞在内皮上的滚动正常,对纤维蛋白原的黏附降低,不能散布,刺激剂诱导的整合素配体的结合无增加,如纤维蛋白原结合 $\alpha_V\beta_3$ 和 $\alpha_M\beta_2$,VCAM-1 结合 $\alpha_4\beta_1$,构象特异抗体 HUTS-4 结合 β_1 整合素。血小板聚集降低,散布延迟,刺激剂诱导的 $\alpha_{IIb}\beta_3$ 活化降低,对利托菌素缺乏反应,博托霉素诱导的血小板凝集降低。

【鉴别诊断】

髓系白血病　LAD 患儿白细胞升高是由于成熟中性粒细胞黏附缺陷,不能通过血管内皮到达炎症部位,使血液循环内中粒细胞明显升高。髓系白血病有特征性骨髓细胞形态特征,呈进展性病程。

【治疗与预后】

LAD-Ⅰ患儿并发症严重度与糖蛋白缺乏程度相关。严重型患儿均于婴儿期夭折。预防性抗生素是有帮助的,必要时可给予静脉输注丙种球蛋白。中度型患儿出现危及生命的感染不常见,存活时间相对长。但也可迅速出现感染,尽管及时干预也可导致死亡。大量粒细胞输注合并 G-CSF 治愈 1 例长期治疗无效的坏疽脓疱损伤。1 例患者应用 IL-12 和 IL-23 拮抗剂尤特克单抗成功治疗炎症损伤。骨髓移植可完全恢复白细胞功能。建议严重型患儿考虑 HSCT,因为严重型患儿基本于 2 岁前夭折。没有存活超过 38 岁者,提示存活超过青春期也不是长寿的保证。HLA 相合的干细胞移植存活率 75%。LAD-Ⅰ患儿 HSCT 后可出现 1 型糖尿病和自身免疫性血细胞减少。动物模型中将正常 β 亚单位基因转入干细胞可治愈疾病。庆大霉素体内、体外治疗通过通读机制翻译后诱导 CD18 无义突变位置由色氨酸替代野生型精氨酸,由于色氨酸不位于蛋白核心,导致校正的全长的失功能的或错误定位的蛋白,校正的 CD18 不能与 CD11a 结合。更有效的糖苷类通读复合物的开发有助于 LAD-Ⅰ 的将来有效治疗。

口服补充高剂量岩藻糖后,部分 LAD-Ⅱ患儿临床有改善,但很难改善 LAD-Ⅱ患儿的发育迟缓。自身抗体的产生如抗 H 抗原可导致自身免疫,如自身免疫性溶血性贫血,理论上被认为是岩藻糖补充的副作用。1 例患者出现对再岩藻糖化抗原的自身免疫反应。由于感染发作不危及生命,不建议预防抗生素应用于 LAD-Ⅱ患儿。

LAD-Ⅲ患儿可能需要反复输血及输注血小板。重组的Ⅶ因子 α(rF Ⅶa)及氨甲环酸有预防出血的效果。68% 的患儿行 HSCT,死亡率 22%,均直接死于 HSCT 的并发症。48% 的移植患儿有严重并发症如植入失败、肝窦阻塞综合征或 GVHD。未移植者存活率 55%。骨硬化可能影响预处理方案。建议所有 LAL-Ⅲ患儿行卡氏肺孢菌预防。

此外,口腔卫生和牙齿护理也非常重要。LAD 患儿无一例外需要进行常规疫苗接种。

LAD 患儿需要血液 - 免疫学、整形外科医师和牙周病医师多学科协作的诊疗。

第三节　慢性肉芽肿病

【概述】

慢性肉芽肿病（chronic granulomatous disease，CGD）最初被描述为儿童致死性肉芽肿病。与其他肉芽肿性疾病不同，是反复化脓性感染和炎症并发症的组合。20 世纪 60 年代的研究确认 CGD 为吞噬细胞疾病。CGD 患儿中性粒细胞体外吞噬功能正常，但针对金黄色葡萄球菌的杀菌活性明显降低。此外，CGD 患儿中性粒细胞吞噬乳胶颗粒后，不能增加氧的消耗和过氧化氢的产生，被称为呼吸爆发缺陷。10 年后，参与呼吸爆发的关键酶还原型烟酰胺腺嘌呤二核苷酸磷酸（reduced nicotinamide adenine dinucleotide phosphate，NADPH）氧化酶的膜结合和细胞质成分获得鉴定、克隆及测序分析。至此，NADPH 氧化酶各亚单位结合为有活性的酶复合体的机制得以阐明。

【发病机制】

吞噬细胞在吞噬过程中消耗氧并产生过氧阴离子和其他反应性氧复合物，此过程被称为呼吸爆发。在此过程中，NADPH 氧化酶将电子由 NADPH 传递给氧产生过氧阴离子。NADPH 氧化酶由数个蛋白亚单位组成，膜亚单位 gp91phox（CYBB）和 p22phox（CYBA）组成细胞色素 b558，细胞质亚单位包括 p47phox（NCF1）、p67phox（NCF2）和 p40phox（NCF4）。NADPH 氧化酶的活化是一个复杂的过程，包括多个信号转导事件。在未活化状态，细胞质亚单位通过精确的相互作用结合在一起。活化后，细胞质亚单位作为一个整体转移到浆膜，与膜亚单位的亲水区相关联（图 6-3-1）。

gp91phox 是有 570 位氨基酸的蛋白质，包括 4 个结构域：N 端结构域（1~27 位氨基酸）、FAD 结合结构域（278~397 位氨基酸）、NADPH 结合结构域（398~483 位氨基酸）、NADPH 结合结构域上的环（484~503 位氨基酸）。N 端对应 CYBB 基因的 5′ 端，N 端包括亚铁血红素组，碳水化合物糖基化位点和电子传递通道，是疏水性的，由 4~6 个跨膜 α 螺旋组成。一个黄素腺嘌呤二核苷酸（flavin adenine dinucleotide，FAD）结合蛋白对 NADPH 氧化酶活性是必须的，推测黄素蛋白结合 NADPH，将电子传递到细胞色素，提供还原能量。细胞色素 b558 结合血红素（heme）和 FAD 为 2：1，血红素等电点是热动性的，使之成为电子传递的中间体。2 个血红素与 4 个重要的组氨酸残基有关（血红素 1：组氨酸 101 和 209；血红素 2：组氨酸 115 和 222）。N 端有花生四烯酸活化的 H^+ 通道，补偿膜电位的去极化，避免细胞内的 pH 迅速下降。血红素插入 gp91phox 有助于稳定二聚体。gp91phox 蛋白 C 端结合 NADPH 和 FAD，作为远端电子传递体（图 6-3-2）。p22phox 蛋白由 195 位氨基酸组成，非糖基化，mRNA 表达于多种细胞。gp91phox 糖基化依赖于与 p22phox 的相互作用，p22phox 对细胞色素 b558 的稳定起重要作用。p47phox 蛋白是有 390 位氨基酸的高碱性蛋白质，有一个富含精氨酸和丝氨酸的 C 端，是重要的磷酸化位点。p47phox 通过调节的序惯的方式在多个位点被磷酸化。p67phox 蛋白有 526 位氨基酸，略呈酸性。p47phox 和 p67phox 均有与 src 相关的酪氨酸激酶的非代谢区（SH3）相似的 2 个片段结构，与富含精氨酸的目标结合。

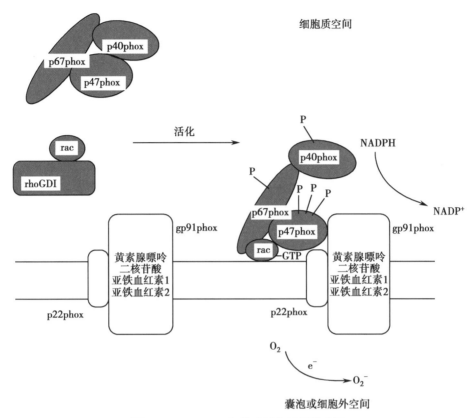

图 6-3-1　NADPH 氧化酶活化过程模式图

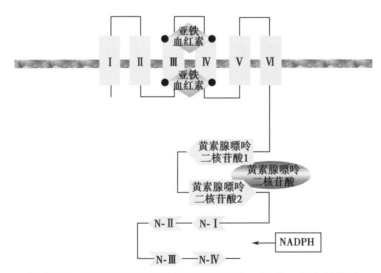

图 6-3-2　吞噬细胞 NADPH 氧化酶亚单位 gp91phox 蛋白结构域

【分子特征】

　　CYBB 基因突变引起 X 连锁隐性 CGD（X-linked recessive CGD，XLR-CGD），占所有 CGD 患儿的 65%。此外，至少有 3 种常染色体隐性遗传 CGD（autosomal recessive CGD，

AR-CGD）已被认识，按频率排列：*NCF1*（p47phox）（25%）；*NCF2*（p67phox）（5%）；*CYBA*（p22phox）（5%）。根据蛋白表达完全缺失（0），减少（–）或正常水平的缺陷蛋白（+），又可分为不同亚型，如 $X91^{0,-,+}$，$A22^{0,+}$，$A47^{0}$，$A67^{0,-,+}$（表 6-3-1）。

表 6-3-1　与慢性肉芽肿病相关的 NADPH 氧化酶蛋白亚单位

蛋白	基因	基因定位	细胞内位置	遗传方式	所占比例	表达水平
gp91phox	CYBB	$Xp^{21.1}$	膜	XR	65%	$X91^{0/-/+}$
P22phox	CYBA	$16p^{24}$	膜	AR	5%	$A22^{0/+}$
P47phox	NCF1	$7q^{11.23}$	细胞质	AR	25%	$A47^{0}$
P67phox	NCF2	$1q^{25}$	细胞质	AR	5%	$A67^{0/-/+}$

注：^{0} 表达缺失；$^{-}$ 表达降低；$^{+}$ 表达正常但功能缺陷

　　CYBB、*CYBA*、*NCF2* 基因突变包括各种突变类型如错义、无义、剪接、插入、缺失，分布于所有外显子和外显子与内含子的交界处，无建立者效应。*CYBB* 基因还包括启动子区、缺失/插入、全外显子缺失及 X 染色体连续缺失，完全外显，携带者 X 染色体若莱昂化偏移明显可有临床表现，X 染色体连续缺失若累及 *XK* 基因可出现 McLeod 血液表型。*CYBA* 基因可出现全外显子缺失。*NCF2* 基因可出现 1~58 位氨基酸的缺失。

　　93% 的 p47phox-CGD 患儿具有相同的 *NCF1* 突变，为外显子 2 起始部位的 GTGT 重复序列的 GT 缺失，使阅读框偏移，导致蛋白合成在第 51 位氨基酸处提前终止，如此高的 GT 缺失出现率与 *NCF1* 基因与两个假基因重组事件有关。假基因在 GTGT 重复序列处缺失 GT，与野生型具有 99% 的一致性，目前研究认为相互交换为重组的最可能机制（图 6-3-3）。有十余例 △GT/非△GT 及非△GT/非△GT *NCF1* 突变患儿，所有患儿 p47phox 蛋白表达缺失。

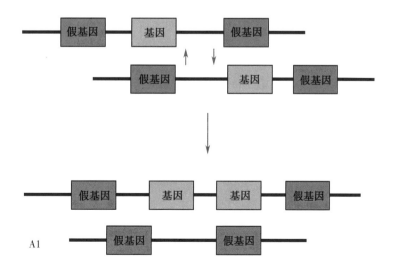

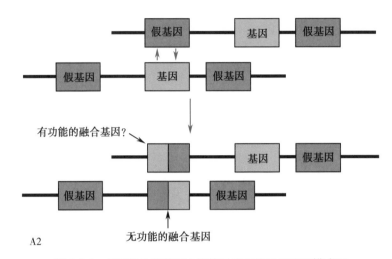

图 6-3-3 *NCF1* 功能基因 / 假基因的可能重组机制模式图

A1：*NCF1* 功能基因 / 假基因间的不平等互换；A2：*NCF1* 功能基因 / 假基因内的不平等互换
（此图由荷兰 Dirk Roos 教授友情提供）

【临床表现】

男性多见,男女比例 6∶1。85%XLR-CGD 患儿 5 岁前获得诊断,5% 的患儿 20 岁、1% 的患儿 30 岁时获得诊断。AR-CGD 患儿诊断年龄 20 岁前各个年龄段较平均,各占 1/4 患儿。

位于前三位的疾病分别为肺炎(79%)、脓肿(68%)、化脓性淋巴结炎(53%)(图 6-3-4),其他为骨髓炎、细菌血症 / 真菌血症、蜂窝织炎、脑膜炎。脓肿最常见为皮下,其次为肝(图 6-3-5)、肺、肛周和脑。XLR-CGD 患儿更易于出现化脓性淋巴结炎、肛周脓肿或细菌血症 / 真菌血症。

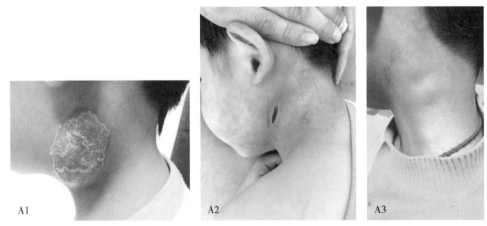

图 6-3-4 XLR-CGD 患儿颈部化脓性淋巴结炎

A1：左颌下淋巴结肿大；A2：淋巴结破溃后,局部皮肤愈合缓慢；A3：局部瘢痕明显,附近其他部位再次出现淋巴结肿大

患儿 6 岁零 3 个月,男。间断发热伴淋巴结肿大 1 个月余。既往健康。家族史阴性。颈部软组织超声提示淋巴结肿大。局部破溃后脓汁培养阴性。WBC 11.17 × 10⁹/L,N 7.28 × 10⁹/L,L 2.7 × 10⁹/L,Hb 108g/L,PLT 476 × 10⁹/L。IgG 16.6g/L,IgA 2.94g/L,IgM 1.65g/L,IgE 40.6IU/ml。CD3 74.3%,CD4 25.9%,CD8 41.3%,B 16%,NK 5.7%。DHR123 流式细胞分析示残留少许功能,刺激指数 1.88。二代测序示 *CYBB* 基因 G322R 突变

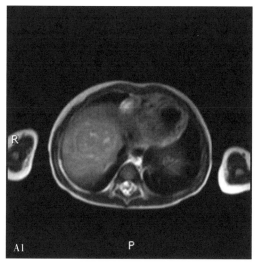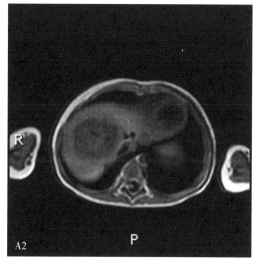

图 6-3-5　XLR-CGD 患儿肝脓肿核磁影像

A1~2：腹部增强核磁示肝脏Ⅶ~Ⅷ段团状异常信号，边缘可见环形轻度强化，边缘模糊，病变中心为不规则等低信号，大小约 3.5cm×3.5cm×2.6cm

患儿 1 岁零 4 月，男。发热、咳嗽 2 周。2 月龄时因重症肺炎、肝内占位性病变在外院治疗。当时肺 CT 有多发大小不等圆形、团状密度增高影。腹部核磁示肝右叶近膈面可见一等 T_1 长 T_2 信号占位影，边界稍模糊，大小约 21mm×28mm×19mm。母 G_1P_1，同胞哥哥 4.5 岁时因"发热原因待查"夭折。WBC 14.65×10⁹/L，N 10.3×10⁹/L，L 2.98×10⁹/L，Hb 93g/L，PLT 496×10⁹/L。IgG 12.5g/L，IgA 1.26g/L，IgM 1.21g/L，IgE <5IU/ml。CD3 76.9%，CD4 49.5%，CD8 25.8%，B 22%，NK 11.6%。经积极极抗细菌及真菌，两联抗结核治疗，疗效欠佳。家长不同意外科干预，自动出院。在外院经四联抗结核治疗，体温正常。二代测序示 *CYBB* 基因 c.641-643delTCT 突变

　　病原主要为过氧化氢酶阳性细菌和真菌，过氧化氢酶代谢细菌自身产生的过氧化氢，使宿主吞噬细胞不能利用细菌的过氧化氢来杀灭细菌。肺炎常见病原为曲霉菌(41%)(图 6-3-6)、金黄色葡萄球菌(12%)、洋葱伯克霍尔德菌(8%)(图 6-3-7)，其他病原还包括黏质沙雷菌和分枝杆菌等。皮肤、肝、肛周脓肿及化脓性淋巴结炎常见病原为金黄色葡萄球菌。肺及脑脓肿常见病原为曲霉菌。骨髓炎常见病原为黏质沙雷菌和曲霉菌。败血症常见病原为沙门菌、洋葱伯克霍尔德菌及念珠菌。脑膜炎常见病原为念珠菌、流感嗜血杆菌、洋葱伯克霍尔德菌及肠道病毒。

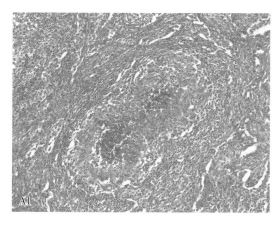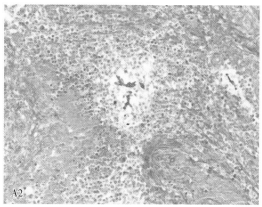

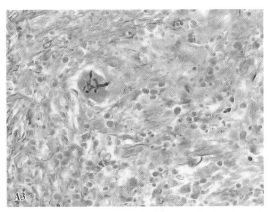

图 6-3-6 XLR-CGD 患儿曲霉菌肺炎的肺组织病理

A1：HE 染色示肉芽肿（×200）；A2：PAS 染色示分隔的菌丝（×400）；A3：嗜银染色示分隔的菌丝（×400）
（图片来自笔者医院病理科的友情支持）

患儿 7 岁 8 个月零 18 天，男。因发热 16 天入院。有肺炎。4 月龄时因间断发热 40 天入院。胸片右下肺内带致密影，右心缘模糊，右下胸壁胸膜见弧形阴影，右肋 5、6 肋弓骨质欠连续，可见骨膜反应，周围胸壁软组织影增厚。肺 CT 示右下肺后段肺野内可见一形态不规则高密度病灶，约 5.3cm×4.0cm×4.5cm 大小，呈不均匀增强。病灶后缘与后胸壁紧密相连，下方见少量胸腔积液，右主支气管受压前移，其他肺野散在小、类圆形高密度病灶。外科切除右中下肺，术中见右下肺全叶及中叶 3/4 呈肿瘤样糜烂。病理示慢性肺组织炎，抗酸染色阴性。脓汁培养 2 次均为烟曲霉菌。10 岁时因肺炎再次住院。Sanger 测序示 *CYBB* 基因 IVS3+5G>A 突变

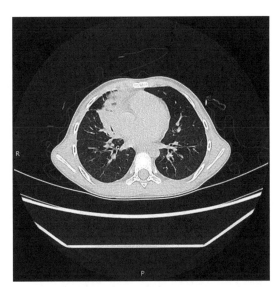

图 6-3-7 XLR-CGD 患儿洋葱伯克霍尔德菌肺炎的肺部影像

肺 CT 示右肺中叶浸润

患儿 8 岁，男。间断发热 33 天，咳嗽 28 天，加重 6 天。既往健康。家族史阴性。多次痰及支气管肺泡灌洗液（BALF）培养洋葱伯克霍尔德菌阳性。WBC 10.21×10⁹/L，N 7.88×10⁹/L，L 1.58×10⁹/L，Hb 123g/L，PLT 441×10⁹/L。IgG 9.69g/L，IgA 1.95g/L，IgM 2.05g/L，IgE 456IU/ml。CD3 74.4%，CD4 36.5%，CD8 29.2%，B 14.3%，NK 7.1%。DHR123 流式细胞分析示残留少许功能，刺激指数 2.98。二代测序示 *CYBB* 基因 c.483+5G>A 突变（内含子 5）

在卡介苗高接种率国家,卡介苗接种处近期局部反应可过重,甚至出现播散,且播散与预后差明显相关。远期可有同侧腋下淋巴结钙化(图 6-3-8)。

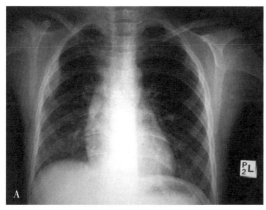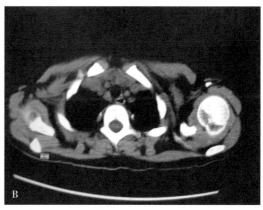

图 6-3-8　XLR-CGD 患儿卡介苗接种相关事件

A:胸 X 射线示右上肺野外带斑片状阴影,其附近胸膜局限性增厚,左腋下可见多个不规则高密度影;B:肺 CT 示左腋下可见多个点状高密度影

患儿 9 岁 12 个月零 29 天,男。因发热 10 天,咳嗽 6 天入院。7 岁时因间断发热 3.5 个月伴肝脾淋巴结肿大入院,胸片及肺 CT 示左侧腋窝钙化灶,两联抗结核半年和用复方新诺明治疗有效。2 个月前于外院诊断右第 4 趾骨结核,给予三联抗结核治疗。有肛周脓肿,反复发作,曾外科手术。16 岁时因重症感染夭折。Sanger 测序示 *CYBB* 基因 1177delA 突变

皮肤特征较明显,如过度瘢痕、溃疡、外科伤口开裂、盘状狼疮或系统性红斑狼疮。胃肠道/泌尿道梗阻,结肠炎/小肠炎可出现于一定数量患儿。其他还包括特发性/免疫性血小板减少、重症肌无力、虹膜睫状体炎、肺部炎症、类风湿关节炎、皮肌炎、骶髂关节炎、自身免疫性肝炎等。未见恶性肿瘤报道。XLR-CGD 患儿一级女性亲属可出现系统性红斑狼疮及盘状狼疮。

Mcleod 表型血液上定义为 Kell 血型抗原弱表达,缺乏红细胞 Kx 抗原,棘状红细胞(图 6-3-9),代偿性溶血。伴 XLR-CGD 的 Mcleod 表型同时产生抗 Km 和抗 Kx 抗体,产生抗 Kx 抗体的 Mcleod 个体唯一血源是来自于 Mcleod 表型阴性(Kx 阴性)个体,患儿再次输普通血(Kx 阳性)易出现急骤的输血反应。

【实验室检查】

1. 吞噬细胞呼吸爆发功能检测

(1)四唑氮蓝(nitroblue tetrazolium,NBT)还原试验:正常吞噬细胞经适当刺激剂孵育后出现呼吸爆发,产生的过氧阴离子可将细胞内黄白色的 NBT 还原为蓝黑色、不溶于水的化合物(图 6-3-10)。CGD 患儿呼吸爆发缺陷,显微镜下观察吞噬细胞内无蓝黑颗粒形成。NBT 试验是基于有限数量细胞主观的视觉观察,结果依赖于蓝黑颗粒的积聚,时间是一重要影响因素。当低水平的氧化物产生时,随时间的推移,试验也可能变为阳性,因此 NBT 试验阳性不能除外 CGD。另外,若发病的 XLR-CGD 携带者正常群细胞数量较少,可能被误诊为 AR-CGD。

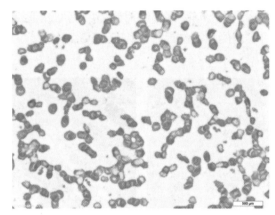

图 6-3-9 伴 XLR-CGD 的 MacLeod 综合征患儿的棘状红细胞
（图片来自于笔者医院病理科的友情支持）

患儿 4 岁,男。间断发热 2 个月余,咳嗽 25 天,肌肉酸痛 1 天。生后至 1 岁半,经常发热,平均每月 1 次。1 岁时走路不稳,运动能力差,常乏力。同胞哥哥 30 天时因黄疸夭折。WBC 10.3×10^9/L,N 6.10×10^9/L,L 3.58×10^9/L,Hb 109g/L,PLT 360×10^9/L。IgG 14.5g/L,IgA 0.83g/L,IgM 1.05g/L。CD3 55.7%,CD4 27.6%,CD8 20.1%,B 34.8%,NK 4.9%。肺 CT 示双肺弥漫间实质浸润,纵隔及左腋下淋巴结钙化。腹部超声示肝脾肿大。DHR123 流式细胞分析示呼吸爆发缺陷,母亲有双峰。多重链接探针扩增方法(MLPA)检测到 *DMD* 基因外显子 1-44 缺失。Sanger 测序示 *XK*、*CYBB* 基因全外显子缺失(具体断裂点未鉴定)

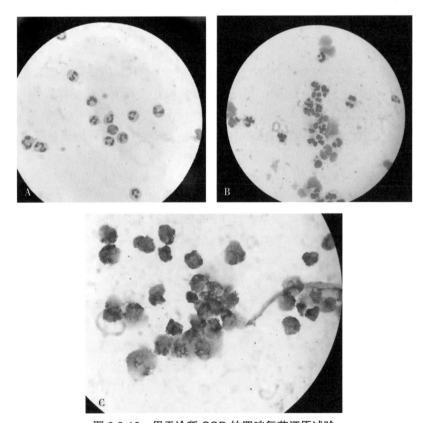

图 6-3-10 用于诊断 CGD 的四唑氮蓝还原试验
A:静息状态的中性粒细胞;B:PMA 刺激后的中性粒细胞;C:PMA 刺激后吞噬 NBT 的中性粒细胞
（显微镜图来自笔者医院血检室的友情支持）

（2）过氧化物产生的定量方法：包括高铁细胞色素 C 还原方法、光泽精化学发光和荧光探针方法。前者检测细胞外过氧化物产生，定量分析需加超氧化物歧化酶（SOD），使过氧化物代谢为过氧化氢。在 SOD 存在下，任何高铁细胞色素 C 的还原是过氧化物非依赖的。总的还原减去过氧化物非依赖的还原，即为过氧化物依赖的还原。在 550nm 处用分光光度计检测，因为在此处波长底物和还原产物的消光系数差别最大。该方法可诊断 CGD，但不能区分 XLR-CGD 与 AR-CGD。

（3）DHR123 流式细胞分析：二氢罗丹明 123（dihydrorhodamine 123，DHR123）属于荧光探针，可自由出入细胞，定位于线粒体，经过氧化氢和过氧阴离子氧化后形成罗丹明 123（Rhodamine 123，R123），R123 经蓝光（488nm）激发后产生绿色荧光（500~540nm）。与 PBS 阴性细胞群对照比较，CGD 患儿中性粒细胞经 PMA 刺激后无荧光增强，直方图检测峰完全无移位，被称为经典型。轻度移位伴基底宽，被称为非经典型。若 CGD 患儿母亲有双峰，提示 XLR-CGD 可能。因 G-6-PD 缺陷携带者亦可表现为双峰，必须行 *CYBB* 基因突变分析协助诊断。若 XLR-CGD 携带者 X 染色体莱昂化呈非随机性，偏移明显，正常群细胞数比例明显降低时，亦可有临床表现（图 6-3-11）。

中性粒细胞髓过氧化物酶（MPO）缺陷者可有呼吸爆发缺陷，一方面两种疾病的临床表现不同，另一方面可用其他方法来鉴别，由于嗜酸性粒细胞内的过氧化物酶可替代 MPO 介导 DHR 氧化，若嗜酸性粒细胞的 DHR 功能正常可除外 CGD 诊断。MPO 缺陷患儿用光泽精标记会有正常的强的荧光信号产生。由于用流式细胞仪区分嗜酸性粒细胞较困难，可体外加入重组人 MPO，MPO 缺陷患儿 DHR 荧光信号明显增强，而 CGD 患儿不受影响。另外可用抗 MPO 单克隆抗体行中性粒细胞内染色来鉴别诊断。

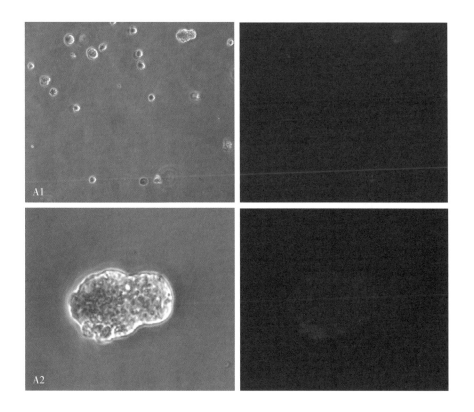

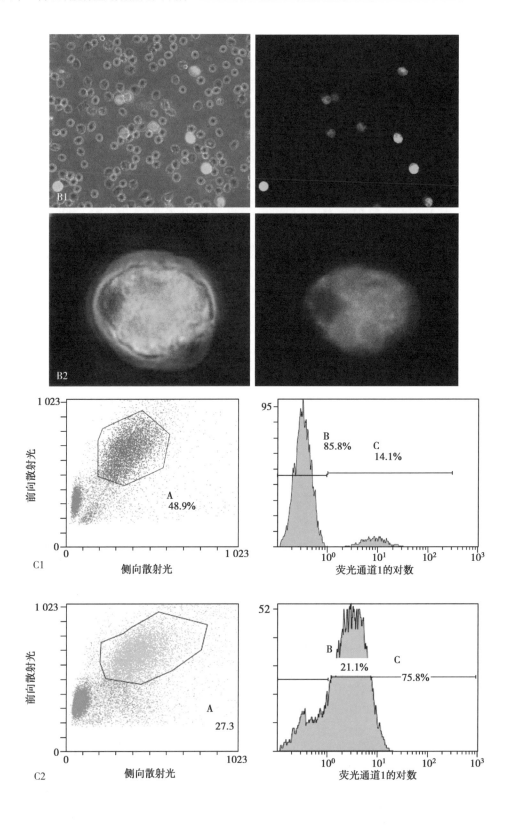

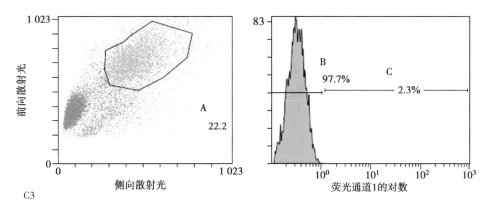

C3

图 6-3-11 中性粒细胞 DHR123 荧光显微镜及流式图

A:CGD 患儿中性粒细胞经 PMA 刺激后不出现呼吸爆发,基本无荧光;B:正常人中性粒细胞经 PMA 刺激后出现呼吸爆发,产生的过氧阴离子将 DHR123 氧化为 R123,发出强烈荧光;C:1. XLR-CGD 母亲可有双峰;2. 变异型 CGD 有轻度移位;3. 有临床表现的 XLR-CGD 女性携带者正常细胞群比例极低 2.3%

(荧光显微镜图来自于笔者医院中心实验室的友情支持)

2. 蛋白表达 用免疫印迹方法或流式细胞分析方法可检测 gp91phox、p22phox、p47phox、p67phox 蛋白表达。若蛋白表达减低(gp91phox,p67phox)或正常表达的缺陷(gp91phox、p22phox、p67phox)蛋白,需结合基因突变分析来确诊。用免疫印迹方法检测 gp91phox 和 p22phox,由于分子间作用,二者可相互影响。截至目前,P47phox 蛋白表达缺失可诊断所有 p47phox-AR-CGD 患儿。

3. 基因突变分析 可明确诊断大部分患儿的基因型突变位点。由于有 XLR-CGD 女性携带者发病,对女性携带者胎儿的遗传咨询需谨慎(图 6-3-12)。若某基因的突变位点不能确定是否为致病性的,可用无细胞(cell-free)分析系统来验证。若突变位点位于膜结合亚单位,取患儿中性粒细胞分离的膜成分,体外与健康人的细胞质成分混合,若无正常呼吸爆发出现,同时能被正常人膜成分解救,说明为致病性突变位点。

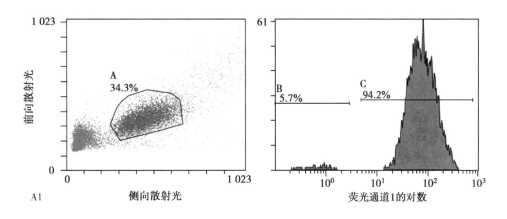

A1

227

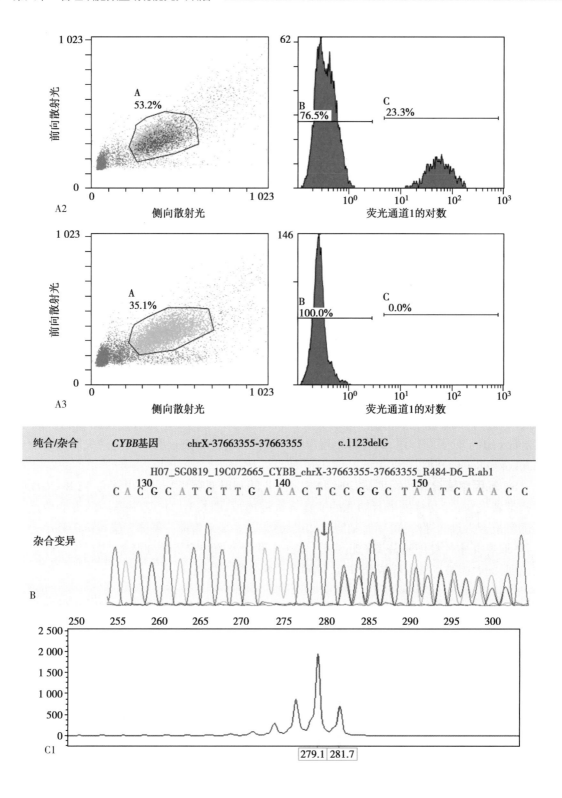

纯合/杂合	*CYBB*基因	chrX-37663355-37663355	c.1123delG	-

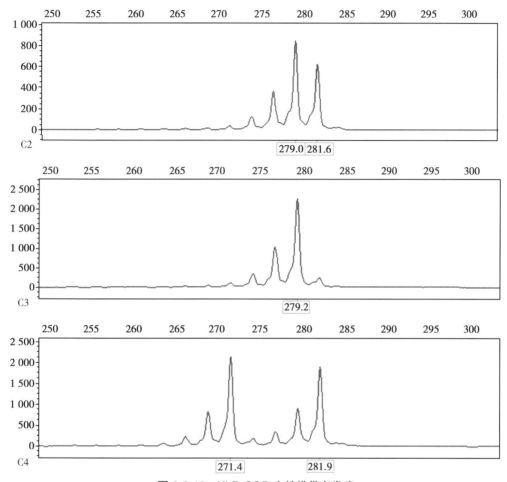

图 6-3-12　XLR-CGD 女性携带者发病

A：PMA 刺激后的 DHR123 流式图：父亲（A1）正常、母亲（A2）双峰、患儿（A3）无正常细胞；B：患儿 sanger 测序图示杂合 *CYBB* 基因 c.1123delG 突变；C：患儿 PBMC 的 X 染色体灭活分析。C1. 患儿酶切组峰图；C2. 患儿非酶切组峰图；C3. 父亲非酶切组峰图；C4. 母亲非酶切组峰图。结论示轻度非随机失活，且来自父亲的 X 染色体失活更严重

患儿 2 岁零 7 个月，女。2019 年 9 月门诊就诊。患儿哥哥明确诊断 XLR-CGD。患儿产前已经筛查出为 CYBB 突变携带者，生后 Sanger 测序验证。但由于 X 染色体偏移灭活（推测若分选中性粒细胞后，偏移会更明显），患儿 DHR123 流式细胞分析示无正常中性粒细胞，临床出现反复肺炎及肛周脓肿。移植顺利，随访中

4. *NCF1* 基因 ΔGT 突变　在 p47phox 表达缺失的基础上，通常用基因扫描（gene scan）的方法来筛查最常见的 ΔGT 突变。用荧光标记的引物 PCR 扩增 *NCF1* 基因包括第 2 外显子 GTGT 起始部分的 DNA 序列，由于功能基因和假基因相差 2bp，PCR 产物通过毛细管电泳可以区分。峰值的比率代表功能基因与假基因的拷贝数比率。先出现的峰为假基因（左侧，序列为 GT）PCR 产物，后出现的峰（右侧，序列为 GTGT）为功能基因 PCR 产物，通常情况下正常人假基因 / 功能基因峰比率为 2：1（一个功能基因两边各有一个假基因），但也存在其他比率的报道，而且不同族群分布特征也不同。ΔGT 突变患儿比率为零，即纯合的 ΔGT 突变（纯合的假基因峰）。通常 ΔGT 突变携带者父母比率为 5：1（图 6-3-13）。非

ΔGT 突变的找寻需用基因特异的反转录 RT-PCR 方法,必要时需基因组特异 PCR 方法来验证。是否存在 p47phox 表达正常无功能的 *NCF1* 突变有待将来证实。因 *NCF1* 假基因干扰,目前二代测序不能用于检测常见的 ΔGT 突变,需要 Sanger 测序验证(图 6-3-14)。

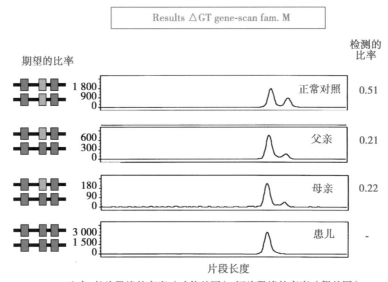

图 6-3-13　*NCF1* 假基因/功能基因 exon2 起始位置 PCR 产物基因扫描模式图
NCF1 假基因/功能基因的峰比率:正常人 2/1;ΔGT 患儿 0;携带者父母:5/1
(模式图来自荷兰 Dirk Roos 教授实验室的友情支持)

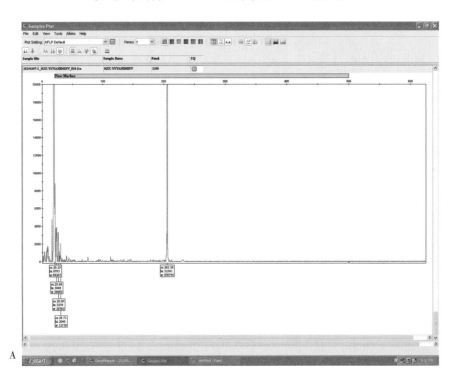

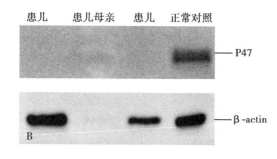

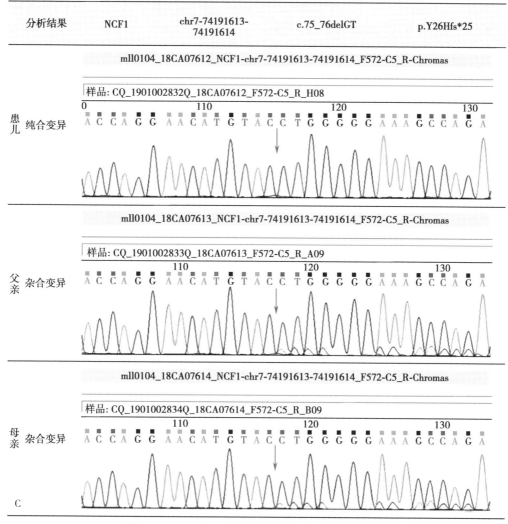

图 6-3-14　NCF1-CGD 热点 ΔGT 突变的诊断方法

A：基因扫描示单独一个 NCF1 假基因峰，提示热点 Δ GT 突变；B：P47phox 蛋白免疫印迹检测示表达缺陷；
C：Sange 测序证实为热点 Δ GT 突变（反向测序）

（本图来自笔者医院免疫室及北京某基因检测公司的友情支持）

患儿 24 天，女。因咳嗽 4 天，发热 3 天入院。母 G_1P_1，女，患儿 2 月龄时夭折，外院呼吸爆发缺陷（未见报告），二代测序未发现致病突变。患儿外院肺 CT 示多发大小不等结节影。WBC 24.8×10^9/L，N 14.03×10^9/L，L 7.1×10^9/L，Hb 116g/L，PLT 481×10^9/L。IgG 7.11g/L，IgA 0.156g/L，IgM 0.401g/L，IgE 7.66IU/ml。CD3 72.7%，CD4 58.5%，CD8 10.8%，B 16.4%，NK 10.2%。笔者医院 DHR123 流式细胞分析示呼吸爆发缺陷

【鉴别诊断】

(1) 肉样瘤病(结节病) 病理上属于不明原因的紧密非坏死性肉芽肿性病变,沿淋巴管分布,结节周边有显著的纤维组织增生和玻璃样变,炎症细胞少,有包涵体(星状小体,Schaumann 小体),病变位于肺间质。患儿无反复感染表现。对激素治疗有效。呼吸爆发正常。

(2) 白细胞黏附分子缺陷 患儿无过度炎症反应所致的肉芽肿表现,外周血中性粒细胞明显增高,白细胞黏附功能缺陷,呼吸爆发无明显缺陷。

(3) 其他肉芽肿性疾病 淋巴结结核、韦格纳肉芽肿病、布氏杆菌病、兔热病、猫抓病、霍奇金淋巴瘤等均有相应的临床和实验室特征。

(4) p40phox 缺陷 常染色体隐性遗传,起病晚,以皮肤和消化道炎症为主要表现,伴皮肤或肺感染。颗粒诱导的中性粒细胞 NADPH 氧化酶活性明显受损,PMA 诱导的 DHR123 氧化正常或略降低。不具有 CGD 的侵袭性细菌或真菌感染。预后相对良好。

【治疗及预后】

在急性感染期针对易感病原进行相应治疗。过度炎症导致的空腔脏器梗阻对全身激素治疗敏感。复方磺胺甲噁唑[30mg/(kg·d),q.d. 或 b.i.d.]口服预防金黄色葡萄球菌及 G⁻ 菌感染。若有过敏反应,可考虑单独应用甲氧苄啶或双氯西林;伊曲康唑(≥13 岁,>50kg,200mg/d;<13 岁,<50kg,100mg/d,q.d.;<20kg,3-5mg/kg·d,q.d.)口服预防曲霉菌感染;γ干扰素(体表面积 ≥0.5m²,每次 50μg/m²,每周 3 次;体表面积 ≤0.5m²,每次剂量 1.5μg/kg,每周 3 次)皮下注射预防感染。粒细胞输注可应用于有危及生命感染、抗微生物治疗和外科治疗无效患儿,副作用可有发热,由于白细胞凝集素出现导致丢失过快,可出现少见情况如肺白细胞淤滞。应与两性霉素 B 间隔数小时。若考虑移植,需考虑同种异体免疫可能。鉴于移植相关的患病率和死亡率,若患儿预防无效有反复严重感染及有 HLA 配型相合的正常同胞,可考虑移植。移植前感染应获得良好控制。患儿禁忌接种卡介苗。有可疑家族史者,新生儿暂缓接种卡介苗,待排除 CGD 后再考虑接种。

美国及欧洲的存活率 80%~90%,死亡率 10%~20%,即使在终生抗生素预防的前提下,每 3~4 年仍有一次重症感染。美国致死的病原曲霉菌占 1/3,洋葱伯克霍尔德菌占 1/6,铜绿假单胞菌 1/18。欧洲致死的疾病肺炎及肺脓肿占 1/5,败血症占 1/5,脓肿占 1/20。

第四节 MonoMAC 综合征

【概述】

常染色体显性生殖 GATA2 缺陷包括 4 个描述的临床综合征:①单核细胞减少伴鸟分枝杆菌感染(monocytopenia with mycobacterium avium complex,MonoMAC)。②树突状细胞、单核细胞、B 和 NK 细胞减少(dendritic,monocyte,B and NK lymphoid,DCML)。③家族性 MDS/AML。④Emberger 综合征(原发淋巴水肿伴 MDS)。GATA2 突变也见于临床队列,如儿童中性粒细胞减少、再生障碍性贫血、人类 NK 细胞缺陷的最初病例。这种新的遗传免疫缺陷出现于生命后期,具有多种特征,包括混合的单个核细胞缺陷、不典型分枝杆菌病、人类乳头瘤病毒相关鳞状细胞癌、骨髓发育不良和白血病进展,一部分患者也出现肺泡蛋白沉积症(PAP)及淋巴水肿。

【发病机制】

GATA 家族由 6 个锌指转录因子组成,识别大约 7 百万人类基因组中的几千个基因的 WGATAR 基序。GATA1 对于红细胞、肥大细胞、嗜酸性粒细胞和巨核细胞的发生至关重要,参与 Down 综合征相关的急性巨核细胞白血病和短暂的髓增殖异常的发病。GATA3 促进 T 淋巴细胞发生,其缺陷与假状旁腺功能减退,耳聋和肾病相关。GATA2 是一种转录因子,参与造血干细胞的稳态。条件性 GATA2 敲除模型显示 GATA2 被主动脉 - 性腺 - 中肾区(aorta-gonad-mesonephros,AGM)的干细胞产生和存活所需。杂合 GATA2 的鼠 AGM 中造血干细胞(HSC)数目降低,这些 HSC 在系列移植体中,重新侵入继发受者的能力下降,证明出生时 HSC 的量和质的缺陷。在鼠的干细胞,GATA2 作为转录因子七聚体的一部分来起作用,这些转录因子形成一个紧密的自身调节的核心,不仅驱动主要转录因子,也驱动 miRNA,如 miR-146a,后者对 HSC 存活和分化具有直接影响。*GATA2* 基因 Arg396Gln 突变不能阻止不成熟细胞分裂,不能维持干细胞表型。患者出生时可能具有较少的 HSC,由于感染造成的骨髓应激使造血干细胞减少加重,导致骨髓耗竭伴可能的肿瘤发生。

树突状细胞(DC)通过识别和处理抗原并呈递给 T 细胞来始动获得性免疫反应。树突状细胞最初被鉴定为原始 T 细胞的最强刺激子。树突状细胞通过感知和整合来自广泛的脂类、肽、核酸和其他病原或危险相关的信号分子来影响 T 细胞反应。稳态的 DC 群并不来源于单核细胞(除外肠道的一些 DC)。DC 亚类具有不同的来源和特殊功能。单核细胞在原位不能生长为原代人类 DC。除了位于外胚层组织、表皮和脑的自我更新的 Langerhans 细胞和小神经胶质细胞,所有其他的 DC 源自血中的骨髓产生的前体细胞。在骨髓的血细胞发生空间中单核样的 DC 可产生于粒 - 巨噬细胞前体(granulocyte-macrophage progenitor,GMP)和多能淋巴样前体(multi-lymphoid progenitor,MLP)细胞。GATA2 下游的标靶参与终末干细胞分化。GATA2 与髓转录因子 PU.1 相互作用,后者驱动单核细胞集落刺激因子受体和 fms- 样酪氨酸激酶(Flt-3)表达,二者均为 DC 和单核细胞发育的重要生长因子受体。GATA2 杂合敲除细胞移植入辐射的宿主,产生较少的单核细胞、T 细胞和 B 细胞。GATA2 敲除杂合子,粒 - 巨噬细胞前体细胞数目降低。DCML 缺陷患者 CD34$^+$T 细胞 Flt-3 表达下降。人类乳头瘤病毒感染是 DCML 缺陷的突出特征,可能反映多种细胞缺陷,包括 NK 细胞、浆细胞样 DC 和 Th1 细胞反应。GATA2 缺陷患者 NK 细胞减少或部分缺乏伴特异 CD56^{bright} 亚群丢失。患者的 NK 细胞具有不成熟 / 活化表型。T 细胞比例升高,但有时由于淋巴细胞减少,绝对计数会降低。CD4$^+$T 淋巴细胞减少,原始 T 细胞数目降低,CD8$^+$T$_{EMRA}$ 积聚。GATA2 缺陷患者低 TREC 可能是由于产生减少和 / 或感染时成熟 T 细胞扩张。对分枝杆菌感染的抵抗需要在 DC、Th1 和巨噬细胞间高水平的相互作用。DCML 缺陷患者外周血单个核细胞体外 TLR 刺激后 IL-12 和 IFN-γ 产生受损。GATA2 缺陷患者循环 B 淋巴细胞减少,与轻度降低的 KREC 有关。循环 B 细胞亚群朝着成熟记忆亚群偏移。免疫球蛋白产生的轻度缺陷或弱的病毒反应也见于 GATA2 缺陷患者。GATA2 影响卡氏肺孢菌感染宿主肺泡巨噬细胞的吞噬活性,可能解释 MonoMAC 患者中 PAP 高发。弥散和通气缺陷的高出现率可能反映肺泡填充、肺气肿改变、纤维化或继发于反复肺感染的支气管扩张。GATA2 参与半规管和前庭系统淋巴管周围空间的发生,可解释耳聋的出现。

【分子特征】

GATA2 位于 3q^{21}，具有 7 个外显子，其中 5 个转录。除了 2 个保守的锌指结构域，参与 DNA 结合、同源二聚体化和与转录因子 PU.1 相互作用，还包括 2 个转录活化结构域，负调节结构域和一个核定位信号。GATA2 的遗传损伤也是异质性的，分为 3 组：①累及 C 端锌指结构域的错义突变、框内缺失突变。②无义突变、移码突变和大的基因缺失导致无效突变。③内含子、增强子区域的调节性突变。反复的错义突变影响锌指结构域 -2（R398W 和 T354M），提示基因功能的显性干预。插入或缺失突变提示单倍型不足可能作为活性机制。在内含子 5 增强子区域的缺失或点突变，降低内含子 5 增强子活性，影响保守的转录因子结合位点如 Tall/SCL 和 GATA2，导致突变座位转录水平降低。3 例患者具有单一座位 GATA2 表达，丢失一个等位基因转录，尽管 2 个基因组的等位基因均存在。相对少的临床沉默的伴编码突变携带者被报道。10.5% 的患者具有非编码突变。非编码突变外显率降低。遗传性 AML 倾向出现于第二锌指结构域的替代突变患者。病毒感染和淋巴水肿在无效突变组更常见。个别具有剪接突变患者具有 MDS，但无淋巴水肿。几例错义突变患者具有淋巴水肿。大的缺失累及相邻基因，患者具有发育和神经缺陷和面容异常。再生障碍性贫血患者中 GATA2 突变的大部分位于 5′ 前导序列。

在儿童原发性 MDS，杂合 GATA2 突变是最常见的生殖缺陷，出现于 7% 的患儿，经常与 7 号染色体单体相关。影响疾病预后的体细胞突变较成人 MDS 相对常见，经常包括 TET2、SF3B1、ASXL1、SRSF2、DNMT3A 和 RUNX1。在成人家族性 GATA2-MDS，具有 ASXL1 体细胞突变的患者迅速进展为急性髓系白血病，干细胞移植预后差。在儿童 GATA2-MDS 和家族性 MonoMAC 或 Emberger 综合征，也发现其他额外体细胞的驱动突变，包括 ASXL1、RUNX1、SETBP1 和 NRAS。1 例患儿具有 RUNX1、SETBP1、IKZF1 体细胞突变，迅速进展为 AML，对治疗抵抗。

【临床表现】

法国队列前瞻性研究包括 79 例患者（53 个家系），1/3 有家族史，伴明显常染色体显性遗传。一些患者可以至成人期无症状。首发症状中位年龄 18.6 岁（范围 0~61 岁）。首发特征：血液肿瘤 26%，严重细菌感染 23%，弥漫疣或 HPV 感染 20%，淋巴水肿 9.4%，分枝杆菌感染 8.1%。具有机会性感染（HPV、分枝杆菌、真菌、JC 病毒）的患者，血细胞计数不正常（单核细胞减少，中性粒细胞减少，全血细胞减少，严重贫血）。其他首发临床特征还包括脂膜炎、智力低下、短暂缺血的脑麻痹、由于 JC 病毒导致进展性多灶性的白质脑病。

在疾病过程中，9 例患者具有系统炎症特征，包括脂膜炎、血管炎、Sweet 综合征、狼疮样病或类似于结节病的肉芽肿样病。自身免疫标志见于 12 例患者。慢性淋巴水肿见于 15% 的患者。患者淋巴水肿起病年龄不同（0~44 岁），严重度不同，单侧或双侧，部分外显。5 例单侧，其中 4 例左侧。血管和 / 或血栓并发症见于 7 例患者，2 例出现短暂脑麻痹，1 例在脾切除和分枝杆菌病后出现脾静脉血栓，1 例在急性白血病（AL）情况下出现 3 处深静脉血栓，1 例在接受乳腺癌和 MDS 治疗时出现深静脉血栓和肺栓塞，1 例出现心肌梗死，1 例死于主动脉夹层。3 例具有肺泡蛋白沉积症，1 例具有耳聋，4 例具有泌尿生殖道畸形，3 例患者早产，2 例妇女流产，1 例具有甲状腺功能减退。

GATA2 缺陷患者具有发生 MDS 和白血病的高风险。MDS/AL 风险：10 岁 6%，20 岁 39%，45 岁 81%。64 例 GATA2 突变血液肿瘤患者：MDS 占 69%（16% 进展为 AL，主要为

AML,1 例急性淋巴细胞白血病伴 7 号染色体单体),AL 占 9%,慢性白血病占 3%。1 例新生儿出现青少年粒单白血病。*GATA2* 错义突变的患者出现白血病的比例更高(14/34)。6 例出现实体瘤,3 例继发于 HPV,1 例乳腺癌,1 例转移腺癌,1 例表皮样癌。横断面研究显示在一半的 GATA2-MDS 患者,无已知的临床特征提示为 GATA2 缺陷,其中 65% 核型不正常,7 号染色体完全或部分丢失 35%,8- 三体 18%,4 例同时具有上述两种现象。

严重细菌感染是最常见特征,见于 56% 的患者,肺部感染最常见,经常反复。9 例细菌性软组织感染。5 例耳鼻喉感染。12 例非结核分枝杆菌感染(鸟分枝杆菌、堪萨斯分枝杆菌、龟分枝杆菌、日内瓦分枝杆菌)。4 例结核感染。7 例分枝杆菌感染与 MDS 同时出现。随年龄增加,分枝杆菌感染风险增加,20 岁 9%,40 岁 42%。一些患者具有环境分枝杆菌的不同属的连续疾病,提示 *GATA2* 突变患者免疫记忆并不充分。

在儿童期,患者可存活过水痘带状疱疹病毒感染,可安全接种减毒的活疫苗,保留的浆细胞、正常水平的类别转换的抗体和正常 T 细胞数目可提供广泛的保护性的回忆免疫很多年。皮肤或生殖器反复 HPV 诱导的疣经常是首发症状 40%,20 岁 25%,40 岁 50%。对局部治疗抵抗,经常反复。2 例出现肿物。GATA2 缺陷与几种严重 EBV 病的不同表现相关,包括原发感染需要反复住院,慢性活动性 EBV 感染,EBV 相关的种痘样水疱病伴 HLH,EBV 阳性的平滑肌瘤。严重病毒感染导致 4 例死亡,1 例 AML 治疗后 5 年死于 H1N1,1 例 HSCT 后死于 EBV 淋巴增殖病,1 例死于 HPV 相关的转移癌,1 例死于 JC 病毒引起的多灶性白质脑病。

18 次真菌感染见于 16 例患者:曲霉菌 61%,念珠菌 28%,毛霉菌 11%。44% 真菌感染在化疗过程中获得诊断。HSCT 后出现几例感染并发症包括真菌、病毒和细菌。2 例 HSCT 前具有 EBV 感染的患者 HSCT 后 EBV 感染复发 1 例,患者进展为淋巴增殖疾病。感染的过程并发 HLH 见于 6 例患者,病原包括分枝杆菌、真菌和病毒。

【实验室检查】

外周血 HLA-DR$^+$lineage$^-$ 成分严重耗竭,基本无 CD123$^+$ 或 CD11c$^+$ 树突状细胞,非常少的 CD14$^+$ 或 CD16$^+$ 单核细胞。唯一存在的 HLA-DR$^+$lineage$^-$ 细胞是循环 CD34$^+$ 前体细胞。血清 fms- 样酪氨酸激酶(Flt-3)配体升高。骨髓多能前体细胞完全缺乏和粒巨噬前体细胞耗竭。真皮 CD14$^+$ 和 CD1a$^+$ 树突状细胞也缺乏,表皮朗格汉斯组织细胞和组织巨噬细胞大部分保留。

大部分 GATA2-MDS 患者具有低细胞性骨髓形态伴网硬蛋白纤维化和多系发育不良。59% 的 GATA2-MDS 患者具有细胞遗传学异常,7 号染色体单体和 8 号染色体三体最常见。有报道由于非平衡的异常 der(1;7)(q10;p10),导致 1q 三体和 7q 缺失。骨髓 B 细胞明显降低到缺乏,包括 B 前体细胞,B 前体细胞定义为 CD19$^+$CD10$^+$CD34$^+$。几乎所有患者具有可检测到的浆细胞,但表型不正常(如 CD56$^+$)。浆细胞形态异常包括双核、多核、核出芽和伴细胞质免疫球蛋白的 Mott 细胞。流式细胞分析示浆细胞 CD56 的异常表达和 CD19 的不表达。CD56 被认为是不正常克隆浆细胞群的替代标志,在反应性浆细胞增多中阴性表达。CD56$^+$/CD8$^+$ 大颗粒 T 淋巴细胞的不典型群增加,5/6 的 T 细胞受体基因重组不正常,2 例克隆方式,3 例限制方式。巨核细胞不正常见于所有 MonoMAC 骨髓,3/18 骨髓内有肉芽肿炎症,1 例抗酸染色(+)。无证据提示不正常的自发的或诱导的染色体异常,如细胞周期检查点完整,针对离子放射反应的有丝分裂指数无升高。

DCML 患者在出现临床症状之前,Flt3 配体可明显升高。在进展的疾病过程中,继发的

Flt3 配体下降。单核细胞增多可见于 GATA2 相关的 MDS,可能与伴 7 号染色体单体的疾病进展有关。

GATA2 结合于自己的启动子,活化其转录。突变损害 GATA2 转录。用 HEK293 成纤维细胞、HL-60 早幼粒细胞和 4HT- 反应性双载体的慢病毒载体系统,*GATA2* 基因 Thr354Met 突变明显降低 GATA2 与其一致性的 WGATAR DNA 模体的结合能力。*GATA2* 基因 Thr355del 突变完全取消 DNA 结合。荧光酶报告分析实验示在已知的 GATA2 反应的增强子(RUNX1 和 CD34)的 LYL1 启动子,*GATA2* 基因 Thr354Met 和 Thr355del 突变明显降低转录活性能力。

【鉴别诊断】

1. 体细胞 *GATA2* 突变　在成人髓细胞白血病中体细胞 *GATA2* 突变可出现在 2 个锌指结构域,具有功能丧失性或功能获得性效应。

2. IFN-γ/IL-12 轴缺陷　患儿在感染表型上与 GATA2 缺陷患者有重叠,但 IFN-γ/IL-12 轴缺陷与 PAP 或 MDS 无关。

3. 经典 MDS　GATA2 缺陷区别于经典 MDS 的特征包括起病年龄早、长时间的疣和特征不明确的自身免疫现象。不典型感染、呼吸衰竭、血细胞减少、家族史强烈提示 GATA2 缺陷伴不典型 MDS。

【治疗及预后】

患者具有高患病率和死亡率,20 岁时死亡率 6%,40 岁时死亡率 42%,60 岁时死亡率 69%。未经治疗,大部分患者死于感染、白血病或呼吸衰竭。建议对所有 GATA2 缺陷患者行早期 HPV 疫苗接种和预防性阿奇霉素口服。警惕单纯疱疹病毒感染。每 3~6 个月监测血常规。每 1~2 年监测骨髓细胞遗传异常。临床进展与 Flt3 配体升高,过渡 B 细胞、CD56^{bright}NK 细胞和原始 T 细胞耗竭及终末分化的 NK 细胞和 CD8^+ 记忆 T 细胞积聚有关。Flt3 配体升高、髓前体细胞缺乏、克隆性髓造血是疾病演变的早期指标。GATA2 缺陷患者对 HSCT 反应好,鉴定高危者,筛查配型相合的相关的供者至关重要。越早 HSCT,结局越好。GATA2 缺陷患者理想的 HSCT 窗口期是在复杂并发症出现之前(如侵袭感染)的低细胞的 MDS 阶段,因此应密切监测患者这些事件的出现。具有 7 号染色体单体 *GATA2* 突变组,HSCT 后复发比例略微升高。1 例患者 HSCT 后出现新的 HPV 损伤,提示 HPV 基因组持续存在于上皮细胞或 GATA2 在宿主角化细胞 HPV 控制中起特异作用。由于对非典型分枝杆菌感染倾向性,除了标准的预防,阿奇霉素应用至移植后 1 年。

化疗的疗效有限而且具有高毒性和感染并发症。造血生长因子治疗效果不明显(来格司亭、沙格司亭、非格司亭),限制了造血生长因子的应用。EBV 肿瘤是由于潜伏感染的淋巴细胞或上皮细胞增殖,病毒 DNA 利用宿主的多聚酶在这些细胞中复制,抗病毒治疗通常对 GATA2 缺陷相关的 EBV 疾病无效。利妥昔单克隆抗体对 EBV^+B 细胞肿瘤有一定作用,但在免疫系统未恢复情况下,可出现 CD20^-B 细胞肿瘤。

参考文献

1. ROTULO GA, BEAUPAIN B, RIALLAND F, et al. HSCT may lower leukemia risk in ELANE neutropenia: a

before-after study from the French Severe Congenital Neutropenia Registry. Bone Marrow Transplant, 2020.

2. KARAPINAR DY, PATIROĞLU T, Metin A, et al. Homozygous c. 130-131insA (pW44X) mutation in the HAX1 gene as the most common cause of congenital neutropenia in Turkey: report from the Turkish Severe Congenital Neutropenia Registry. Pediatr Blood Cancer, 2019, 66 (10): e27923.

3. KLIMIANKOU M, UENALAN M, KANDABARAU S, et al. Ultra-sensitive CSF3R deep sequencing in patients with severe congenital neutropenia. Front Immunol, 2019, 10: 116.

4. FARRA C, RAIMONDI S, ABBOUD M. Acquired centromeric heteromorphism of chromosome 7 yields discordant results between fluorescent in situ hybridization and karyotype analysis in a child with severe congenital neutropenia. Pediatr Hematol Oncol, 2019, 36 (7): 432-437.

5. FARRUGGIA P, FIOREDDA F, PUCCIO G, et al. Idiopathic neutropenia of infancy: data from the Italian Neutropenia Registry. Am J Hematol, 2019, 94 (2): 216-222.

6. MIR P, KLIMIANKOU M, FINDIK B, et al. New insights into the pathomechanism of cyclic neutropenia. Ann N Y Acad Sci, 2020, 1466 (1): 83-92.

7. WOLACH B, GAVRIELI R, WOLACH O, et al. Leucocyte adhesion deficiency-a multicentre national experience. Eur J Clin Invest, 2019, 49 (2): e13047.

8. DE ROSE DU, GILIANI S, NOTARANGELO LD, et al. Long term outcome of eight patients with type 1 leukocyte adhesion deficiency (LAD-1): not only infections, but high risk of autoimmune complications. Clin Immunol, 2018, 191: 75-80.

9. YAMAN Y, KÖKER SA, AYHAN FY, et al. Late diagnosis of leukocyte adhesion deficiency type II and Bombay blood type in a child: a rare case report. Cent Eur J Immunol, 2019, 44 (2): 206-209.

10. STEPENSKY PY, WOLACH B, GAVRIELI R, et al. Leukocyte adhesion deficiency type III: clinical features and treatment with stem cell transplantation. J Pediatr Hematol Oncol, 2015, 37 (4): 264-268.

11. SHAHID S, ZAIDI S, AHMED S, et al. A novel nonsense mutation in FERMT3 causes LAD-III in a Pakistani family. Front Genet, 2019, 10: 360.

12. GAO LW, YIN QQ, TONG YJ, et al. Clinical and genetic characteristics of Chinese patients with chronic granulomatous disease. Pediatr Allergy Immunol, 2019, 30 (3): 378-386.

13. SALOMONE G, PAVONE P, GRECO F, et al. Neuroaspergillosis as the presenting sign of a chronic granulomatous disease. Pediatr Neurol, 2020, 102: 79-80.

14. MARSH RA, LEIDING JW, LOGAN BR, et al. Chronic granulomatous disease-associated IBD resolves and does not adversely impact survival following allogeneic HCT. J Clin Immunol, 2019, 39 (7): 653-667.

15. KOHN DB, BOOTH C, KANG EM, et al. Lentiviral gene therapy for X-linked chronic granulomatous disease. Nat Med, 2020, 26 (2): 200-206.

16. COLE K, AVILA D, PARTA M, et al. GATA2 deficiency: early identification for improved clinical outcomes. Clin J Oncol Nurs, 2019, 23 (4): 417-422.

17. BOGAERT D, LAUREYS G, NAESENS L, et al. GATA2 deficiency and haematopoietic stem cell transplantation: challenges for the clinical practitioner. Br J Haematol, 2020, 188 (5): 768-773.

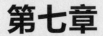

第七章

内在和天然免疫缺陷

第一节　呈孟德尔遗传的分枝杆菌病

【概述】

卡介苗（Bacille Calmette-Guérin，BCG）和环境分枝杆菌（environmental mycobacteria，EM）在没有经典原发性免疫缺陷病的相对健康人可引起播散性疾病，这个综合征被命名为呈孟德尔遗传的分枝杆菌病（Mendelian susceptibility to mycobacterial disease，MSMD）。截至目前，已鉴定出 11 个（*IFNGR1*、*IFNGR2*、*STAT1*、*IL12B*、*IL12RB1*、*IRF8*、*ISG15*、*CYBB*、*NEMO* 等）与 IL-12/IFN-γ 轴通路相关的致病基因，表现为 21 种遗传异常（表 7-1-1）。

表 7-1-1　与 MSMD 相关的致病基因

基因	遗传方式	缺陷	蛋白
IFNGR1	AR	c	E−
	AR	c	E+
	AD	p	E+++
	AR	p	E+
IFNGR2	AR	c	E−
	AR	c	E+
	AR	P	E+ 突变蛋白
	AR	P	E+ 野生型蛋白
	AD	p	E+
STAT1	AD	p	E+P−
	AD	p	E+B−
	AD	p	E+P−B−
IL12B	AR	c	E−
IL12RB1	AR	c	E−
	AR	c	E+
NEMO	XR	p	E+

续表

基因	遗传方式	缺陷	蛋白
CYBB	XR	P	E+
IRF8	AD	p	E+
TYK2	AR	c	E-
ISG15	AR	c	E-
SPPL2A	AR	c	E- 或 E+

注:AR 为常染色体隐性;AD 为常染色体显性;XR 为 X 连锁隐性;c 为完全性;p 为部分性;E 为表达;B 为结合;P 为磷酸化

【发病机制】

IFN-γ 信号在针对分枝杆菌的天然免疫中起重要作用。分枝杆菌感染后,抗原呈递细胞上的模式识别受体识别分枝杆菌的不同分子,产生 IL-23(IL-12p40 和 IL-23p19)和 IL-18。IL-23 和 IL-18 与自然杀伤细胞上的受体结合,活化 IFN-γ 的产生。IFN-γ 与巨噬细胞和树突状细胞上的受体结合,导致细胞因子 IL-12(IL-12p40 和 IL-12p35)和抗微生物机制中的各种分子的转录。在感染后期阶段,IFN-γ 主要由抗原呈递细胞产生的 IL-12 刺激 Th1 细胞产生。IL-12 通过 IL-12 受体(由 IL-12Rβ1 和 IL-12Rβ2 组成的异源二聚体),刺激 T 细胞和 NK 细胞产生 IFN-γ。IL-12Rβ1 与 Tyk2 结合,IL-12Rβ2 与 Jak2 结合。复合物的活化促进 STAT4 磷酸化,同源二聚体化,移入细胞核诱导 IFN-γ 产生。IFN-γ 受体由 2 个 IFN-γR1 和 2 个 IFN-γR2 组成,前者是配体结合链,后者是信号转导链。IFN-γR1 和 IFN-γR2 一直与 Jak1 和 Jak2 有关。Jak 相互磷酸化导致 IFN-γR1 胞内区酪氨酸 440 磷酸化。酪氨酸 440 是 STAT1 锚位。Jak 介导 STAT1 酪氨酸 702 和酪氨酸 727 磷酸化,导致磷酸化的 STAT1 分子同源二聚体化。这些磷酸化 STAT1 分子形成复合物,被称为干扰素 γ 激活因子(gamma interferon activation factor,GAF),移入细胞核,与各种基因的启动子结合活化转录。GAF 结合的启动子区被称为 IFNγ 激活位点(gamma interferon activation site,GAS),包括回文一致序列 TTTCCNGG,活化的基因包括 *TNF*、*CXCL11*、*FCGR1A*、各种 *IRF*。

MSMD 属于血细胞内在异常,因为分枝杆菌病在鼠和人类可通过干细胞移植治愈。在分枝杆菌感染过程中,不清楚是否需要 IFN-γ 来活化 T 细胞或巨噬细胞,是否 IFN-γ 对 T 细胞的活化可间接导致巨噬细胞活化。这些患儿的大部分病原的巨噬细胞内属性提示人类 IFN-γ 更主要作用是作为巨噬细胞活化因子而非抗病毒干扰素。人类 IL-12 由巨噬细胞分泌,是 IFN-γ 的重要诱导因子,由于 IL-12p40 或 IL-12Rβ1 缺陷 MSMD 患儿 NK 和 T 细胞基本不产生 IFN-γ。尽管伴 AD 干扰素调节因子 8(interferon regulatory factor 8,*IRF8*)突变的 MSMD 患儿缺乏产生 IL-12 的白细胞亚群及 CD1c⁺CD11c⁺ 树突状细胞,在此过程中产生 IL-12 的巨噬细胞特性不清楚,控制微生物诱导的巨噬细胞 IL-12 产生的基因尚不清楚。然而,T 细胞依赖、CD40 依赖的 IL-12 的诱导至关重要,由于 *NEMO* 突变的 MSMD 患儿该通路被打断,而大部分其他 NF-κB 通路是完整的。在巨噬细胞内,IFN-γ 控制自发的和诱导的广泛基因表达。因为不同的 *STAT1* 杂合突变导致的受损而非缺失的 IFN-γ 反应与 MSMD 有关,IFN-γ 靶基因一定是 STAT1 依赖的。STAT1 也被 IFN-α/β 反应所需要。

【分子特征】

人类 *IFNGR1* 基因位于 6q$^{23.3}$,基因组大小 22kb,7 个外显子产生一个转录本,被翻译成

489 位氨基酸的前体,1~17 位氨基酸的信号肽被剪接掉产生 472 位氨基酸的 53kDa 的成熟蛋白。蛋白包括细胞外结构域,跨膜结构域(248~270),细胞内结构域包括一个 JAK1 结合结构域、一个回收结构域、一个 STAT1 锚位。

常染色体显性 *IFNGR1* 突变均源于回收结构域前的细胞内结构域的提前终止密码子,均位于外显子 6,使跨膜结构域完整,影响回收结构域,阻止 IFN-γ/IFN-γR1 复合体信号后的内入,使蛋白在膜聚集。聚集的截断的受体蛋白可以与 IFN-γ 结合,可能与 IFN-γR2 形成复合体,但不能进行信号转导,产生显性负效应。因为缺乏 JAK1 结合位点和 STAT1 锚位,严重影响信号。IFN-γ 信号未完全被阻断,因为野生型位点产生正常的 IFN-γR1,但仅占膜上的一小部分,允许一小部分含有 2 个功能的 IFN-γR1 链的 IFN-γ 受体与 IFN-γ 正常反应。

STAT1 是 IFN-γ 介导信号的重要调节子,具有卷曲螺旋结构域(the coiled-coil domain,CC)、DNA 结合结构域(DNA-binding domain,DNA-B)、连接结构域(linker domain,L)、SH2 结构域(SH2 domain,SH2)、尾部结构域(tail segment domain,TS)、反式活化结构域(transactivator domain,TA)。MSMD 患儿的 *STAT1* 突变位点对 IFN-γ 和 IFN-α/β 两个信号通路来讲是无功能的:STAT1 同源二聚体又被称为干扰素 γ 激活因子(GAF)和 STAT1-STAT2-IRF9 异源三聚体又被称为干扰素刺激基因因子 3(IFN-stimulated gene factor-3,ISGF3)的活化。然而,在杂合细胞,*STAT1* 突变对 GAF 活化是显性的(通过负显性),但对 ISGF3 活化是隐性的(不伴负显性甚至不伴单倍型不足)。换句话说,*STAT1* 杂合突变导致患儿细胞对 IFN-α/β 反应正常(对于 ISGF3),但对 IFN-γ 反应异常(对于 GAF)。AD *STAT1* 功能丧失性突变均具有负显性效应,导致 IFN-γ 和 IL-27 诱导的 STAT1 介导的细胞反应受损,而针对 IFN-α 和 IFN-λ 诱导的 STAT1 介导的反应正常。STAT1 不具有单倍型不足,只有野生型 STAT1 有功能,无效突变蛋白仅产生 25% 野生型活性。常染色体显性 *STAT1* 功能丧失性突变包括无效突变(L706S、Q463H、M654K、Y701C、K637E)和减效突变(E320Q、K673R)。仅 2 个引起 MSMD 的功能丧失性 *STAT1* 突变(E320Q 和 Q463H)位于 DBD 结构域,无功能丧失性突变位于 CCD 结构域。

IL12RB1 基因编码 IL2Rβ1 链,一种 gp130 家族蛋白,具有细胞外氨基端 Ig 样结构域、跨膜结构域、细胞内结构域。IL-12Rβ1 和 IL-23R 共同识别 IL-12p40 和 IL-23p19 组成的 IL-23。IL-12R 主要表达于活化的 T 细胞和 NK 细胞。突变类型包括无义(18 种)、错义(24 种)、剪接(13 种)、小的缺失(16 种)、大的缺失(3 种)、插入(1 种)、重复(3 种)。

IL-12 基因编码 IL-12p40 蛋白,IL12-p40 是 IL-12 和 IL-23 的共同成分。巨噬细胞和树突状细胞分泌的 IL-12 与 T 细胞和 NK 细胞上的 IL-12Rβ1 和 IL-12Rβ2 结合,是 IFN-γ 的强力诱导剂。IL-23 和 IL-12Rβ1 和 IL-23R 结合,诱导 IL-17 产生。9 个不同的突变位点被报道:2 个小的插入,3 个小的缺失,2 个剪接突变,1 个大的缺失,1 个无义突变。在特定国家,有建立者效应。均为纯合子,显示完全 IL-12p40 缺陷,因此检测不到 IL-12p70 和 IL-12p40,IFN-γ 水平很低。

IRF8 编码干扰素调节因子 8,也被称为干扰素一致序列结合蛋白(interferon consensus sequence binding protein,ICSBP),这些蛋白与干扰素刺激反应元素(IFN-stimulated response element,ISRE)结合,调节 IFN-α/β 刺激的基因表达。主要表达于巨噬细胞和树突状细胞。在髓细胞的几个特征方面起重要作用。

ISG15 编码一个细胞内的干扰素 α/β 诱导的泛素样蛋白,修饰泛素化样过程中的底物(被称为 ISGylation)。粒细胞内 ISG 表达水平最高,存在于白明胶酶和分泌颗粒中,但不存

在于稳定状态中的中性粒细胞的嗜天青颗粒和特异颗粒中。ISG15 是强力的诱导 IFN-γ 的细胞因子。ISG15 缺陷患儿白细胞在卡介苗或卡介苗和 IL-12 刺激下产生少量的 IFN-γ。存在于粒细胞和 NK 细胞间的 ISG15-IFN-γ 环路可能是单核巨噬细胞和 T 细胞间获得性的 IL-12-IFN-γ 环路天然性的补充。常染色体隐性 *ISG15*（homo c.379G>T 和 homo c.336-337insG）突变被报道。

NF-κB 重要调节子（NEMO）是 NF-κB 抑制子激酶的调节亚单位 γ。引起 MSMD 的 *NEMO* 突变报道为（E315A 和 R319Q），突变打破位于 LZ-helix E315A 和 R319Q 间正常盐桥的形成，影响 CD40-NEMO-NF-κB 通路。T 细胞依赖、CD40 依赖、c-Rel 介导的 NF-κB 通路在髓细胞中控制 IL-12 产生，在患儿中该通路功能缺失。

CYBB（也被称为 gp91phox 或 NOX2）编码黄素蛋白细胞色素 b558 的 β 链，后者是 NADPH 氧化酶的重要组成成分，主要表达于吞噬细胞，包括粒细胞、单核细胞和巨噬细胞，也少量表达于树突状细胞和 B 淋巴细胞。*CYBB* 生殖突变是引起慢性肉芽肿病的最常见原因。慢性肉芽肿病患儿吞噬细胞呼吸爆发缺陷。引起 MSMD 的 *CYBB* 突变（Q231P 和 T178P）使巨噬细胞呼吸爆发缺陷，而中性粒细胞、单核细胞和单核细胞来源的树突状细胞（MDC）呼吸爆发正常。

信号肽肽酶样 2A（signal peptide peptidase-like 2a，*SPPL2A*），是溶酶体 / 晚期内体上的一种伴有多种底物的膜内天冬氨酸蛋白酶，主要作用参与裂解 II 型跨膜蛋白。CD74 属于 MHC II 复合体的不变链，是首个被鉴定的 SPPL2a 的体内底物。CD74 通过一系列裂解产生膜结合的 N 端片段（N-terminal fragment，NTF）。NTF 需要 SPPL2a 的裂解来更新。SPPL2a 缺陷患儿 CD74 的 NTF 在 HLA II$^+$ 髓和淋巴样细胞内积累。这种有毒的片段选择性耗竭产生 IL-12 和 IL-23 的 CD1C$^+$ 寻常树突状细胞（CD1C$^+$ conventional dendritic cell，cDC2）和其循环前体细胞。SPPL2a 缺陷的记忆 Th1 细胞体外在分枝杆菌抗原刺激下不产生 IFN-γ。SPPL2a$^{-/-}$ 缺陷鼠缺乏 cDC2，卡介苗刺激后 CD4$^+$T 细胞产生少量 IFN-γ，对卡介苗和结核分枝杆菌高度敏感。SPPL2a 缺陷改变 CD74 依赖的模式识别方式，在抗分枝杆菌免疫反应中，抗炎细胞因子被改变为促炎细胞因子。纯合剪接突变 c.733+1G>A 或 c.1328-1G>A，分别导致蛋白表达缺失和截断的蛋白表达。

TYK2 是一种非受体的酪氨酸激酶，属于 Jannus 激酶家族，参与多种细胞因子通路包括 I 型干扰素（IFN-α/β）、IL-6、IL-10、IL-12、IL-23。患儿易感染各种病原，包括分枝杆菌和 / 或病毒，1 例出现高 IgE 综合征表现。针对 IL-12，IFN-α/β 反应受损而非缺陷。Th1 细胞分化受损，Th2 细胞分化增强。1 例患儿出现 T 淋巴细胞减少，原始 CD4$^+$T 细胞降低。

【临床表现】

1. IFNGR1 缺陷

（1）AR 完全性：来自 26 个家族的 31 例患儿具有 25 种不同突变。所有接种卡介苗者均有卡介苗疾病，77% 的患儿有环境分枝杆菌感染。平均出现年龄 3.1 岁。分枝杆菌感染易反复。病情严重，无病间隔期短，存活率低，大部分患儿于儿童期死亡，不到 20% 的患儿可存活到 12 岁。单核细胞增多性李斯特菌、巨细胞病毒、水痘 - 带状疱疹病毒、副流感病毒、呼吸道合胞病毒及弓形虫感染均有报道。

（2）AR 部分性：13 例具有 I87T 突变，5 例具有 V63G 突变，还有 M1K 突变，前两者具有建立者效应。临床表现较完全性轻，大部分患儿出现骨髓炎。

（3）AD 部分性：来自 43 个家族 68 例患儿，其中 4 例无症状。接种卡介苗者中 73% 有卡介苗疾病。79% 的患儿有环境分枝杆菌感染。平均出现年龄 13.4 岁。鸟分枝杆菌所致骨髓炎最常见（79%），单独出现见于 32% 患儿。荚膜组织胞浆菌感染亦有报道。

2. IFNGR2 缺陷

（1）AR 完全性：来自 5 个家族 7 例患儿。临床表现同 AR 完全性 IFNGR1 缺陷，除了分枝杆菌感染，其他感染少见。1 例具有沙门菌感染，3 例具有巨细胞病毒感染。

（2）AR 部分性：S124F、R114C、G141R、G227R、958inT 突变被报道。临床较完全性轻，33%（2/6）患儿出现骨髓炎。33%（2/6）患儿死亡。

3. AD STAT1 功能丧失性缺陷

来自 8 个家族 17 例患儿被报道。突变为 E320Q、Q463H、L706S、M654K、Y701C、K673R、K637E。29%（5/17）患儿无症状。对病毒感染敏感性不增强。骨髓炎出现率高，外显不完全，预后相对好（图 7-1-1 及图 7-1-2）。

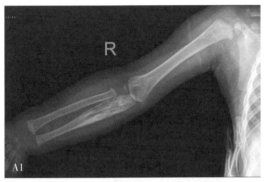
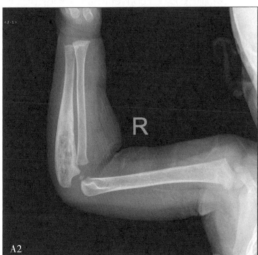
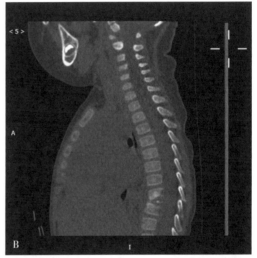
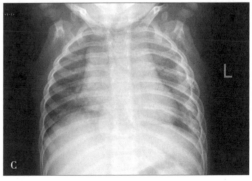

图 7-1-1 *STAT1* 显性功能丧失性缺陷患儿骨骼及胸部影像特征

A1~2：骨骼 X 射线片示尺骨上部骨质破坏；B：脊柱 CT 示胸椎破坏；C：胸部 X 射线片示左侧胸腔积液
患儿 1 岁零 5 个月，女。发现右大腿增粗 3 个月。2 次骨活检病理片经多次会诊，1 次找到 1 条抗酸杆菌。抗结核治疗有效。父亲年轻时有肺结核。姐姐左侧卡介苗接种处下方皮肤大片红色浸润斑疹。WBC 15.61 × 10^9/L，N 6.65 × 10^9/L，L 7.49 × 10^9/L，Hb 92g/L，PLT 775 × 10^9/L。IgG 23.2g/L，IgA 1.84g/L，IgM 0.85g/L。CD3 51%，CD4 34.5%，CD8 14.2%，B 22.3%，NK 23.4%。呼吸爆发正常。二代测序示患儿、父亲及姐姐均具有杂合的 *STAT1* c.1128-1G>A 突变

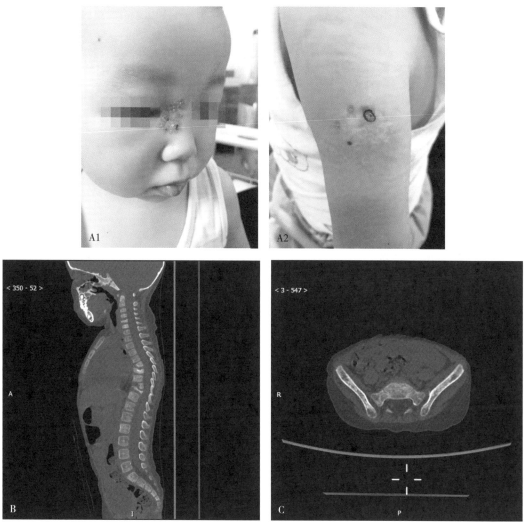

图 7-1-2 *STAT1* 显性功能丧失性缺陷患儿皮疹及多发骨破坏

A1~2：多发皮疹；B：胸椎 CT 示脊柱以胸 6 为中心后凸明显，胸椎 5~10 椎体破坏，椎体变形，不完整，椎间隙变窄；C：髂骨 CT 示双侧髂骨可见多发灶状骨质破坏

患儿 2 岁零 8 个月，女。反复皮疹 32 个月。WBC 20.44×10^9/L，N 13.47×10^9/L，L 5.81×10^9/L，Hb 94g/L，PLT 669×10^9/L。IgG 17.1g/L，IgA 1.44g/L，IgM 2.76g/L，IgE 319IU/ml。CD3 65.2%，CD4 42.7%，CD8 20.2%，B 25%，NK 7.6%。腹部超声无异常。呼吸爆发正常。患儿具有杂合 *STAT1* 基因 Q463H 突变。母亲携带，目前健康

4. AR 完全性 IL-12RB1 缺陷 最常见，30 个国家 102 个家系中 141 例患儿被报道。主要表现为儿童早发的分枝杆菌病和沙门菌病。102 例先证者中，首次感染出现年龄为 2.4 岁。首次感染由分枝杆菌引起中，65/78 为卡介苗，9/78 为 EM，4/78 为 TB。另外 24 例中的 22 例，首发感染为非伤寒肠道外的沙门菌感染。遗传受累的同胞 76% 有临床表现，24% 无症状。9 例有症状的未行基因检测的同胞死亡。15 例有反复卡介苗感染，3 有反复 EM 感染，22 例有反复沙门菌感染。90/132 有症状患儿有单一微生物感染，40 例有多种病原感染，36 例同时有分枝杆菌病和沙门菌病。卡介苗病保护免于 TB 病。23% 的患儿有念珠菌病。

分枝杆菌病少复发,沙门菌病易复发。临床外显率高。70% 的患儿存活,预后较之前认为的不乐观(图 7-1-3)。

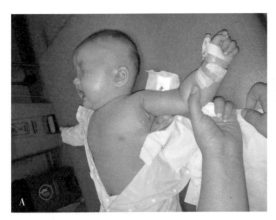
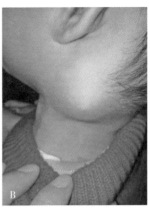

镜下所见:

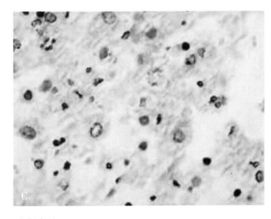
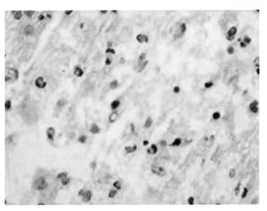

诊断意见:

右颈部肿块穿刺:

–散在组织细胞,结合特殊染色示部分胞浆内见杆菌,结合临床可符合结核杆菌改变。

–特殊染色: PAS、六胺银未见真菌,抗酸染色+。

图 7-1-3 IL12RB1 缺陷患儿卡介苗相关皮肤损害

A: 左腋下切口不愈合;B: 于外院两联抗结核 8~9 个月,干扰素 -γ 治疗半年后,左颈部仍有新病灶出现;C: 新病灶局部切除组织病理示抗酸染色阳性

患儿 1 岁,女。3 月龄出现左腋下感染,卡介苗接种处及左腋下切口皮肤不愈合。两联抗结核治疗后出现左颌下、左锁骨处新病灶(抗酸染色 +)。左腋下病灶切除后再出现病灶。IgG 6.11g/L,IgA 0.24g/L,IgM 1.3g/L。无 CDs 结果。二代测序示复合杂合的 *IL12RB1* 基因 I409T/E319X 突变

5. AR 完全性 IL-12p40 缺陷 5 个国家(印度、伊朗、巴基斯坦、沙特阿拉伯、突尼斯)30 个家族 49 例患儿被报道。IL-12p40 缺陷较以前认为得更常见。主要特征为儿童早发的卡介苗和沙门菌感染,36.4% 的患儿出现反复沙门菌病,25% 的患儿出现反复分枝杆菌病。接种卡介苗者 97.5% 出现卡介苗疾病。多种分枝杆菌感染少见,见于 3 例患儿,沙门菌病和分枝杆菌病相关见于 9 例患儿。可见其他几种感染,包括慢性黏膜皮肤念珠菌病(chronic mucocutaneous candidiasis,CMC)、诺卡菌和肺炎克雷伯菌。临床外显率高但不完全。遗传受累的亲戚 33.3% 无症状。预后不良,死亡率 28.6%。临床表型与 IL-12Rβ1 缺陷高度近似。

6. 其他相关缺陷

(1)AD IRF8 缺陷 2 例患儿表现为反复播散性卡介苗疾病。突变位点为 T80A。

(2)AR ISG15 缺陷 2 个家系的 3 例患儿表现为卡介苗疾病,所有患儿均有颅内钙化。

(3)NEMO 缺陷 3 个家系的 6 例患儿表现为播散性分枝杆菌病,鸟分枝杆菌最常见,1 例有侵袭性 b 型流感嗜血杆菌感染,1 例有锥形蜕膜门牙。2 例分别死于 48 岁和 10 岁。预后不同。突变位点为 E315A、R319Q。

(4)CYBB 缺陷 2 个家系的 7 例患儿表现为播散性卡介苗病,反复局限的卡介苗淋巴结炎和播散性结核病。突变位点为 Q231P、T178P。

(5)SPPL2A 缺陷 2 个家系的 2 例患儿表现为卡介苗病。

(6)TYK2 缺陷 患儿表现细胞内细菌和 / 或病毒感染,9 例中仅有 1 例缺乏分枝杆菌疾病,2 例具有高 IgE 综合征表现,1 例仅具有经典 MSMD,2 例仅具有孤立的结核病。1 个家系的 2 例复合杂合移码和错义的 *TYK2* 突变引起部分性 AR TYK2 缺陷,患儿表现 EBV 驱动的淋巴增殖。

【实验室检查】

IL12B、*IL12RB1*、*TYK2*、*SPPL2a*、*ISG15* 基因突变导致 IFN-γ 分泌缺陷;*IFNGR1*、*IFNGR2*、*STAT1*、*CYBB* 基因突变导致针对 IFN-γ 的反应缺陷;*IRF8* 和 *NEMO* 突变导致 IFN-γ 的分泌和反应缺陷(图 7-1-4)。用 ELISA 方法检测 IL-12/IFN-γ 轴功能的组合判断见表 7-1-2。

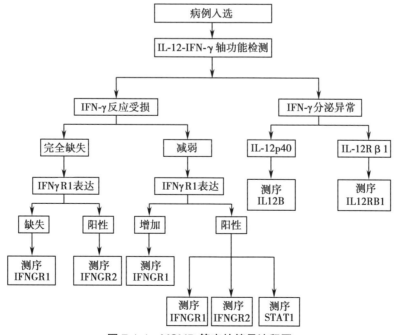

图 7-1-4 MSMD 筛查的简易流程图

表 7-1-2 用 ELISA 方法检测 IL-12/IFN-γ 轴功能的组合判断

项目		缺陷的分子	介质	活卡介苗	活卡介苗加 IFN-γ	活卡介苗加 IL-12P70
IFN-γ 反应						
检测 IL-12P40	18h	对照	低	5 倍	8 倍	
		IL12RB1		正常	正常	
		IL12B		未测到	未测到	
		cIFNGR		正常	无进一步反应	
		pIFNGR		正常	弱反应	
		pSTAT1		正常	弱反应	
检测 IL-12P70	18h	对照	低	极少	100~150 倍	
		IL12RB1		正常	正常	
		IL12B		未测到	未测到	
		cIFNGR		未测到	未测到	
		pIFNGR		未测到	未测到	
		pSTAT1		未测到	未测到	
IFN-γ 分泌						
检测 IFN-γ	48h	对照	低	700 倍		17 倍
		IL12RB1		少量		反应缺失
		IL12B		未测到		低
		cIFNGR		少量		正常
		pIFNGR		少量		正常
		pSTAT1		少量		正常

备注:c 完全性;p 部分性

AR 完全性 IFN-γR1 缺陷患儿细胞对 IFN-γ 反应缺陷,细胞表面 IFN-γR1 蛋白表达缺失。AR 部分性 IFN-γR1 缺陷患儿细胞表面 IFN-γR1 蛋白表达减少但未缺失,对 IFN-γ 反应减弱但非缺陷,对高浓度 IFN-γ 反应受损,如 GAF 的 GAS 结合活性、EBV-B 细胞的 GAF 依赖的靶基因的诱导、成纤维细胞 HLA-DR 诱导和全血 IL-12p70 分析。部分性或完全性 AR *IFNGR1* 突变均导致血浆内 IFN-γ 水平明显升高,尤其在感染的急性期。AD 部分性 IFN-γR1 缺陷患儿细胞对 IFN-γ 反应受损,细胞膜表面 IFN-γR1 表达明显增加。

STAT1 基因 L706S、M654K、Y701C、K673R 突变使 STAT1 的 p.Y701 磷酸化缺失。E320Q、Q463H 突变影响 GAF 的 DNA 结合能力。K637E 突变影响 STAT1 磷酸化和 DNA 结合活性。

IL-12Rβ1 缺陷患儿 IL-12Rβ1 蛋白表达均缺失,除外 1 例大的框内缺失。对 IL-12 和 IL-23 无反应,产生低水平的 IFN-γ。

IL-12p40 缺陷患儿白细胞和 EBV-B 淋巴细胞 IL-12p40、IL-12p70 和 IL-23 表达缺失。

IRF8 基因单一位点的 *T80A* 突变,EBV-B 细胞蛋白表达正常,DNA 结合明显下降,影响靶基因 *IL12B* 或 *NOS2*。IL-12 的主要来源的血髓样树突状细胞(MDC)(DR$^+$CD11C$^+$CD1C$^+$,或 MDC1)缺乏。

ISG15 缺陷患儿粒细胞内缺乏 ISG15。转染的 HEK293T 细胞 ISG15 表达缺失。卡介苗加 IL-12 刺激患儿全血,IFN-γ 产生受损但非缺失。NK 和 T 淋巴细胞 IFN-γ 产生受损。

NEMO 基因 E315A 和 R319Q 突变使患儿外周血单个核细胞在 PHA 或抗 CD3 特异抗体刺激下 IFN-γ 和 IL-12 产生受损。

CYBB 基因 Q231P 和 T178P 突变影响患儿单核细胞来源的巨噬细胞(MDM)和 EBV-B 细胞的呼吸爆发。巨噬细胞被卡介苗、PPD 或 IFN-γ 和 PMA 促发后呼吸爆发完全缺失。

SPPL2A 缺陷患儿寻常 2 型树突状细胞缺陷。分枝杆菌特异的记忆 Th1 细胞 IFN-γ 产生受损,记忆 Th1 细胞是分泌 IFN-γ 和 IL-17A/F 的 CD4$^+$T 细胞的一个亚群。

TYK2 缺陷患儿具有 IL-12 和 IL-23 反应受损,导致 T 细胞和 NK 细胞 IFN-γ 产生缺陷。针对 I 型干扰素的细胞反应低下。

【鉴别诊断】

1. **慢性肉芽肿病** 少部分慢性肉芽肿病患儿与 MSMD 患儿临床表现有重叠,仅表现分枝杆菌和沙门菌感染,大部分 CGD 患儿均具有反复细菌和真菌感染及过度炎症反应导致的肉芽肿,吞噬细胞呼吸爆发缺陷。

2. **树突状细胞、单核细胞、B 和 NK 细胞减少(DCML)又被称为单核细胞减少伴鸟分枝杆菌感染(monoMAC)** 常染色体显性 *GATA2* 突变所致。外周单核细胞数目减少,检测不到粒细胞样和浆细胞样的树突状细胞,但朗格汉斯细胞和组织巨噬细胞正常。B 细胞和 NK 细胞减少。免疫球蛋白正常。CD4$^+$ 和 CD8$^+$T 细胞可减少。中性粒细胞可减少。骨髓巨核细胞发育不良,正常或低的细胞形态,纤维化。患者通常于 7~60 岁获得诊断,通常于 20~30 岁死于鸟分枝杆菌感染、白血病转化、肺泡蛋白沉积症。高发实体瘤和自身免疫性疾病如结节红斑和脂膜炎。

3. **AR IRF8(K108E)缺陷** *IRF8* 基因双位点的 K180E 突变使蛋白表达量同野生型,但电泳移动慢,导致核聚集缺失和转录活性缺失。卡介苗、PHA、LPS 刺激患儿外周血单个核细胞诱导 IL-12 和 IFN-γ 严重受损。CD14$^+$ 和 CD16$^+$ 循环单核细胞,CD11C$^+$ 的寻常树突状细胞和 CD11C$^+$/CD123$^+$ 浆细胞样树突状细胞完全缺失。中性粒细胞很高。T 细胞数量正常,但是无功能的。患儿有多种感染性疾病,包括播散性卡介苗感染、口腔念珠菌病和严重呼吸道感染。

4. **AR STAT1 缺陷** 又分为完全性和部分性,患儿细胞不表达野生型蛋白,对 IFN-γ、IFN-α/β、IFN-λ 反应缺失:GAF 和 ISGF3(STAT1/STAT2/IRF9)。患儿对分枝杆菌和病毒具有危及生命的敏感。

5. **伴无汗性外胚层发育不良的免疫缺陷病** 减效的 *NEMO* 突变损伤但未消除 NF-κB 信号,在男性患儿引起 X 连锁隐性外胚层发育不良伴免疫缺陷病。患儿对多种病原敏感(化脓细菌、分枝杆菌和病毒),但大部分患儿罹患侵袭性链球菌病。根据外胚层发育不良的范围和程度形成不同临床疾病:伴骨硬化和/或淋巴水肿、经典型、轻型和无 ED。

6. **RORc 缺陷** RORc 编码 2 个蛋白异构体(RORγ 和 RORγT),作为转录因子。*RORc* 突变是失功能的。患儿示淋巴发育受损,如胸腺小、轻度淋巴细胞减少,天然淋巴样细胞 3(ILC3)细胞、黏膜相关的不变的 T 细胞和 NKT 细胞减少。患儿 T 细胞 IL-17A/F 分泌受损,

γδT 细胞和 Th1 细胞 IFN-γ 分泌受损。患儿表现念珠菌病和分枝杆菌病。

7. AR JAK1 缺陷　JAK1 是酪氨酸激酶，参与很多细胞因子的细胞内信号，包括 IFN-α/β 和 IFN-γ。AR JAK1 缺陷患儿针对 IFN-α/β 和 IFN-γ 的细胞反应受损。患儿表现不典型分枝杆菌病，病毒、真菌和寄生虫皮肤感染，泌尿道上皮癌。

【治疗及预后】

完全性 IFN-γR 缺陷患儿预后极差，没有很好的方法扩大关键细胞因子通路，积极且长期的抗分枝杆菌治疗很关键，数例患儿骨髓移植治愈。部分性常染色体显性 IFN-γR1 缺陷患儿由于残留 IFN-γR1 活性使病灶局限（骨髓炎），对 IFN-γ 治疗仍然有反应，IFN-γ 和预防性抗生素可成功治疗感染。IL-12/IL-12Rβ1 缺陷患儿保留对 IFN-γ 反应性，IFN-γ 治疗有效，首次分枝杆菌感染治愈后，在随访中发现分枝杆菌感染很少再复发。

第二节　严重病毒感染倾向

一、常染色体隐性 STAT1 缺陷

【发病机制】

天然免疫反应通过干扰入侵病原的复制和/或存活，在控制微生物感染中起重要作用。干扰素（IFN）反应在抗病毒防御中是最重要的。Ⅰ型和Ⅲ型天然 IFN 是病原暴露后很多细胞直接产生的一组细胞因子。活化的 T 细胞和 NK 细胞在免疫反应过程中产生Ⅱ型 IFN 如 IFN-γ。IFN 通过上调上百种不同的干扰素刺激基因的表达介导生物活性，其产物具有直接或间接抗病毒活性。IFN-α/β 与Ⅰ型干扰素受体（IFNAR）结合，活化受体相关的 Jak1 和 Tyk2，后者磷酸化和活化 STAT1 和 STAT2，后两者与干扰素调节因子 9（IRF9）相关，形成异源三聚体 ISGF3（STAT1-STAT2-IRF9），与 ISRE 结合，活化 IFN-α/β- 刺激基因的启动子。IFN-γ 受体的配置活化 Jak1 和 Jak2 来磷酸化 STAT1，STAT1 形成同源二聚体转录因子 IFNγ 活化因子（GAF），与 IFN-γ 诱导基因调节区的 IFNγ 活化位点（GAS）结合。IFN-α/β 也通过 STAT1 磷酸化较弱活化 GAF。一定的干扰素刺激基因（interferon-stimulated gene，ISG）被干扰素调节因子（IRF）诱导，后者通过病毒感染直接被活化或通过 IFN 诱导被活化。

【案例分析】

2003 年 Dupuis 等描述 2 例非血缘的婴儿，病例 1 死于播散性单纯疱疹病毒 -1 感染伴反复 HSV-1 脑炎，病例 2 死于病毒样疾病。2 例患儿均出现播散性卡介苗感染，经抗感染治疗，病毒感染出现症状时播散性卡介苗病已处于缓解期。

【分子特征】

病例 1 为纯合 *STAT1* 基因的 c.1757-1758delAG 突变，病例 2 为纯合 *STAT1* 基因的 L600P 突变。

【实验室检查】

用免疫印迹方法检测患儿 EBV 转化的 B 淋巴系 IFN-α、γ 刺激 STAT1 和 p-STAT1 表达缺失。用凝胶迁移实验（EMSA）方法检测患儿 EBV 转化的 B 淋巴系 IFN-γ 刺激的 GAS

结合活性缺失,IFN-α 刺激的 GAS 结合活性正常;IFN-α 刺激的 ISRE 结合活性缺失。用野生型 *STAT1* 瞬时转染患儿 EBV 转化的 B 淋巴系,IFN-γ 刺激的结合 GAS 的 GAF 蛋白可产生,IFN-α 刺激的结合 ISRE 的 ISGF3 蛋白可产生。IFN-α 刺激的靶基因 *MX1*、*G1P2*、*IFIT2* 的 mRNA 表达降低。IFN-γ 刺激的靶基因 *IRF1* 的 mRNA 表达缺失。体外 IFN-α/β 可增加对照 EBV 转化的 B 淋巴系的抗病毒能力,但不能增加患儿 EBV 转化的 B 淋巴系的抗病毒能力。

【鉴别诊断】

1. 常染色体隐性 IFN-γ 受体缺陷　IFN-γ 刺激的 GAF 活性受损,患儿仅表现对分枝杆菌感染的敏感性增加。

2. 常染色显性 STAT1 缺陷　突变损伤 GAF 活性而不是 ISGF3 活性,患儿仅表现对分枝杆菌感染的敏感性增加。

二、常染色体隐性 STAT2 缺陷

【案例分析】

Hambleton 等于 2013 年报道一家系,先证者 18 月龄常规接种疫苗后 6 天,出现发热、皮疹、结膜炎和淋巴结肿大,接着出现肝炎、肺炎,需要吸氧。接种后最晚 14 天支气管肺泡灌洗液(BALF)和血中可检测到麻疹病毒疫苗株,通过对症支持后恢复。同胞弟弟婴儿期发热 2 天后死亡,尸检示明显的病毒感染特征。父母为近亲。家族中的另外 3 个纯合子,包括 1 个 6 岁儿童接种麻风腮疫苗后出现长时间的热性脑炎疾病。尽管具有已知病毒病原感染,而且病情通常较常规严重,存活者通常保持健康。

【分子特征】

在患儿中发现纯合的 *STAT2* 基因的 IVS4+5G>C 突变。RT-PCR 扩增患儿 mRNA,产物保留内含子 4 和内含子 6,由于外显子 15 与内含子 17 的隐秘受体剪接导致缺乏外显子 16 和 17。

【实验室检查】

与对照细胞比较,所有野生型病毒(包括流感病毒 A 和副流感病毒)均可在患儿的原代皮肤成纤维细胞中形成较大的斑块。减毒的麻疹病毒可形成斑块,而在对照细胞不能形成斑块。免疫荧光显示患儿皮肤成纤维细胞中外源 IFN-α 对各种病毒不能形成保护作用。患儿皮肤成纤维细胞中 IFN-α 不能上调 MxA 和 ISG56/IFIT1 表达,提示 ISGF3 通路阻断。患儿皮肤成纤维细胞中 IFN-α 刺激的整个基因组转录谱显示上调基因的转录大部分被消除(<10% 对照)。患儿皮肤成纤维细胞 STAT2 蛋白表达缺失。纯合子亲属的 PBMC 缺乏 STAT2 表达,IFN-α 刺激不能上调 MxA 的表达。野生型 STAT2 转染患儿皮肤成纤维细胞可恢复 I 型干扰素反应。

【鉴别诊断】

常染色体隐性 STAT1 缺陷:患儿特征为致命病毒和分枝杆菌感染的敏感性增高。

三、常染色体隐性 IFNAR2 缺陷

【发病机制】

根据目前的范例,病毒的感知导致抗病毒程序的诱导,该程序被天然干扰素(IFN α/

β 和 λ)强力地放大和传播。这些可溶的细胞因子通过特定细胞表面受体的信号诱导一种抗病毒、抗增殖状态,诱导上百种干扰素刺激基因的表达来抑制病毒复制。所有有核细胞对 IFN-α 反应,对 IFN-λ 反应限于黏膜上皮上的受体。缺乏广泛表达的 IFN-α/β 受体(IFNAR)或下游信号组成(TYK2、STAT1、STAT2)鼠的特征为在病毒抵抗和免疫稳态中的复杂缺陷。目前认知的影响下游信号的免疫缺陷包括非特异的 TYK2、STAT2 或不完全的 STAT2。人类 STAT2 缺陷导致一个窄的但严重的天然抗病毒免疫缺陷表型,尤其在接种麻疹、腮腺炎和风疹联合病毒活疫苗(MMR)后。

【案例分析】

Duncan 等报道 1 例 13 月龄婴儿,出现 MMR 疫苗后严重、病程长和最后致命的脑炎。尽管患儿对 MMR 有适当的血清反应,在系统和脑的标本中有明确的证据提示疫苗病毒的持续复制。

【分子特征】

患儿具有纯合的 *IFNAR2* 基因位于外显子 5 的 c.A311del(p.E104fs110X)突变。

【实验室检查】

观察患儿皮肤成纤维细胞控制减毒的病毒(病毒缺乏特异的 IFN-α/β)复制的能力,可观察到大片形成,与对照细胞不同。不受阻碍的野生型病毒复制提示患儿的细胞在外源性 IFN-α 刺激下也不能产生一个抗病毒状态。IFN-α 不能诱导患儿细胞的经典抗病毒基因产物的表达。通过整个基因组微芯片观察皮肤成纤维细胞 IFN-α、IFN-β 和 IFN-γ 刺激的整个转录反应,患儿细胞 IFN-α/β 刺激的转录反应明显缺失。患儿细胞暴露于 IFN-α 或 IFN-β 后,JAK1、TYK2 或 STAT1/2 酪氨酸磷酸化完全缺失。相反,IFN-γ 处置后 JAK1 和 STAT1 磷酸化正常。对 JAK1/STAT1 磷酸化的不同效果使缺陷定位于近端的信号,如 IFNAR 缺陷。

IFNAR 是一个异源二聚体,由低亲和力的 IFNAR1 和高亲和力的 IFNAR2 亚单位组成,分别与 TYK2 和 JAK1 相关。IFNAR2 具有三个蛋白异构体,仅 IFNAR2C 是功能性的,该突变使所有异构体在首个 N 端纤维连接蛋白Ⅲ结构域造成截断。用野生型 IFNAR2(IFNAR2C)转染先证者皮肤成纤维细胞,检测 STAT1 酪氨酸磷酸化、干扰素刺激基因(ISG)诱导和野生型病毒蛋白表达降低,IFNAR2C 的互补重新恢复对 IFN-α 的反应性,也重新恢复对 IFN 敏感病毒复制的控制能力。

四、常染色体隐性 IRF7 缺陷

【发病机制】

季节性和流行性流感病毒引起自限性呼吸道疾病。偶尔引起危及生命的急性呼吸窘迫综合征(ARDS)。严重疾病的频率与病毒株有关。严重流感的宿主危险因素包括几个获得的共患病,如慢性肺病。严重流感疾病累及相对健康的儿童,机制尚不清楚。干扰素调节因子 7(IRF7)是转录因子,参与针对病毒反应的 IFN 产生的放大,尤其参与Ⅰ型和Ⅲ型干扰素基因的放大。IRF7 被流感病毒基因组 RNA 的视黄酸诱导基因 I(RIG-I)识别所活化,导致 C 端丝氨酸被 IKK 相关激酶 TBK1 和 IKK-ε 磷酸化。磷酸化诱导 IRF7 核转运和Ⅰ型、Ⅲ型干扰素转录。

【案例分析】

Ciancanelli 等于 2015 年报道 1 例 7 岁女孩,2.5 岁时在原发流感病毒感染过程中出现危及生命的 ARDS,实验室证实为流行性的 H1N12009 流感 A 病毒(influenza A virus,IAV),患儿之前未接种任何流感疫苗。住院后不久的血清显示针对 A/Netherland/602/2009(H1N1) IAV 具有保护性抗体,而不是针对 A/Perth/16/2009(H3N2)或 B/Brisbane/60/2008,提示首次感染 IAV。

【分子特征】

全外显子分析和 Sanger 测序验证显示复合杂合的 *IRF7* 突变:p.phe410Val(F410V)和 p.Gln421X(Q421X)。

【实验室检查】

IFNB、IFNA4 或 IFNA6 启动子驱动的报告分析示每一个突变都是失功能的。Sendai 病毒感染 Vero 细胞,感染后 8 小时,野生型 IRF7 聚集在核内,F410V 突变的 IRF7 聚集在细胞质内,Q421X 突变的 IRF7 在感染和不感染下都存在核内。F410V 突变的 IRF7 尽管磷酸化但不能聚集在核内,Q421X 突变的 IRF7 不被磷酸化一直存在于核内,但 F410V 突变的 IRF7 与 Q421X 突变的 IRF7 不具有互补作用。F410V 突变的 IRF7 与 Q421X 突变的 IRF7 对 IRF7 或 IRF 3 功能不具有显性负调节的作用。患儿的白细胞和浆细胞样树突状细胞不能产生 I 型和 III 型干扰素。患儿的皮肤成纤维细胞和诱导的多能干细胞来源的肺上皮细胞 I 型干扰素产生减少,流感病毒复制增加,外源的 IFN-α 2b 具有保护作用,野生型 IRF7 具有互补作用。

【鉴别诊断】

常染色体显性 GATA2 缺陷:患者表现不正常的血细胞发育,几例患者出现严重流感病毒和其他病原感染。

五、CD16 缺陷

【发病机制】

NK 细胞是天然的淋巴细胞,在宿主防御中起重要作用,参与对抗感染和肿瘤细胞的免疫监视。NK 细胞的一个主要功能是细胞毒活性,由靶细胞上的配体与 NK 细胞上生殖编码的受体配置所始动。NK 细胞的细胞毒活性是接触依赖的,需要与靶细胞形成特殊化的免疫突触,在此溶解颗粒中的内容物被释放。靶细胞通过表达足够的 NK 细胞活化受体的配体或被 IgG 调理,NK 细胞活化信号的平衡达到一定阈值,细胞毒活性被诱导,导致抗体依赖的细胞介导的细胞毒活性(ADCC)。识别 IgG 和促使 ADCC 的 NK 细胞活化受体是 Fc 受体,也被称为 FcγRIIIA(CD16)。CD16 是表达于巨噬细胞和 NK 细胞上的识别 IgG Fc 的低亲和力受体。CD16A 表达于 NK 细胞,具有 2 个细胞外 Ig 结构域,一个短的细胞质内的尾部和一个跨膜结构域,后者使 CD16 与含有 ITAM 的适配子 TCRζ 和 Fc-εRI-γ 相关。IgG 与 CD16 结合促进 TCRζ 磷酸化和信号转导。

【案例分析】

Jawahar 等报道 1 例 5 岁女孩,具有反复的上呼吸道感染、单纯疱疹口炎及带状疱疹。De Vries 等报道 1 例 3 岁男孩,具有反复上呼吸道感染,延长的 EBV(也被称为 Castleman 病)感染,反复皮肤单纯疱疹病毒感染,水痘带状疱疹病毒感染。Grier 等报道 1 例 14 岁男孩,具有反复的 EBV 相关的 Castleman 病和人乳头瘤病毒感染。

【分子特征】

3 例患儿均具有纯合的 CD16 的 *L66H* 突变(c.230T>A),该突变不影响蛋白表达,但影响单克隆抗体 mAbB73.1 的识别。

【实验室检查】

患儿 NK 细胞自发的细胞毒活性缺陷,ADCC 完整。NK 细胞表面 CD2 表达降低。与 CD2 表达水平相关的 CD16 表达的 NK-92 细胞可杀死黑色素瘤细胞系,该细胞系经典对 CD16 缺陷的 NK-92 细胞是抵抗的。CD16 和 CD2 在生化和免疫突触上具有相关性。CD2 配置促发 CD16 信号。在 NK-92 细胞稳定表达 CD16 的 L66H 突变可复制患儿的表型, CD2 配置后取消 CD16 信号和 CD2 与 CD16 的相关性。CD16 通过与 CD2 的特异相关参与 NK 细胞介导的自发细胞毒活性。

六、常染色体隐性 MDA5 缺陷

【发病机制】

人类鼻病毒(HRV)引起一半以上的上呼吸道感染,包括 100 多种血清型。针对很多病毒的宿主免疫,包括引起呼吸道感染的病毒,在鼠可被 RIG-I 样解螺旋酶受体(RLR)、黑色素瘤分化相关蛋白 5(MDA5)和视黄酸诱导的基因 I(RIG-I)所始动。MDA5 作为双链 RNA 的细胞质感受器。双链 RNA 为病毒复制中间产物或副产物,通过适配子线粒体抗病毒信号蛋白(MAVS)传递信号,活化 IFN 的产生和 IFN 调节的基因转录。

【案例分析】

Lamborn 等报道 1 例 5 岁女性儿童,具有反复病毒性呼吸道感染,需要经常住院。尽管产前感染筛查正常,出生时具有可疑的先天感染。40 天时,出现源自于 HRV/ 肠道病毒和流感 B 病毒共同感染所致的呼吸衰竭,需要机械通气,甚至体外膜氧合器。此后,患儿出现反复感染和呼吸衰竭,鼻咽分泌物反复检测到 HRV/ 肠道病毒。还具有 2 次流感 A(H3 亚型)和腺病毒感染,3 次不同的冠状病毒感染,RSV 和副流感病毒 4 型各 1 次感染。患儿需要持续吸氧,肺 CT 具有磨玻璃影,但无支气管扩张。患儿曾具有呼吸道的细菌重叠感染。年长哥哥在 1 月龄时死于不明原因的感染疾病。

【分子特征】

全外显子测序发现干扰素诱导的含有解旋酶 c 结构域的蛋白 1(*IFIH1*)基因一个纯合错义突变:NM-022168.3 :c.1093A>G(p.K365E),经 Sanger 测序验证,父母均为携带者。该错义突变处于各个物种的保守位置,PolyPhen2 软件预测该突变功能效应有害。

【实验室检查】

由 *IFIH1* 编码的 MDA5 蛋白包含一个 N 端串联的 CARD 结构域和一个 C 端结构域,环绕一个中间的有三部分的解螺旋酶核心。MDA5 形成一个 C 形环包绕双链 RNA。纯合错义突变的 MDA5 可表达,但不能识别合成的 MDA5 刺激剂 / 双链 RNA 的模拟物多聚肌苷酸多聚胞苷酸[poly(I:C)]。当过度表达,突变的 MDA5 不能驱动来自 IFNB1 启动子或含有 ISRE 或 NF-κB 序列模体的启动子的荧光活性。在呼吸道上皮细胞或成纤维细胞,野生型而不是 MDA5 敲低可限制 HRV 感染,同时升高 IFN 刺激的基因(ISG)表达和 IFN-β/λ 表达。在患儿的鼻上皮细胞或基因编辑表达突变 MDA5 的皮肤成纤维细胞,结果显示 HRV 的复制增加。人类 MDA5 缺陷是一种新的天然免疫错误引起双链 RNA 感觉损伤,IFN 诱导降低和对常见感冒病毒 HRV 感染的敏感性增高。

【鉴别诊断】

1. Aicardi-Goutieres 综合征 7 型　由常染色体显性 *IFIH1*（MDA5）基因功能获得性突变引起的炎症异常，特征为严重神经损害。婴儿期出现精神发育延迟、躯干低张力、痉挛和脑部影像异常，包括基底节钙化、大脑发育不良、深部白质异常。

2. Singleton-Merten 综合征　是不常见的常染色体显性 *IFIH1*（MDA5）基因突变引起的血管、牙齿和骨的异常。儿童期或青春期出现主动脉、主动脉瓣和二尖瓣钙化可导致早期死亡。牙齿发现包括延迟的乳牙脱落和恒牙萌出，截断的牙根形成，早发的牙周病，严重的牙根、牙髓骨吸收导致矿物质化异常和牙齿脱落。骨的特征包括广泛或局限于肢体末端的骨硬化，远端肢体骨溶解，髓腔变宽，跟腱容易撕裂。其他少见特征包括轻度面容异常、广泛肌肉虚弱、牛皮癣、早发青光眼和反复感染。

第三节　单纯疱疹病毒性脑炎

【概述】

儿童单纯疱疹病毒性脑炎（HSE）是单纯疱疹病毒 -1 原发感染所致的危及生命的并发症。HSV-1 是一种常见病毒，在大部分儿童中是无害的。HSV-1 是一种神经趋向的双链 DNA 病毒，在复制过程中产生双链 RNA。尽管少见，但 HSE 是西方国家最常见的散发病毒性脑炎。呈孟德尔遗传的单基因 *UNC-93B*、*TLR3*、*TRAF3*、*TRIF*、*TBK1* 缺陷与 HSE 有关，机制为 TLR3 通路依赖的 IFN-α/β、IFN-λ 产生受损。

【发病机制】

天然免疫系统通过一定数量的生殖编码的模式识别受体（PRR）来识别微生物。PRR 特征为：①识别微生物成分；②持续表达于宿主，监视病原体，无需考虑生命周期阶段；③由生殖编码，表达于一定类型的所有细胞，不依赖于免疫记忆。脂多糖（LPS）也是一种内毒素，通常是最强的细胞壁成分的免疫刺激剂。Dectin-1 是一种 II 型跨膜蛋白，属于 C 型凝集素家族，在细胞外区具有一个碳水化合物识别结构域（carbohydrate recognition domain，CRD）。Dectin-1 用 CRD 识别 β 葡聚糖，通过细胞质结构域内的免疫受体酪氨酸活化模体（ITAM）样模体转导信号。Dectin-1 主要表达于树突状细胞和巨噬细胞，是针对真菌吞噬的最主要受体。过去十年，Toll 和 Toll 样受体参与免疫反应被广泛研究。Toll 缺陷的果蝇对一定的实验真菌感染敏感。TLR4 无效缺陷鼠对 LPS 抵抗，但对一定的 G⁻ 细菌敏感。在 TLR 家族成员中，TLR3、TLR7、TLR8、TLR9 参与识别病毒核酸。dsRNA 作为单链 RNA 病毒复制的中间产物产生于病毒感染过程中或者作为 DNA 病毒对称转录的副产物。

TLR3 包含一个富亮氨酸重复（leucine-rich repeat，LRR）的细胞外模体，一个跨膜结构域，一个细胞内 Toll 和 IL-1R（Toll and interleukin-1 receptor，TIR）结构域。TLR3 和 TLR7 的 LRR 结构域是高度保守的。TLR3 是在人类历史上经过强的纯化选择的 4 个 TLR 之一（TLR3、TLR7、TLR8、TLR9）。这 4 个 TLR 在细胞内，被核酸刺激。TLR3 识别 dsRNA，因此认为 TLR3 作为对抗病毒感染的前哨，非病毒来源的 dsRNA 也促发 TLR3 信号。人类 TLR3 细胞外结构域的结晶结构显示一个大的马靴样的螺线管。合成的 poly（I:C）是 TLR3

的非特异刺激剂。细胞内源的 mRNA 是单链的,但含有双链的部分,可能来自坏死的细胞,可活化 TLR3。紫外线损伤的自身非编码的 SnU1(small nuclear U1)RNA 也可活化 TLR3。

在人和鼠,TLR3 表达相对广泛。很多体外实验证实这些细胞表达的 TLR3 是功能性的,针对 poly(I:C)可产生 IFN-α/β、IFN-λ 和其他细胞因子。在大部分细胞,TLR3 位于细胞内。在静息状态,TLR3 与 UNC-93B 共定位于内质网。UNC-93B 是一种跨膜蛋白,用来将 TLR3、TLR7、TLR8、TLR9 从内质网转运至内体空间。在内体,TLR3 与酪氨酸激酶 c-Src、表皮生长因子受体(EGFR)和磷脂酰肌醇 3-激酶共定位和被磷酸化。二聚体化和磷酸化的 TLR3 启动下游信号。

TLR3 信号由 TRIF 介导。TLR3-TRIF 导致 IRF3、NF-κB 和 AP1 的活化,通过半胱天冬酶原(procaspase)8 诱导凋亡。IRF3 和 NF-κB 共同诱导抗病毒 IFN 和其他细胞因子的产生。IRF3 的活化由 2 个激酶 TBK1 和 NF-κB 抑制子激酶 ε 介导。这 2 个激酶通过信号复合体与 TRIF 相关。信号复合体包含关键分子核小体组装蛋白 1(NAP1)和肿瘤坏死因子受体相关因子 3(TRAF3)。NF-κB 的活化主要由受体相互作用蛋白 1(RIP1)介导,在一些细胞也可能由凝血酶受体活化肽 6(TRAP6)介导。RIP1 和 TRAP6 募集 TAK1 结合蛋白 2(TAB2)和转化生长因子 β 活化激酶 1(TAK1),后者磷酸化 IKKα 和 IKKβ。IKKα、IKKβ 和 IKK 适配子蛋白 IKKγ(NEMO)形成 NF-κB 抑制子激酶复合体。IKKβ 磷酸化 IκB,最后导致 IκB 降解和 NF-κB 的核转运。

人类 TLR3 介导的免疫反应开始于体内 dsDNA 中间产物或体外合成的类似物 poly(I:C)刺激,导致通过 NF-κB、IRF3 和 AP1 通路的 IFN-β 产生。UNC-93B、TLR3、TRAF3、TRIF、TBK1 缺陷患儿的皮肤成纤维细胞产生 IFN 受损,导致病毒复制增加和细胞死亡增加。这些遗传缺陷提示中枢神经系统 HSV-1 感染后 TLR3 依赖的 IFN-α/β、IFN-λ 产生的重要性。

【分子特征】

人类 UNC-93B 参与 TLR3、TLR7、TLR8 刺激剂的反应,作用于 IRF3、NF-κB、MAPK 和 IRAK-1 的上游。UNC-93B 缺陷鼠在实验条件下对多种感染敏感。UNC-93B 缺陷患儿外周血单个核细胞对特异的刺激剂 TLR7(3M-13、R848)、TLR8(3M-2、R848)、TLR9(CpG-C)产生 IFN-α、IFN-β 和 IFN-λ、IL-1β、TNF-α、IL-6 受损。患儿皮肤来源的成纤维细胞针对 poly(I:C)、HSV-1 或水疱性口炎病毒(VSV)感染不产生 IFN-β 和 IFN-λ,导致 IRF3 二聚体化、MAPK(P38)磷酸化和 NF-κB 的 DNA 结合活性受损,转染野生型后 IFN-β 产生正常。EBV-B 细胞针对 TLR7 和 TLR8 刺激剂不能分泌 TNF-α 和诱导白介素 1 受体相关激酶 1(IRAK-1)的正常降解。细胞自主的病毒控制降低如病毒复制率高和细胞死亡率高。感染前用 IFN-α2b 处理细胞,细胞表型被恢复。

TLR3 缺陷患儿皮肤成纤维细胞针对 poly(I:C)产生 IFN-β、IFN-λ,IL-6 受损(受累轻)。针对 poly(I:C)的 NF-κB 和 IRF3 活化受损。对 TNF-α、IL-1β 反应正常。TLR3 缺陷患儿皮肤成纤维细胞感染 HSV-1 或 VSV 后,病毒复制和细胞死亡明显增加。

TRAF3 作用于多种 TNF 受体和诱导 IFN-α、IFN-β、IFN-λ 产生的多种受体的下游,包括 TLR3。患儿皮肤成纤维细胞针对 poly(I:C)产生 IFN-β、IFN-λ 和 IL-6 受损,NF-κB 核积聚受损,IRF3 二聚体化受损轻。针对 TNF-α 的 IL-6 产生和 NF-κB 核积聚正常。针对 IL-1β 的 NF-κB 核积聚正常。

AR 和 AD TRIF 缺陷患儿 TLR3 通路受损。TRIF 依赖的 TLR4 通路受影响仅见于 AR TRIF 缺陷患儿。DExD/H-box helicase 通路不正常的减弱见于 AR 和 AD TRIF 缺陷患儿。

显性负调节的 TBK1 缺陷患儿的皮肤成纤维细胞针对 poly（I:C）的 TLR3 反应缺陷。显性负调节的和单倍型不足的 TBK1 缺陷患儿皮肤成纤维细胞 HSV-1 和 VSV 诱导的病毒复制增加和细胞死亡增加。与单纯疱疹病毒性脑炎相关的 TLR3 通路缺陷见表 7-3-1。

表 7-3-1 人类 HSE 患儿中 TLR3 通路缺陷

基因	突变	遗传方式	缺陷	分子机制	患儿数量	HSE 出现年龄
TLR3	p.P554S	AD	partial	显性负调节	2	5 岁,6.5 岁
TLR3	p.P554S	AD	partial	显性负调节	1	5 个月
TLR3	p.P554S/E746X	AR	complete	复合杂合（2 个无效等位基因）	1	8 岁
TLR3	p.G743D+R811I	AD	partial	单倍型不足	2	8 个月,35 岁
TLR3	p.L360P	AD	partial	显性负调节	3	2.5 岁,22 岁,28 岁
TLR3	p.R867Q	AR	partial	1 个纯合减效等位基因	1,不典型 HSE	从 24 岁开始
UNC-93B	c.1034del4	AR	complete	1 个纯合无效等位基因	3	11 个月,14 个月,3.5 岁
UNC-93B	c.781G>A	AR	Complete	1 个纯合无效等位基因	2	5 岁,7 岁
TRIF	p.R141X	AR	complete	1 个纯合无效等位基因	1	2 岁
TRIF	p.S186L	AD	partial	显性负调节	1	21 个月
TRAF3	p.R118W	AD	partial	显性负调节	1	4 岁
TBK1	p.G159A	AD	partial	显性负调节	1	7 岁
TBK1	p.D50A	AD	partial	单倍型不足	1	11 个月

注：AD 为常染色体显性；AR 为常染色体隐性；HSE 为单纯疱疹病毒性脑炎

【临床表现】

患儿在 HSV-1 感染的基础上出现中枢神经系统局灶损伤表现，典型症状包括发热、意识障碍、头痛、人格改变、抽搐、吞咽困难和定位体征。71%（5/7）的 TLR3 缺陷个体，33%（1/3）的 UNC-93B 缺陷个体 HSV-1 感染后不出现 HSE，提示外显不完全。66% 的 TLR3 缺陷患儿出现至少一次晚期复发。

【实验室检查】

HSE 的诊断至少需要一种生物学标准：①发病的前 10 天,PCR 方法检测 CSF 中 HSV-1 阳性；②CSF 中 HSV-1 抗原阳性；③CSF 和/或血标本（分别于病程前 1 周及 3 周后取标本）,HSV-1 的 IgG 抗体滴度 4 倍升高（ELISA 方法）。发病头 24 小时内头部 CT 可正常。异常头部 CT 表现为低密度,不规则强化摄取,提示早期坏死。病灶位于单侧或双侧,大部分累及颞叶和顶叶或双叶。在疾病早期 CSF 可正常。一半的患儿在急性期或恢复期具有抗 HSV-IgM 抗体。

【鉴别诊断】

1. **常染色体隐性 STAT1 缺陷** 常染色体隐性 *STAT1* 突变导致患儿细胞针对 IFN-γ 和 IFN-α/β 的反应缺失。患儿具有严重的分枝杆菌感染,也受累 HSE 并导致死亡。

2. **X 连锁隐性 NEMO 缺陷** X 连锁隐性 *NEMO* 突变患儿细胞对 poly(I:C)、IL-1β 或 TNF-α 不反应,导致 IFN-γ 和 IFN-α/β 产生受损,患儿具有严重的分枝杆菌感染,也受累 HSE。

3. **常染色体隐性 IRAK4 和 MyD88 缺陷** 常染色体隐性 *IRAK4* 和 *MyD88* 突变患儿细胞针对 IL-1β、TLR7、TLR8、TLR9 反应缺陷,但具有功能性的 TLR3,不出现 HSE,而是对荚膜菌感染敏感。

【治疗及预后】

法国全国 HSE 流行病学调查显示发病率 1~2/50 万每年。有 2 个发病高峰,6 个月 ~3 岁患儿的 HSE 出现在原发感染中,>50 岁患者的 HSE 可能由于潜伏感染的再活化。若不治疗,导致 70% 的死亡率。阿昔洛韦剂量 15~75mg/(kg·d)[中位 60mg/(kg·d)],疗程 10~30 天。经阿昔洛韦治疗后,仍有 35%~62% 患儿会遗留程度不同的神经系统后遗症。数例患儿阿昔洛韦治疗结束 7 个月后出现晚期复发。

第四节 CARD9 缺陷

【概述】

半胱天冬酶募集结构域(caspase recruitment domain,CARD)是一种蛋白模块,通过高度特异的蛋白-蛋白嗜同性的相互作用参与凋亡信号。CARD9 是真菌感染后 Dectin-1 依赖的 NF-κB 活化的天然免疫信号的一个主要适配子。CARD9 缺陷特征为多种真菌感染引起的多种疾病。

【发病机制】

随着血液恶性病、同种异体干细胞移植、实体器官移植、免疫抑制治疗,包括抗 TNF-α 治疗患者的增多,系统性真菌感染如念珠菌血症、侵袭性曲霉菌病和毛霉菌病的发病率明显增加。人类系统性真菌感染是机会性的,主要累及获得性免疫缺陷患者或者内在免疫缺陷患者。真菌通过模式识别受体被天然免疫系统识别,进化上久远的天然免疫系统的模式识别受体由生殖编码,控制第一线防御。模式识别受体包括几个不同分类,如 C 型凝集素受体(CLR)、Toll 样受体(TLR)和核苷酸结合寡聚结构域样的受体(NLR),主要表达于骨髓细胞包括中性粒细胞、单核细胞、巨噬细胞和树突状细胞。C 型凝集素受体组成天然识别受体的一个大家族,主要表达于骨髓细胞和上皮细胞,与真菌的碳水化合物结合,启动抗真菌免疫反应。酵母多糖是一个主要酵母细胞壁成分,主要由 β-葡聚糖组成,还含有 α-甘露聚糖和甘露糖蛋白。Dectin-1 是一种 Ⅱ 型跨膜蛋白,属于 C 型凝集素家族,在细胞外区具有一个碳水化合物识别结构域(CRD)。Dectin-1 主要表达于树突状细胞和巨噬细胞,是针对真菌吞噬的最主要受体。Dectin-1 是识别真菌组成酵母多糖的主要的哺乳类模式识别受体,代表天然的非 TLR 受体的原型,含有与获得性抗原受体相关的 ITAM。Dectin-1 用 CRD 识别 β 葡聚糖,通过细胞质结构域内的 ITAM 转导信号。

蛋白模块在上下游信号成分间,通过介导蛋白 - 蛋白相互作用在决定信号转导通路的特异性中起重要作用。死亡结构域(death domain,DD)、死亡效应结构域(death effector domain,DED)和半胱天冬酶募集结构域(CARD)是蛋白模块,广泛存在于介导凋亡信号的蛋白中。在结构上具有相似性,每一个具有 6 或 7 个反向平行的 α 螺旋,在信号参与者间形成高度特异的嗜同性的相互作用。同型的 CARD-CARD 结构域相互作用调节很多信号复合体的组装。CARD9 是死亡结构域蛋白 CARD 亚家族的常见模体。CARD9 蛋白结构上与膜相关的含有鸟苷酸激酶样结构域的折叠蛋白(Carma1)相关,表达于不同组织,包括外周淋巴细胞。CARD9 缺乏 C 端的 MAGUK 区域(为 Carma 蛋白特征)和 Carma linker 区域(CLR)(调节蛋白激酶 C 依赖的细胞活化)。CARD9 作为关键适配子参与非 TLR 信号转导。在脾酪氨酸激酶(SYK)/CARD9 通路,CLR 尾部或适配子的信号模体中的酪氨酸残基被 SHP-2 磷酸化,导致 SYK 激酶的募集和活化。在 SYK 下游,CARD9 与 BCL10 和 MALT1 形成信号复合体,其为进一步信号事件提供脚手架,如 NF-κB 活化和炎症复合体的形成和活化。含有三部分模体 6(TRIM6)是一种泛素连接酶,活化 CARD9,阳性调节 CLR-CARD9 通路。Rubican 是 CARD9 通路的负调节子。

CARD9 由于 CARD 和卷曲螺旋(coiled-coil,CC)结构域被定义,是一种细胞内适配子分子,是抗真菌天然免疫反应的重要组成。骨髓或上皮细胞识别真菌后,CARD9 介导 C 型凝集素受体(包括 dectin-1、dectin-2)的下游信号。CARD9 与 BCL10 和 MALT1 形成信号复合体,被称为 CARD-CC/BCL10/MALT1(CBM)复合体。CARD 结构域的异源多聚体化介导 CBM 信号复合体。CBM 复合体在细胞外分子抗原相关的细胞表面受体和下游的 NF-κB 活化间形成一个关键的连接。CBM 信号体介导 NF-κB 活化,导致促炎细胞因子产生,包括 IL-6、IL-23。促炎细胞因子促进 T 细胞分化为产生 IL-17 的 T 细胞,进一步介导抗真菌免疫。依赖于 CARD9 功能的保护性的抗真菌细胞因子包括 IL-6、TNF- α 、IL-1β。获得性免疫通过 Th17 细胞在黏膜水平控制念珠菌感染。

天然免疫系统防止系统性念珠菌病。在针对系统性白色念珠菌感染的防护中中性粒细胞是最重要的效应细胞。人类中性粒细胞利用 2 种不同的非依赖的吞噬溶酶体机制来杀灭白色念珠菌:非调理的白色念珠菌的杀灭依赖于补体受体 3(CR3)和信号蛋白磷脂酰肌醇 3 激酶(PI3K)和 CARD9,不依赖于 NADPH 氧化酶活性;调理的白色念珠菌的杀灭依赖于 Fcγ 受体、蛋白激酶 C(PKC)、还原型烟酰胺腺嘌呤二核苷酸磷酸(NADPH)氧化酶系统。2 种机制均需要 Syk 酪氨酸激酶活性,但 Dectin-1 是可有可无的。在鼠和人,CARD9 在抗真菌防御中的一个重要功能是通过 CXC 趋化因子的产生促进中性粒细胞趋化至真菌感染器官。这种缺陷可能部分解释 CARD9 缺陷患者真菌感染的中枢神经系统趋向性。

【分子特征】

纯合或复合杂合的 21 种突变位于启动子区和 CARD 结构域(7~98 残基),以及卷曲螺旋结构域(140~420 残基),大部分为无义和错义突变,也包括移码、同义和框内缺失突变。3 种突变最常见:纯合 p.Q289X(c.865C>T)占 25.8%,纯合 p.Q295X(c.883C>T)占 17.7%,纯合 p.D274fsX60（c.819-820insG）占 8.1%。8.7% 的患者具有多个突变。

【临床表现】

来自 14 个国家 38 个家系的 63 例患者被报道。一个患者受累真菌感染的性质不是由 CARD9 突变类型决定的。表型的程度和严重度随年龄加重，慢性黏膜皮肤念珠菌病（CMC）出现于侵袭感染前。CARD9 缺陷个体倾向于单一形式的侵袭真菌病。侵袭性皮肤癣菌病患者不受累侵袭性念珠菌病，反之亦然。

1. **皮肤及皮下组织真菌感染**　皮肤癣菌是引起皮肤感染的最大病原，是世界性的嗜角质的丝状真菌，属于毛癣菌、小孢霉和表皮癣菌。皮肤癣菌通常产生良性感染如头癣、体癣和 / 或甲癣，局限于角质层或角化的附属结构。在免疫受损宿主，皮肤癣菌可引起广泛或侵袭的感染，引起深部皮肤癣菌病。北非的患者病变可累及淋巴结、骨、消化道或中枢神经系统，对抗真菌治疗抵抗。常染色体隐性 CARD9 缺陷导致所有北非患者的深部皮肤癣菌病。首发症状是严重或反复头癣占 84.2%，严重或反复体癣占 63.1% 和甲癣占 42.1%。在年轻成人阶段侵袭皮肤癣菌感染出现，淋巴结受累占 52.6% 或器官浸润占 15.7%。皮肤损伤特点是斑片或浸润和 / 或溃疡性结节和斑片，有时瘙痒、疼痛和有分泌物。病原包括毛癣菌、疣状瓶霉、多主棒孢。

2. **系统性真菌病**　念珠菌是共栖的酵母菌，40%~50% 的健康成人的皮肤和消化道有定植。念珠菌脑膜脑炎见于多例 CARD9 缺陷患者，其中一些患者伴发骨感染。念珠菌病病原包括白色念珠菌、光滑念珠菌、都柏林念珠菌。皮炎外瓶霉相关的胆管炎和脑脓肿见于 1 例 CARD9 缺陷患者。棘状外瓶霉引起皮下、骨和肺感染。曲霉菌可引起肺外腹腔内感染。毛癣菌引起系统性感染也有报道。免疫抑制患者的经典受累器官如肾、肝或脾的白色念珠菌感染未见于 CARD9 缺陷患者。同样，肺部新型隐球菌、加特隐球菌、卡氏肺孢菌和地域性双相真菌（组织胞浆菌、粗球孢子菌或皮炎芽生菌）感染也未见于 CARD9 缺陷患者。

3. **慢性黏膜皮肤念珠菌病**　黏膜表面持续反复念珠菌感染被称为慢性黏膜皮肤念珠菌病（CMC），可单独存在或与系统性或皮肤下真菌病相关，口腔、肠道、阴道受累见于 CARD9 缺陷患者。如果 CMC 与系统真菌病出现于同一个患者，CMC 出现于早期，早于累及脑的严重真菌病的出现。在不存在其他非真菌感染情况下，黏膜和系统性念珠菌病共同出现仅见于 CARD9 缺陷患者。

【实验室检查】

加热杀死的白色念珠菌和酿酒酵母菌刺激后 24 小时和 48 小时，全血细胞产生 IL-6 明显降低。CARD9 缺陷患者中枢神经系统白色念珠菌感染的脑脊液中缺乏中性粒细胞，相反大量增多的淋巴细胞和嗜酸性粒细胞组成细胞炎症反应。侵袭性皮肤癣菌病的诊断基于菌丝的存在，与皮肤癣菌一致，为在真皮层内短且厚的、有时不规则分隔的菌丝和皮肤癣菌培养阳性。可变的棘皮病提示早期表皮受累。毛细血管增殖、血管增生和红细胞血管外渗出见于所有患者。一些标本可见血管壁纤维化改变。头发毛囊的破裂或不连续见于所有病理标本。59%（10/17）具有深部皮肤癣菌病的 CARD9 缺陷患者具有深部肉芽肿，60%（6/10）具有坏死。

【鉴别诊断】

1. **Dectin-1 缺陷**　仅 1 个家系 3 例患者被报道，显示黏膜皮肤真菌感染，而不是侵袭性真菌感染。

2. **CARD11、MALT1 和 BCL10 缺陷**　体细胞和生殖的功能获得性突变引起 B 细胞淋巴瘤和淋巴增殖异常。

3. **常染色体隐性 CARD11 缺陷**　患儿表现为反复感染包括肺孢子虫病。进展性全丙种球蛋白降低。B 细胞不成熟,转化 B 淋巴细胞增加。循环 Treg 细胞降低。对可溶性抗 CD3 的 T 细胞体外增殖缺失。PMA 和离子霉素刺激 T、B 淋巴细胞导致缺陷的 IκBα 降解,p65 磷酸化和核转移降低,细胞因子产生受损。PMA 和离子霉素或可溶性抗 CD3/CD28 活化 T 淋巴细胞产生 IL-2 减少。抗 IgM 刺激 B 淋巴细胞导致 CD25 和 ICAM-1 表达降低。

4. **常染色体隐性 MALT1 缺陷**　患儿表现为早发的细菌、病毒和念珠菌感染。体外针对抗 CD3 和抗原的淋巴增殖明显降低。患儿不能产生针对破伤风毒素和肺炎双球菌的保护性抗体。同簇血凝素水平也降低。患儿细胞经 PMA 和离子霉素刺激后不能诱导 IκBα 降解和促进 IL-2 产生。

5. **常染色体隐性 BCL10 缺陷**　患儿具有多发病毒感染、CMC、结肠炎和胃肠道感染。低丙种球蛋白血症。记忆和转换记忆 B 细胞降低。记忆 T 细胞和 Treg 细胞降低。针对抗原和抗 CD3 刺激的淋巴增殖降低。

【治疗及预后】

体外对皮肤癣菌有活性的系统抗真菌治疗包括灰黄霉素、特比奈芬、酮康唑、氟康唑、伊曲康唑、泊沙康唑、伏立康唑、里氟康唑。抗真菌活性由强到弱:特比奈芬、泊沙康唑、里氟康唑、伊曲康唑、伏立康唑。新的唑类药物艾莎康唑针对毛癣菌和皮肤癣菌有效,但临床效果需验证。最近报道的严重皮肤癣菌病,三唑类如泊沙康唑或伊曲康唑治疗取得成功。特比奈芬(250mg/d)通常作为一线药物。对特比奈芬不反应者泊沙康唑可作为替代治疗选择,伊曲康唑是另一个选择。特比奈芬治疗小孢菌效果不明显,唑类更有效,需监测肝功能。需要监测唑类与免疫抑制剂的相互作用和长期应用的副作用如肾病。甲癣可用阿莫罗芬。深部皮肤癣菌病抗真菌治疗结束后皮肤损伤反复,需要长期的抗皮肤癣菌病维持治疗。一队列法国和加拿大 CARD9 缺陷患者用 GM-CSF 治疗获得成功。在 1 例 CARD9 缺陷患者,G-CSF 治疗可校正缺陷的 IL-17 反应。这些策略是否对所有患者均有效需进一步观察。在有记载结局的 45 例患者中,11 例死亡,死亡率 24.4%。

第五节　慢性黏膜皮肤念珠菌病

一、IL17RA 缺陷

【概述】

白色念珠菌是口腔、胃肠道和生殖道的共生病原,是一种多形性的有机体,能够在酵母、假菌丝和菌丝间转换。通常的观点认为酵母形态与共生携带有关,菌丝形态与疾病有关。在一定情况下,白色念珠菌可引起宿主损伤导致口腔、生殖道、皮肤或系统性感染。慢性黏膜皮肤念珠菌病(chronic mucocutaneous candidiasis,CMC)是一组异常,患儿具有持续或反复的皮肤、指甲和黏膜的念珠菌感染,病原基本均为白色念珠菌,偶尔为金黄色葡萄球菌,患儿无其他病原感染和自身免疫特征,很少发生念珠菌败血症或实质器官感染。

CMC 可单独存在,被称为慢性黏膜皮肤念珠菌感染疾病(CMCD),患儿不存在其他明显临床征象,CMC 作为主要临床表现。CMCD 的原因与引起综合征的基因无关。AR IL-17RA、IL-17RC 和 ACT1 缺陷,AD IL-17F 缺陷引起 CMCD。这些基因缺陷直接影响 IL-17 通路,提示 IL-17 参与针对念珠菌的宿主黏膜免疫。

【发病机制】

IL-17 细胞因子家族包括 6 个成员(IL-17 A-F)。IL-17 受体包括 5 个成员(IL-17R A-E)。IL-17RA 和 IL-17RC 组成异源二聚体作为 IL-17A 和 IL-17F 的受体。IL-17A 和 IL-17F 主要由 Th17 细胞产生(同时伴 IL-21 和 IL-22 产生)。IL-1β 可促进 Th17 分化。IL-6 在 Th17 发生中起重要作用。其他 T 细胞,包括 CD8$^+$T、γδT、NKT 细胞可产生 IL-17A 和 IL-17F。天然免疫细胞,包括中性粒细胞、单核细胞、NK 细胞和淋巴组织诱导样细胞可产生 IL-17A 和 IL-17F。肠道 Paneth 细胞产生 IL-17A。结肠上皮细胞表达 IL-17F mRNA。IL-17A 和 IL-17F 形成同源或异源二聚体,诱导内皮、上皮和成纤维细胞的促炎细胞因子(IL-1、IL-6、TNFα、G-CSF、GM-CSF)、趋化因子、抗细菌肽和基质金属蛋白酶的产生。Th17 细胞可促进粒细胞生成,将中性粒细胞募集至感染部位,提供针对细胞外细菌和真菌的宿主防御。

CMC 可作为综合征的组成部分。在遗传性或获得性 T 细胞缺陷患者,CMC 与各种感染性疾病相关。在杂合显性负调节的 STAT3 缺陷患者,产生 IL-17A 和 IL-22 的 T 细胞缺乏,CMC 与严重皮肤和肺的葡萄球菌感染有关。在 IL-12p40 或 IL-12Rβ1 缺陷患者,CMC 与分枝杆菌病有关。在 CARD9 缺陷患者,CMC 与系统性念珠菌病和皮肤真菌病有关,产生 IL-17A 的 T 细胞降低。CMC 是 AIRE 缺陷患者的唯一感染,患者具有抗 IL-17A,IL-17F 和 IL-22 的中和抗体。以上均提示 IL-17A,IL-17F 和 IL-22 参与白色念珠菌的黏膜免疫。2011 年 Puel 等报道一例法国儿童,父母为摩洛哥裔表亲,新生儿期有白色念珠菌皮炎,5 月龄时有金黄色葡萄球菌皮炎。CMC 的已知原因从临床和分子异常上都已经排除,因此考虑为常染色体隐性(AR)CMC。测序候选基因 *IL-22*、*IL-22RA1*、*IL-10RB*、*IL-17A*、*IL-17F*、*IL-17RA*、*IL-17RF*。最终 *IL-17RA* 基因纯合无义突变(c.850C>T/Q284X)被发现。

【分子特征】

IL-17RA 的结构域:细胞外结构域、跨膜结构域、细胞内结构域、成纤维细胞生长因子和 IL-17 受体相似表达基因结构域[similar expression to fibroblast growth factor genes(SEF)and IL-17R,SEFIR]。剪接突变、无义突变和移码突变位于跨膜结构域之前的细胞外结构域,其他位于 SEFIR 和 SEFIR 延伸结构域。

【临床表现】

主要临床表现为黏膜皮肤屏障部位的念珠菌感染和皮肤的金黄色葡萄球菌感染。一些患儿表现为细菌性下呼吸道感染。

【实验室检查】

AR IL-17RA 缺陷患儿的皮肤成纤维细胞对 IL-17A 和 IL-17F 同源二聚体或异源二聚体刺激不能诱导产生 IL-6 和生长相关原癌基因 α(GRO-α)。患儿外周血单个核细胞对 IL-17E/IL-25 的反应是缺失的。用野生型 *IL-17RA* 转染患儿的皮肤成纤维细胞,可恢复 IL-17RA 的表达和对 IL-17 细胞因子的反应。产生 IL-17A 和 IL-22 的 T 细胞数目正常。

【鉴别诊断】

1. AD IL-17F 缺陷 2011 年 Puel 等同时报道一个包括多位成员的阿根廷家系,CMCD 呈常染色体显性遗传,先证者找到 *IL-17F* 基因杂合错义突变(c.284C>T/p.S65L)。家系中所有 CMCD 患儿均为该位点的杂合子,有 2 例杂合子无临床表现,提示外显不完全。产生 IL-17A 和 IL-22 的 T 细胞数目正常。患儿 PBMC 分泌正常量的细胞因子。将突变的 *IL-17F* 转染 HEK293 细胞,IL-17F 单聚体或同源二聚体或与 IL-17A 结合的异源二聚体的产生不受影响。含有突变的二聚体与受体的结合正常。但在皮肤成纤维细胞,突变 IL-17F 蛋白与 IL-17RA 不能结合。S65L 突变的 IL-17F 同源二聚体刺激皮肤成纤维细胞和角质细胞,IL-6 和 GRO-α 产生减少。对照 PBMC 在 S65L 突变的 IL-17F 同源二聚体的刺激下,几种细胞因子的产生减少。以上结果提示 *IL-17F* 突变具有显性负调节效应。

2. ACT1 缺陷 为常染色体隐性遗传。主要 T 细胞、皮肤成纤维细胞受累。患儿皮肤成纤维细胞对 IL-17A 和 IL-17F 反应缺陷,T 细胞对 IL-17E 反应缺陷。患儿表现为 CMC、睑缘炎、毛囊炎和巨舌。

3. RORc 缺陷 为常染色体隐性遗传。主要淋巴细胞和 NK 细胞受累。功能性的 RORγT 蛋白缺陷导致 IFN-γ 产生缺陷,产生 IL-17A/F 的 T 细胞完全缺乏。患儿对分枝杆菌和念珠菌感染敏感。

4. IL-17RC 缺陷 为常染色体隐性遗传。主要上皮细胞、皮肤成纤维细胞、单核巨噬细胞受累。IL-17RC 信号通路受损。患儿表现为 CMC。

【治疗与预后】

患儿经常需要反复和长期抗念珠菌治疗,容易出现耐药。家系中有因并发症夭折的报道。

二、功能获得性 STAT1 缺陷

【概述】

慢性黏膜皮肤念珠菌病(CMC)特征为持续或反复的指甲、皮肤、口腔或生殖道黏膜的白色念珠菌感染。可由免疫的各种内在缺陷引起。慢性黏膜皮肤念珠菌感染疾病(CMCD)代表孤立的 CMC 感染,不具有其他感染或自身免疫征象。目前的研究表明,一半的 CMCD 由功能获得性 STAT1 缺陷引起。功能获得性 STAT1 缺陷患儿还表现为反复细菌、病毒感染、自身免疫特征和动脉瘤。

【发病机制】

第一个 STAT 家族成员被鉴定为干扰素调节的基因表达中的 DNA 结合蛋白。STAT 样活性被不同的细胞因子活化。STAT3 是 IL-6 活化的 DNA 结合蛋白。羊的催乳素活化的转录因子为 STAT5。IL-4 活化的 DNA 结合蛋白为 STAT6。STAT1 是介导 IFN-α/β 信号的一个关键转录因子。可溶的细胞外的刺激剂与细胞表面的特异受体结合,导致与受体链持续相关的特异 JAK 的活化。JAK 磷酸化受体的细胞内结构域,为潜在的细胞质 STAT1 产生锚位。IFN-α/β 刺激诱导 STAT1 和 STAT2 的磷酸化,导致异源三聚体 ISGF3(STAT1-STAT2-IRF9)形成。ISGF3 诱导靶基因的 ISRE。相反,IFN-γ 刺激导致 STAT1 在 Tyr701 位点磷酸化,诱导 STAT1 同源二聚体化形成 GAF,后者转移入细胞核。GAF 与 GAS 结合诱导靶基因转录。STAT1 在核内被去磷酸化,运输回细胞质,以单聚体或反式平行非磷酸化的二聚体形式存在。ISGF3 介导的 IFN-α/β 反应对大部分病毒免疫是重要的。GAF 介导的 IFN-γ 反应对于细胞内微生物和一些病毒的免疫是重要的。

2011 年 Liu 等用全外显子测序的方法在 20 个家系 47 例 CMCD 患儿中找到 12 种杂合的 *STAT1* 突变,该类突变为功能获得性的,对细胞因子刺激的 STAT1 依赖的细胞反应增强,甚至对主要活化 STAT3 的细胞因子的反应也增强,如 IL-6 和 IL-21。突变主要位于卷曲螺旋(coiled-coil)结构域。活化的 STAT1 核内的去磷酸化受损。针对抑制 IL-17 产生的 STAT1 依赖的细胞因子 IFN-α/β、IFN-γ 和 IL-27 刺激,STAT1 反应增强,针对诱导 IL-17 产生的 STAT3 依赖的细胞因子 IL-6 和 IL-21 刺激,STAT1 活化增强,二者共同阻止产生 IL-17A、IL-17F 和 IL-22 的 T 淋巴细胞发育。因此功能获得性 *STAT1* 突变位点通过损伤 IL-17 免疫来引起常染色体显性 CMCD。基因组连锁分析在其他 CMC 患儿中导致同样功能获得性 *STAT1* 突变发现。产生 IL-17 的 T 细胞受损的具体机制不清楚。基于鼠模型,一种机制是干扰素和 IL-27 可强烈抑制产生 IL-17 的 T 细胞产生。由于 STAT3 下游的 IL-6、IL-21、IL-23 细胞因子均为产生 IL-17 的 T 细胞的强力诱导剂,另一种机制可能是 STAT1 将正常依赖于 STAT3 的信号分流。

【分子特征】

STAT1 基因位于 $2q^{32.2}$,占据 2 353bp 基因组 DNA,23 个外显子,通过替代剪接编码 2 个 STAT1 异构体。STAT1-α 具有转录活性,为编码 750 位氨基酸的 91kDa 的蛋白。由于缺乏反式活化结构域的一部分和丝氨酸磷酸化位点(Ser727),84kDa 的 STAT1-β 作为显性负调节的抑制子存在。STAT1 蛋白包括卷曲螺旋结构域(the coiled-coil domain,CC)、DNA 结合结构域(DNA-binding domain,DNA-B)、连接结构域(linker domain,L)、SH2 结构域(SH2 domain,SH2)、尾端结构域(tail segment domain,TS)、反式活化结构域(transactivator domain,TA)。

N 端结构域通过促进四聚体化和去磷酸化,参与蛋白与表面受体的相互作用、磷酸化、核转运和转录活性。卷曲螺旋结构域参与蛋白 - 蛋白相互作用和对非磷酸化 STAT1 的二聚体化和核内的 STAT1 去磷酸化产生重要作用。DNA 结合结构域中的 Asn460 和 Lys336 与 DNA 的主要沟槽接触,Glu421 与次要沟槽接触,一些残基通过与 importin-α5 结合,促进磷酸化的 STAT1 二聚体向核内转运,其他残基参与蛋白向核外运输。连接结构域参与 IFN-γ 驱动的转录和稳定 DNA 结合。SH2 结构域与磷酸化的表面受体和其他 STAT 的磷酸化尾端结合。尾端结构域包括关键的 Tyr701 残基,活化后被 JAK 磷酸化,通过与另一个 STAT 的 SH2 结构域相互作用促进二聚体化。反式活化结构域诱导或调节靶基因的转录,包括 Ser727,后者磷酸化促进增加 STAT1 的转录活性。

截至目前,30 余种与 CMCD 相关氨基酸变化被报道。大部分位于卷曲螺旋结构域(I156T、L163R、D165G、D165H、Y170N、F172L、C174R、M202I、M202V、R210I、E235A、V266I、A267V、Q271P、R274G、R274Q、R274W、K278E、Q285R、K286I、T288A、T288I),其他突变位点(P392L、E353K、L354M、L358W、L358F、G384D、T385M、M390T、F404Y)位于 DNA 结合结构域。

【临床表现】

自 2011 年常染色体显性 *STAT1* 基因被鉴定以来,最大宗详细的世界范围内患儿资料于 2016 年被报道,共纳入 274 例患儿。平均年龄 22 岁(范围 1~71 岁),98% 的患儿有慢性黏膜皮肤念珠菌病,平均出现年龄为 1 岁(范围 0~24 岁)。仅有 6 例无 CMC,但也不是完全无症状,1 例有侵袭性真菌感染,5 例有侵袭性细菌感染,4 例有甲状腺功能减退,1 例有脑动脉瘤,其中 3 例有家族史。

74% 的患儿有细菌感染,47% 为下呼吸道感染(图 7-5-1),包括经常反复的大叶性肺炎、支气管炎和 / 或间质性肺炎。常见病原为肺炎双球菌、铜绿假单胞菌、流感嗜血杆菌和金黄色葡萄球菌。44% 的患儿有反复或慢性鼻窦炎和中耳炎。28% 的患儿有反复皮肤感染,病原主要为金黄色葡萄球菌。6% 的患儿有分枝杆菌感染,肺感染主要是由结核分枝杆菌和环境分枝杆菌引起,皮肤和淋巴结感染主要由卡介苗(BCG)或环境分枝杆菌(EM)引起,卡介苗、结核分枝杆菌(MTB)和环境分枝杆菌可引起播散性感染。

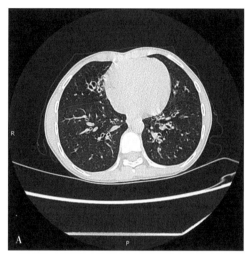

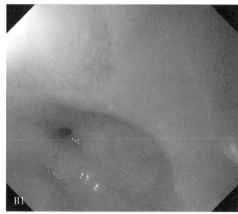
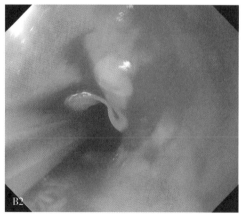

图 7-5-1 *STAT1* 基因功能获得性突变患儿肺部影像及胃镜检查所见

A:肺 CT 示多发片状、索条状致密影,支气管壁厚,不规则扩张,管腔内可见黏液栓;B1~2:胃镜示食管狭窄及食管黏膜念珠菌感染

(胃镜图片来自笔者医院新生儿外科的友情支持)

患儿 7 岁零 3 个月,男。间断咳嗽、咳痰 3 年,进食后呛咳 9 个月。有肝脾大。骨龄相当于 4 岁。既往每年肺炎 1~2 次,中耳炎 1~2 次。5 年前行左眼白内障手术。WBC 5.63×10^9/L,N 4.1×10^9/L,L 1.18×10^9/L,Hb 83g/L,PLT 234×10^9/L。IgG 8.5g/L,IgA 1.26g/L,IgM 0.914g/L,IgE <5IU/ml。CD3 76.4%,CD4 29.6%,CD8 33.4%,B 14.5%,NK 3.8%。二代测序示杂合的 *STAT1* 基因功能获得性 Thr385Met 突变

38% 的患儿有病毒感染,包括系统性或非典型或反复皮肤黏膜病毒感染。32% 的患儿有反复皮肤黏膜病毒感染,主要病原为单纯疱疹病毒和水痘 - 带状疱疹病毒。7% 的患儿有严重水痘,12% 的患儿有儿童期带状疱疹,其中 58% 反复。12% 的患儿有反复传染性软疣和疣。8% 的患儿有严重系统性病毒感染,巨细胞病毒和 EB 病毒最常见。不可控制的巨细胞病毒血症及器官受累包括视网膜炎、溃疡性消化系感染、肺感染和脑炎有报道。1 例患儿有播散性腺病毒和 EBV 感染。慢性活动性 EBV 感染不严重,不需要特殊治疗。可见人类疱疹病毒 6 型(HHV6)和细小病毒感染导致严重败血症或噬血细胞综合征。1 例出现 BK 病毒尿路感染伴肾功能受损。2 例出现活病毒疫苗感染导致的疾病(水痘和麻疹)。2 例出现丙型肝炎感染导致的肝硬化。

43% 的患儿具有临床自身免疫特征和 / 或自身免疫抗体,其中 37% 具有临床免疫特征,19% 具有一个以上自身免疫疾病,大部分与甲状腺有关,其他包括 1 型糖尿病、皮肤疾病(白癜风、秃发、鱼鳞病)、系统性红斑狼疮、硬皮病、恶性贫血、乳糜泻、自身免疫性肝炎、溶血性贫血、自身免疫性血小板减少、强直性脊柱炎、多发性硬化、炎性肠病(克罗恩病、淋巴浸润肠病、溃疡性结肠炎)(图 7-5-2)。20% 的患儿可检测到抗体,但无临床症状,主要为抗核抗体和抗甲状腺抗体。

6% 的患儿具有动脉瘤,表现为出血、腹痛或神经系统症状。82% 动脉瘤位于脑血管系统,脑外血管动脉瘤主要位于腹主动脉、髂动脉、肺动脉。其他神经特征包括脑血管炎、癫痫、多神经病、多发性硬化、偏瘫、认知障碍、JC 病毒相关的进展性多灶性脑白质病(图 7-5-3)。5.8% 的患儿有皮肤、胃肠道、喉部肿瘤,大部分为鳞状细胞癌,其他为黑色素瘤和急性白血病。

【实验室检查】

49% 的患儿记忆 B 细胞降低,38% 的患儿 IgG2 降低,50% 的患儿 IgG4 降低。患儿 Th1 和 Th17 细胞反应缺陷,如 IFN-γ、IL-17A、IL-17F、IL-22 产生减少。PMA 加离子霉素刺激 12 小时后,82% 的患儿循环内产生 IL-17A 的 T 细胞绝对计数降低和 IL-17A 产生降低,白色念珠菌刺激出现率为 40%。在 R274Q 转染的 STAT1 缺乏的纤维肉瘤细胞中,在 IFN-α、IFN-γ 或 IL-27 刺激下,GAS 依赖的报告基因转录活性呈 2~3 倍增强,STAT1 磷酸化呈高水平,GAS 结合活性增加,STAT1 靶基因 *CXCL9* 和 *CXCL10* 的转录增加。患儿的 EBV-B 淋巴细胞或皮肤成纤维细胞在 IFN-α、IFN-γ 或 IL-27 刺激下 STAT1 磷酸化增强,GAS 结合活性增强。在 IL-6 和 IL-21 刺激下 GAS 活性增强。

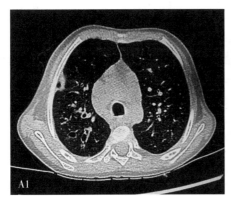
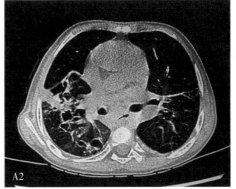

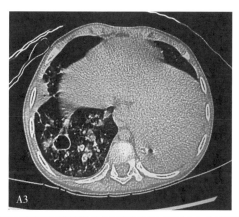

图 7-5-2 *STAT1* 基因功能获得性突变患儿肺 CT（A1~3）示弥漫支气管扩张

患儿 13 岁零 3 个月，男。3 岁 9 月时因发现身材矮小 8 个月，咳嗽、发热 10 天入院。有黏膜皮肤念珠菌病，甲状腺功能减退，肺炎。6 岁零 2 个月时因反复出现口腔黏膜白膜 3 个月，咳嗽、咳痰 24 天入院。当时考虑自身免疫性多内分泌病、念珠菌病、外胚层发育不良（APECED）可能性大。10 岁时因反复咳嗽伴口腔黏膜白膜 47 天入院，有支气管扩张。本次因发现皮肤瘀点、瘀斑 20 天入院。WBC 10.03×10^9/L，N 7.39×10^9/L，L 1.55×10^9/L，Hb 108g/L，PLT 11×10^9/L。IgG 32.9g/L，IgA 4.3g/L，IgM 1.25g/L，IgE 5.92IU/ml。CD3 74.1%，CD4 43.1%，CD8 22.4%，B 24.9%，NK 1.4%。二代测序示 *STAT1* 杂合功能获得性 Thr385Met 突变。患儿于 14 岁零 3 个月接受同胞妹妹骨髓移植成功

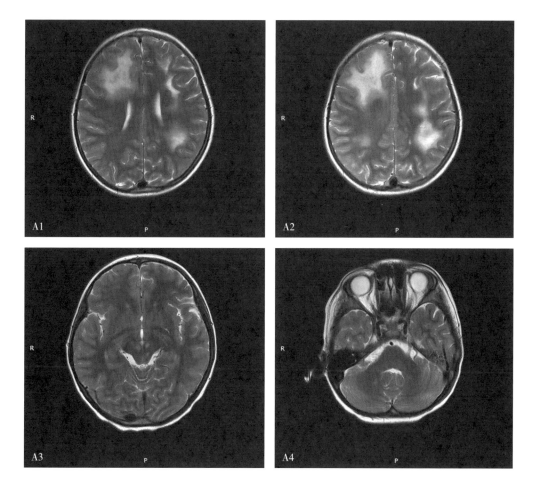

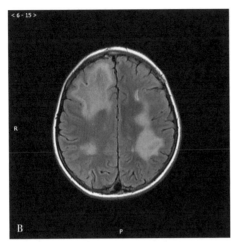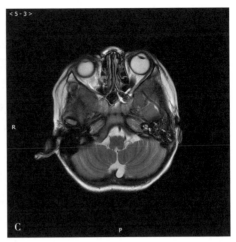

图 7-5-3 STAT1 基因功能获得性突变患儿头部核磁示多灶性脑白质病变及左侧乳突炎

A1~4、B：T₁WI 示双侧小脑、中脑、丘脑及大脑半球多发 T₂-FLAIR 稍高信号；C：左侧乳突黏膜增厚

患儿 10 岁，男。4 年前因吞咽困难 1 年加重 1 个月入院。进食固体食物时出现。生后 1 周出现鹅口疮。6 月龄反复发热，每年 7~8 次。1 岁时右手示指划伤，患真菌感染，至今伤口仍红肿。2 岁时患中耳炎，反复，左耳穿孔，听力受损。肺 CT 左舌叶、左下叶云絮状高密度病灶。钡餐食管中段管壁僵硬，管径明显变窄，管壁毛糙，局部略不规则外凸。贲门部形态略僵，黏膜增粗。食管上段局部管腔略细，管壁稍欠光滑。头部核磁双侧背侧丘脑及右侧基底节区及小脑半球 T2-FLAIR 呈稍高信号影。食管黏膜病理小块鳞状上皮轻度增生、水肿，内见散在、灶状中性粒细胞、淋巴细胞浸润，PAS（菌丝 +）。支气管肺泡灌洗液（BALF）见多量脱落的上皮细胞，散在淋巴细胞、中性粒细胞、吞噬细胞，部分细胞退变。WBC 5.77 × 10⁹/L，N 2.89 × 10⁹/L，L 1.89 × 10⁹/L，Hb 83g/L，PLT 185 × 10⁹/L。IgG 13.7g/L，IgA 5.28g/L，IgM 1.41g/L，IgE <5.00IU/ml。CD3 71%，CD4 26.8%，CD8 26.9%，B 22.9%，NK 1.4%。出院后短期口服氟康唑治疗真菌性食管炎，症状无好转。之后反复行食管狭窄球囊扩张。最近因"右上肢无力 1 个月余，呕吐 3 天"入院神经内科。2 次脑脊液二代测序示 JC 病毒 DNA 阴性。二代测序示杂合 STAT1 c.863C>T（p.T288I）突变，新生突变，已报道的功能获得性致病突变

【鉴别诊断】

1. **常染色体显性功能丧失性 STAT1 缺陷** 临床表现为呈孟德尔遗传的分枝杆菌病。不同的 STAT1 杂合突变与 IFN-γ 反应受损而非缺失有关。STAT1 也被 IFN-α/β 反应所需要。患儿 STAT1 的位点对两个信号通路来讲是无功能的如 GAF 和 ISGF3。然而，在杂合细胞，STAT1 突变对 GAF 活化是显性的（通过显性负调节），但对 ISGF3 活化是隐性的（不伴显性负调节甚至不伴单倍型不足）。换句话说，STAT1 杂合突变导致患儿细胞对 IFN-α/β 反应正常（对于 ISGF3），但对 IFN-γ 反应异常（对于 GAF）。

2. **完全性常染色体隐性 STAT1 缺陷** 患儿同时具有对分枝杆菌和病毒感染的高敏感性。患儿细胞对 IFN-γ 或 IFN-α/β 均不反应，对 IFN-λ 和 IL-27 的反应也受损。预后不良，患儿不经移植治疗均死亡。部分性常染色体隐性 STAT1 缺陷患儿具有轻的细菌和病毒感染。患儿敏感的病毒谱广泛，包括 HSV-1，可引起 HSV-1 脑炎。

3. **常染色体显性高 IgE 综合征** 最初于 1966 年被描述为 Job 综合征，临床表现为湿疹和反复葡萄球菌皮肤、肺感染。1972 年，IgE 升高被加入该综合征。这些患儿还具有躯体

特征,如特征面容。感染谱相对窄,主要包括几种细菌和真菌,包括金黄色葡萄球菌和白色念珠菌。高 IgE、抗体合成受损和中性粒细胞趋化缺陷见于一些患儿。显性负调节的 *STAT3* 突变为常染色体显性高 IgE 综合征的病因。由于散发病例均由新生突变引起,这些位点的临床外显是完全的。大部分突变是位于 SH2 结构域或 DNA 结合结构域的错义或框内缺失突变。这些突变内在是失功能的,但通过显性负调节的方式导致 STAT3 功能受抑制。

4. 常染色体隐性 IL12p40 或 IL12RB1 缺陷　IL-12/IL-23 或 IFN-γ 轴缺陷患儿具有对分枝杆菌感染的敏感性,又被称为呈孟德尔遗传的分枝杆菌病,病原包括弱毒力的卡介苗和环境分枝杆菌,也包括强毒力的沙门菌和结核分枝杆菌。24% 的 IL12RB1 缺陷患儿具有慢性黏膜皮肤念珠菌病。缺陷的 IL-23 信号损伤 Th17 细胞的维持和 IL-17 信号,可能是 IL12RB1 缺陷患儿 CMC 高敏感的原因。

5. 自身免疫性多内分泌病、念珠菌病、外胚层发育不良(APECED)　又被称为自身免疫性多腺体综合征 1 型,特征为存在 3 个主要临床症状中的 2 个:Addison 病和 / 或甲状旁腺功能减退。由位于 $21q^{22}$ 的自身免疫调节子(*AIRE*)基因的纯合或复合杂合突变引起。AIRE 主要由胸腺髓质上皮细胞表达,上调组织特异的基因表达,参与自身反应 T 细胞的阴性选择。早发的持续的 CMC 是常见特征。抗 -IFN 自身抗体对 APECED 的诊断具有高度特异性,可能影响 CMC 发病机制。针对 IL-17F、IL-22 的自身抗体与 CMC 相关,甚至早于 CMC 出现。抗 IL-17A 抗体出现频率相对低。

6. CMCD　代表一组异常,患儿表现为持续或反复皮肤、指甲和黏膜念珠菌感染,几乎均为白色念珠菌,少部分为金黄色葡萄球菌感染,不伴有自身免疫特征,很少发展为念珠菌败血症或器官念珠菌病。常染色体隐性 IL17RA 缺陷和常染色体显性 IL17F 缺陷为致病机制,前者是完全性的,针对 IL-17A 和 IL-17F 的细胞反应完全缺失,后者是部分性的,含有 IL-17F 的同源或异源二聚体具有受损的而非缺陷的活性。提示 IL-17A 和 IL-17F 对针对白色念珠菌的黏膜免疫至关重要,但很大程度上是丰富的。

7. 常染色体隐性 CARD9 缺陷　患者除了具有 CMC 外,中枢神经系统白色念珠菌感染是导致预后恶劣的原因,患者易出现深部皮肤真菌病。CARD9 是多种真菌模式识别受体下游的信号转导子。真菌 β 葡聚糖的受体是 Dectin-1。Dectin-1 是一种 C 型凝集素受体,通过脾酪氨酸激酶(SYK)和蛋白激酶 C-δ 活化。在 SYK 下游,CARD9 与 BCL10 和 MALT1 形成信号复合体,其为进一步信号事件提供脚手架,最终活化 NF-κB 和 MAPK 通路。

8. 遗传性或获得性 T 细胞缺陷　患儿 CMC 与各种感染性疾病相关,尤其机会性病原感染更具有提示意义。

【治疗及预后】

74% 的患儿需要长期抗真菌治疗,通常是系统性治疗。氟康唑是最常用的一线药物,其次为伊曲康唑和泊沙康唑。39% 长期治疗的患儿对至少一种抗真菌药物耐药,间断治疗患儿中为 15%,对一种抗真菌药物耐药出现率为 10%。98% 的患儿对唑类抗真菌药耐药。大部分患儿需要二线或三线药物,如伏立康唑、棘球白素、特比萘芬或两性霉素 B 脂质体。5 例患儿行干细胞移植,3 例死亡,1 例源自于持续性 HLH,1 例源自于播散性巨细胞病毒感染,1 例源自于间质性肺病。

12% 的患儿具有生长不良,11% 的患儿出现继发性消化道并发症,如吞咽困难或食管阻塞。21% 的患儿出现支气管扩张和囊性变。12% 的患儿死亡,38% 由于严重感染,如播散性卡介苗病,组织胞浆菌、球孢子菌和巨细胞病毒感染,金黄色葡萄球菌败血症和细菌性下呼吸道感染,其他死亡原因还包括动脉瘤所致的颅内出血。侵袭性感染、脑动脉瘤和肿瘤是预后不良的危险因素,60 岁存活率为 31%。

第六节　伴细菌敏感的 TLR 信号通路缺陷

【概述】

常染色体隐性的白介素 -1 受体相关的激酶 4(IRAK4)和髓系分化因子 88(MyD88)缺陷损伤 Toll 样受体和白介素 -1 受体介导的免疫。患儿主要表现侵袭性和非侵袭性荚膜菌感染。系统性炎症指标弱及延迟。婴幼儿预后恶劣。随年龄增加免疫状态好转。

【发病机制】

在果蝇,一个 Toll 家族成员被发现参与免疫。在鼠,Toll 样受体感知微生物产物,如 TLR-4 感知 G⁻ 菌细胞壁的成分脂多糖(LPS)。鼠和人具有 10 个 TLR,其中 TLR11 和 TLR8 是假基因。大部分 TLR 的刺激剂是特异的。TLR 表达于大部分髓白细胞(巨噬细胞和树突状细胞)和少量淋巴细胞(NK 细胞和 B 淋巴细胞),并具有组织特异的表达。TLR 的特征为在细胞外结构域富含亮氨酸和在细胞质部分具有 Toll- 白介素 1 受体(Toll-Interleukin-1 receptor,TIR)结构域。

在鼠和人,除了 TLR3,经典的促炎 TLR 信号通路可由所有 TLR 所触发。TLR 刺激后,细胞质 TIR 结构域与含有 TIR 的细胞质适配子分子 MyD88 相关,导致 IRAK4 和 IRAK1 的募集。IRAK4 被 IRAK1 的磷酸化所需。IRAK1 的磷酸化导致 TRAF6 的结合。IRAK1/TRAF6 复合体与受体分离,加入一个膜相关的包含转化生长因子 β 活化激酶 1(TAK1)和 TAK1 结合蛋白(TAB)1/2 的复合体。TRAF6/TAK1/TAB1/TAB2 复合体转移至细胞质,与两个连接酶相关,连接酶泛素化 TRAF6,活化的 TAK1 磷酸化 MAPK 和 IKK,导致 IKK 活化。NF-κB 经典通路活化导致促炎细胞因子和趋化因子合成,如 IL-1β、IL-6、IL-8、TNF-α。TLR3、4、7、8、9 触发 NF-κB 替代途径产生 IFN-α/β。在 TLR3、4 的下游,替代途径包括 TRIF,也包括 TRAM,后者仅与 TLR4 相关。替代途径通过两个激酶包括 IKKε 和 TBK1,导致 NF-κB 的延迟活化和 IFN 调节因子 3(IRF3)的快速活化。替代途径导致 IFN-β 合成,后者诱导 IFN-α 和靶基因的合成。通过研究 IRAK4 和 NEMO 缺陷患儿中性粒细胞对 TLR4 配体、LPS 和细菌趋化子 fMLP 的反应,研究结果显示促发和 NADPH 氧化酶活性(NOX)受损导致过氧化物的产生降低或缺失,可能与患儿感染敏感性增高有关。

【分子特征】

IRAK4 是一种丝氨酸 / 苏氨酸激酶,包含一个 N 端死亡结构域和中间的激酶结构域。具有十二个外显子,第一个外显子不转录。主要为无义突变、缺失 / 插入突变、剪接突变,也包括深部内含子突变,大的缺失突变和错义突变。除了错义突变,所有突变均导致缺失的蛋白表达和功能。*IRAK4* 的 G298G/Q293X 突变患儿的外周血单个核细胞和 EBV-B 细胞系确实产生 IRAK4 蛋白。*IRAK4* 的 R12C/831+5G>T 突变与残留的蛋白表达有关。*MyD88* 缺陷主要为缺失突变所致。*MyD88* 的 E52del/L93P 突变与无功能的少量蛋白产生有关。

MyD88 的 R196C/R196C 突变与无功能的正常量蛋白产生有关。

【临床表现】

首次细菌感染出现早,54% 的感染出现于 <6 个月的患儿。首次细菌感染在新生儿期出现率为 31.2%。肺炎双球菌、金黄色葡萄球菌、铜绿假单胞菌是引起侵袭和非侵袭感染的常见病原。侵袭性细菌感染包括脑膜炎、败血症、关节炎、骨髓炎和深部位组织器官脓肿。其他引起侵袭性感染的病原包括链球菌属、宋氏志贺菌、脑膜炎球菌、b 型流感嗜血杆菌、败毒梭菌、沙门菌、卡他莫拉菌。非侵袭感染主要表现为皮肤感染,如反复局部蜂窝织炎、疖病和毛囊炎,经常需要长时间的静脉抗生素治疗。其他表现包括淋巴结炎、脐炎、上颌窦炎、扁桃体脓肿、坏死性会厌炎、坏死性咽炎、坏死性腭感染、反复中耳炎、眼眶蜂窝织炎、眼内炎、牙龈炎、牙周病。临床有肺炎疾病报道,无急性支气管炎和慢性支气管肺病的报道。急性上尿路感染和胃肠道感染少见。无炎性肠病报道。无严重的分枝杆菌、病毒、寄生虫和真菌感染报道。脐带脱落延迟 >28 天见于 21%(10/48)IRAK4 缺陷患儿。脓形成见于肝、关节、淋巴结、唾液腺、脑膜和皮肤感染。系统性志贺菌感染见于 2 例患儿。9 例接种卡介苗(BCG)患儿无不良反应。

【实验室检查】

IgG 降低偶见。T、B 细胞表型均正常。患儿具有正常的针对蛋白的血清抗体滴度。1/2 的患儿对肺炎双球菌和 AB 血型多糖抗原特异的 IgG 和 IgM 抗体反应受损。IgG4 和 IgE 升高分别各见于 35% 的和 61% 的患儿。

IRAK4 缺陷患儿细胞 IL-1β 和 IL-18 刺激下不能产生 TNF-α、IL-6 和 IFN-γ。针对 TLR 刺激剂,患儿血细胞也不能产生 IL-1β、IL-6、IL-8、IL-12、TNF-α。患儿皮肤成纤维细胞 IL-1β 刺激下不能活化 NF-κB 和 MAPK(p38、ERK1/2、JNK1/2)通路。MyD88 缺陷患儿的细胞表型与 IRAK4 缺陷患儿的细胞表型无区别。

尽管在严重感染时,临床和实验室炎症迹象出现缓慢,但感染时间延长时炎症指标也可升至一定高度,而体温经常低。在感染发生时可出现明显的中性粒细胞减少,但不影响脓形成。当然侵袭性感染的 IRAK4 和 MyD88 缺陷患儿也可表现高热,CRP 升高,白细胞和中性粒细胞升高。

【鉴别诊断】

1. NEMO 或 IκBα 缺陷　部分 NEMO 缺陷患儿和几乎所有 IκBα 缺陷患儿具有不同程度的外胚层发育不良表现。感染疾病的病原谱广泛,除了化脓菌,还包括分枝杆菌、真菌和 / 或病毒疾病。*NEMO* 突变患儿均具有多糖抗体反应缺陷。*IκBα* 突变患儿具有 T 细胞缺陷。

2. 大部分 B 和 T 细胞缺陷、先天性无脾、C3 缺陷、补体经典途径的早期成分和替代途径缺陷　这些缺陷影响细菌调理和脾对调理的细菌的吞噬。但患儿对金黄色葡萄球菌和铜绿假单胞菌感染不敏感。

3. 常染色体显性高 IgE 综合征　患者不受累侵袭性肺炎双球菌和铜绿假单胞菌疾病。

4. 先天性中性粒细胞减少、白细胞黏附分子缺陷和慢性肉芽肿病　患儿对侵袭性肺炎双球菌感染不是特别敏感。

【治疗及预后】

40%(24/60)的患儿在 8 岁前死于侵袭性细菌感染,大部分死亡出现在 2 岁前。42%

(10/24)患儿死于侵袭性肺炎双球菌感染。IRAK4 缺陷患儿 14 岁后无侵袭性感染。MyD88 缺陷患儿 11 岁后无侵袭性感染。患儿需要免疫接种肺炎双球菌结合疫苗和非结合疫苗、流感嗜血杆菌结合疫苗、脑膜炎球菌结合或非结合疫苗。预防性治疗包括终身口服青霉素 V 和复方磺胺甲噁唑。根据儿童期细菌感染的程度和一些 IRAK4 缺陷患儿抗体产生缺陷,也经验性推荐 IVIG 治疗,维持到患儿至少 10 岁。一旦怀疑感染或患儿出现中度发热,马上开始针对肺炎双球菌、金黄色葡萄球菌、铜绿假单胞菌、流感嗜血杆菌的静脉抗生素治疗,不必考虑炎症指标,因为即便已经采取预防措施,患儿也可死于迅速侵袭的细菌感染。下一步的抗生素调整依据病原菌的结果。

第七节　孤立性先天性无脾

【概述】

1956 年 Myerson 和 Koelle 首次报道无脾的儿童出现细菌败血症,任何一种荚膜菌均可引起侵袭性感染,肺炎双球菌感染所占比例>50%。孤立性先天性无脾(isolated congenital asplenia,ICA)的特点为出生时脾不存在同时不伴其他发育缺陷,患儿易于出现危及生命的细菌感染。

【发病机制】

脾具有 3 个功能上相关的区域:红髓、白髓和边缘带。红髓是海绵样的结构,其中血液沿着窦和索流动。白髓沿着脾动脉分支的中心小动脉分布,T 细胞形成环绕中心小动脉的鞘,也以薄层形式环绕 B 细胞滤泡。这个薄层由外面的暗带 - 帽区(主要包括增殖的小淋巴细胞)和一个亮的中心带 - 生发中心(B 细胞选择的区域)组成。边缘带是白髓的最外围,直接与滤泡周围接触,此处存在黏膜细胞黏附分子 1 阳性的巨噬细胞和成纤维细胞。白髓外围的边缘带包含血管、巨噬细胞和特殊的 B 细胞,生后 1~2 岁才完全形成。边缘带 B 细胞是一种不同的 B 细胞系,在生命的头几年不参与任何免疫反应时产生免疫球蛋白受体和突变。在荚膜菌表达的胸腺非依赖 2 型抗原刺激下,之前多样性的边缘带 B 细胞迅速增殖和分化为抗原呈递细胞和分泌 IgM、IgG、IgA 的浆细胞,循环数个月。边缘带 B 细胞不分化为记忆 B 细胞,是针对入侵病原的速发天然免疫的一部分。来自白髓的活化浆细胞和巨噬细胞可位于红髓,是脾这部分的重要防护因子。

脾的功能作为吞噬性的滤器,清除老化的和破坏的细胞、红细胞胞质内固体物质和血液来源的微生物,也产生抗体。一些细菌可直接被巨噬细胞识别,但很多细菌首先需要被调理,细菌表面覆盖以补体或其他脾来源的调节性分子如备解素,这些分子与巨噬细胞上受体相互作用,调理过的细菌被脾和肝内的巨噬细胞有效清除。脾在针对荚膜细菌的宿主防御中起重要作用,如肺炎双球菌、耐瑟脑膜炎球菌、流感嗜血杆菌和犬咬嗜二氧化碳菌、沙门氏菌、大肠埃希菌,或原虫,如恶性疟原虫、果氏巴贝虫。由于 G^+ 细菌如肺炎双球菌对补体介导的溶解不敏感,不被经典的调理素所调理,如多糖荚膜阻止补体的结合或阻止在荚膜上组装的补体与巨噬细胞上的受体相互作用,足够的脾功能对从血液循环中清除这些细菌很重要。这些细菌的清除需要脾红髓静脉窦内的效应细胞的密切接触,由于 2 岁以下儿童的

B 细胞对于 T 细胞非依赖的荚膜多糖不能产生足够的抗体反应,脾的滤过功能对于此年龄段儿童尤其重要。针对病原的荚膜多糖的特异抗体的存在会加强该过程。IgM 抗体活化补体,IgG 和 IgA 抗体促进吞噬。在最初感染阶段,IgM 四聚体的天然抗体或者直接促进吞噬或者通过荚膜上沉积的补体促进细菌清除。该抗体由 IgM 记忆 B 细胞产生,是脾边缘带独一无二的 B 细胞。

2013 年 Bolze 等通过外显子组研究发现超过一半的 ICA 患儿和超过 1/3 家系具有杂合的核糖体蛋白 S1(ribosomal protein S1,*RPSA*)基因突变。RPSA 广泛表达,参与 pre-rRNA 处理,是核糖体小亚单位的一部分。核糖体的生物发生是一个非常复杂的过程,发生于多个细胞器,需要 200 多个不同核糖体因子的共同作用。所有三个 RNA 多聚酶和 75 个小核仁 RNA 产生开始于核仁,经过 pre-rRNA 转录及一系列严格调控的剪接和核糖核颗粒组装步骤,最后产生 60S 核糖核蛋白大亚单位(large subunit,LSU)和小的 40S 亚单位(small subunit,SSU)。伴随细胞质翻译因子,LSU 和 SSU 形成功能性的核糖体。在细胞水平,ICA 患儿活化的淋巴细胞未检测到 pre-rRNA 处理缺陷。杂合的无效 RPSA 突变鼠未显示无脾。在细胞培养中 RPSA 参与 18S rRNA 的晚期成熟。脾的原基形成于左背胃系膜的间质前体细胞的致密体。在非洲爪蟾的早期胚胎发育中清除 RPSA 会破坏 pre-rRNA 处理和核糖体生成,损害脾原基中脾主要模式基因的表达。核糖体可能影响发育过程中基因表达的时间和空间的控制。推测一种可能机制是特异的细胞群对 RPSA mRNA 翻译率降低更敏感。另一种可能机制是核糖体可特殊化为具有独一无二的特性或倾向于在不同的细胞群翻译特殊的 RNA。

【分子特征】

RPSA 是高度保守的蛋白,被蛋白合成和 40S 亚单位的 18S rRNA 成分的成熟所需。RPSA 具有双重功能,高度保守的 N 端参与 40S 的 SSU 形成,C 端作为层黏连蛋白的受体。由于截断蛋白的高比例和强的负选择 *RPSA* 基因座,常染色体显性 ICA 最可能源于单倍型不足,而不是显性负调节功能。*RPSA* 具有 61 个处理的假基因。*RPSA* 外显子 1 和外显子 2 的一部分编码 5′UTR,外显子 7 的一部分编码 3′UTR。突变位于蛋白编码区,包括 1 个移码重复(p.P199Sfs*25),1 个无义突变(p.Q9*),5 个错义突变(p.T54N、p.L54F、p.R180W、p.R180G、p.R186C)。在 *RPSA*,180 位的精氨酸是引起 ICA 的热点突变,也是 RPSA 蛋白核心的一部分。TA- 克隆 cDNA 结果示<10% 转录包含 P199Sfs*25 突变,提示突变位点使 mRNA 出现无义突变介导的 mRNA 衰退。患儿 *RPSA* 基因 mRNA 水平是健康亲属的50%。在 HEK293T 细胞过度表达 N 端 Flag-tagged 的错义突变,突变蛋白表达较野生型减少。具有不完全外显的突变不具有更低的功能影响。*RPSA* 基因位于纯化选择的第 2.8 百分位。

【临床表现】

至今,来自 48 个家系的 73 例患儿被报道,大部分患儿于儿童期死于侵袭性细菌感染,尤其先证者。首次感染的中位时间为 12 个月(范围,2~516 个月)。无脾的诊断中位时间为11 个月(范围,0~510 个月)。15 例患儿有 18 次侵袭性细菌感染。61% 的感染由肺炎双球菌引起。9 例(45%)死于爆发感染。临床表现发热、休克、出血点或紫癜、DIC 和呼吸窘迫。临床疾病包括细菌血症、脑膜炎、细菌血症伴中耳炎 - 鼻窦炎,细菌血症伴肺炎,脑膜炎伴骨髓炎。肺炎双球菌最常见血清型为 6B、23F、18C、19A。除了 1 例,所有的多次发作均为不同的血清型,46% 分离的肺炎双球菌菌株对青霉素不敏感,19% 对头孢曲松不敏感。抗生素耐药和死亡率无相关性。23 价疫苗覆盖分离菌株的 96%,7 价疫苗覆盖分离菌株的 81%。无脾患儿也具有非荚膜菌感染的高风险,也包括红细胞内的病原,如疟疾和巴贝虫。受累成人临床表现不同,婴儿期可不表现严重败血症。9 例成人患者中,4 例家系调查时诊断,2 例无症状,1 例有豪焦小体(Howell-Jolly body,HJB)和血小板增多。只有 1 例成人 43 岁时表现肺炎双球菌脑膜炎。5 例成人先证者中的 2 例表现肺炎双球菌败血症,3 例表现血小板增多和 HJB。其他非感染风险包括血小板增多、血栓和肺动脉高压。

【实验室检查】

通常用血液、免疫、核素扫描的指标来评价脾功能。豪焦小体(HJB)是来自红细胞前体细胞核的碱性 DNA 残余。通常离开骨髓后红细胞前体细胞剔除自己的核。在一些红细胞,DNA 的一小部分被保留。正常情况下,脾清除这些红细胞的核残留或把红细胞移出循环。在具有正常脾的正常新生儿,HJB 在生后头几周内可观察到。HJB 是脾不能从红细胞清除物质的结果。用相差显微镜检测红细胞凹陷反映低吸收的囊泡的存在,位于红细胞质膜下,在功能性脾不存在情况下,这些凹陷负责从红细胞处理掉固体物质。当有凹陷的红细胞计数降低至 4%~8%,检测不到 HJB。4%~8% 提示轻的脾功能减低,当>8%,有凹陷的红细胞计数一直与 HJB 计数升高相关。轻度脾功能减低患儿不能由 HJB 来检测,因为凹陷红细胞>4% 即提示脾功能减低。由于脾的功能之一是清除红细胞的凹陷,这个方法被认为是诊断的金标准,在大部分研究中用来评价脾的失功能。通常凹陷红细胞>15%作为拐点。需注意凹陷红细胞在不同的疾病所致脾功能减低时所需的百分比拐点可能不同。

对于正常体液和细胞免疫活性,几克脾组织即足够,但为了足够的滤过功能防御荚膜菌微生物,可能需要更多的脾组织,脾的大小也不与其免疫功能很好相关。在功能性无脾患者,83% 患者超声示小脾(<7cm × 3cm),88% 患者具有不正常的多普勒形式(无血流或仅脾门血流)。老年人脾体积变小但能维持功能,因此,超声多普勒血流影像单独不能建立或排除功能性无脾诊断。如果超声未检测到脾,需做脾的核素扫描。通常用自体的 ^{99m}Tc 标记的热改变的红细胞来行脾核素扫描,约 90% 标记的红细胞被脾隔离。大部分研究示脾扫描与凹陷红细胞具有良好的相关性。脾切除患者外周 IgM 记忆 B 细胞缺如。

【鉴别诊断】

1. 侵袭性肺炎双球菌感染　大约 1.38/1 000 侵袭肺炎双球菌感染患者存在无脾。

2. 获得性脾功能减低　可出现于镰状细胞贫血、胃肠道疾病、肝脏异常、自身免疫性疾病、感染和脾循环异常等各种情况下。

3. Ivemark 综合征　也叫无脾综合征,该异常起源于胸和腹器官的偏侧缺陷,目前归类为窦异常或内脏异位综合征。出现率 1/10 000~40 000,心脏疾病是最常见的死亡原因,尤其在生后头一年,但致命的感染也有报道。可见不同遗传形式报道,常染色体隐性遗传最常见,少数为常染色体显性或 X 连锁遗传。*Connexin 43* 和 *ZIC3* 参与少见的 X 连锁遗传形式。

4. 血小板增多的其他原因　慢性铁缺乏、出血、慢性炎症和脾切除,也见于血液系统恶性病如骨髓增殖异常、原发性血小板增多症、慢性粒细胞白血病、真性红细胞增多症和特发性骨髓外化生。

【治疗及预后】

疫苗诱导的免疫在无脾的患儿可能是缺陷的。不明原因发热在无脾患儿必须仔细评估。19%的倾向于患儿感染的血清型超出7价肺炎双球菌疫苗覆盖范围。每日预防性青霉素在耐药菌株不流行区域可应用至5岁或脾切除后至少1年。脾切除后肺炎双球菌感染头2年风险最大,小于16岁相对高风险,成人风险低但也持续有风险。无脾的患儿何时能停抗生素很难决定。考虑到抗生素耐药和血清转换,疫苗接种和抗生素预防是互补的。疫苗接种可参考英国脾功能减低患者疫苗接种的建议共识:

(1)肺炎双球菌疫苗

1)<2岁,2,4,12月龄共3剂PCV13,2岁后1剂PPSV23。

2)>2岁,≤5岁:1剂PCV13+1剂PPSV23(完全免疫的);2剂PCV13(间隔2个月)+PPSV23(至少2个月后)(未接种,部分免疫或用PCV7免疫)。

3)>5岁或成人:1剂PPSV23。

注:脾切除前4~6周,至少术后1个月,遵循上述年龄依赖的接种方案。若<5岁PCV13完全接种作为常规免疫的一部分,完成免疫计划1年后出现脾功能减低者,需要再接种1剂PCV13。

(2)流脑疫苗

1)<2岁

• 常规联合的流感嗜血杆菌b和脑膜炎球菌C破伤风类毒素结合疫苗(Hib/MenC)1剂8周后+脑膜炎球菌四价破伤风类毒素结合疫苗(MenACWY)。2岁时再加1剂Hib/MenC。

• 4种成分脑膜炎B疫苗(4CMenB)2~3剂,2岁时加强1剂。

2)>2岁或成人

• MenC 1剂或Hib/MenC 1剂+4CMenB 1剂。(间隔8周,>11岁或成人可间隔4周)。

• MenACWY 1剂+4CMenB 1剂。(间隔8周,>11岁或成人可间隔4周)。

(3)流感嗜血杆菌疫苗

2岁时或>2岁:1剂流感嗜血杆菌b。

(4)流感病毒疫苗

1)每年建议接种流感病毒疫苗。

2)<8岁,未接种过,建议接种2剂灭活的三价或四价疫苗。

3)由于缺乏证据,活的减毒鼻腔应用的流感病毒疫苗不建议应用于脾功能减低的患儿。

参考文献

1. ROSAIN J, KONG XF, MARTINEZ-BARRICARTE R, et al. Mendelian susceptibility to mycobacterial disease: 2014-2018 update. Immunol Cell Biol, 2019, 97 (4): 360-367.

2. ROSAIN J, OLEAGA-QUINTAS C, DESWARTE C, et al. A variety of Alu-mediated copy number variations can underlie IL-12Rβ1 deficiency. J Clin Immunol, 2018, 38 (5): 617-627.

3. ESTEVE-SOLÉ A, SOLOGUREN I, MARTÍNEZ-SAAVEDRA MT, et al. Laboratory evaluation of the IFN-γ circuit for the molecular diagnosis of Mendelian susceptibility to mycobacterial disease. Crit Rev Clin Lab Sci, 2018, 55 (3): 184-204.

4. MOENS L, EYCK LV, JOCHMANS D, et al. A novel kindred with inherited STAT2 deficiency and severe viral illness. J Allergy Clin Immunol, 2017, 139 (6): 1995-1997.

5. DUNCAN CJA, MOHAMAD SMB, YOUNG DF, et al. Human IFNAR2 deficiency: lessons for antiviral immunity. Sci Transl Med, 2015, 7 (307): 307ra154.

6. CIANCANELLI MJ, HUANG SXL, LUTHRA P, et al. Life-threatening influenza and impaired interferon amplification in human IRF7 deficiency. Science, 2015, 348 (6233): 448-453.

7. GRIER JT, FORBES LR, MONACO-SHAWVER L, et al. Human immunodeficiency-causing mutation defines CD16 in spontaneous NK cell cytotoxicity. J Clin Invest, 2012, 122 (10): 3769-3780.

8. LAMBORN IT, JING H, ZHANG Y, et al. Recurrent rhinovirus infections in a child with inherited MDA5 deficiency. J Exp Med, 2017, 214 (7): 1949-1972.

9. ZHANG SY. Herpes simplex virus encephalitis of childhood: inborn errors of central nervous system cell-intrinsic immunity. Hum Genet, 2020, 139 (6-7): 911-918.

10. ZHANG SY, Casanova JL. Inborn errors underlying herpes simplex encephalitis: from TLR3 to IRF3. J Exp Med, 2015, 212 (9): 1342-1343.

11. PEREZ L, MESSINA F, NEGRONI R, et al. Inherited CARD9 deficiency in a patient with both exophiala spinifera and aspergillus nomius severe infections. J Clin Immunol, 2020, 40 (2): 359-366.

12. QUEIROZ-TELLES F, MERCIER T, MAERTENS J, et al. Successful allogenic stem cell transplantation in patients with inherited CARD9 deficiency. J Clin Immunol, 2019, 39 (5): 462-469.

13. LÉVY R, OKADA S, BÉZIAT V, et al. Genetic, immunological, and clinical features of patients with bacterial and fungal infections due to inherited IL-17RA deficiency. Proc Natl Acad Sci U S A, 2016, 113 (51): E8277-E8285.

14. TOUBIANA J, OKADA S, HILLER J, et al. Heterozygous STAT1 gain-of-function mutations underlie an unexpectedly broad clinical phenotype. Blood, 2016, 127 (25): 3154-3164.

15. GOBIN K, HINTERMEYER M, BOISSON B, et al. IRAK4 deficiency in a patient with recurrent pneumo-coccal infections: case report and review of the literature. Front Pediatr, 2017, 5: 83.

16. PLATT CD, ZAMAN F, WALLACE JG, et al. A novel truncating mutation in MYD88 in a patient with BCG adenitis, neutropenia and delayed umbilical cord separation. Clin Immunol, 2019, 207: 40-42.

17. BOLZE A, BOISSON B, BOSCH B, et al. Incomplete penetrance for isolated congenital asplenia in humans with mutations in translated and untranslated RPSA exons. Proc Natl Acad Sci USA, 2018, 115 (34): E8007-E8016.

18. GRIFFIN JN, SONDALLE SB, ROBSON A, et al. RPSA, a candidate gene for isolated congenital asplenia, is required for pre-rRNA processing and spleen formation in Xenopus. Development, 2018, 145 (20): dev166181.

第八章
自身炎症异常

第一节　Sting 相关的婴儿起病的血管病

【概述】

Sting 相关的婴儿起病的血管病（sting-associated vasculopathy with onset in infancy，SAVI）是一种自身炎症性血管炎，能引起严重的皮肤损伤，尤其累及面部、耳部、鼻部和四肢末端，表现为溃疡、焦痂形成、坏死，一些病例甚至需要截肢。很多患儿具有弥漫性实质性肺疾病。组织病理和实验室发现提示过度炎症状态，伴 IFN-β 信号升高。

【发病机制】

后生生物的天然免疫系统利用模式识别受体感知来自病毒或细菌的分子。Ⅰ 型干扰素，如 IFN-α 和 IFN-β 是介导抗病毒免疫的主要细胞因子家族。几种天然感知通路刺激 Ⅰ 型干扰素的诱导。细胞质内的微生物双链 DNA 结合和活化 cGAS 酶（cGMP-AMP synthase），后者催化 cGAMP 的合成。cGAMP 作为第二信使，与定位于内质网膜上的 STING 结合，并通过蛋白激酶 TBK1 来指导 IRF3 的活化。磷酸化的 IRF3 二聚体进入细胞核启动 IFN-β 基因转录。相反细胞质内病毒双链 DNA 由视黄酸诱导基因 Ⅰ（RIG-I）样受体（RLR）感知，通过线粒体抗病毒信号（MAVS）活化 IRF3。而且，TLR3 和 TLR4，分别识别在内体中的病毒双链 DNA 和细菌细胞壁成分脂多糖（LPS），也介导 Ⅰ 型干扰素和炎症性细胞因子的诱导。这两个 TLR 利用 TRIF 来介导 IRF3 的募集和活化。三个天然免疫感受器家族的信号通路汇聚于 TBK1 和 IRF3 的活化。STING、MAVS 和 TRIF 具有保守的 pLxIS 模体，其被 TBK1 或 NF-κB 抑制子激酶 ε 磷酸化，介导 IRF3 至信号复合体。

Sting 由 *TMEM173* 基因编码，是一种信号适配子蛋白，对细胞质 DNA 和循环的二核苷酸的天然免疫反应至关重要。在基础状态，Sting 位于内质网，作为跨膜蛋白。DNA 进入细胞质后，细胞内的 DNA 感受器 cGAS 与 DNA 配体结合，将 ATP 和 GMP 转化，产生 Sting 循环配体 cGAMP（di-GMP-AMP）。cGAMP 弥漫整个细胞，与 STING 的细胞质羧基端结合。与 cGAMP 结合后，Sting 从内质网转运至内质网 - 高尔基体中间空间（ER-Golgi intermediate compartment，ERGIC），然后转运到细胞质囊泡，在此过程中，Sting 募集 TBK1、IRF3 和活化下游 Ⅰ 型干扰素信号。cGAS-Sting 通路对感知广泛的微生物病原至关重要，包括 DNA 病毒如 HSV-1,细菌病原如单核细胞李斯特菌、福氏志贺菌、结核分枝杆菌,反转录病毒如 HIV-1。Sting 也可以不依赖上游的 cGAS 或循环二核苷酸结合来被活化,而是通过功能获得性突变来被活化。几个突变见于婴儿起病的 Sting 相关的血管病、狼疮样综合征和家族性冻疮样狼疮,与儿童的高致病率和死亡率有关。

患儿细胞或 HEK293T 细胞研究显示 *STING* 突变导致获得性功能,表现为持续 STAT1 磷酸化和活化和 IFNB1 活性增加。体外功能表达分析显示突变引起持续甚至在无刺激剂时 IFNB1 启动子活化。患儿皮肤成纤维细胞共聚焦显微镜示突变的 Sting 主要存在于高尔基体和核周点样小泡中,提示活化,而野生型均匀表达于对照细胞的细胞质内。患儿的标本示 1 型干扰素活性升高和下游基因过度表达。患儿细胞体外实验显示 JAK1 抑制导致 IFNB1 转录降低和一些干扰素反应基因的阻断。Melki 等用遗传分析、构象研究、体内分析和体外流式方法研究患儿的分子和细胞病理,分子和体外数据证实 Sting 蛋白的 206、281 和 284 位置的氨基酸替代导致发病。这些突变使 cGAMP 非依赖的通过 TBK1 的 I 型干扰素信号的持续活化,不依赖于有包膜的 RNA 病毒膜融合启动的 Sting 替代通路。

【分子特征】

TMEM173 基因位于 5q$^{31.2}$,占据基因组 14 263bp,1 140 个核苷酸组成 8 个外显子,前 2 个外显子不转录,翻译为 379 位氨基酸。蛋白包括跨膜结构域(21~41、47~67、87~106、116~136),同源二聚体肽链结合结构域(155、157~159、161~162、164~165、169、267、270~271、301~302),cyclic-di-GMP 结合结构域(162~163、166~167、238、240、260、263~264、267),羧基端尾部(340~378)。磷酸化位点为 358。截至目前,所有致病突变均为错义突变,突变位点分别为:c.439G>C(V147L)、c.461A>G(N154S)、c.463G>A(V155M)、c.617G>A(C206Y)、c.842G>A(R281Q)、c.850A>G(R284G)、c.304T>C(Ser102Pro)、c.835T>C(Phe279Leu)、c.497G>A(G166E)。

【临床表现】

截至目前,共有 25 例患儿被报道。SAVI 的核心特征包括系统性炎症、破坏性皮肤损伤、弥漫性实质性肺疾病(图 8-1-1、图 8-1-2)。大部分患儿起病早,生后数周或数月起病。首发症状通常是系统性炎症如发热,ESR 增快,CRP 升高,IgG 和 IgA 升高,伴累及皮肤的血管炎和组织损伤,如毛细血管扩张、化脓性或水泡样皮疹。肺病通常出现于皮肤特征之后,通常表现反复咳嗽、呼吸增快、呼吸窘迫、发绀及杵状指。

典型皮肤损伤表现为颊部、鼻部、手指、足趾、脚底部位的毛细血管扩张、化脓或大疱样皮肤损伤,进展为严重皮肤损伤,扩展到耳郭、四肢。肢体末端皮肤损伤通常在冬季加重,进展为疼痛的、溃疡性损伤伴焦痂形成和组织坏死,有时需要截肢,还会引起耳软骨瘢痕和鼻中隔穿孔。其他特征包括网状青斑、雷诺现象、指甲床毛细血管迂曲。皮肤损伤处病理显示明显的血管炎症局限于毛细血管,也有微血栓。有分散的血管 IgM 和 C3 沉积,支持免疫复合物沉积。其他病例皮肤病理显示表皮内凋亡角化细胞、血管周围淋巴细胞和中性粒细胞浸润伴核碎片,整个真皮无血管壁损伤、纤维样坏死和血栓。皮肤病理形态不同可能反映病理损伤程度不同。

28%(8/29)患儿无肺部受累。肺部受累患儿胸片可表现肺门周围病变,两肺间质增加和支气管周围线影,肺门或支气管旁淋巴结肿大。肺高分辨率 CT(HRCT)示弥漫磨玻璃和网状片影,或肺纤维化和气肿,或双侧弥漫磨玻璃影和蜂窝,或弥漫过度通气、磨玻璃影和弥漫囊性

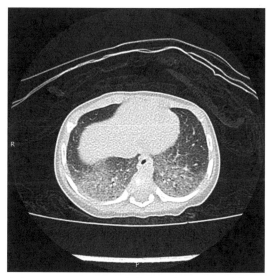

图 8-1-1 *TMEM173* 突变患儿肺 CT 示两肺背侧
肺野内可见广泛磨玻璃片影

患儿 1 岁零 7 天,男。3 个月零 16 天时因喉中痰鸣 2
个月,咳嗽、气促半个月入院。肺 CT 示两肺磨玻璃
样改变。支气管肺泡灌洗液示巨细胞病毒 DNA 阳
性。10 个月零 26 天时因气促 11 个月,反复皮疹 10 个
月,间断发热 7 个月,肢端坏疽 3 天再次入院。1 岁 7 天
时因面部皮疹及手足硬肿再次入院。WBC 4.41×10⁹/L,
N 1.49×10⁹/L,L 2.74×10⁹/L,Hb 100g/L,PLT 447×10⁹/L。
ESR 48mm/h。IgG 22.9g/L,IgA 2.9g/L,IgM 1.151g/L,
IgE 57.89IU/ml。CD3 45.3%,CD4 19.3%,CD8 23.5%,
B 49.2%,NK 1.8%。二代测序示 *TMEM173* 基因杂合
新生的 N154S 突变

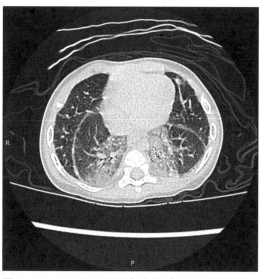

图 8-1-2 *TMEM173* 突变患儿肺 CT 示双肺野见
条片影、网格影及云絮状高密度病灶,双侧胸膜下及
叶间胸膜下多发小泡状气体密度影

患儿 6 个月零 29 天,男。因咳嗽、气促 26 天入
院。时有低热。查体呼吸、心率偏快。肝略大。
WBC 14.31×10⁹/L,N 6.46×10⁹/L,L 7.08×10⁹/L,
Hb 117g/L,PLT 519×10⁹/L。CRP 18mg/L。ESR
12mm/h。IgG 15g/L,IgA 0.429g/L,IgM 1.26g/L,IgE
9.67IU/ml。CD3 61.4%,CD4 40.6%,CD8 20.1%,
B 29%,NK 4.9%。1 年后门诊随访,消瘦,乏力,
呼吸急促,三凹征阳性,杵状指明显。二代测序示
TMEM173 基因杂合新生的 D205N 突变

改变。支气管肺泡灌洗液(BALF)示伴有大量淋巴细胞的炎症浸润或中性粒细胞肺泡炎。
肺组织病理示 Ⅱ 型肺泡细胞过度增生,表现为细支气管上皮的过度增生和环绕的淋巴浸润,
或位于支气管周围中心肺泡的多发肺结节,或伴支气管扩张和淋巴样浸润的支气管疾病伴
间质纤维化,或淋巴样结节和肺气肿,或分散的混合的淋巴细胞浸润炎症、间质纤维化和肺
气肿改变,或伴巨噬细胞和中性粒细胞的慢性肺泡及间质炎症。肺功能示限制性通气功能
障碍伴一氧化氮弥散障碍。

一家系包括 5 代 4 例冻疮样狼疮患儿,无肺部受累。甚至一部分患儿以肺部受累为首
发表现,而皮肤受损及系统性炎症表现出现晚且轻微。其他表现还包括肌炎、关节僵直、关
节痛、关节炎。认知正常。几乎所有患儿均有生长不良。

【实验室检查】

患儿有白细胞减少,慢性贫血,血小板增多。T 淋巴细胞减少伴正常 B 细胞,高丙种球
蛋白血症。可变或瞬时的自身抗体滴度,包括抗核抗体、抗磷脂抗体、抗心磷脂抗体。外周
血显示强的转录的干扰素反应基因谱和干扰素诱导的细胞因子水平升高。

【鉴别诊断】

1. **主要累及肢端的皮肤炎症和坏死性损伤伴系统性炎症** 需要鉴别的疾病包括：①儿童特异的坏死性血管炎。②抗磷脂综合征。③冷球蛋白血管炎。④与冷纤维蛋白原血症相关的血栓性血管病。

2. **其他 I 型干扰素病**

(1)家族性冻疮样狼疮 该病由 AD 的 TREX1、SAMHD1 基因突变引起。表现为冻疮样损伤，截肢，关节挛缩，耳组织缺损。发育迟缓及颅内钙化见于一些家族成员。

(2)Aicardi-Goutières 综合征 该组疾病由 AR 的 TREX1、RNASE2A/B/C、SAMHD1、ADAR、IFIH1 基因，AD 的 TREX1、ADAR、IFIH1 基因突变引起。表现为冻疮样狼疮、截肢、挛缩、耳组织缺损，偶有脂膜炎。ADAR 和 IFIH1 突变患者有雀斑。可见发育迟缓及颅内钙化、青光眼。在疾病初期阶段反复发热。

(3)脊柱软骨发育不良 AR 的 ACP5 基因突变所致。表现为冻疮样狼疮、截肢、发育迟缓、颅内钙化。痉挛性截瘫见于一小部分患儿。

(4)慢性不典型中性粒细胞皮病伴脂肪萎缩和体温升高 该病由 AR 的 PMSB8 或 AD POMP 突变所致。表现为冻疮样狼疮、挛缩、脂膜炎、脂肪萎缩。颅内钙化见于几例患儿。

3. **新生儿起病多系统炎症疾病或慢性婴儿神经皮肤关节综合征** 该病由 AD NLRP3 基因突变所致。表现为新生儿起病的皮疹、慢性脑膜炎和关节病伴发热和炎症(图 8-1-3)。

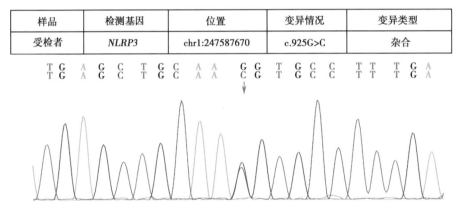

样品	检测基因	位置	变异情况	变异类型
受检者	NLRP3	chr1:247587670	c.925G>C	杂合

图 8-1-3 二代测序示 NLRP3 基因杂合新生的 c.925G>C(p.Gly309Arg)突变
(图片来自笔者医院新生儿科的友情支持)

患儿 21 天，男。生后 3 天因缺氧缺血性脑病、早产儿在当地住院 2 周,发现白细胞升高,肝酶升高,反复红色充血性皮疹。因发现白细胞升高 18 天入笔者医院,皮疹周期性出现。WBC 15.73×10^9/L,N 7.65×10^9/L,L 6.23×10^9/L,Hb 91g/L,PLT 265×10^9/L。CRP 35mg/L,ESR 10mm/h,PCT 1.5ng/ml。脑脊液白细胞 121×10^6/L,N 28%,L 72%,生化糖 2.02mmol/L,氯 125.9mmol/L,蛋白 2 455mg/L。总胆红素及直接胆红素略升高,总胆汁酸略升高,ALT 77.7u/L。IgG 6.25g/L,IgA 0.078 5g/L,IgM 0.352g/L,IgE 8.29IU/ml。CD3 69.5%,CD4 36.3%,CD8 31.9%,B 18.3%,NK 7.5%。NLRP3 基因杂合 c.925G>A 突变的致病性有报道。随访患儿在 2 岁 2 月龄时不明原因夭折

4. **干扰素治疗** 肢端皮肤坏死,血管炎样综合征,雷诺现象,白色萎缩。

5. **以肺部受损为首发表现** 需与其他基因突变所致的弥漫实质性肺疾病鉴别,如

SFTPC、*SFTPB*、*ABCA3*、*TERT*、*TERC* 等。

【治疗及预后】

常见的免疫抑制剂治疗无效。病死率高,预后不良。16%(4/25)死亡,2 例患儿 10 来岁时死于肺部并发症,1 例成人死于双肺移植后急性严重不常见并发症,1 例成人死于爆发性脂膜炎。JAK1 抑制剂据报道在试验患儿中有部分疗效。

第二节　家族性地中海热

【概述】

家族性地中海热(familial Mediterranean fever,FMF)为最常见的单基因的周期热综合征。1 型特征为反复发作性发热、浆膜炎、关节炎、皮肤特征和远期的肾并发症。2 型特征为在一个相对无症状个体肾淀粉样变作为首发表现。由于流行地区携带者频率高发,一部分患者具有 2 个突变但无症状,称为 3 型。实验室异常表现为急性相反应物增加。秋水仙碱是治疗的基石。FMF 在居住在地中海区域人群中高发。

【发病机制】

早期的研究显示在正常活动过程中通过对浆膜的亚临床损伤可释放一种趋化因子(C5a)。但释放的量很少,可被灭活的酶清除掉,不引起炎症反应。C5a 介导的趋化是自我放大的过程,低浓度时吸引中性粒细胞到炎症部位,高浓度时促进中性粒细胞特异颗粒的 C5 裂解酶的释放,导致产生更多的 C5a,活化更多中性粒细胞。在浆膜液中存在一种氟代磷酸二异丙酯抑制的酶,可能通过限制性的蛋白水解来中和 C5a。FMF 患者浆膜液中这种 C5a 灭活酶的活性明显降低,使趋化因子存活足够长的时间募集中性粒细胞,释放多种产物,包括产生更多 C5a 的酶,结果是螺旋式上升累积为明显的炎症反应。

FMF 的发病机制未完全清楚,*MEFV* 基因编码 Pyrin 蛋白,主要存在于中性粒细胞和巨噬细胞中,是一种免疫调节分子,在天然免疫系统中起重要作用。突变的 Pyrin 引起以不受控制的 IL-1 分泌为特征的过度炎症反应。Pyrin 通过 N 端的 PYRIN 结构域与一个适配子蛋白相互作用,被称为含有一个 CARD 的凋亡相关 Speck 样蛋白(ASC),形成 Pyrin 炎症复合体。炎症复合体是多蛋白复合体,在天然和获得性免疫中起重要作用。ASC 寡聚化,通过高度选择的同型的 CARD 相互作用促进 caspase1 的自身催化。Caspase1 可通过 N 端 CARD 相互作用的“诱导的接触”机制进行自身催化。caspase1 的 ASC 结合使 pyrin 炎症复合体活化,导致 caspase1 裂解为活性亚单位 p20 和 p10。活化的 caspase1 作为 IL-1β 转化酶,裂解 31kDa 的 IL-1β 前体为活性的 17kDa 片段,后者是发热和炎症的强力介导剂。Pyrin 结合和隔离 ASC,防止 caspase1 活化。但大部分 Pyrin 突变位于 C 端 B30.2 结构域,Pyrin 的 C 端 B30.2 结构域与 pro-caspase1 直接结合,阻止 IL-1β 活化。*MEFV* 基因突变对 caspase1 的抑制作用下降。Pyrin 与 ASC 相互作用调节白细胞凋亡。Pyrin 可调节 NF-κB 的活性。

特定细菌毒素修饰宿主 RhoA 来诱导 Pyrin 炎症复合体活化。RhoA 灭活是细菌毒力的一个机制,防止宿主肌动蛋白细胞骨架重组织,抑制细胞移动、吞噬和去颗粒化。这些

Pyrin 炎症复合体活化的 RhoA 修饰包括在不同的残基单糖基化、腺苷酰化、ADP 核糖基化、脱酰胺。模式识别受体识别致病性微生物促发炎症复合体形成。研究显示 Pyrin 也是一种 PRR。微生物的这些毒素（TcdB、C3、T6SS）活化炎症复合体不依赖于核苷酸结合和寡聚结构域亮氨酸重复含 Pyrin 结构域蛋白 3（NLRP3）和含 CARD 的 NOD 样受体家族蛋白 4（NLRC4），但在 $ASC^{-/-}$ 和 $MEFV^{-/-}$ 骨髓来源的巨噬细胞中该作用是降低的。小干扰 RNA 敲低 Pyrin 抑制 TcdB 诱导的 caspase1 活化。Pyrin 可通过感知下游分子来识别这些 Rho 修饰。

在生理情况下，RhoA 通过蛋白激酶 N（PKN1/PKN2）两个效应激酶在 ser208 和 ser242 位点诱导 Pyrin 磷酸化。Pyrin 在这些位点磷酸化允许其与 14-3-3 相互作用。14-3-3 是一种调节蛋白，其抑制 Pyrin 炎症复合体活化。细菌灭活 RhoA 降低 PKN 活性，有利于 Pyrin 去磷酸化形成，使炎症复合体组装。Pyrin 的 Ser242Arg 突变明显降低与 14-3-3 的亲和力，导致 Pyrin 炎症复合体的持续活化。人类 B30.2 结构域调节 Pyrin 与 PKN1 结合。FMF 患者 Pyrin 的 B30.2 结构域与 PKN1 的结合下降。细菌内毒素诱导的 Pyrin 炎症复合体活化在人和鼠均检测到，但 C 端 B30.2/SPRY 结构域仅存在于人，提示不被该活化所需。

野生型 Pyrin 炎症复合体活化选择性依赖微管，微管控制 Pyrin 去磷酸化后的下游信号。秋水仙碱提前预处理 FMF 患者外周血单个核细胞放大 TcdA 诱导的 IL-1β 释放，微管组装抑制剂诺考达唑具有相似的效果。因此，FMF 相关突变的 Pyrin 的 ASC speck 组装不需要微管。*MEFV* B30.2 结构域突变可能移除以 Pyrin 为基础的 ASC speck 的成核和炎症复合体信号对完整微管的重要依赖。Pyrin 可识别炎症复合体成分，如 NLRP1、NLRP3 和 caspase1，导致自噬性的降解。人类 C 端 B30.2/SPRY 结构域突变敲入鼠的产生支持一种不依赖于 NLRP3，而依赖于 ASC-caspase1 轴及 IL-1β 的 Pyrin 炎症复合体活化和 IL-1β 增加。

Pyrin 与微管相关，与肌动蛋白共定位。秋水仙碱抑制微管多聚化消除由细菌内毒素诱导的 Pyrin 炎症复合体的组装，但不影响 Pyrin 的去磷酸化，提示微管控制 Pyrin 去磷酸化的下游信号。微管引导的 Pyrin 炎症复合体活化的控制在具有 B30.2/SPRY 结构域突变的 FMF 中不起作用，提示这些突变强化一种蛋白构象有助于去磷酸化后的 Pyrin 炎症复合体组装。FMF 的突变诱导一种可被 Rho GTPases 去磷酸化的 Pyrin 炎症复合体，但不被秋水仙碱抑制，使 ASC 聚合和炎症复合体活化严重依赖于微管假说遭到质疑。FMF 突变增加了活化的 Pyrin 复合体对微管的需求。秋水仙碱可通过去极化微管和释放鸟嘌呤核苷酸交换蛋白 -H1（一种 RhoA 活化剂）增加 GTPases RhoA 活性，也通过下调中性粒细胞、内皮细胞上选择素的表达和分布干扰中性粒细胞移动和黏附。

【分子特征】

MEFV 是核因子家族一员，与 Ro52 自身抗原近似，蛋白被称为 Pyrin 或 Marenostrin，表达于粒细胞，包含 781 位氨基酸。具有几个同源异构体，功能不清楚。重组的全长的异构体位于细胞质。自然的 Pyrin，主要包括全长的异构体，也存在于单核细胞的细胞质，但主要位于其他细胞的核。计算机推测的分子结构包括 B- 盒子锌指（375~407），α 卷曲螺旋结构域（408~594），B30.2 结构域（598~774），均参与蛋白 - 蛋白相互作用。

MEFV 位于 $16p^{13.3}$，包含 10 个外显子，占据 15kb 基因组。引起疾病的 *MEFV* 突变是功能缺失性的还是功能获得性的，至今还存在争论。在不同的实验背景下有不同的结果。*MEFV* 突变可能代表减效的功能获得性突变，其影响不能被分析工具预测。具有破坏性效

应的变异主要位于 3 个结构域:PYRIN 结构域(残基 8~84)、PRY 结构域(残基 600~648)和 SPRY 结构域(残基 652~770)。

土耳其人中疾病的流行率为 1/400~1 000,以色列西班牙裔犹太人中疾病的流行率为 1/1 000,亚美尼亚人中疾病的流行率为 1/5 000。大部分常见突变位于外显子 10,占地中海地区患者的 85%。目前数据库中 *MEFV* 变异超过 300 种,大部分少见且不引起临床意义,主要见于 FMF 非流行区。无大的缺失或重复突变被报道。最近的遗传诊断共识由 2012 年 Shiner 提出,建议筛查 14 个变异,其中 9 个明确致病性的(p.M680I、p.M694V、p.M694I、p.V726A、p.A744S、p.R761H、p.I692del、p.E167D、p.T267I),其他 5 个意义不明(p.K695R、p.I591T、p.F479L、p.P369S、p.E148Q)。

疾病的表现与突变的个数相关。具有 2 个以上突变患者表现早发的表型。30% 的患者具有一条 *MEFV* 突变。大部分杂合 *MEFV* 突变患者一生无症状。大部分报道的常染色体显性 FMF 家系具有假显性遗传,如具有 2 个致病突变的个体和一个携带者生育的孩子具有 50% 患病风险。在 FMF 高发区域,假显性遗传常见。然而严重致病突变的杂合子可有症状,常染色体显性遗传可出现。目前所有常染色体显性 FMF 患者从受累的双亲之一遗传致病性突变。p.M694del、p.I692del、p.Y688 * 被鉴定为严重突变。数个常染色体显性遗传的错义突变也被描述,包括 p.M694V 和 p.T577N。p.M694V 最常见于土耳其裔、犹太裔和亚美尼亚裔,略少见于阿拉伯裔。p.M694V 纯合突变患者起病早,关节炎和关节痛频率高,出现淀粉样变风险高,对秋水仙碱反应差。p.M694V 杂合子通常起病晚,病情轻,对秋水仙碱治疗完全或部分反应,青春期时部分患者症状可消失,秋水仙碱停用不导致复发。p.P369S 与 p.R408Q 处于连锁不平衡状态。尽管伴外显率不同的剂量效应突变可解释临床严重度不同,患者的居住地是最重要的淀粉样变的危险因素,提示环境因素对单基因病表型的影响。表观遗传因素和微生态对发病机制或表型显现起重要作用。大部分父亲或母亲是杂合子,部分父亲或母亲具有复合杂合突变或复杂突变。杂合子父母的症状非常不同。与正常人群对照,杂合子携带者父母具有高水平的急性相蛋白。FMF 患儿父母 *MEFV* 突变携带频率为 88%。土耳其正常人群 *MEVF* 突变携带率为 20%。在日本,p.E148Q 最常见,其次为 p.M694I 和 p.L110P。p.E148Q/– 最常见于具有一个突变的 FMF 患者,具有任何炎症表现的几乎所有复合杂合父母均为 E148Q/ *。

【临床表现】

大部分 FMF 患者在儿童期经历首次发作,一些患者婴儿或儿童早期起病,65% 出现于 10 岁前,90% 出现于 20 岁前。发作呈随机性,每周一次或几个月一次。发作性发热伴浆膜炎、滑膜炎或皮疹,持续 1~3 天。儿童早期反复发热可能是 FMF 的唯一表现。其他特征在首次发作后(2.9 ± 2.2)年出现。

90% 的患者有腹痛,在发热开始时出现,从钝痛到全腹膜炎。在发作时便秘常见,有时发作接近结束时出现腹泻。腹部平片可提示气液平,腹部 CT 示增厚的肠系膜。腹腔积液示富含中性粒细胞的渗出液。24~48 小时腹痛迅速缓解。腹痛反复发作可导致腹膜粘连。45% 的患者具有急性发热性单侧胸部刺痛,或同时伴腹痛,一些膈肌痛可放射至同侧肩部。由于胸廓活动受限可出现肺不张,少部分有胸腔积液。胸痛反复发作可导致胸膜肥厚。胸痛发作 48 小时缓解,很少为 FMF 的单独表现。非尿毒症性心包炎较少见,心包炎持续 1~14 天,少见病例有心包压迫。反复心包炎可作为 FMF 的唯一表现。单侧急性睾丸炎见于 5% 的患者。

75% 的患者关节受累,经常突发出现。关节受累尤其常见于北非犹太裔。急性单关节炎最常见,常累及膝、踝或髋关节,发作持续时间经常约 1 周,有时伴大量积液,极端疼痛,不能负重,经常伴软组织肿胀,但不出现侵蚀性改变。儿童易于出现少关节或多关节炎。关节痛也常见。迁延性关节炎(>1 个月)少见,5% 的患者出现急性单关节炎进展为迁延性关节炎,通常累及髋部,有时导致继发性骨关节炎的影像表现和 / 或骨坏死,需要全骨关节置换,仅见于成人。

丹毒样红斑可作为首发表现,有时并发关节炎。皮疹特点为 10cm~15cm 直径边界清楚的红色热、痛、肿的区域,位于单侧或双侧足、踝、下肢的背侧。也可表现孤立的皮肤温度升高但不伴有疼痛或炎症。反复荨麻疹是少见特征。病理示表皮水肿,散在血管周围浸润不伴血管炎,直接免疫组化可见浅表血管网的小血管壁 C3 沉积。经常出现剧烈运动后的肌肉痛。也可出现热性肌肉痛,通常持续 6~8 周,特征为高热,高炎症指标,但肌酶正常,非特异的肌电图改变,对激素治疗有反应。组织证据提示发热、肌肉痛为血管炎。

在未经治疗的患者,AA 型淀粉样变常见,出现率可高达 75%。AA 型淀粉样变开始为无症状蛋白尿,2~13 年内进展为终末肾病。肾淀粉样变可作为 FMF 首发和唯一表现。蛋白尿也可由非淀粉样肾病引起,如新月快速进展的肾小球肾炎、系膜 IgA 肾病、IgM 肾病、弥漫增殖和渗出性肾小球肾炎。若尿蛋白>0.5g/24h,在判断由淀粉样变引起之前,建议肾活检除外血管炎和肾小球肾炎等其他原因。出现淀粉样变的危险因素包括男性、关节炎、诊断延迟、p.M694V 纯合突变、淀粉样变的家族史。其他器官也可出现淀粉样物质沉积,可表现为吸收不良和 / 或无精子和不育。临床可检测的肺淀粉样变见于数例患者。过敏性紫癜见于 3%~11% 的 FMF 患者,其次为结节性多动脉炎。患者也可出现血栓事件和动脉粥样硬化。

FMF 患者 50% 为西班牙裔,22% 亚美尼亚裔,11% 阿拉伯裔,7% 土耳其裔,5% 阿胥肯那吉裔。亚美尼亚裔与西班牙裔病情不同,淀粉样变出现频率低,存活时间长。在以色列,北非裔和伊拉克裔是受累的两大族群。北非裔病情重,起病早,关节受累频率高和严重度增加,丹毒样皮疹出现率高,需要高剂量的秋水仙碱来控制症状。炎性肠病在阿胥肯那吉犹太人中出现率高(图 8-2-1)。0.5% 的患者具有晚发的 FMF,大部分为男性,非北非裔。患者均具有腹痛,大部分为疾病的唯一症状。无慢性迁延的特征如淀粉样变、慢性关节炎或迁延性肌肉痛,对低剂量的秋水仙碱治疗反应好,严重度评分为轻度。

日本报道 300 余例患者,位于外显子 10 以外的 MEFV 基因突变患者通常具有不典型表型。中国北京协和医院报道的 11 例患者,平均起病年龄 29.4 岁,均为汉族,无阳性家族史,所有患者均有间断发热,无丹毒样红斑,无患者出现淀粉样变,每一个患者至少携带一个 MEFV 基因,所有患者对秋水仙碱反应好。东亚患者临床表现和基因型近似。FMF 其他不常见特征还包括眩晕、食欲亢进、味觉改变、严重情绪激惹。

【实验室检查】
FMF 的诊断依赖于临床表现、对秋水仙碱的治疗反应和遗传分析。FMF 发作时白细胞增多,急性相反应物升高,包括 ESR、CRP、纤维蛋白原、结合珠蛋白、C3、C4 和血清淀粉样物 A。在 FMF 患者,炎症反应不仅在发作期活动,在发作间期也活动。在发作间期,儿童 CRP<5mg/L,成人<8.75mg/L,相当于 SAA<10mg/L,可据此调整治疗方案,在随访中可确

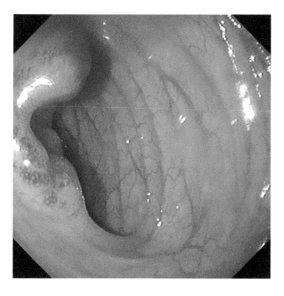

图 8-2-1　FMF 患儿结肠镜示末段回肠及乙状结肠散在黏膜糜烂及跳跃性分布溃疡
（图片来自笔者医院消化科的友情支持）
患儿 7 月，女。因间断粘液便 2 个月余，间断发热伴口腔溃疡 32 天入院。有性发育异常(46XY)。轻度营养不良及轻度贫血。WBC 23.05×10⁹/L，N 13.75×10⁹/L，L 6.65×10⁹/L，Hb 96g/L，PLT 653×10⁹/L。CRP 61mg/L。IgG 18.7g/L，IgA 0.76g/L，IgM 0.435g/L，IgE 26.6IU/ml。CD3 65.7%，CD4 39.6%，CD8 24.4%，B 28.8%，NK 3%。大便常规：白细胞 75 个 /HPF，红细胞 5 个 /HPF。消化道超声示末段回肠及乙状结肠肠壁肿胀。肠黏膜病理示隐窝炎，隐窝脓肿，腺体扭曲变形，可见活动性炎。固有层内浆细胞稀少。二代测序及一代验证示 *MEFV* 基因杂合 E148Q 突变，父杂合，母纯合，父母目前身体健康

保预防淀粉样变。每年行尿液分析监测微量白蛋白尿。在无症状的突变携带者，炎症景象也被证实。

静脉输入 500ml 盐水加 10mg 重酒石酸间羟胺(阿拉明)共 3~4 小时在所有 FMF 患者中诱导出典型发作。与自然发作比较，病情轻，持续时间短。诱导的发作可被秋水仙碱阻断。如果分子检测非结论性的，6 个月的秋水仙碱治疗可导致发作缓解，停用再发作，则可确认 FMF 诊断。基因分析用于支持而不是除外 FMF 诊断。

【FMF 的诊断标准】
1. 主要指标
典型发作：
1)腹膜炎(全)。
2)胸膜炎(单侧)或心包炎。
3)单关节炎(髋、膝、踝)。
4)单独发热。
2. 次要指标
1)~3)项不完全发作累及 1 个或多个位置。
1)腹部。
2)胸部。
3)关节。
4)用力时腿痛。
5)对秋水仙碱反应好。
3. 支持指标
1)FMF 家族史。
2)适当的种族来源。
3)起病年龄<20 岁。
4)~7)发作特征。

4）严重需要卧床

5）自动缓解

6）具有无症状的间隔期

7）短暂的炎症反应伴 1 项或多项不正常化验如白细胞、ESR、SAA、纤维蛋白原

8）发作性蛋白尿 / 血尿

9）剖腹探查无阳性结果或白色阑尾切除

10）父母近亲

注：FMF 诊断需要 ≥1 项主要指标，或 ≥2 项次要指标，或 2 项次要指标加 ≥4 项前 5 个支持指标

典型发作定义为：反复（同样类型发作 ≥3 次）、发热（直肠温度 38℃ 或更高）、短暂（12 小时 ~3 天）

不完全发作定义为：在 1 项或 2 项中不同于经典发作的痛和反复发作，如：①温度正常或低于 38℃；②发作时间长于或短于特定时间（但不短于 6 小时，不长于 1 周）；③腹痛发作时无腹膜炎指征；④腹部发作局限；⑤关节炎出现于特定关节外

【鉴别诊断】

1. 肿瘤坏死因子受体相关的周期热综合征（tumour necrosis factor receptor-associated periodic fever syndrome，TRAPS） 发热发作持续时间更长，1~4 周或更长，其他伴发表现包括眼眶周围水肿，腹痛，肌肉痛，皮肤局限炎症，特征性皮疹（斑丘疹、荨麻疹或移行性红斑疹），单核细胞脂膜炎和结膜炎。一些患儿可出现淀粉样变。常染色体显性的 *TNFRSF1A* 基因突变所致。对秋水仙碱治疗无反应，对激素有反应。依那西普治疗有效。阿那白滞素治疗效果好。

2. Cryopyrin 相关的周期综合征（cryopyrin-associated periodic syndrome，CAPS） 常染色体显性遗传，*NLRP3* 基因突变所致。下述三种分类根据病情由重到轻排列，与基因突变类型相关。阿那白滞素治疗效果好。

（1）新生儿起病多系统炎症疾病（neonatal onset multisystem inflammatory disease，NOMID）/慢性婴儿神经皮肤关节综合征（chronic infantile neurological cutaneous articular syndrome，CINCA） 特征为冷诱发的发热，荨麻疹样皮疹，关节痛，耳聋和肾淀粉样变。同时还具有剧烈头痛，高颅压，慢性无菌性脑膜炎甚至智力倒退。

（2）Muckle-Wells 综合征（Muckle-Wells syndrome，MWS） 特征为冷诱发的发热，荨麻疹样皮疹，关节痛，耳聋和肾淀粉样变，头痛可明显，但不存在脑膜炎。

（3）家族性冷自身炎症综合征（familial cold autoinflammatory syndrome，FCAS） 特征为冷诱发的发热，荨麻疹样皮疹，关节痛，但无耳聋或淀粉样变。无头痛，无脑膜炎。

3. Blau 综合征 特征为关节炎，葡萄膜炎，皮疹和肉芽肿炎症，通常小于 4 岁儿童受累。由常染色体显性 *NOD2* 基因突变所致。

4. 高 IgD 和周期热综合征（hyperimmunoglobulinemia D and periodic fever syndrome，HIDS） 起病早，发作持续 3~7 天，经常有促发因素如免疫接种、外科手术、创伤或轻微的感染。颈部淋巴结肿大（经常痛），胃肠道特征。也可表现肝脾肿大，头痛，关节痛，皮疹，口及生殖器阿弗他溃疡。成人一部分出现神经症状，包括智力倒退、共济失调、抽搐、视力问题。发热一退，这些症状即消失，尽管皮肤和关节表现持续一段时间再缓解。由常染色体隐性

MVK 基因突变所致,编码类异戊二烯,属于固醇合成的早期的酶。尿假羟戊酸排泄增加。<3
岁患儿中,IgD 增加少见。患儿治疗困难,对激素不反应,对非甾体抗炎药物部分反应。卡
那奴单抗(IL-1β 中和抗体)、依那西普、阿那白滞素部分病例有效。

5. 化脓性无菌性关节炎、坏疽性脓皮病和痤疮综合征 该病由常染色体显性脯氨酸
丝氨酸苏氨酸磷酸酶相互作用蛋白 1(proline-serine-threonine phosphatase interacting protein
1,*PSTPIP1*)基因突变所致。表现皮肤、关节特征。非感染性皮肤溃疡,典型伴中性粒细胞
浸润。

6. 周期性发热、阿弗他口炎、咽炎和淋巴结肿大综合征 周期热发作与 FMF 经常无法
区分,检测 *MEFV* 突变,密切随访做出正确诊断。

7. 家族性转甲状腺素蛋白淀粉样变 特征为缓慢进展的周围感觉动力神经病和自主
神经病和肾病的非神经改变,心肌病,玻璃体浑浊,中枢神经系统淀粉样变性。

8. 其他腹痛、关节痛或胸痛的原因

(1)急性腹痛 急性阑尾炎、穿孔的溃疡、肠梗阻、急性肾盂肾炎、急性胰腺炎、胆囊炎、
憩室炎、宫外孕、输卵管炎、卵巢囊扭转、输卵管积脓、子宫内膜异位症。

(2)关节痛 急性类风湿关节炎、风湿热、败血性关节炎、胶原血管病。

(3)胸痛 胸膜炎、肺栓塞。

【治疗及预后】

急性发作的治疗主要是对症,包括静脉补液和非激素的抗炎药物,对乙酰氨基酚针对
疼痛的缓解、发热和炎症发作有效。治疗的目标是防止急性发作,降低发作间期的亚临床炎
症,防止淀粉样变出现。正常人血浆 SAA 浓度约 3mg/L,FMF 患者急性发作时 SAA 可高达
2 000mg/L。SAA 蛋白可被剪接,错误折叠,组装成不正常构象如 β 片层,形成淀粉样纤丝,
这些纤丝与其他物质相关,形成淀粉样沉积,破坏组织器官的结构和功能,肾是经典的最早
受累器官。

秋水仙碱可减少 FMF 疼痛发作,可防止和减轻 FMF 的淀粉样变。纯合 p.Met694Val
突变患者或复合杂合 p.Met694Val 突变和另一个突变患者需要终身秋水仙碱治疗。具有纯
合或复合杂合 p.Glu148Gln 突变患者如果出现严重炎症发作和 / 或由于淀粉样变所致的蛋
白尿只能用秋水仙碱治疗。具有杂合 *MEFV* 突变的症状性患者可能受益于秋水仙碱治疗。
具有一个 *MEFV* 致病性变异伴临床症状足以启动秋水仙碱治疗。无症状的杂合子无治疗
指征。

秋水仙碱的活性机制复杂,仍然不清楚。秋水仙碱通过与微管蛋白单聚体结合和抑
制多聚体化阻断微管延长。秋水仙碱也可能从去多聚化的微管释放 RhoA 活化子通过
RhoA 活化抑制 Pyrin 炎症复合体通路。秋水仙碱的其他抗炎机制包括通过形成 β- 微管蛋
白 - 秋水仙碱复合体和抑制微管组装和有丝分裂纺锤丝形成来阻断中性粒细胞活化,抑制
caspase1 基因表达及 TNF-α 合成。秋水仙碱主要由空肠和回肠黏膜吸收,主要经胆道代谢
(10%~20% 经肾脏代谢)。厌食、恶心、腹泻和肝酶升高是最常见的不耐受症状。秋水仙碱
的并发症包括肌肉病和毒性表皮坏死溶解样反应。其他副作用包括维生素 B$_{12}$ 缺乏,可逆
的外周神经炎和肌肉病,骨髓抑制和脱发。高剂量会引起无精子症。每日推荐的最大剂量
为儿童 2mg,成人 3mg。每 3 个月监测 CRP 和 SAA,每 3 个月可增加 0.5mg 剂量直至最大
剂量。5% 治疗无反应,2%~5% 不耐受。经过 3~6 个月治疗,6 个诊断标准中的 5 个有至少

50% 改善伴无任何一项加重提示 FMF50 反应,其为自身炎症疾病活动指数。治疗抵抗主要见于 p.M694V 纯合突变患者。最大秋水仙碱耐受剂量可能不足以控制病情活动,由于缺乏 IL-1 抑制剂的长期应用的数据,仍建议在用 IL-1 抑制剂的同时仍应用持续有效的秋水仙碱剂量。自身炎症疾病活动指数是一种简单和可靠的工具,包括 13 个项目,敏感性 89%,特异性 92%,是以患者为基础的症状日记评估。其他评价工具是 FMF50 评分,包含评估患者依从的治疗反应和最大耐受剂量。

经最大剂量秋水仙碱治疗仍频繁发作,在发作缓解期急性相反应物仍高和淀粉样变风险高的患者建议应用 IL-1 抑制剂。医师根据以下指标认为对秋水仙碱耐药:近 1 年发作>6次,近 6 个月发作>4 次,持续炎症,肾淀粉样变(成人),不耐受增加的剂量,其他原因包括慢性关节痛。秋水仙碱耐药少见(10%),主要见于严重 *MEFV* 基因型。对秋水仙碱无反应的患者可对静脉应用秋水仙碱或其他治疗有反应,如卡那奴单抗、列洛西普、阿那白滞素、英夫利昔单抗、依那西普、反应停、干扰素 α、柳氮磺胺吡啶。建议先应用半衰期短的生物制剂,证明有效性后再考虑长效的生物制剂。需要停用阿那白滞素的严重副作用包括注射部位反应和间质性肺炎。

由肾淀粉样变引起的终末期肾病的治疗同其他原因肾衰竭的常规治疗,血清肌苷<1.5mg/dl 时秋水仙碱可导致肾病的缓解。FMF 淀粉样变患者的活体亲缘供者肾移植的长期结局与普通移植人群近似。有报道 FMF 患者肾移植后肾淀粉样变再出现。骨髓移植可治愈 FMF,但多数专家认为风险 - 收益比例不可接受。顺铂可能会使症状加重。环孢素 A 对移植的肾脏可能会有副作用。接受秋水仙碱治疗的孕妇早期流产、晚期流产和先天异常的出现率与对照组无区别。

第三节　自身炎症性疾病

一、去泛素化酶缺陷

(一) A20 单倍型不足

【临床表现】

患儿具有早发的发热,关节痛,口腔、生殖器溃疡,眼部炎症,在一些病例类似于白塞病

A20 是一种去泛素化酶(deubiquitinating enzyme,DUB),在 NF-κB 促炎通路中起重要的抑制作用。A20 的抑制作用被 N 端 OTU 结构域介导的 DUB 活性和 C 端锌指介导的 E3 泛素连接酶活性协同影响。A20 从促炎信号复合体移除赖氨酸 63 连接的泛素链,导致不能组装,使这些成分蛋白与赖氨酸 48 连接的泛素链结合,标记后被蛋白酶体降解。A20 的净作用是抗炎。A20 缺陷引起不受控制的炎症。

(二) Otulipenia/Otulin 相关的自身炎症综合征(Otulin-related autoinflammatory syndrome,ORAS)

【临床表现】

患儿表现新生儿起病的发热,中性粒细胞皮病,脂膜炎,脂肪萎缩,关节肿胀,腹泻,不生

长,类似于 CANDLE。

【发病机制】

线性泛素化由线性泛素化链组装复合体(linear ubiquitination chain assembly complex,
LUBAC)催化,包括 E3 连接酶(HOIL-1、HOIP)和 SHANK 相关 RH 结构域相互作用蛋白
(SHARPIN)。LUBAC 在 NF-κB 通路活化中起重要作用,通过使线性泛素(蛋氨酸 1 连接
的泛素)与靶蛋白结合,包括 NEMO 和受体相互作用丝氨酸/苏氨酸蛋白激酶 1(RIPK1),
增强 NF-κB 活性。具有线性链接特异性的 OTU 去泛素化酶(OTULIN)是一个 DUB,作用
于一种丝氨酸蛋白酶,专门的水解线性泛素,阻止线性泛素在 LUBAC 中的基础积聚,限制
LUBAC 靶蛋白的泛素化。

二、Ⅰ型干扰素病

(一) Aicardi-Goutières 综合征(AGS)

Ⅰ型干扰素(主要 IFN-α 和 IFN-β)是一组细胞因子,在宿主防御中起重要作用。Ⅰ型
干扰素与受体结合诱导上百种基因转录,被称为 IFN 刺激基因(ISG),通过活化 JAK-STAT
信号通路起作用。Ⅰ型干扰素过度产生导致一组呈孟德尔遗传的疾病,Ⅰ型干扰素病,
如 Aicardi-Goutières 综合征,表现严重脑病和类似于系统性红斑狼疮(SLE)的自身免疫性
疾病。

1. AGS1-4　AGS1-4 分别由 *TREX1*、*RNASEH2B*、*RNASEH2C*、*RNASEH2A* 基因突变所
致,分别编码核酸酶及核酸酶亚单位,参与清除细胞核碎片。患儿表现进展性脑病,颅内钙
化,脑萎缩,脑白质营养不良。肝脾肿大。血小板减少。肝酶升高。脑脊液中慢性淋巴细胞
增多。

2. AGS5　由 *SAMHD1* 基因突变所致,编码免疫刺激 DNA 反应的负调节子。患儿表
现进展性脑病,颅内钙化,脑萎缩,脑白质营养不良。肝脾肿大。血小板减少。贫血。血乳
酸升高。脑脊液中慢性淋巴细胞增多。皮肤血管炎,口腔溃疡,关节病。

3. AGS6-7　分别由 *ADAR1* 和 *IFIH1* 突变引起,前者编码 RNA 特异的腺苷脱氨酶,
后者编码 RNA 感受子黑色素瘤分化相关蛋白 5。患儿表现进展性脑病,颅内钙化,严重发
育迟缓,脑白质营养不良。无肝脾肿大。血小板减少。肝酶升高。脑脊液中慢性淋巴细胞
增多。

(二) 由核酸感受子驱动的干扰素病

1. Singleton-Merten 综合征(SMS)　由 *IFIH1* 基因突变所致,编码 RNA 感受子黑色
素瘤分化相关蛋白 5(melanoma differentiation-associated gene 5,MDA5)。临床表现进展性
大血管钙化,牙和骨骼异常,骨硬化,少见特征包括周身肌肉虚弱,牛皮癣,早发的青光眼。
不典型病例仅具有青光眼,无牙异常。

2. AGS7　由 *IFIH1*(MDA5)的 helicase 结构域突变所致。临床表现精神运动发育延
迟,基底节钙化,脑萎缩,深部白质异常,为 SMS+AGS 重叠表型。

(三) 不适当的核酸调节引起的干扰素病

1. DNASE1 缺陷　由 *DNASE1* 基因突变所致,编码溶酶体内核酸内切酶 DNase Ⅱ。
DNase Ⅱ消化细胞质内的 DNA。临床表现自然缓解的新生儿贫血,膜增殖性肾小球肾炎,
肝纤维化,变形关节炎,抗 DNA 抗体升高。

2. X 连锁色素网状异常　XLPDR(X-linked pigmentary reticulate disorder)由 *POLA1* 基因突变所致,其编码 DNA 多聚酶 - α 的催化亚单位。临床表现弥漫皮肤色素增多伴网状分布,反复肺炎,支气管扩张,慢性腹泻,不生长。

3. AGS6　由 *ADAR1* 基因突变所致,编码一种将腺苷编辑为肌苷的酶。

(四) 与 IFN 信号有关的干扰素病

假 TORCH 综合征:由泛素特异的肽酶 18(ubiquitin-specific protease, *USP18*)基因突变所致,其通过与 IFNAR1 结合负调节 IFN α /β 信号,打断 JAK- 受体的相互作用。临床表现颅内出血,钙化,脑异常,肝失功能,生后数天死亡。

(五) 不明通路引起的干扰素病

1. 蛋白酶体相关的自身炎症综合征(proteasome-associated autoinflammatory syndrome, PRAAS)　既往被称为: ① Nakajo-Nishimura 综合征(Nakajo-Nishimura syndrome, NNS); ②日本自身炎症综合征伴脂肪萎缩(Japan autoinflammatory syndrome with lipodystrophy, JASL); ③ 关节挛缩,肌肉萎缩,小细胞贫血,脂膜炎诱导的儿童发病脂肪萎缩综合征(jiont contraccture, muscle atrophy, microcytic anemia, and panniculitis-induced childhood onset lipodystrophy, JMP); ④ 慢性不典型中性粒细胞皮病伴脂肪萎缩和体温升高(chronic atypical neutrophilic dermatosis with lipodystrophy and elevated temperature, CANDLE)。

主要发病机制为 *PSMB8* 基因纯合或复合杂合突变(p.T75M, p.G201V, p.A92T, p.M117V, p.C135X),其编码蛋白酶体亚单位 β8(proteasome subunit beta 8);双基因突变 *PSMB8* (p.K105Q)+*PSMB9*(p.G165D) 或 +*PSMA3*(p.R233del, p.H111Ffs * 10) 或 +*PSMB4*(5′UTR c.-9G>A, p.D212-V2124del, p.P16Sfs * 45, p.Y222X);常染色体显性蛋白酶体成熟蛋白(proteasome maturation protein, *POMP*)突变(p.E115Dfs * 20)。

临床表现为环形红色皮损伴脂膜炎诱导的脂肪萎缩,肝脾肿大,关节痛,反复发热,关节挛缩伴肌肉萎缩,基底节钙化(图 8-3-1)。

2. COPA 综合征　由 *COPA* 基因突变所致,编码 coatomer complex1 的 α 亚单位(COP α),调节囊泡在高尔基体和内质网间的向后的运输。临床表现早发的咳嗽,呼吸增快,早发的多关节炎,进展性肺病,肾并发症。除了干扰素刺激基因标志,还存在自身抗体产生,Th17 细胞增加,促炎细胞因子表达。

三、NLRC4 相关的自身炎症综合征

1. 家族性冷自身炎症综合征(familial cold autoinflammatory syndrome, FCAS)　临床表现暴露冷刺激后反复发热发作,皮疹和关节痛。

2. 自身炎症伴婴儿小肠结肠炎　临床表现反复巨噬细胞活化综合征伴早发小肠结肠炎。

3. 巨噬细胞活化综合征　临床表现发热,腹泻,肝脾肿大,血小板减少,皮疹。血 CRP, IL-18,铁蛋白,转氨酶和甘油三酯升高。

四、NLRP1 相关自身炎症疾病

1. NLRP1 相关的自身炎症伴关节炎和角化不良(NLRP1-associated autoinflammation with arthritis and dyskeratosis, NAIAD)　临床表现角化不良,关节炎,反复发热。反复血 CRP 升高。血维生素 A 缺乏。

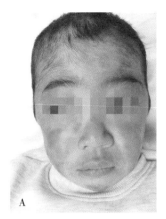

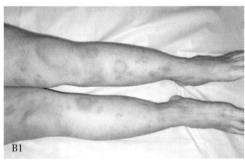
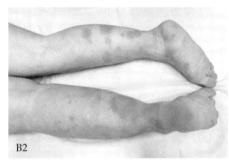

图 8-3-1　CANDLE 患儿皮肤特征

A：眼眶周围水肿,前额多毛,部分脂肪萎缩;B1~2：多发红斑疹

(图片来自笔者医院皮肤科的友情支持)

患儿 5 岁 3 月,男。因全身反复红斑结节、发热 5 年余,加重 1 周入院。有眼眶周紫红斑,冬天重,夏天轻。激素治疗后发热减少,红斑结节不完全消退。肝肋下 1.5cm,骨龄相当于 1 岁。WBC 11.53 × 10⁹/L,N 9.49 × 10⁹/L,L 0.97 × 10⁹/L,Hb 96g/L,PLT 211 × 10⁹/L。IgG 17.1g/L,IgA 1.44g/L,IgM 2.76g/L,IgE 319IU/ml。CD3 65.2%,CD4 42.7%,CD8 20.2%,B 25%,NK 7.6%。CRP 34mg/L。ESR 108mm/h。二代测序示 *PSMB8* 基因纯合 Q125P 突变

2. 家族性慢性苔藓样角化(familial keratosis lichenoides chronica,FKLC)　临床表现角化不良,分散的半融合的苔藓样皮疹。

3. 多发性自愈性掌跖癌(multiple self-healing palmoplantar carcinoma,MSPC)　临床表现多发良性溃疡性的过度角化的结节样生长,类似于角化性棘皮病。

五、磷脂酶 Cγ2(phospholipase Cγ2,PLCγ2)相关的自身炎症

1. PLCγ2 相关的抗体缺陷和免疫失调节(PLCγ2 associated antibody deficiency and immune dysregulation,PLAID)　临床表现冷荨麻疹,过敏,肉芽肿皮疹,自身免疫甲状腺炎,抗核抗体存在,鼻窦及肺感染,常见变异型免疫缺陷病。

2. 自身炎症 +PLAID　临床表现早发的反复的水疱样皮损,非特异间质肺炎伴呼吸性细支气管炎,关节痛,眼部炎症,小肠结肠炎,蜂窝织炎,反复鼻窦及肺感染。IgM、IgA 抗体缺乏。

六、其他

1. HOIL-1 缺陷　血红素氧化 IRP2 泛素连接酶 1(heme-oxidized IRP2 ubiquitin ligase-1,

HOIL-1)是线性泛素化链组装复合体(LUBAC)的组成成分,其突变损害 LUBAC 的稳定性。患儿的皮肤成纤维细胞针对 IL-2β 的 NF-κB 活性受损,而非单个核细胞,尤其单核细胞,提示损害为细胞型特异的。临床表现慢性自身炎症(反复发热,肝脾肿大,炎性肠病,颈部淋巴结肿大,淋巴结炎,湿疹,弥漫脱屑性皮炎,唇炎,系统炎症标志)。侵袭性细菌感染(败血症,脑膜炎,肺炎,肾盂肾炎),也有巨细胞病毒感染报道。肌肉内支链淀粉病(心肌病,肌萎缩,肌肉无力,不生长)。心肌细胞、肠道肌肉黏膜、骨骼肌细胞内支链淀粉样物沉积。记忆 B 细胞缺陷,高 IgA 综合征。

2. **HOIP 缺陷**　HOIL-1 相互作用蛋白(HOIL-1-interacting protein,HOIP)缺陷特征为多器官自身炎症,联合免疫缺陷病,亚临床的支链淀粉病,系统性淋巴管扩张。临床症状包括反复发热,持续脾肿大,轻度肝肿大,生长迟缓;卡介苗接种后弥漫淋巴结肿大,严重呼吸衰竭,反复脂肪泻伴发热和口腔溃疡,关节痛,水肿,持续疣;肌肉无力尤其双下肢,肌肉萎缩;消化道弥漫淋巴管扩张。T 淋巴细胞减少,T 淋巴细胞针对 anti-CD3 的增殖反应降低,低丙种球蛋白血症,针对多糖的保护性抗体缺陷。

3. **TRNT1 缺陷**　CCA 添加转运 RNA 核苷酸转移酶(CCA-adding transfer RNA nucleotidyltransferase,*TRNT1*)编码负责添加 CCA 的核苷酸转移酶,CCA 的添加对细胞核和线粒体内转运 RNA 的成熟至关重要。临床表现严重小细胞的铁粒幼细胞性贫血,反复发热,胃肠道不适,发育迟缓伴可变的神经退行性变,抽搐,小脑异常,感音性耳聋和其他多系统特征。B 淋巴细胞减少,广泛低丙种球蛋白血症。

4. **WDR1 缺陷**　WD 重复结构域蛋白 1(WD repeat domain 1,*WDR1*)编码一个 WD40 重复蛋白,与丝切蛋白(cofilin)相互作用,促进丝状肌动蛋白中断和去极化。肌动蛋白参与炎症复合体的活化。临床表现周期热伴严重急性相反应,血小板减少,严重反复口腔炎症,反复肛周溃疡,反复感染如卡氏肺孢菌、金黄色葡萄球菌败血性关节炎,肺炎双球菌坏死性蜂窝织炎。针对抗 -CD3 刺激的 T 细胞活化降低。

5. **ADA2 缺陷**　猫眼综合征染色体区域候选基因 1(cat eye syndrome chromosome region,candidate 1,*CECR1*)编码腺苷脱氨酶 2(adenosine deaminase 2,ADA2),将腺苷及脱氧腺苷转变为肌苷及脱氧肌苷。与 ADA1 有部分结构同源,以二聚体存在,呈分泌性,对腺苷的亲和力较 ADA1 低 100 倍。ADA2 是内皮、白细胞发育和分化的生长因子。临床表现反复发热和网状青斑,系统性血管病,包括结节性多动脉炎和小血管炎,早发的腔隙脑卒中(<5 岁),脑卒中主要出现于炎症发作期,头部 MRI 示小血管阻塞,眼部受累,肝脾肿大,门脉高压,皮肤溃疡,指 / 趾缺血坏死,胃肠道症状,肾性高血压,外周神经系统疾病。血管造影示动脉瘤和动脉闭塞。低丙种球蛋白血症,反复细菌和病毒感染。可变的淋巴细胞减少,血 IgM 水平持续低,可出现狼疮抗凝集物抗体。

参考文献

1. VOLPI S, INSALACO A, CAORSI R, et al. Efficacy and adverse events during Janus kinase inhibitor treatment of SAVI syndrome. J Clin Immunol, 2019, 39 (5): 476-485.

2. SEO J, KANG JA, SUH DI, et al. Tofacitinib relieves symptoms of stimulator of interferon genes (STING)-as-

sociated vasculopathy with onset in infancy caused by 2 de novo variants in TMEM173. J Allergy Clin Immunol, 2017, 139 (4): 1396-1399.

3. PADEH S, BERKUN Y. Familial Mediterranean fever. Curr Opin Rheumatol, 2016, 28 (5): 523-529.

4. ÖZEN S, BATU ED, DEMIR S. Familial Mediterranean fever: recent developments in pathogenesis and new recommendations for management. Front Immunol, 2017, 8: 253.

5. de TORRE-MINGUELA C, MESA DEL CASTILLO P, PELEGRÍN P. The NLRP3 and pyrin inflammasomes: implications in the pathophysiology of autoinflammatory diseases. Front Immuol, 2017, 8: 43.

6. STELLA A, CORTELLESSA F, SCACCIANOCE G, et al. Familial Mediterranean fever: breaking all the (genetic) rules. Rheumatology (Oxford), 2019, 58 (3): 463-467.

7. ZHOU Q, YU X, DEMIRKAYA E, et al. Biallelic hypomorphic mutations in a linear deubiquitinase define otulipenia, an early-onset autoinflammatory disease. Proc Natl Acad Sci U S A, 2016, 113 (36): 10127-10132.

8. CROW YJ, CHASE DS, SCHMIDT JL, et al. Characterization of human disease phenotypes associated with mutations in TREX1, RNASEH2A, RNASEH2B, RNASEH2C, SAMHD1, ADAR, and IFIH1. Am J Med Genet A, 2015, 167A (2): 296-312.

9. FEIGENBAUM A, MÜLLER C, YALE C, et al. Singleton-Merten syndrome: an autosomal dominant disorder with variable expression. Am J Med Genet A, 2013, 161A (2): 360-370.

10. RODERO MP, TESSER A, BARTOK E, et al. Type I interferon-mediated autoinflammation due to DNase II deficiency. Nat Commun, 2017, 8 (1): 2176.

11. MEUWISSEN MEC, SCHOT R, BUTA S, et al. Human USP18 deficiency underlies type 1 interferonopathy leading to severe pseudo-TORCH syndrome. J Exp Med, 2016, 213 (7): 1163-1174.

12. AGARWAL AK, XING C, DEMARTINO GN, et al. PSMB8 encoding the β5i proteasome subunit is mutated in joint contractures, muscle atrophy, microcytic anemia and panniculitis-induced lipodystrophy syndrome. Am J Hum Genet, 2010, 87 (6): 866-872.

13. WATKIN LB, JESSEN B, WISZNIEWSKI W, et al. COPA mutations impair ER-Golgi transport and cause hereditary autoimmune-mediated lung disease and arthritis. Nat Genet, 2015, 47 (6): 654-660.

14. MOGHADDAS F, ZENG P, ZHANG Y, et al. Autoinflammatory mutation in NLRC4 reveals a leucine-rich repeat (LRR)-LRR oligomerization interface. J Allergy Clin Immunol, 2018, 142 (6): 1956-1967.

15. GRANDEMANGE S, SANCHEZ E, LOUIS-PLENCE P, et al. A new autoinflammatory and autoimmune syndrome associated with NLRP1 mutations: NAIAD (NLRP1-associated autoinflammation with arthritis and dyskeratosis). Ann Rheum Dis, 2017, 76 (7): 1191-1198.

16. OMBRELLO MJ, REMMERS EF, SUN G, et al. Cold urticaria, immunodeficiency, and autoimmunity related to PLCG2 deletions. N Engl J Med, 2012, 366 (4): 330-338.

17. ZHOU Q, LEE GS, BRADY J, et al. A hypermorphic missense mutation in PLCG2, encoding phospholipase Cγ2, causes a dominantly inherited autoinflammatory disease with immunodeficiency. Am J Hum Genet, 2012, 91 (4): 713-720.

18. BOISSON B, LAPLANTINE E, PRANDO C, et al. Immunodeficiency, autoinflammation and amylopectinosis in humans with inherited HOIL-1 and LUBAC deficiency. Nat Immunol, 2012, 13 (12): 1178-1186.

19. BOISSON B, LAPLANTINE E, DOBBS K, et al. Human HOIP and LUBAC deficiency underlies autoinflammation, immunodeficiency, amylopectinosis, and lymphangiectasia. J Exp Med, 2015, 212 (6): 939-951.

20. WEDATILAKE Y, NIAZI R, FASSONE E, et al. TRNT1 deiciency: clinical, biochemical and molecular genetic features. Orphanet J Rare Dis, 2016, 11 (1): 90.

21. STANDING ASI, MALINOVA D, HONG Y, et al. Autoinflammatory periodic fever, immunodeficiency, and thrombocytopenia (PFIT) caused by mutation in actin-regulatory gene WDR1. J Exp Med, 2017, 214 (1): 59-71.

22. MEYTS I, AKSENTIJEVICH I. Deficiency of adenosine deaminase 2 (ADA2): updates on the phenotype, genetics, pathogenesis, and treatment. J Clin Immunol, 2018, 38 (5): 569-578.

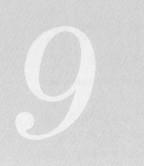

第九章

原发性补体缺陷

【概述】

补体是天然免疫的重要组成部分,同时作为天然免疫和获得性免疫的桥梁。补体与免疫系统的很多分支相互作用,不但保护机体免于感染,对机体保持免疫稳态起重要作用。通常补体在细菌感染的防御中起重要作用,而不是真菌和寄生虫。病毒感染敏感性增强也不见于补体缺陷。补体系统缺陷导致广泛的临床表现形式,包括反复细菌感染、遗传性血管神经性水肿(HAE)、风湿性异常、白细胞黏附分子缺陷-1型(LAD-I)和溶血尿毒综合征。通常聚集为2个临床分类:反复荚膜菌感染伴或不伴风湿性异常和反复奈瑟菌感染。风湿性异常包括系统性红斑狼疮(SLE),系统性红斑狼疮样疾病,皮肌炎,过敏性紫癜,膜增殖性肾小球肾炎,血管炎等。C1抑制物缺陷导致HAE,补体受体3(CR3)缺陷导致LAD-I,CD59缺陷导致阵发性睡眠性血红蛋白尿(PNH)。

【发病机制】

补体最初被描述为能溶解抗体致敏的细菌和红细胞的物质。补体的不同功能均需要通过2个不同的通路来达到C3的活化或固定。经典通路通常利用抗体作为识别分子。一旦获得性免疫防护被活化,特异性抗体结合到微生物,形成C1q的结合位点,导致有效的经典途径的活化。C1q分子类似于一束郁金香,至少C1q六个"花头"中的两个与两个相邻的IgG分子$C_\lambda2$结构域或一个五聚体IgM分子相邻的$C_\mu3$结构域内的两个补体活化位点相互作用。C1q构象改变导致C1r活化,后者活化C1s形成C1酯酶。C1酯酶作用于C4、C2,最终产生C3转化酶(C4b2a)。C4结合蛋白和因子I共同限制C3转化酶的效应。C4结合蛋白加速C3转化酶的解聚和促进因子I对C4b的裂解。凝集素通路由甘露聚糖结合凝集素(MBL)始动。MBL结构上与C1q近似,与细菌的几个单糖结合如甘露糖、N-乙酰葡萄糖胺、N-乙酰甘露糖胺,这种结合导致MASP活化。MBL与MASP形成复合体,裂解C4和C2形成凝集素通路C3转化酶(C4b2a)。凝集素通路也可被纤维胶凝蛋白活化。旁路途径是抗体非依赖的,依赖于天然C3进行最小的自动的水解。水解的C3与因子B结合。与水解的C3结合的因子B,被因子D裂解为Ba和Bb。水解的C3Bb,可持续低水平的将C3裂解为C3b。若C3b结合于适当的表面,则因子B与之相关,由因子D裂解为C3bBb,是一种强力有效的C3转化酶。在旁路途径,备解素稳定C3b与Bb的复合体,延长酶的半衰期。备解素见于伴有低唾液酸内容物的活化的病原表面,而不见于富含唾液酸的宿主细胞膜。

抑制性因子 H 抑制 C3bBb 的形成和降解 C3bBb。因子 I 灭活 C3b。不同的通路均汇集于 C3 成分，通常结局是 C3b 在靶表面丛集性沉积。C3b 上的不稳定硫酯组可共价稳定结合于相邻病原细胞表面或改变的宿主细胞膜暴露的氨基或羟基组，该过程放大 C3 的缓慢水解，也促进后续靶病原表面或改变的自身结构上的补体活化。旁路途径也被经典或凝集素通路产生的 C3b 活化和放大。C3b 可作为吞噬细胞的调理素，但也沿着补体通路来始动最后的常见通路。当 C3b 与 C3 转化酶结合，C5 被裂解。C5 具有一个不稳定的细胞膜结合位点，与 C6 结合后形成稳定的复合物。活性 C5b67 可与脂膜结合。结合的 C8 可插入细胞膜。C9 的加入使脂质双层穿透导致细胞的渗透性溶解。

补体在宿主防御中有三个主要效应功能。第一个是溶解细胞的能力。膜攻击复合体的形成使补体敏感的细胞、细菌和包膜病毒因内外环境交通而死亡。膜攻击复合体形成障碍使血清杀灭革兰氏阴性菌能力下降。第二个重要功能是调理颗粒。补体通过与微生物上的补体识别分子结合来活化和清除感染原。中性粒细胞和巨噬细胞表面表达补体片段的受体，补体活化后，产生的 C4b 和 C3b 分别与补体受体共价结合促进摄取，该过程对清除荚膜菌感染尤其重要。第三个效应功能是补体裂解片段具有强力的炎症活性。C3a 引起嗜碱性粒细胞和肥大细胞脱颗粒，趋化中性粒细胞，促进炎症反应，与 C5a 和 C4a 共同被称为过敏毒素。完整、经典的补体途径存在可防止免疫复合物沉淀，旁路途径的活化和 C3b 位于抗原抗体复合物的格子可保持复合体为可溶状态。含有 C3b 的复合物与红细胞膜上的补体受体结合，红细胞携带复合体至肝脏和脾脏，肝脾的巨噬细胞可从红细胞表面移除抗原抗体复合物。生发中心的滤泡树突状细胞通过补体受体与含有补体的复合物结合，可促进 B 细胞记忆的产生。

【分子特征】

大部分补体缺陷为常染色体隐性遗传，基因频率低，近亲结婚常见。例外是 X- 连锁隐性备解素（properdin）缺陷，常染色体显性的 C1 抑制物缺陷，常染色体共显性的 MBL 缺陷。大部分西方人携带常见的 C2 缺陷，C6 缺陷易见于非洲裔，C7 缺陷易见于摩洛哥犹太裔，C9 缺陷易见于日本裔。引起补体缺陷的大部分突变很少见，很难估计发病率。

【临床表现】

1. 旁路途径和终末途径缺陷

（1）备解素缺陷：X 连锁隐性遗传，世界范围内有逾百例患儿，脑膜炎球菌败血症风险呈 250 倍升高，易出现暴发、致命的脑膜炎球菌感染，病死率高达 34%~63%。无自身免疫现象。非脑膜炎球菌引起的反复中耳炎和肺炎见于一家系。AH50 溶解活性缺失。

（2）因子 B 缺陷：常染色体显性功能获得性补体因子 B 缺陷导致不典型溶血尿毒综合征。AH50 活性升高。常染色体隐性补体因子 B 缺陷仅有 1 例患者，表现脑膜炎球菌血症，无自身免疫疾病的病史。旁路途径活化缺陷。

（3）因子 D 缺陷：常染色体隐性补体因子 D 缺陷很少见，表现侵袭性脑膜炎球菌感染，与备解素缺陷相近。大肠埃希菌和肺炎双球菌感染风险增加，还有反复淋球菌感染发作。与自身免疫无相关性。AH50 溶解活性缺失。

（4）膜攻击复合体缺陷：C5~C8 缺陷者表现轻的反复的脑膜炎球菌感染，病死率呈 5~10 倍增加。终末补体成分缺陷者较少出现 SLE 样疾病，可能与凋亡细胞残骸清除失功能有关。仅见孤立的 SLE 病例报道。SLE 样疾病见于 C5 缺陷者。SLE 样疾病和膜增殖性肾小球肾炎见于 C6 缺陷者。硬皮病,类风湿关节炎和 SLE 样疾病见于 C7 缺陷者。C9 缺陷在日本尤为常见,发生率 1/1 000,缺陷者 C9 水平为正常值的 1/3~1/2,1/3 患者有流行性脑脊髓膜炎,部分患者有 SLE。C5-8 缺陷 CH50 和 AH50 溶解活性缺失,杀菌活性缺失。C9 缺陷 CH50 和 AH50 溶解活性降低,杀菌活性缺失。

2. 凝集素通路缺陷

(1)甘露聚糖结合凝集素(MBL)缺陷:功能性血清 MBL 水平受外显子 1 和启动子区的常见多态位点影响。多态位点所致的氨基酸替换影响 MBL 单聚体形成为多聚体,因此阻碍功能性 MBL 分子形成。10%~15% 西方人携带缺陷基因型,在很多情况下不导致感染敏感性增强,但与儿童及成人反复感染有关。若伴发其他原发或继发免疫缺陷,则 MBL 缺陷是反复呼吸道感染的危险因素。

(2)甘露聚糖结合凝集素丝氨酸蛋白酶 2(MASP2)缺陷:患者表现化脓性感染、炎症性肺疾病和自身免疫的结合,病情较 MBL 缺陷重。10 例患者被报道,其中 3 例无明显疾病症状。西方人常见的 D105G 频率为 1%~3%。凝集素通路活性缺失。

(3)纤维胶凝蛋白 3(Ficolin3)缺陷:1 例患儿于儿童期出现反复呼吸道感染,后期出现脑脓肿和反复肺炎。血清中 ficolin3 和 ficolin3 依赖的补体活化缺失。为纯合移码突变所致,西方人中频率为 1%。通过 Ficolin3 的补体活性缺失。

3. 经典途径缺陷　经典途径早期成分缺陷患儿出现 SLE 样疾病的机制包括免疫复合物清除受损、凋亡细胞清除受损、补体依赖的 B 细胞耐受受损。临床表现 SLE 样疾病,特点为早发,较少肾、肺、心包受累。环形光敏感皮疹明显。暴发性肾小球肾炎、进展性肾病和肾衰竭也较少见。抗核抗体、抗 DNA 抗体、狼疮凝集物抗体相对低或缺乏。抗 Ro/SSA 抗体经常升高。

(1)C1q 缺陷:世界范围内有 64 例患儿,98% 的患儿有皮肤狼疮,是与 SLE 样疾病最相关的补体成分。很多患儿死于反复细菌感染、病毒感染和肾衰竭。C1q 缺陷的一些患儿也出现弥漫念珠菌病和口腔阿弗他损伤,继发于念珠菌病的脚趾变形。CH50 溶解活性缺失,经典通路活化缺失,凋亡细胞清除降低。

(2)C1r/C1s 缺陷:C1r 和 C1s 在 12p^{13} 上紧密相关,不具有 C1r 蛋白的个体 C1s 水平也降低(20%~40% 正常水平)。C1r/C1s 缺陷极少见,12 例患者被报道,57% 的患儿有 SLE 样疾病,对荚膜细菌感染敏感性增加。CH50 溶解活性缺失,经典通路活化缺失。

(3)C4 缺陷:*C4* 基因呈高度多态性。纯合 C4A 和纯合 C4B 同时缺陷者极少见,完全 C4 缺陷(C4A 和 C4B 均具有双等位基因的突变)见于 28 例患者。部分 C4 缺陷更常见。C4A 缺陷和 C4B 缺陷见于 6% 高加索人。低 *C4A* 拷贝数和完全 C4 缺陷患者易于出现 SLE,但英国和西班牙的数据不支持相关性。15% 高加索人 SLE 患者为 C4A 缺陷,是第二位与 SLE 样疾病相关的补体缺陷。患者经常出现抗 Ro/SSA 抗体,但缺乏抗 La/SSB 抗体。C4 缺陷患者荚膜菌(肺炎双球菌、流感嗜血杆菌、脑膜炎球菌)感染敏感性增强。纯合 C4B 缺陷者表现为荚膜菌感染敏感性增强。C4A 或 C4B 缺陷与 IgA 肾病、过敏性紫癜、慢性肝炎、硬皮病、膜肾病、亚急性硬化性全脑炎、1 型糖尿病有关。4 例 C4 缺陷患者在 2~25 岁死亡。*C4A*、*C4B* 和 *C2* 基因在 HLA Ⅲ 区域紧密关联,考虑高加索人群 *C4* 无效等位基因的高频率,推测联合杂合的 *C2* 和 *C4A* 或 *C2* 和 *C4B* 突变出现率约为 1/1 000。目前 18 例(来自 9 个家系)患者被报道,30% 的患儿表现 SLE、亚急性皮肤红斑狼疮(SCLE)、慢性皮肤红斑狼疮(CCLE)、狼疮样脂膜炎或其他自身免疫异常。完全 C4 缺陷(C4A+C4B)患者 CH50 溶解活性缺失,经典通路活化缺失。

(4)C2 缺陷:C2 缺陷是最常见的纯合补体缺陷,C2 缺陷在高加索人中的出现率为 1/10 000~20 000,瑞典有 450 例病人。90% 的 C2 缺陷是源于 6 号染色体上的 HLA-B*18,S042,DRB1*15 MHC 单倍型 28bp 的纯合缺失,与血清低 IgG2 和 IgG4 相关。一部分 C2 缺陷个人不易于出现感染,仅少数 C2 缺陷患者易患反复细菌感染。C2 缺陷患者也与风湿性异常相关,如膜肾小球肾炎、过敏性紫癜、皮肌炎、亚急性皮肤狼疮、多肌炎、霍奇金淋巴瘤,也与冠状动脉硬化有关。C2 缺陷患者出现 SLE 的频率较低,估计约 10%,起病与常规 SLE 患者近似,女性占多数,通常不严重,但青春期前起病者例外。抗核抗体和抗自然 DNA 抗体滴度低或缺乏,抗 Ro/SSA 抗体出现频率高(ANA 阴性 SLE)。C2 缺陷中 SLE 的确切流行率可能较低,因为很多患者是健康的。携带者狼疮样表现不增加。CH50 溶解活性缺失,经典通路活化缺失。

4. C3 和调节蛋白缺陷

(1)C3 缺陷:常染色体隐性 C3 缺陷极少见,27 例患儿被报道(来自 19 例家系)。缺陷者 C3 浓度<1% 正常值。由于 C3 片段的调理不足,患儿易出现荚膜菌感染,很少导致 SLE 样病。完全性原发的 C3 缺陷患儿也易出现免疫复合物介导的疾病,如血管炎和肾炎。日本的 C3 缺陷患儿对免疫耐受打破更敏感。SLE 样综合征、发热、血管炎皮肤损伤、关节炎见于 28% 的 C3 缺陷患儿。感染病原除了与经典途径类似的脑膜炎球菌,其他病原包括肺炎双球菌、流感嗜血杆菌、产气肠杆菌、大肠埃希菌、化脓性链球菌、金黄色葡萄球菌也有报道。呼吸道感染最明显,包括肺炎、扁桃体炎、鼻窦炎、中耳炎。肾脏疾病包括膜增殖性肾小球肾炎(MPGN)和系膜毛细血管性肾小球肾炎,见于 26% 的 C3 缺陷患儿。具有肾小球肾炎的患儿,ANA 经常检测不到,其他 SLE 样病的系统指标也缺乏。CH50 和 AH50 溶解活性缺失,调理缺陷,体液免疫反应缺陷。常染色体显性功能获得性 C3 缺陷与不典型溶血尿毒综合征相关,补体活性增强。

(2)因子 H 缺陷:常染色体隐性或显性的因子 H 缺陷导致不受调节的 C3bBb 活化和 C3 的耗竭。22 例患儿被报道。与膜增殖性肾小球肾炎Ⅱ型强相关,一些病例与不典型溶血尿毒综合征相关。相关的感染与继发的因子 B 和 C3 低浓度相关。伴有 MPGN 的部分因子 H 缺陷患者也与年龄相关的黄斑变性有关。旁路途径自动活化伴 C3 消耗。

(3)因子 I 缺陷:常染色体隐性的因子 I 直接灭活 C3b。纯合因子 I 缺陷与因子 H 缺陷一样不常见,表现为荚膜菌感染增加,也与肾小球肾炎和无菌性脑膜炎相关。使补体旁路途径功能受损,伴继发性因子 B 和 C3 水平降低。杂合的因子 H、因子 I、C3、因子 B、膜共因子蛋白(MCP,CD46)、补体因子 H 相关蛋白 1 和 3(CFHR1/CFHR3)的缺失均可影响不典型溶血尿毒综合征出现风险。旁路途径自动活化伴 C3 消耗。

(4)C1 酯酶抑制子(C1-INH) 缺陷:C1-INH(C1 esterase inhibitor) 抑制 C1r 和 C1s 的酶活性。C1-INH 与 C1r 和 C1s 共价结合,使 C1 巨分子复合体解聚。C1-INH 缺陷呈常染色体显性遗传,流行率为 1/50 000,导致的遗传性血管神经性水肿(hereditary angioedema,HAE)是荨麻疹的一种特殊变异型,水肿主要累及深的真皮和下层的结构(皮下脂肪、筋膜和肌肉)。临床表现皮肤非炎性的深部位结节、斑疹或界限清楚的水肿区域,经常累及胃肠道和呼吸道,累及呼吸道所致的梗阻可危及生命。自身免疫频率增加,尤其肾小球肾炎。一些患者也出现 SLE。10%~25% 病例呈散发。在缺乏家族史情况下,诊断在青春期前很难建立,尽管症状典型开始于儿童期。发作后,患者可耐受另一次发作 72~96 小时。活化的 C1 酯酶正常底物 C2 和 C4 水平降低,但很少感染。补体通路自动活化伴 C4/C2 消耗,接触系统自动活化伴来自于高分子量激肽原的缓激肽产生。

5. 调节蛋白缺陷

(1)阵发性睡眠性血红蛋白尿:PNH(paroxysmal nocturnal hemoglobinuria)是独一无二的克隆性干细胞异常。发病除了需要 X 连锁磷脂酰肌醇聚糖合成蛋白 A(*PIGA*)基因体细胞突变,PNH 克隆具有生长优势(双发病理论)。更多证据提示针对非突变细胞的阴性选择是突变克隆占主导的原因。*PIGA* 基因产物为正常合成糖基磷脂酰肌醇(GPI)锚蛋白分子所必须,至少有 40 种蛋白借助该分子锚定于细胞膜,其中包括 CD59、CD55 和 C8bp。PNH 患者红细胞表面不表达 CD59、CD55。CD55,也被称为衰退增强因子,可防止 C3b 沉积所触发的全 C3 转化酶(C3bBb)形成。CD59 也被称为反应性溶解的膜抑制子,是一种细胞表面糖脂,通过阻止 C9 的打开,阻断 C9 与 C5b-C8 复合体结合,防止 MAC 形成。CD59、CD55 和 C8bp 缺陷可单独存在。血细胞来源的红细胞和血小板对补体攻击敏感,临床表现为血管内溶血,血栓事件和骨髓衰竭。PNH 可分为两种类型:①溶血的 PNH,特征为明显的血管内溶血的发作和典型的大量 PNH 克隆;②发育不良的 PNH,特征为血细胞减少(中性粒细胞减少、血小板减少和 / 或贫血)。15% 患者可自然缓解。抗补体治疗临床有效。

(2)补体细胞膜受体缺陷:CD18 缺陷导致不能形成补体受体(CR)CR3(CD11c/CD18)、CR4(CD11b/CD18)和 LFA1(CD11c/CD18),上述分子统称为 β_2 整合素。β_2 整合素介导中性粒细胞与内皮细胞的黏附,其缺陷导致中性粒细胞不能迁移至感染部位来杀灭病原,而中性粒细胞聚集在血循环内。该疾病被称为白细胞黏附分子缺陷 -1 型(LAD-I),临床特征为严重反复皮肤黏膜感染。中性粒细胞黏附、渗出和吞噬功能严重受损。

【实验室检查】

总的溶血补体分析(CH50)检测患者的血清溶解兔抗羊抗体包被的绵羊红细胞的能力。一个 CH50 值为 200 意味着一份血清稀释 1∶200 倍能溶解 50% 兔抗羊抗体包被的绵羊红细胞。AH50 实验利用兔或豚鼠红细胞,特异性活化旁路途径,用 EGTA 螯合钙离子阻断经典和凝集素通路。溶血的旁路途径分析不能检测备解素(properdin)缺陷。

部分 C4A、C4B、C2 或联合的 C4A/C2 缺陷,CH50、C3 和 C4 可在正常范围内。若患者持续低 C4 或 C4 低至正常水平,C4 的同种异型分析是最简便的方法,用来检测部分 C4A 或 C4B 缺陷。1~5 个拷贝的长(21kb)或短(14.6kb)*C4* 基因位于 $6p^{21.3}$ 上 MHC 的中间区域。至今,2~7 个拷贝 *C4* 基因经常存在于正常个体的二倍体基因组中。通过实时 PCR 分析可准确检测 *C4A* 和 *C4B* 基因的拷贝数变异。

CH50 为零或极低,AH50 正常,提示 C1q、C1r、C1s、C2 或 C4 缺陷。AH50 为零或极低,CH50 正常,提示因子 B 或 D(极少见),或备解素缺陷。AH50 和 CH50 均为零或极低,提示 C3、C5、C6、C7、C8 或 C9 缺陷。晚期成分低,尤其 C3、AH50 和 CH50 低,提示因子 H 或 I 缺失(图 9-0-1)。携带者的 CH50 分析通常是正常的。诊断方法组合分析见表 9-0-1。

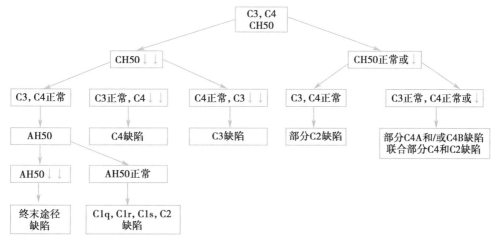

图 9-0-1 补体缺陷诊断思路流程图

表 9-0-1 补体缺陷诊断方法组合分析

经典途径	凝集素途径（MBL）	凝集素途径（Ficolin-3）	旁路途径	可能缺陷
+	+	+	+	无
−	+	+	+	C1q、C1r、C1s
+	+	+	−	备解素,因子 B、D
+	−	+	+	MBL
+	+	−	+	Ficolin-3
+	−	−	+	MASP2 或 Ficolin3 和 MBL
−	−	−	+	C3、C5、C6、C7、C8、C9
−	−	−	+	C4、C2、C1 抑制剂

【鉴别诊断】

1. **继发的 C1q 缺陷** 由于消耗增加,尤其存在针对 C1q 的自身抗体时,SLE,低补体荨麻疹血管炎综合征,冷球蛋白血症,重症联合免疫缺陷病可出现继发 C1q 缺陷。

2. **获得性 HAE** C1q 浓度通常降低,针对 C1-INH 抗体常见。

3. **继发性 C3 降低** 因子 H 和 I 缺陷可伴发因子 B 和 C3 降低。C3 肾因子的存在可使 C3 浓度降低,使脑膜炎球菌感染敏感性增加。

【治疗及预后】

建议用结合的四价(A、C、Y、W-135)脑膜炎球菌疫苗预防接种所有补体缺陷患者,但不能提供完全的保护。近端补体缺陷使 C3d 产生减少者,需 2 个月后重复接种该疫苗。C3 形成缺陷者需接种 13 价结合的和 23 价非结合的肺炎双球菌疫苗。接种后需监测抗体滴度以确保出现保护作用。旁路途径或 C5~C9 缺陷者是脑膜炎球菌感染的高危人群,可预防或按需应用抗生素(利福平、头孢曲松,>18 岁时可用环丙沙星)。

在上呼吸道水肿、痛性腹部痉挛、口咽部手术时,按需给予静脉血浆和重组 C1-INH,皮下给予激肽释放酶抑制剂、缓激肽 β_2 受体拮抗剂。对于频繁发作者,可给予长期预防,如静脉或皮下 C1-INH 酶替代或皮下给予针对激肽释放酶的单克隆抗体均有效。MBL 建议应用于 MBL 缺陷同时合并其他免疫缺陷而易出现严重感染者。新鲜冰冻血浆可提供 C2,也是目前 C1q 或 C3 缺陷者的唯一治疗方法。新鲜冰冻血浆置换可清除自身抗体和补充缺陷的补体成分,可用于因子 H 缺陷者和不典型溶血尿毒综合征者,建议每周应用 2 次。

参考文献

1. LEWIS LA, RAM S. Complement interactions with the pathogenic Neisseriae: clinical features, deficiency states and evasion mechanisms. FEBS Lett, 2020, 594 (16): 2670-2694.

2. NAYAGAM JS, MCGRATH S, MONTASSER M, et al. Successful simultaneous liver-kidney transplantation for renal failure associated with hereditary complement C3 deficiency. Am J Tranplant, 2020, 20 (18): 2260-2263.

3. BIBERT S, PIRET J, QUINODOZ M, et al. Herpes simplex encephalitis in adult patients with MASP-2 deficiency. PLoS Pathog, 2019, 15 (12): e1008168.

4. SOLMAZ I, AYTEKIN ES, ÇAĞDAŞ D, et al. Recurrent demyelinating episodes as sole manifestation of inherited CD59 deficiency. Neuropediatrics, 2020, 5 (13): 206-210.

5. LEVI M, COHN DM. The role of complement in hereditary angioedema. Transfus Med Rev, 2019, 33 (4): 243-247.

6. SKATTUM L. Clinical complement analysis-an overview. Transfus Med Rev, 2019, 33 (4): 207-216.

7. LING M, MURALI M. Analysis of the complement system in the clinical immunology laboratory. Clin Lab Med, 2019, 39 (4): 579-590.

8. BRODSKY RA. Paroxysmal nocturnal hemoglobinuria without GPI-anchor deficiency. J Clin Invest, 2019, 129 (12): 5074-5076.

9. EI SISSY C, ROSAIN J, VIEIRA-MARTINS P, et al. Clinical and genetic spectrum of a large cohort with total and sub-total complement deficiencies. Front Immunol, 2019, 10: 1936.

10. SCHRÖDER-BRAUNSTEIN J, KIRSCHFINK M. Complement deficiencies and dysregulation: pathophysiological consequences, modern analysis, and clinical management. Mol Immunol, 2019, 114: 299-311.

11. DADFAR E, FURUHJELM C, NILSSON J, et al. Fatal pneumococcus meningitis in a child with complement factor ficolin-3 deficiency. J Allergy Clin Immunol Pract, 2020, 8 (2): 778-779.

12. LONGHURST HJ, BORK K. Hereditary angioedema: an update on causes, manifestations and treatment. Br J Hosp Med (Lond), 2019, 80 (7): 391-398.

13. SHIELDS AM, PAGNAMENTA AT, POLLARD AJ, et al. Classical and non-classical presentation of complement factor I deficiency: two contrasting cases diagnosed via genetic and genomic methods. Front Immunol, 2019, 10: 1150.

14. SAWADA T, FUJIMORI D, YAMAMOTO Y. Systemic lupus erythematosus and immunodeficiency. Immunol Med, 2019, 42 (1): 1-9.

15. LADHANI SN, CAMPBELL H, LUCIDARME J, et al. Invasive meningococcal disease in patients with complement deficiencies: a case series (2008-2017). BMC Infect Dis, 2019, 19 (1): 522.

16. CONIGLIARO P, TRIGGIANESE P, BALLANTI E, et al. Complement, infection, and autoimmunity. Curr Opin Rheumatol, 2019, 31 (5): 532-541.

17. HANNA RM, BARSOUM M, VANDROSS A, et al. Atypical hemolytic uremic syndrome and complement blockade: established and emerging uses of complement inhibition. Curr Opin Nephrol Hypertens, 2019,

28 (3): 278-287.

18. GENEL F, ERDEM SB, GÜLEZ N, et al. Inherited classical and alternative pathway complement deficiencies in children: a single center experience. Iran J Immunol, 2018, 15 (4): 309-320.

19. LIESMAA I, PAAKKANEN R, JÄRVINEN A, et al. Clinical features of patients with homozygous complement C4A or C4B deficiency. PLoS One, 2018, 13 (6): e0199305.

20. TANGE CE, JOHNSON-BRETT B, COOK A, et al. Quantification of human complement C2 protein using an automated turbidimetric immunoassay. Clin Chem Lab Med, 2018, 56 (9): 1498-1506.

21. NANTHAPISAL S, ELEFTHERIOU D, GILMOUR K, et al. Cutaneous vasculitis and recurrent infection caused by deficiency in complement factor I. Front Immunol, 2018, 9: 735.

22. ROSENFIELD L, CVETKOVIC A, WOODWARD K, et al. Late presentation of subtotal C6 deficiency in a patient with recurrent neisseria meningitides infections. Ann Allergy Asthma Immunol, 2018, 120 (4): 432-433.

23. BLAZINA Š, DEBELJAK M, KOŠNIK M, et al. Functional complement analysis can predict genetic testing results and long-term outcome in patients with complement deficiencies. Front Immunol, 2018, 9: 500.

24. ZHAO W, DING Y, LU J, et al. Genetic analysis of the complement pathway in C3 glomerulopathy. Nephrol Dial Transplant, 2018, 33 (11): 1919-1927.

第十章

拟 表 型

第一节 伴低丙种球蛋白血症的胸腺瘤

【概述】

与胸腺瘤相关的免疫缺陷病（immunodeficiency with thymoma）又称为 Good 综合征（Good syndrome, GS），是成人起病的与胸腺瘤相关的低丙种球蛋白血症，通常表现为反复感染和几个副肿瘤综合征，包括重症肌无力、纯红细胞性再生障碍性贫血、结缔组织异常。其他特征还包括上腔静脉综合征、Horner 综合征、扁平苔藓和炎性肠病等。GS 中的胸腺瘤大部分为良性，75% 为梭形细胞表型（A 型）。由于遗传倾向性，更常见于亚洲人群。

【发病机制】

胸腺瘤是胸腺上皮的缓慢生长的少见肿瘤，在美国胸腺瘤的发生率为 0.15/10 000，占成人纵隔肿瘤的 20%~30%，儿童的 1%，最初起源于第三咽弓的内皮层。一半的肿瘤是有囊的，仅 10% 手术后复发。Good 医师于 1954 年首次报道一例患胸腺瘤的成人出现无丙种球蛋白血症。目前研究显示，在西方国家 6%~11% 的胸腺瘤患者具有低丙种球蛋白血症，但在日本胸腺瘤中其发生率仅为 0.2%，存在区别的原因可能是种族发病的不同和 / 或疾病的定义不同。免疫缺陷不是胸腺瘤的常见并发症。其他副肿瘤综合征还包括重症肌无力、纯红细胞再生障碍性贫血、结缔组织异常（系统性红斑狼疮、多肌炎、类风湿关节炎、甲状腺炎、干燥综合征、溃疡性结肠炎），类似于 GVHD 的扁平苔藓和炎性肠病也被描述为胸腺瘤的其他自身免疫特征。

GS 发病机制仍然不清楚。由于不同的血细胞异常导致 B 细胞成熟停滞、T 淋巴细胞减少、粒系和红系降低，推测骨髓是缺陷的发源地，一种机制认为骨髓基质细胞产生与干扰素类似的细胞因子干扰胸腺和 B 细胞前体细胞的分化、生成。另一种机制是胸腺瘤患者的 T 细胞可抑制前 B 细胞生长和 B 细胞免疫球蛋白产生。然而，任何一种机制都未被广泛接受。Th17 细胞的反应降低和针对 Th17 细胞相关细胞因子的自身抗体水平升高见于与胸腺瘤相关的黏膜皮肤念珠菌病。AIRE 不表达于胸腺瘤的胸腺上皮细胞。患者 CD8$^+$T 细胞抑制 pro-B 细胞增殖。T 细胞功能明显受损。尽管 CD4$^+$T 细胞的数量及功能正常，针对巨细胞病毒的 T 细胞反应明显不正常。浆细胞缺乏见于外周和肠道相关的淋巴结，提示存在额外的异常。

【分子特征】

GTF2I 是最重要的基因，具有 39% 的高突变率，尤其在 A 和 AB 型胸腺瘤中。HRAS、TP53、NRAS 呈低频率突变。4 个基因基本呈克隆性，提示突变为在肿瘤发生开始或非常早期的建立者突变。GTF2I 的所有突变为 L424H。参与细胞形态形成、受体酪氨酸激酶信号、视黄酸受体、神经元过程和 WNT 和 SHH 信号通路基因在 GTF2I 突变胸腺瘤中高表达。凋亡、细胞周期、DNA 损伤反应、激素受体信号、乳腺受体信号、RAS/MAPK、RTK 和 TSC/mTOR 通路在 GTF2I 突变胸腺瘤中低表达。

【临床表现】

胸腺瘤多于成人 40~60 岁时出现，儿童仅见数例报道。在诊断胸腺瘤时，42.4% 的患者无症状。通常表现肿物相关的呼吸道症状如咳嗽、吞咽困难、言语障碍、胸部不适、上腔静脉综合征或副肿瘤综合征。

GS 诊断中位年龄 64 岁，首发中位年龄 54 岁。国外文献中男女同样受累，在中国女性患者略多。GS 可出现于儿童，但极少见，与 XLA 和 CVID 通常出现于儿童群体不同。42% 的患者胸腺瘤的诊断早于低丙种球蛋白血症的诊断，间隔 3 个月到 18 年。19.7% 的患者胸腺瘤的诊断晚于低丙种球蛋白血症的诊断，间隔 3 个月到 15 年。37.9% 的患者胸腺瘤和低丙种球蛋白血症同时获得诊断。其他患者在尸检时获得诊断。

感染经常见于 GS 患者，可在胸腺切除后出现。反复鼻窦及肺感染最常见，经常导致支气管扩张（图 10-1-1）。AB 型胸腺瘤患者倾向于具有支气管扩张。肠道、泌尿道、骨、关节、皮肤感染、中枢神经系统感染和败血症也有报道。除了铜绿假单胞菌（22.6%），荚膜菌病原如流感嗜血杆菌（24%~24.5%）、肺炎克雷伯菌（13.2%）和肺炎双球菌（8%~13.2%）最常分离于鼻窦及肺感染标本。超过一半以上的患者未获得明确病原分离。GS 也可表现为弥漫性泛细支气管炎。与 HIV 感染患者不同，结核分枝杆菌感染在 GS 患者中并不常见。目前仅有 6 例结核分枝杆菌感染被报道。

由于细胞介导的免疫异常，机会性感染常出现于 GS 患者。巨细胞病毒结肠炎、视网膜炎和黏膜皮肤念珠菌感染是最明显特征。由单纯疱疹病毒、人类疱疹病毒 8 型、水痘带状疱疹、曲霉菌、卡氏肺孢菌、卡波西肉瘤、弓形虫和 JC 病毒引起的机会性感染也有报道。孤立的细胞免疫介导缺陷引起的机会性病毒和真菌感染也见于胸腺瘤患者。

胃肠道感染常导致腹泻和营养不良。源自感染的腹泻（沙门菌、空肠弯曲菌、艰难梭菌）、鞭毛虫和巨细胞病毒结肠炎或大便炎症景象见于一半的 GS 患者。但英国最近的全国 GS 病例报道显示与 T 细胞免疫缺陷相关的感染不是本组患者的明显特征，腹泻也不是本组患者的主要问题。

26% 的 GS 患者具有自身免疫特征如纯红细胞再生障碍性贫血、甲状腺功能减退、关节炎、重症肌无力、系统性红斑狼疮、干燥综合征。贫血见于一半的 GS 患者，包括恶性、大细胞性、自身免疫性溶血性贫血和再生障碍性贫血。纯红细胞性再生障碍性贫血是 GS 的最常见自身免疫表现，可早于或晚于胸腺切除，与丙种球蛋白替代治疗无关。骨髓增生异常综合征、中性粒细胞减少、淋巴细胞减少、糖尿病和特发性血小板减少也见于 GS。血和骨髓缺乏嗜酸性粒细胞见于个案报道。与单独胸腺瘤比较，重症肌无力在 GS 中少见（15.7%）。纯红细胞性再生障碍性贫血不易出现在有重症肌无力和甲状腺功能减退的 GS 患者中。所有甲

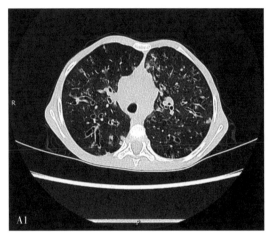
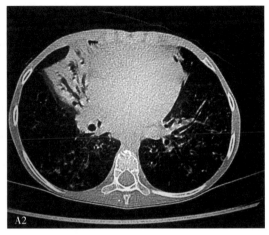

图 10-1-1 肺 CT（A1~2）示弥漫支气管扩张

患儿 7 岁零 5 个月，女。因咳嗽、咳痰 4 年，气短、呼吸费力 1 年，加重 10 天入院。在外院于病初发现胸腺瘤，行切除术。后反复咳嗽、咳痰，反复肺炎。WBC 12.52 × 10⁹/L，N 7.51 × 10⁹/L，L 3.61 × 10⁹/L，Hb 117g/L，PLT 649 × 10⁹/L。淋巴细胞 3610/μl。IgG 26.7g/L，IgA 2.86g/L，IgM 1.17g/L，IgE 142.6 IU/ml。CD3 68.7%，CD4 43.1%，CD8 23.5%，B 21.2%，NK 5%。患儿虽然未达到 Good 综合征诊断标准，推测具有相同的发病机制，目前随访中

状腺功能减退 GS 患者均为女性。胸腺瘤表型和自身免疫并发症无相关性。自身抗体见于 56% 的 GS 患者，ANCA 是最常见的自身抗体。单克隆的丙种球蛋白血症见于 3.4% 的 GS 患者。两种或多种副肿瘤综合征同时出现是超常现象。扁平苔藓是 T 细胞介导的慢性皮肤和黏膜炎症性疾病，也见于 GS 患者。阵发性睡眠性血红蛋白尿也有报道。

截至目前，在报道的 41 例异位性胸腺瘤患者中，84.6% 未给予正确诊断，大部分为女性。19% 播散到囊外。12% 患者具有胸腺癌（4/9 局部侵袭和 5/9 播散）需要放疗和 / 或化疗。8% 的患者具有其他非胸腺肿瘤（2 例基底细胞癌，1 例肾细胞癌，1 例乳腺癌，1 例颈部癌症，1 例肺癌）。

【实验室检查】

几乎所有患者 IgG、IgA、IgM 降低，尽管有患者 IgA 正常和 IgM 升高。同簇血凝素滴度和特异抗体滴度降低。基本无 B 淋巴细胞，大部分处于原始状态，几乎无记忆 B 细胞。骨髓 pre-B 细胞缺乏。CD8⁺T 细胞中也无记忆细胞。CD4⁺T 淋巴细胞减少，T 细胞丝裂原反应受损。恶性胸腺瘤患者 CD4⁺T 细胞明显降低。针对 Th17 细胞相关的细胞因子抗体如抗 IL-17A、IL-17F、IL-22 见于出现黏膜皮肤念珠菌感染的胸腺瘤患者。

胸部 X 射线提示胸腺瘤的特征可以不明显，一项研究中，25% 的胸腺瘤被漏诊。因此，如果临床高度怀疑胸腺瘤，即使 X 射线阴性，仍建议做肺 CT 检查。最常见的病理组织形式是梭形细胞形式，占所有患者的 52%，其次为淋巴上皮肿瘤占 19%，上皮肿瘤占 11%，恶性胸腺瘤占 10%。中国 GS 患者中 AB 型最多见，占 50%。

【鉴别诊断】

1. **支气管扩张** 53% 的成人支气管扩张是特发的，7% 具有体液免疫缺陷。

2. **低丙种球蛋白血症** 10% 的 40 岁以上的低丙种球蛋白血症患者会出现胸腺瘤。

3. **胸腺瘤** 6%~11% 的胸腺瘤患者伴有低丙种球蛋白血症。

【治疗及预后】

大部分胸腺瘤缓慢生长,具有局部复发倾向,很少转移,外科切除通常能治愈。进展阶段如3阶段或4阶段的肿瘤患者需要放疗或结合化疗。胸腺瘤的组织特征决定对免疫抑制的治疗反应。具有前纵隔肿物和重症肌无力(MG)的患者,在开始免疫抑制治疗前,需要评估丙种球蛋白水平和T、B细胞计数。当胸腺切除患者出现反复机会感染、MG患者出现反复机会感染时,伴或不伴免疫抑制治疗,应高度怀疑GS可能。建议40岁以上的低丙种球蛋白血症患者筛查胸腺瘤,因为其中10%的患者会出现胸腺瘤。每2年监测免疫球蛋白水平,若不正常,需检测T、B淋巴细胞计数。若IgG<3g/L,血清学结果不可靠,病毒或原虫的检测需要PCR方法。胸腺切除对其他副肿瘤综合征有效,但不能改善免疫缺陷。胸腺切除可能会加重低丙种球蛋白血症。5年存活率为70%,10年存活率为33%。GS的患病和死亡继发于感染、自身免疫和血液失功能,而非胸腺瘤本身。预后差与无症状过程的时间长短无相关性。英国最近的报道死亡率9%,死亡原因为胸腺瘤转移2例,细菌败血症2例,进展性多灶性白质脑病1例,不明原因2例。巨细胞病毒阴性血制品给予未鉴定或巨细胞病毒阴性的GS患者。血制品需要辐照。

第二节　Ras 相关的自身免疫性白细胞增殖异常

【概述】

Ras相关的自身免疫性白细胞增殖异常(Ras-associated autoimmune leukoproliferative disorder,RALD)是慢性非恶性状态,表现为持续单核细胞增多,经常与白细胞增多、淋巴增殖和自身免疫相关。RALD由髓系或淋巴系 KRAS 或 NRAS 基因体细胞功能获得性突变所致。患儿T细胞对IL-2耗竭依赖的凋亡抵抗。

【发病机制】

RAS属于小GTPase蛋白家族成员,参与大部分生长因子受体信号的转导,包括表皮生长因子受体(EGFR)、针对干细胞生长因子(HGF)的酪氨酸激酶受体MET或针对干细胞因子(SCF)的酪氨酸激酶受体KIT,在细胞周期进展、增殖、凋亡和细胞骨架动力等各方面起作用。RAS蛋白活化很多通路,通过效应分子直接配置到GTP-RAS。在MAPK通路,第一个效应子是RAF1,伴随相应的家族成员BRAF和ARAF,连接膜结合的GTP-RAS到MEK和ERK激酶。在MAPK通路的末端,ERK激酶移入细胞核,磷酸化大量底物,主要为转录因子,参与各种过程。尽管MAPK通路是显性级联,其调节是复杂过程。在每个水平存在负反馈环和大量其他细胞因子参与调整各激酶的活化和灭活。RAS信号高活性出现于由RAS直接突变或RAS通路中其他蛋白的非直接作用。RAS家族包括3个成员KRAS、HRAS和NRAS。KRAS基因命名源自于50年前作为Kirsten鼠肉瘤病毒的同源物,可恶性转化鼠细胞。KRAS不同于NRAS和HRAS,以密码子12突变为主。

GTPase KRAS是信号转导蛋白,在不同的细胞信号中起重要作用。在上游刺激下,转导活性信号到几个细胞信号通路。KRAS在非活性的GDP结合状态和活性的GTP结合状态间循环。在GTP结合活性状态,KRAS结合和活化效应蛋白,如RAF激酶、PI3K和RalGDS。当鸟嘌呤核苷酸交换蛋白(GEF)从核苷酸结合位点替换GDP,最终导致GTP

结合,KRAS 变活化。KRAS 具有低的内在 GTPase 活性,被 GTPase 活化蛋白(GTPase activating protein,GAP)明显增强催化水解反应,GTP 水解成 GDP,活化的 KRAS 灭活出现。

细胞死亡很大程度上受 BCL2 家族的促进或抵抗凋亡感受子的调节,尤其促凋亡蛋白 BIM。这些因子的平衡决定线粒体是否去极化,导致线粒体来源的复合体形成,被称为凋亡体,后者促进 Caspase 活化促进细胞死亡。RAS 突变使 MAPK 通路(RAF/MEK/ERK)高活化,诱导促进凋亡蛋白 BIM 的磷酸化和破坏,导致内在线粒体凋亡通路的减弱。RALD 特征为 IL-2 耗竭依赖的凋亡的抵抗,FAS 依赖的凋亡通路不参与发病。

25% 青少年粒单核细胞白血病(JMML)患者具有与 RALD 相同的体细胞 KRAS 和 NRAS 突变。在 JMML,红细胞样细胞携带突变的 RAS,B 和 T 细胞可变受累。在 RALD,髓细胞和 T 细胞携带突变的 RAS,B 细胞可变受累。1 例 RALD 患儿冻存的脐带血未示 KRAS 突变,提示体细胞遗传缺陷发生于出生后。RALD 患者 60% 来自于 CD34[+] 细胞的克隆形成单位 - 粒巨噬细胞(CFU-GM)携带 KRAS 基因的 G13D 突变,提示突变出现于干细胞水平。推测 JMML 和 RALD 间不同的临床和血液特征与造血干细胞(HSC)获得 RAS 突变时的分化阶段有关。JMML- 样粒单核细胞增殖提示 RAS 突变累及髓干细胞 / 前体细胞。ALPS 样表型提示淋巴系干细胞 / 前体细胞受累,尤其 T 细胞。RAS 活化改变自身反应 B 细胞的选择方式和抗体产生导致自身免疫特征。RALD 患儿 TREC、KREC 和 TCRVB 随时间降低,提示 T 和 B 细胞的克隆性扩张。

【分子特征】

KRAS 位于 12p[12.1],有 6 个外显子。KRAS 蛋白是 21kDa 单聚体 GTPase,平均表达于大部分组织,几个组织过度表达包括骨骼肌、心肌、子宫、肾上腺和一定的骨髓干细胞。G 结构域(1-166)形成 KRAS 生物功能的基础,包括 6 个 β 片层形成蛋白核心,被 5 个 α 螺旋环绕。可变的 C 端结构域成分,被称为高变异区(hypervariable region,HVR),参与锚位 KRAS 至膜。开关区 I / II(switch region)形成效应蛋白的结合界面,也包括 KRAS 调节子(GAP 和 GEF)。KRAS 可行替代剪接形成 2 个异构体:KRAS4A 和 KRAS4B。KRAS 结构构象和生物活性均由核苷酸结合状态决定。在癌症中最常见的 KRAS 活性突变集中于核苷酸结合口袋(12,13,61,117,146)。G12 和 G13 位于 P 环,P 环对于稳定核苷酸于活性状态是必需的,但对 KRAS 的生化有不同的影响。错义突变或通过降低 GTP 水解或增加 GTP 负载使朝向活性状态。大部分密码子 12 突变影响内在和 GAP 诱导的 GTP 水解,但不改变核苷酸交换率。密码子 13 突变影响 GTP 水解,也 10 倍增加内在交换率。活性 KRAS 信号出现于膜,为了与膜相关,KRAS 的膜锚位 HVR 需要进行几个翻译后修饰。目前缺乏 KRAS- 效应蛋白功能复合体。

所有 RALD 患儿具有 *KRAS* 或 *NRAS* 突变,59%(16/27)具有体细胞 *KRAS* 突变,41%(11/27)具有 *NRAS* 突变。目前报道的与 RALD 相关的突变为:KRAS(G12D,G12A,G12S,G13D,G13C,G13A);NRAS(G12V,G12S,G13D,G13C)。累及密码子 12 和 13 的氨基酸替代导致 GTP 持续结合和 KRAS 和 / 或 NRAS 蛋白活化。

【临床表现】

世界范围内报道 27 例患儿,平均症状出现年龄 2 岁(3 个月 ~36 岁)。9 例 1 岁内起病,2 例迟发出现症状。首发特征包括血细胞减少伴淋巴增殖(10 例),血细胞减少(2 例),淋巴增殖(2 例),皮肤受累(1 例),反复感染(5 例)。反复感染出现于自身免疫和 / 或淋巴增殖前数月,包括支气管炎、支气管扩张、肺炎、蜂窝织炎、中耳炎和严重病毒感染。

96%（26/27）的患儿具有脾肿大,通常在病程早期出现(图 10-2-1)。5 例由于脾功能亢进、痛或大的脾栓塞行脾切除。脾切除后未见细菌败血症报道。慢性淋巴结肿大见于88%(14/16)的患儿。

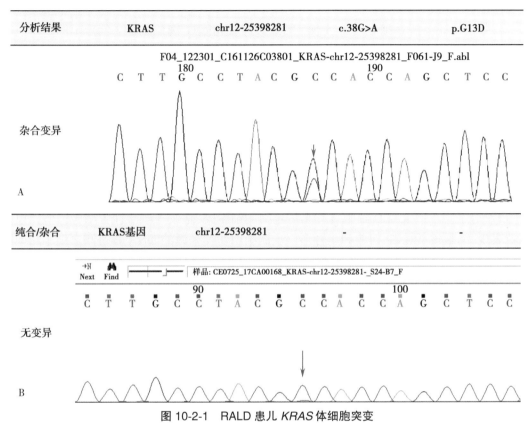

分析结果	KRAS	chr12-25398281	c.38G>A	p.G13D

F04_122301_C161126C03801_KRAS-chr12-25398281_F061-J9_F.abl

180 190
C T T G C C T A C G C C A C C A G C T C C

杂合变异

A

纯合/杂合	KRAS基因	chr12-25398281	-	-

→N Next　　Find 样品: CE0725_17CA00168_KRAS-chr12-25398281-_S24-B7_F

90 100
C T T G C C T A C G C C A C C A G C T C C

无变异

B

图 10-2-1　RALD 患儿 *KRAS* 体细胞突变

A:RALD 患儿外周血示 *KRAS* 基因杂合 G13D 突变;B: 口腔拭子示野生型
(Sanger 测序图来自笔者医院血液科的友情支持)

患儿 5 岁 6 个月,女。因发现全血细胞减少,脾肿大 3 年余入院。外院骨髓细胞学检查示红系比例升高,少数幼红细胞形态畸形,巨核细胞增生不良,诊断“骨髓增生异常综合征”。血小板波动于(40~50) × 10^9/L。1 年前间断鼻衄,量不大。1 个月前发热,Hb 69g/L,PLT 4 × 10^9/L。输洗涤红细胞血色素有上升,输血小板效果不明显。查体: 皮肤散在针尖大小出血点,下肢为著。肝肋下 2.0cm,脾脏Ⅰ线19cm,Ⅱ线23cm,Ⅲ线2cm。WBC 3.17 × 10^9/L,N 0.84 × 10^9/L,L 1.45 × 10^9/L,Hb 96g/L,PLT 25 × 10^9/L,M 26.5%。IgG 18.8g/L,IgA 1.6g/L,IgM 1.97g/L,IgE 31.4IU/ml。CD3 61.3%,CD4 32.2%,CD8 25.2%,B 18.5%,NK 19.5%。 肺 CT 示肺内少许间实质病变,双腋下及纵隔内多发淋巴结肿大。颈部超声示双侧颈部淋巴结肿大。腹部超声示肝肋下 1.3cm,脾下极于脐下 2.6cm,右缘过中线 4.7cm。Comb 试验:广谱抗人球蛋白 ++,IgG++,C3d 阴性。TSH 略升高。VB12 略升高。HbF 碱变性 1.3%。TNF、IL-10、IL-6 略升高。CD55⁺、CD59⁺ 占红细胞分别为 99.8% 及 99.9%。FLAIR/CD24/CD45⁺ 占中性粒细胞 100%,FLAIR/CD14/CD45⁺ 占单核细胞 99.9%。骨髓涂片示粒系统成熟阶段细胞显著减少,占 6.5%,部分细胞体大,胞核发育不良,胞核粗大,可见扭曲、折叠等畸形。中性分叶核细胞分叶不足,核叶宽大,呈“佩尔格”样改变,部分细胞的细胞质颗粒减少。小巨核免疫组化染色未见异常。白血病基因分型示未见融合基因扩增。FISH 血液肿瘤检测未见异常。患儿经雷帕霉素治疗 1.5 年,血细胞稳定,脾脏明显缩小。外周血二代测序示 *KRAS* 基因杂合 c.38G>A(p.G13D)突变,口腔拭子该位点示野生型,支持该突变体细胞来源最初血细胞减少见于 81%(13/16)的患儿:自身免疫性溶血性贫血(1 例),特发性血小板减少性紫癜(4 例),同时自身免疫性溶血性贫血和特发性血小板减少性紫癜(8 例),其中 3 例第二个血细胞减少后期出现。同时中性粒细胞减少见于 3 例患儿。其他 2 例患儿在疾病进展过程中出现 Evans 综合征。

胃肠道特征包括 B 细胞增殖(1 例),结肠炎需要切除(1 例),溃疡(2 例)。1 例诊断白塞氏病,用阿达木单抗治疗,临床受益。

其他自身免疫和 / 或炎症并发症包括心包炎和 / 或心包积液(6 例),关节痛和 / 或炎症关节炎(5 例),肾小球肾炎(1 例)。1 例患儿有头痛,头部核磁示微栓塞。4 例患儿出现反复或持续非特异的红色和水肿的斑疹,1 例首发出现,3 例出现于病程中。组织检查示不成熟髓细胞伴混合分散的中性粒细胞的血管周和间质浸润,累及真皮和皮下脂肪组织,类似脂膜炎样组织特征。不成熟造血细胞有很强的血管向心性倾向和红细胞血管外渗,甚至在皮下脂肪组织。皮肤受累仅见于 KRAS 突变所致的 RALD 患儿。组织化学示 CD43$^+$,CD4$^+$,CD68$^+$,但 CD34$^-$,CD117$^-$ 和 MPO$^-$ 的不成熟造血细胞。组织和细胞特征高度近似组织细胞 Sweet 综合征。皮肤 RALD 细胞具有无法定义的细胞膜,胞浆与嗜酸性粒细胞近似伴模糊颗粒表现,细胞核不规则、扭曲和呈肾形。皮肤组织切片来源的 DNA 具有和血细胞相同的 KRAS 突变。1 例患儿出现反复过敏性紫癜。

2 例患儿出现 3 个肿瘤。1 例患儿于儿童期出现未分亚类的急性白血病和于成年早期出现霍奇金 B 细胞淋巴瘤。1 例 20 岁患者出现急性和致命髓增殖伴肺浸润被诊断为青少年粒单核细胞白血病(JMML)。

【实验室检查】

总淋巴细胞正常或轻微升高。75% 的患儿具有单核细胞增多(>1 000/μl)。外周血单核细胞主要为大的成熟单核细胞伴细胞浆空泡,82% 的患儿具有 CD16 表达增加的亚群,平均比例为 21%(范围,13%~34%)。64% 的患儿外周血中性粒细胞不典型 CD14 表达。2 例患儿外周血涂片可见低分叶的佩尔格样中性粒细胞。循环幼稚细胞 <0.5%。

大部分患儿具有高丙种球蛋白血症(13~84g/L)。50% 的患儿 αβTCR 阳性的双阴性 T 细胞中度升高(>1.5%)(除 1 例外)。B 淋巴细胞增多常见,多克隆性,64% 的患儿 CD10$^+$ 晚期前体 B 细胞增加。仅 1 例患儿具有 3 个不典型免疫表型改变,意义不明。IL-2 撤除诱导的凋亡缺陷,促凋亡蛋白 BIM 表达明显降低。

40% 的患儿血浆维生素 B12 升高。96%(23/24)的患儿各种自身免疫抗体阳性。80% 的患儿 C3 和 C4 减低。血清 IL-2、IL-6、IL-10 有意义升高。

骨髓涂片示正常或高细胞骨髓伴轻 - 中度核左移的粒系生成不伴幼稚细胞增多(<5%)。未见粒系、单核、巨核细胞和 / 或红系发育不良(>10%)。骨髓细胞核型正常。64%(7/11)的患儿骨髓前体细胞 GM-CSF 高敏感阳性。一些患儿 HbF 升高。

淋巴结病理示反应性滤泡过度增殖伴非特异组织细胞增殖,但不具有滤泡外双阴性 T 细胞的扩张。1 例患儿诊断 Rosai-Dorfman 病,特征为大的组织细胞和浆细胞的窦内扩张伴组织细胞标志 CD65 和 S100 表达。

【鉴别诊断】

1. 青少年粒单核细胞白血病(JMML) JMML 是儿童进展性血细胞新生物伴骨髓增生不良和骨髓增殖特征。患者表现脾肿大,发热,血细胞减少,单核细胞增多,过多的粒单核细胞浸润皮肤和重要脏器。实验室标志包括在骨髓或外周血单核细胞(MNC)自发的克隆形成。单核细胞增多伴 3 个以上免疫表型异常倾向新生物或克隆过程而非反应性单核细胞增多。CD34$^+$BM-MNC 对 GM-CSF 高敏感。在儿童,JMML 占骨髓增生不良 / 增殖异常的 20-30%。未治疗的患儿预后不良,平均存活 1 年。造血干细胞移植是标准治疗方案。RALD 不易与伴正常核型的 JMML 鉴别。明确的诊断区别在于细胞遗传异常。JMML 细胞明显积聚额外遗传异常,促进恶性表型出现,如 *PTPN11*、*c-CBL*、*ASXL1* 和 *FLT-3*。JMML 患儿存在与 FASL 下调相关的外源凋亡通路缺陷。

2. ALPS　与 RALD 患儿近似,ALPS 患儿表现淋巴结肿大,脾肿大,高丙种球蛋白血症和自身免疫。由生殖或体细胞 FAS、FAFL 或 Caspase10 突变所致。发病机制为 FAS 依赖的凋亡通路缺陷。ALPS 患儿易于出现霍奇金和非霍奇金淋巴瘤。RALD 与 ALPS 不同,双阴性 T 细胞(DNT)与 VB12 不是一直升高。RALD 患儿 T 细胞体外对 IL-2 撤除诱导的凋亡部分抵抗,但对其他内在凋亡通路刺激是敏感的。由体细胞 KRAS 或 NRAS 功能获得性错义突变所致,主要累及密码子 12 或 13。RALD 患儿可进展为 JMML。

3. **系统性红斑狼疮(SLE)**　SLE 是一种以血清中出现自身抗体为特征的自身免疫性疾病,可累及全身多个系统。病因和发病机制尚不清楚。1/5 的 SLE 在儿童期起病,女性多见。儿童 SLE 病情较成人重,器官受累发生率高。SLE 儿童全身症状明显,包括发热、疲乏、体重下降、脱发及肝脾淋巴结肿大。受累的脏器包括皮肤、关节、肾、血液系统、神经系统、心血管系统、呼吸系统、消化系统和内分泌系统等。ANA 对诊断 SLE 的敏感度 100%,抗 dsDNA 和抗 Sm 抗体对诊断 SLE 的特异性近 100%。有 RALD 患儿出现 SLE 的报道。RALD 的发病机制为干细胞 / 前体细胞的 KRAS 或 NRAS 体细胞突变所致,特征为不正常的粒细胞或单细胞的器官浸润,伴自身免疫,自身炎症或免疫缺陷,可进展为 JMML。T 淋巴细胞针对 IL-2 撤除的凋亡抵抗。

4. **生殖 Ras 通路突变**　可引起 Costello 综合征(*HRAS*)、Noonan 综合征(*PTPN11*,*KRAS*,*SOS1*)和心面皮肤综合征(*KRAS*,*BRAF*,*MEK1* 和 *MEK2*)。Costello 综合征和 Noonan 综合征患者分别易于出现实体瘤和血液肿瘤。在这些肿瘤中,生殖 *NF1* 或 *PTPN11* 突变患者 JMML 出现率高。

【治疗及预后】

为了控制血细胞减少和 / 或自身免疫特征,13/15 患儿接受激素治疗,10 例接受二线免疫调节治疗,包括 mTOR 抑制剂、吗替麦考酚酯、环孢素、环磷酰胺、来氟米特、利妥昔单抗。其他治疗干预包括静脉丙种球蛋白、阿糖胞苷、羟氯喹、血小板输注和局部激素。1 例患儿进展为 JMML 死亡,1 例患儿 13 岁时突然死亡。

针对 Ras-GTP 激酶效应子的小分子抑制剂已开发为抗肿瘤药物,如 PI3K 抑制剂,RAF 抑制剂。MEK 是 Raf/MEK/ERK 通路下游成分,其特异抑制剂体外校正 NRAS 突变的 RALD 患儿淋巴细胞凋亡缺陷和挽救 BIM 蛋白表达。ERK 抑制剂也恢复 IL-2 撤除的凋亡。法尼基转移酶抑制剂,阻断 Ras 功能,体外恢复 BIM 水平和 RALD 患者 T 细胞凋亡。KRAS^{G12C} 选择性抑制剂治疗癌症在 I / II 临床实验中取得可喜结果。上述研究提示除了癌症,RAS 灭活药物可应用于淋巴稳态异常疾病的治疗。

由于该病的惰性过程,需要密切临床监测 RALD 患儿额外发育不良的、分子的或克隆核型异常等恶性转变指征。在没有明确恶性转化证据下,避免过激干预如造血干细胞移植。

参考文献

1. WEISSFERDT A, KALHOR N, BISHOP JA, et al. Thymoma: a clinicopathological correlation of 1470 cases. Hum Pathol, 2018, 73: 7-15.

2. MARX A, CHAN JKC, COINDRE JM, et al. The 2015 World Health Organization classification of tumors of the thymus: continuity and changes. J Thorac Oncol, 2015, 10 (10): 1383-1395.

3. CHEN X, ZHANG JX, SHANG WW, et al. Aberrant peripheral immune function in a Good's syndrome patient. J Immunol Res, 2018, 2018: 6212410.

4. FURUKAWA R, YANAGIYA M, MATSUMOTO J, et al. Good's syndrome with clinical manifestation after thymectomy: a case report. Respir Med Case Rep, 2018, 24: 89-91.

5. TAVAKOL M, MAHDAVIANI SA, GHAEMI MR, et al. Good's syndrome-association of the late onset combined immunodeficiency with thymoma: review of literature and case report. Iran J Allergy Asthma Immunol, 2018, 17 (1): 85-93.

6. OKUSU T, SATO T, OGATA Y, et al. Good's syndrome accompanied by agranulomatosis following a rapid clinical course. Intern Med, 2016, 55 (5): 537-540.

7. DONG JP, GAO W, TENG GG, et al. Characteristics of Good's syndrome in China: a systematic review. Chin Med J (Engl), 2017, 130 (13): 1604-1609.

8. ZAMAN M, HUISSOON A, BUCKLAND M, et al. Clinical and laboratory features of seventy-eight UK patients with Good's syndrome (thymoma and hypogammaglobulinemia). Clin Exp Immunol, 2019, 195 (1): 132-138.

9. COLIN GC, GHAYE B, PIETERS T, et al. Good's syndrome: clinical and imaging presentation. Diagn Interv Imaging, 2016, 97 (4): 487-489.

10. UENO T, SATO N, KON T, et al. Progressive multifocal leukoencephalopathy associated with thymoma with immunodeficiency: a case report and literature review. BMC Neurol, 2018, 18 (1): 37.

11. TAKAGI M, SHINODA K, PIAO J, et al. Autoimmune lymphoproliferative syndrome-like disease with somatic KRAS mutation. Blood, 2011, 117 (10): 2887-2890.

12. NEVEN Q, BOULANGER C, BRUWIER A, et al. Clinical spectrum of Ras-associated autoimmune leukoproliferative disorder (RALD). J Clin Immunol, 2021, 41 (1): 51-58.

13. CALVO KR, PRICE S, BRAYLAN RC, et al. JMML and RALD (Ras-associated autoimmune leukoproliferative disorder): common genetic etiology yet clinically distinct entities. Blood, 2015, 125 (18): 2753-2758.

14. PANTSAR T. The current understanding of KRAS protein structure and dynamics. Comput Struc Biotechnol J, 2020, 18: 189-198.

15. TRAN TAN, GROW WB, CHANG CC. Superficial and deep cutaneous involvement by RAS-associated autoimmune leukoproliferative disease (RALD Cutis): a histologic mimicker of histiocytoid Sweet syndrome. Am J Dermatopathol, 2019, 41 (8): 606-610.

16. TIMAR J, KASHOFER K. Molecular epidemiology and diagnostics of KRAS mutations in human cancer. Cancer Metastasis Rev, 2020, 39 (4): 1029-1038.

17. TEODOROVIC LS. BABOLIN C, ROWLAND SL, et al. Activation of Ras overcomes B-cell tolerance to promote differentiation of autoreactive B cells and production of autoantibodies. Proc Natl Acad Sci USA, 2014, 111 (27): E2729-806.